常见疾病影像学检查与诊断

Changjian Jibing Yingxiangxue Jiancha Yu Zhenduan

● 主编 陈翠 王钦 赵学师 邱先锋
王存社 孙健 李琛

上海科学普及出版社

图书在版编目（CIP）数据

常见疾病影像学检查与诊断／陈翠等主编. —上海：上海科学普及出版社，2022.12
ISBN 978-7-5427-8363-9

Ⅰ. ①常… Ⅱ. ①陈… Ⅲ. ①常见病–影像诊断 Ⅳ. ①R445

中国版本图书馆CIP数据核字（2022）第244353号

统　筹　张善涛
责任编辑　陈星星
整体设计　宗　宁

常见疾病影像学检查与诊断

主编　陈　翠　王　钦　赵学师　邱先锋
王存社　孙　健　李　琛

上海科学普及出版社出版发行

（上海中山北路832号　邮政编码200070）

http://www.pspsh.com

各地新华书店经销　　山东麦德森文化传媒有限公司印刷

开本 787×1092 1/16　印张 28　插页 2　字数 723 200

2022年12月第1版　　2022年12月第1次印刷

ISBN 978-7-5427-8363-9　定价：128.00元

本书如有缺页、错装或坏损等严重质量问题
请向工厂联系调换

联系电话：0531-82601513

编委会

前 言

　　医学影像学是研究通过某种介质(如 X 线、电磁场、超声波等)与人体的相互作用,把人体内部组织器官结构、密度以影像方式表现出来,供临床医师根据影像提供的信息进行判断,从而对人体健康状况进行评价的一门学科。近年来,随着 CT、MR、超声和核素显像设备不断改进和完善,检查技术和方法也不断创新,影像诊断已从单一依靠形态变化进行诊断发展成为集形态、功能、代谢改变于一体的综合诊断体系。与此同时,一些新的技术和学科分支也在不断涌现,使得影像诊断学的研究领域日益扩大。为了适应现代影像医学的发展现况,紧跟时代发展潮流,满足当前各大医院对影像技术人才的需要,我们邀请多位影像学专家编写了《常见疾病影像学检查与诊断》一书。

　　本书以临床常见疾病的诊断为主要骨架,集各大影像学检查技术为一体,首先讲解了 X 线、CT、MR 及超声的成像基础,而后从 X 线、CT、MR 和超声四个方面入手,系统地阐述了人体各部位疾病的影像学表现。同时,本书也包含了疾病的病因、发病机制、临床表现、鉴别诊断等内容,便于读者灵活掌握并指导临床实践。本书从基础入手,提纲挈领,删繁就简,涵盖整个医学影像学的内容,深入浅出,便于理解和记忆。总体而言,本书具有新颖性、先进性、科学性的特点,可作为影像专业技术人员及其他临床医务工作者参考学习的工具书。

　　尽管在本书编撰过程中,编者们做出了巨大的努力,对稿件进行了多次认真的修改,尽可能把基本的医学影像概念和最新的影像研究成果呈现给读者。但由于编写经验不足,加之编写时间有限,书中如存在遗漏之处,敬请广大读者提出宝贵的修改建议,以期再版时修正完善。

《常见疾病影像学检查与诊断》编委会

2022 年 6 月

目 录

第一章 X线成像基础

第一节 X线成像的基本原理

一、X线影像信息的传递

(一)摄影的基本概念

1.摄影

将光或其他能量携带的被照体的信息状态二维形式加以记录,并可表现为可见光学影像的技术。

2.影像

反映被照体信息的不同灰度(或光学密度)及色彩的二维分布形式。

3.信息信号

由载体表现出来的单位信息量。

4.成像过程

光或能量→信号→检测→图像形成。

5.成像系统

将载体表现出来的信息信号加以配制,就形成了表现信息的影像,此配制称为成像系统。即从成像能源到图像形成的设备配置。

(二)X线影像信息的形成与传递

1.X线影像信息的形成

由X线管焦点辐射出的X线穿过被照体时,受到被检体各组织的吸收和散射而衰减,使透过后X线强度的分布呈现差异;到达屏-片系统(或影像增强管的输入屏),转换成可见光强度的分布差异,并传递给胶片,形成银颗粒的空间分布,再经显影处理成为二维光学密度分布,形成光密度X线照片影像。

2.X线影像信息的传递

如果把被照体作为信息源、X线作为信息载体,那么,X线诊断的过程就是一个信息传递与转换的过程。下面以增感屏-胶片体系作为接受介质,说明这一过程的5个阶段。

(1)第一阶段:X线对三维空间的被照体进行照射,形成载有被照体信息成分的强度不均匀分布。此阶段信息形成的质与量,取决于被照体因素(原子序数、密度、厚度)和射线因素(线质、线量、散射线)等。

(2)第二阶段:将不均匀的 X 线强度分布,通过增感屏转换为二维的荧光强度分布,再传递给胶片形成银颗粒的分布(潜影形成);经显影加工处理成为二维光学密度的分布。此阶段的信息传递转换功能取决于荧光体特性、胶片特性及显影加工条件。此阶段是把不可见的 X 线信息影像转换成可见密度影像的中心环节。

(3)第三阶段:借助观片灯,将密度分布转换成可见光的空间分布,然后投影到人的视网膜。此阶段信息的质量取决于观片灯的亮度、色温、视读观察环境及视力。

(4)第四阶段:通过视网膜上明暗相间的图案,形成视觉的影像。

(5)第五阶段:最后通过识别、判断做出评价或诊断。此阶段的信息传递取决于医师的资历、知识、经验、记忆和鉴别能力。

二、X 线照片影像的形成

X 线透过被照体时,由于被照体对 X 线的吸收、散射而减弱。含有人体密度信息的射线作用于屏-片系统,经加工处理后形成了密度不等的 X 线照片。

X 线照片影像的五大要素:密度、对比度、锐利度、颗粒度及失真度,前四项为构成照片影像的物理因素,后者为构成照片影像的几何因素。

(一)光学密度

1.透光率

透光率指照片上某处的透光程度。在数值上等于透过光线强度与入射光线强度之比,用 T 表示:$T=$ 透过光线强度/入射光线强度 $=I/I_0$。

T 值的定义域为 $(0,1)$,透光率表示的是照片透过光线占入射光线的百分数,T 值大小与照片黑化的程度呈相反关系。

2.阻光率

阻光率指照片阻挡光线能力的大小。在数值上等于透光率的倒数,用 O 表示:$O=1/T=I_0/I$。O 的定义域为 $(1,\infty)$。

3.光学密度

照片阻光率的对数值称作照片的光学密度值,用 D 表示:$D=\lg O=\lg(I_0/I)$。光学密度也称黑化度。密度值是一个对数值,无量纲。

(二)影响 X 线照片密度值的因素

1.照射量

在正确曝光下,照射量与密度成正比,但在曝光过度或不足时,相对应的密度变化小于照射量变化。这说明影像密度的大小不仅取决于照射量因素,还取决于 X 线胶片对其照射量的反应特性。

2.管电压

管电压增加使 X 线硬度增强,使 X 线穿透物体到达胶片的量增多,即照片的密度值增加。由于作用于 X 线胶片的感光效应与管电压的 n 次方成正比,所以当胶片对其响应处于线性关系时,密度的变化则与管电压的 n 次方成正比例。管电压的变化为 $40\sim150\ kV$ 时,n 的变化从 4 降到 2。

3.摄影距离

X线强度的扩散遵循平方反比定律,所以作用在X线胶片上的感光效应与摄影距离(FFD)的平方成反比。

4.增感屏

胶片系统在X线摄影时,增感屏与胶片组合使用,其相对感度提高,影像密度增大。

5.被照体厚度、密度

照片密度随被照体厚度、密度的增高而降低。肺脏不能单以厚度来决定其吸收程度,吸气程度不同,从而对照片密度的影响也不同。肺的吸气位与呼气位摄影要获得同一密度的影像,X线量差30%~40%。

6.照片冲洗因素

X线照片影像密度的变化,除上述因素之外,与照片的显影加工条件有密切关系,如显影液特性、显影温度、显影时间、自动洗片机的显影液、定影液的补充量等。

(三)照片影像的适当密度

符合诊断要求的照片密度应适当,一般在0.20~2.00。

三、X线对比度

(一)概念

1.X线对比度的定义

X线照射物体时,如果透过物体两部分的X线强度不同,就产生了X线对比度K_x,也称射线对比度。

$$K_X = \frac{I}{I'} = \frac{I_0 e^{-\mu d}}{I_0 e^{-\mu' d'}} = e^{\mu' d' - \mu d}$$

式中:I_0为入射线量,I、I'为不同部位的透过X线强度,μ、μ'为物体不同部位的吸收系数,d、d'为物体不同部位的厚度。

2.X线对比度按指数规律变化

从表达式看K_X只与$d'(\mu' - \mu)$有关系,但实际上围在$\mu' d'$周围的μd 滤过板的作用,使X线质变硬;另外,μd产生散射线,使对比度受到损失。

3.影响X线对比度的因素

影响X线对比度的因素有X线吸收系数μ、物体厚度d、人体组织的原子序数Z、人体组织的密度ρ、X线波长λ。

4.人体对X线的吸收

人体对X线的吸收按照骨、肌肉、脂肪、空气的顺序而变小,所以在这些组织之间产生X线对比度。而在消化系统、泌尿系统、生殖系统、血管等器官内不产生X线对比度,无法摄出X线影像,但可以在这些器官内注入原子序数不同或者密度不同的物质(对比剂),即可形成X线对比度。

(二)X线对比度指数

在$K_X = e^{d'(\mu' - \mu)}$表达式中的指数$(\mu' - \mu)$,即吸收系数之差是形成X线对比度的原因,把$(\mu' - \mu)$称为对比度指数。

对比度指数特点:管电压上升,对比度指数下降,软组织之间的对比度指数亦变小。软组织的对比度指数在管电压为 40 kV 时仅是 0.07,30 kV 时上升到 0.14。若管电压下降,指数上升很快。肺组织的对比度指数在管电压上升时下降很快,但在 60～80 kV 之间,对比度指数几乎不变化。

(三)X 线对比度观察法

1.透视法

通过荧光板,将波长为 $(0.1 \times 10^{-8}) \sim (0.6 \times 10^{-8})$cm 的 X 线转换成波长为 $(5 \times 10^{-5}) \sim (6 \times 10^{-5})$cm 的可见影像。

2.摄影法

胶片接受 X 线照射形成潜影,通过显影处理而成为可见影像的方法。但胶片感光膜对 X 线的吸收很少,99%的 X 线穿过胶片,因而需将 X 线通过荧光物质制成的增感屏转变为荧光,使胶片感光(医用 X 线摄影几乎都用这个方法)。

四、X 线照片的光学对比度

(一)概念

1.定义

X 线照片上相邻组织影像的密度差称为光学对比度。照片对比度依存于被照体不同组织吸收所产生的 X 线对比度以及胶片对 X 线对比度的放大结果。

X 线胶片由双面药膜构成,所以观察到的对比度是一面药膜对比度的 2 倍。

2.照片上光学对比度(K)与 X 线对比度(K_X)的关系

光学对比度是依存于被照体产生 X 线对比度 K_X 的。利用胶片特性曲线可以得出:$K = D_2 - D_1 = \gamma \lg I_2 / I_1 = \gamma \lg K_X = \gamma(\mu_1 d_1 - \mu_2 d_2) \lg e$,式中,$\gamma$ 表示 X 线胶片特性曲线的斜率,μ_1、μ_2、d_1、d_2 分别表示被照体两部分的线性吸收系数和厚度。

(二)影响照片对比度的因素

主要为胶片 γ 值、X 线质和线量以及被照体本身的因素。

1.胶片因素

胶片的反差系数(γ 值)直接影响着照片对比度,因 γ 值决定着对 X 线对比度的放大能力,故称其为胶片对比度。应用 γ 值不同的胶片摄影时,所得的照片影像对比度是不同的,用 γ 值大的胶片比用 γ 值小的胶片获得的照片对比度大。

此外,使用屏-片系统摄影,与无屏摄影相比,增感屏可提高照片对比度。同样,冲洗胶片的技术条件也直接影响着照片对比度。

2.射线因素

(1)X 线质的影响:照片对比度的形成,实质上是被照体对 X 线的吸收差异,而物质的吸收能力与波长(受管电压影响)的立方成正比。在高千伏摄影时,骨、肌肉、脂肪等组织间 X 线的吸收差异减小,所获得的照片对比度降低;在低千伏摄影时,不同组织间 X 线的吸收差异大,所获得的照片对比度高。

(2)X 线量(mAs)的影响:一般认为 mAs 对 X 线照片的对比度没有直接影响,但随着线量的增加,照片密度增高时,照片上低密度部分影像的对比度有明显好转。反之,密度过高,把线量适当减少,也可使对比度增高。

(3)灰雾对照片对比度的影响:由 X 线管放射出的原发射线,照射到人体及其他物体时,会产生许多方向不同的散射线,在照片上增加了无意义的密度,使照片的整体发生灰雾,造成对比度下降。

灰雾产生的原因:胶片本底灰雾;焦点外X线和被检体产生的散射线;显影处理。

3.被照体本身的因素

(1)原子序数:在诊断放射学中,被照体对X线的吸收主要是光电吸收。特别是使用低kV时,光电吸收随物质原子序数的增加而增加。人体骨骼由含高原子序数的钙、磷等元素组成,所以骨骼比肌肉、脂肪能吸收更多的X线,它们之间也就能有更高的对比度。

(2)密度:组织密度愈大,X线吸收愈多。人体除骨骼外,其他组织密度大致相同。肺就其构成组织的密度来讲与其他脏器相似,但活体肺是个充气组织,空气对X线几乎没有吸收,因此肺具有很好的对比度。

(3)厚度:在被照体密度、原子序数相同时,照片对比度为厚度所支配,如胸部的前、后肋骨阴影与肺部组织形成的对比度不一样,原因是后肋骨厚于前肋骨。另外,当组织出现气腔时相当于厚度减薄。

(赵学师)

第二节　X线成像的主要检查方法

X线的检查方法可分为普通检查、特殊检查和造影检查三类。普通检查包括透视和X线摄影,是X线检查中最早应用和最基本的方法。后来,在普通检查方法的基础上又创造了多种特殊摄影和各种造影检查方法,特别是近些年来更为突出,从而为人体各部位的结构和器官显影开辟了新的途径。

一、普通检查

(一)荧光透视

荧光透视简称透视,是一种简便而常用的检查方法。透视时,需将检查的部位置于X线管和荧光屏之间。除观察形态外还可观察器官的活动,如呼吸运动,心脏和大血管的搏动,胃肠道的蠕动和排空等。

一般透视在荧光屏上所显示阴影的亮度不够强,较轻微和细致的结构或改变不易显示,较厚和较密实的部位则因基本不易透过而显影不清,所以透视最适用于胸部以观察肺、心脏和大血管。在骨骼系统一般限于观察四肢骨骼的明显病变如骨折、脱位等;对颅骨、脊柱、骨盆等均不适用。对腹部病变,除观察膈下积气和胃肠道梗阻,积气、积液以及致密的异物外,一般不做透视,但在进行胃肠钡餐检查和钡剂灌肠时必须用透视。

透视的优点在于比较经济方便,而且当时即可得出初步结果,还可以直接观察器官的运动功能。其主要缺点为不能显示轻微改变和观察较厚的部位,而且不能留有永久的记录以供随时观察或复查时比较。

一般透视工作在暗室中进行,故在工作开始前应充分做好眼的暗适应,否则轻微改变会被遗漏。暗适应需时11分钟左右。使用影像增强装置,荧光屏亮度大大提高,透视可不在暗室中进行。

在检查前,应简单告诉被检查者透视的步骤和目的,并尽量脱去有扣子或较厚的衣服,除去一切外物(如饰物、膏药、敷料等),以免产生混淆阴影引起误诊。

(二)摄影

摄影也是一种常用的主要检查方法。摄影时,需将受检部分置于X线管与胶片之间,并贴近胶片,固定不动。胸部和腹部摄片时需停止呼吸,否则会导致影像模糊。摄片时,也须将外物(如饰物和敷料等)除去,以免造成混淆的阴影。

摄影可用于人体任何部位。常用的投照位置为正位,其次为侧位;在不少部位如四肢和脊柱等,需要同时摄正、侧位,其他的投照位置包括斜位、切线位和轴位等。摄影的优点在于能使人体厚、薄的各部结构较清晰地显示于X线片上,并可作永久记录,以便随时研究或在复查时对照、比较,以观察病情的演变。缺点是检查的区域受限于胶片大小,不能观察运动功能而且费用较大。

在实际工作中,透视和摄影是相互辅助而应用的,一方的优点即是另一方的缺点,因此,常常两者并用,取长补短,以使诊断更为全面正确。

二、特殊摄影检查

(一)体层摄影

普通X线照片是X线投照路径上所有影像重叠在一起的总和投影。感兴趣层面上的影像因与其前、后影像重叠,而不能清晰显示。体层摄影则可通过特殊的装置和操作获得某一选定层面上组织结构的影像,而不属于该选定层面的结构则在投影过程中被模糊掉。体层摄影常用于明确平片难以显示,重叠较多和处于较深部位的病变,多用于了解病变内部结构有无破坏、空洞或钙化,边缘是否锐利及病变的确切部位和范围,显示气管、支气管腔有无狭窄、堵塞或扩张;配合造影检查以观察选定层面的结构与病变。

(二)荧光缩影

荧光缩影是将被检查部位的阴影显示于荧光屏上,再以照相机将屏上的影像摄成缩小的照片。在荧光屏上产生明亮的影像需要毫安较大的X线机(100～500 mA)。缩影片大小可为35 mm、70 mm和100 mm。在35 mm和70 mm的小片上,不易看到细节,须用适当的放大设备来观察。在缩影片上发现问题,还需摄大片详细研究。荧光缩影最常用于大量的肺部集体检查,这种方法可以代替常规透视检查,包括医院和诊疗机构中的胸部透视。它不仅比透视的效率高,使被检查者和工作人员所受的射线量远为减少,并且还可留作记录。

(三)放大摄影

放大摄影是根据投影学原理,将检查部位和X线片之间的距离增加,使投照的影像扩大,但较模糊失真。应用小的X线管焦点(0.3 mm),可以减少X线束的扩散作用,使扩大的阴影比较清晰。摄片时,X线管同胶片的距离为100～150 cm,检查部位同胶片间距依所需要的放大率而定。放大率可以列公式计算:

$$放大率＝靶片距/靶物距$$

这种放大摄影可用于显示细致结构,从而观察有无早期和细微的改变。

(四)记波摄影

常规X线摄片只能记录器官某一瞬间的状态,而不能显示其活动情况。记波摄影的目的是使器官的活动如心脏大血管的搏动、膈的升降、胃的蠕动等在片上成为波形而加以观察。记波摄影的特殊装置是一个由许多横行宽铅条所组成的格栅,每个铅条宽12 mm,中间隔有0.4 mm的裂隙(木条)。将此格栅置于身体和胶片之间,摄片时胶片在格栅后等速均匀向下移动 11 mm 距离,这时格栅前的器官活动如心脏大血管的搏动,在每裂隙间都呈现为锯齿状波记录在 X 线片上。这种方法称为阶段性记波摄影,常用于心脏大血管的检查。对胃肠蠕动、膈运动也可应用。

另一种记波方式是胶片固定而格栅移动,称为连续性记波摄影。它所记录的波形为不同时期不同点综合而成。因此,不能用以观察同一点在不同时期的改变。

(五)高千伏摄影

高千伏摄影是用高于 120 kV 的管电压进行摄影,常为 120～150 kV。需用高电压小焦点 X 线管,特殊的滤线器和计时装置。由于 X 线穿透力强,能穿过被照射的所有组织,可在致密影像中显示出隐蔽的病变。

(六)软 X 线摄影

软 X 线摄影是用钼靶、铜靶或铬靶 X 线管,用低的管电压以产生软 X 线进行摄影。由于波长长,软组织的影像分辨率高,软 X 线摄影多用于女性乳腺摄影,显影效果好。

(七)硒静电 X 线摄影

硒静电 X 线摄影又称干板摄影,是利用半导体硒的光电导特性进行摄影;用充电的特制硒板代替胶片,然后进行摄影;用特制的显影粉显影,再转印在纸上,加温固定,即于纸上出现与 X 线片上影像相似的影像。在观察软组织方面具有优势,如乳腺。由于手续繁,不稳定,受辐射线量大且效果不如胶片,而未被推广使用。

(八)立体 X 线摄影

立体 X 线摄影是应用两眼同时视物而产生立体感的原理来摄一对照片,再通过立体镜进行观察。应用较少。

三、造影检查

普通 X 线检查是依靠人体自身的天然对比,而造影检查则是将对比剂引入器官内或其周围,人为地使之产生密度差别而显影的方法。造影检查显著地扩大了 X 线检查的范围。

对比剂可分两类:①易被 X 线透过的气体,常称之为阴性对比剂;②不易被 X 线透过的钡剂和碘剂,常称之为阳性对比剂。对比剂引入人体的途径与方法有直接引入和生理积聚两种。

(一)直接引入

除胃肠钡餐造影可以口服外,大多需要借助工具,如导管、穿刺针等,将对比剂引入管道或空腔脏器中。例如,经气管内导管将碘剂注入支气管内,以行支气管造影;经尿道内导尿管将碘水剂注入膀胱中以行膀胱造影;经肛管将钡剂注入结肠中,以行钡剂灌肠;经心室内导管注入碘水剂以行心血管造影;穿刺血管或向血管内插入导管注入碘水剂以行血管造影;穿刺脑室,注入对比剂以行脑室造影;行腰穿,向脊柱蛛网膜下腔中注入对比剂以行脊髓造影等。

(二)生理积聚

生理积聚是对比剂在体内的生理吸收与排泄,也就是将碘剂通过口腔或经血管注入体内后,使其选择性地从一个器官排泄,暂时存于其实质或其通道内而显影。经静脉肾实质或肾盂造影、口服胆囊造影和静脉胆管造影是常用的利用生理积聚的造影方法。

四、X 线检查方法的选择和综合应用

X 线检查方法繁多,如何选择和综合应用以达到诊断目的十分重要。检查方法选择的原则

应以临床要求和检查部位为依据,一般是先简单、后复杂,但也有灵活性,根据具体情况综合应用。透视是最简单的方法,如胸部检查可首先采用。又如肠梗阻,往往需要透视与摄片结合采用。在厚度大的部位,如颅骨、脊椎等,应该摄片。特殊摄影应在其他检查方法的基础上作进一步研究时应用,如胸部体层摄影。

　　某些疾病仅作普通检查(透视或摄片)即可做出诊断,如长骨骨折;另一些疾病则需采用特殊检查或造影检查才能达到诊断目的,如检查胆囊需作胆囊造影。有时需采用特殊检查与造影检查相结合,如胆囊造影时,并用体层摄影。在选择检查方法和综合应用时,必须从实际出发,既要解决诊断问题,又要减少患者负担,诊断一经确定,就无须再做多种检查。

（赵学师）

第二章 CT成像基础

第一节 CT成像的基本原理

一、CT成像基本原理

计算机断层扫描(CT)是根据人体对X线吸收率不同,使用计算机重建方法得到人体二维横断面图像的影像设备。CT是计算机和X线相结合的一项影像诊断技术,主要特点是密度分辨率高,能准确测量各组织的X线吸收衰减值,通过计算进行定量分析。

CT成像的基本过程:X线→人体→采集数据→重建图像→显示图像。CT球管产生的X线经准直器校准后,穿过具有密度差异的被检体组织,部分能量被吸收,衰减后带有组织的信息由探测器接收,通过数据采集系统进行模数转换,数据转换后由计算机重建成横断面图像,最后由显示器显示图像(图2-1)。

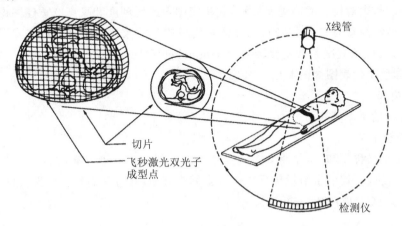

图 2-1　CT成像原理

因此,CT成像是以X线为能源,以X线的吸收衰减特性为成像依据,以数据重建为成像方式,以组织的密度差为CT成像的基础,以数据采集和图像重建为重要环节的X线成像技术。

(一)数据采集

单层CT图像数据采集的基本原理如图2-2所示,CT球管与探测器成对称排列,每排探测器由500～1 000个探测器单元组成。当X射线以扇形束的形式穿过患者横断面时被检体衰减，每个探测器单元会接收透过该层面的X射线并测量其衰减后的强度。单个探测器单元在每个角度每条射线上探测到的X射线信号强度可通过衰减定律方程进行计算：

$$I = I_o \cdot e^{-\mu d}$$

式中，I_o代表X线在空气或未进入物体前的初始强度，I为衰减后X线强度，d为物体厚度，μ为物体的线性衰减系数，e是自然对数的底。

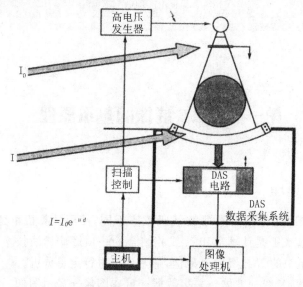

图 2-2　CT 数据采集

单层CT图像重建多采用滤波反投影法，利用平行线束几何学原理进行断层图像重建，要求在图像重建前要把所获的扇形线束投影数据转换为平行线束投影数据。在滤波反投影法的应用中，"重建函数核"代表对投影的高通滤波法，它决定图像的锐利度和噪声。重建图像用像素的数字矩阵来代表(通常像素为512×512)，每个像素代表被X线束透射的体内欲成像层面的衰减系数。每个像素的X线束衰减系数需要转换为Hounsfield(HU)单位。范围从−1 024到3 071，作为以灰阶或彩色阶代表图像的基础。

(二)图像重建

CT图像重建的基本算法可分为三种。

1.直接反投影法

直接反投影法又称总和法，是将众多的投影近似地复制成二维分布的方法。其基本原理是把与各向投影强度成正比的量沿投影反方向投影回矩阵里，并将它们累加起来，组成该物体的层面图像。该方法是CT成像算法的基础。

2.迭代法

迭代法又称近似法，是将近似重建所得图像的投影同实测的层面进行比较，再将比较得到的差值反投影到图像上，每次反投影之后可得到一幅新的近似图像。通过对所有投影方向都进行上述处理，一次迭代便可完成；再将上一次迭代的结果作为下一次迭代的初始值，继续进行迭代。迭代重建技术有三种方法：联立迭代重建法(SIRT)、代数重建法(ART)和迭代最小二乘法(ILST)。该方法图像较为真实准确，但耗时较多，现已不采用。

3.解析法

解析法是目前 CT 图像重建技术中应用最广泛的一种方法,它利用傅里叶转换投影定理。主要有三种方法:二维傅里叶转换重建法、空间滤波反投影法和褶积反投影法。其中褶积反投影法目前应用最多,其无需进行傅里叶转换,速度快,转换简单,图像质量好。解析法的特点是速度快,精度高。

普通 CT 每个探测器单元的宽度、焦点的大小、每转的投影数决定图像的空间分辨率,患者长轴的扇形束厚度则决定图像层厚及长轴的空间分辨率。普通 CT 只支持一排探测器单元,球管每旋转一圈只扫描一层,扫描时探测器获得的是平面投影数据,而每一层的投影数据是一个完整的闭合环。

二、单层螺旋 CT 成像原理

螺旋 CT 扫描是在球管-探测器系统连续旋转的基础上,患者随检查床一起纵向连续运动,CT 球管连续产生 X 线,探测器同步采集数据的一种 CT 检查方法。螺旋 CT 采用滑环技术,去除了 CT 球管与机架相连的电缆,球管-探测器系统可连续旋转,使扫描速度加快。由于螺旋 CT 扫描时检查床连续单向运动,球管焦点围绕患者旋转的运行轨迹类似一个螺旋管形(图 2-3),故称为螺旋扫描。扫描时,螺旋 CT 探测器采集到的不是某一层面的数据,而是一个部位或一个器官的容积数据,故又称为容积扫描。

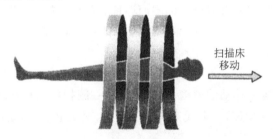

扫描床移动

图 2-3 螺旋扫描

滑环技术和检查床连续运动技术的应用是单层螺旋 CT 在硬件上的重要改进,使用热容量大于 3 M 的 CT 球管,可满足进行较大范围的容积扫描。

用滑环代替电缆传递信号的方法,称为滑环技术。螺旋 CT 扫描机架内有多组平行排列的滑环和电刷,CT 球管通过电刷和滑环接触实现导电。X 线球管的滑环部分根据传递电压的不同,分为高压滑环和低压滑环。前者传递高压发生器输出的电压为几万伏,高压发生器安置在扫描机架外;后者为几百伏,高压发生器安置在扫描机架内。高压滑环上的高压经铜环和碳刷摩擦传递进入转动部分时,易发生高压放电,产生高压噪声,影响数据系统采集,进而影响图像质量。低压滑环的 X 线发生器需与 X 线球管一起旋转,增加了旋转部分重量。因而要求 X 线发生器体积小、重量轻。现在的螺旋 CT 普遍采用低压滑环技术。螺旋 CT 的高压发生器体积小,可安装在机架内,并可产生 80～140 kV 的高压。

单层螺旋 CT 与非螺旋 CT 相比有以下优点:①扫描速度快,检查时间短,对比剂利用率高;②一次屏气可完成一个部位检查,克服了呼吸运动伪影,避免了小病灶的遗漏;③利用原始数据,可进行多次不同重建算法或不同层间距的图像重建,提高了二维和三维图像的质量。螺旋 CT 扫描无明确层厚概念,扇形线束增宽,使有效扫描层厚增大。

（一）基本原理

CT 图像重建的理论基础是二维图像反投影重建原理,该原理要求被重建的一幅二维图像平面上的任意点,必须采用 360°的全部扫描数据。螺旋扫描是在检查床移动过程中进行的。数据采集系统获得的信息为非平面数据。由于只有平面数据才能重建无伪影的二维图像,为了消除伪影,螺旋 CT 常采用线性内插的数据预处理方法把螺旋扫描的非平面数据合成平面数据,再采用非螺旋扫描的图像重建方法重建一幅螺旋扫描的平面图像。线性内插(LI)是指螺旋扫描数据段上的任意一点可采用相邻两点的扫描数据进行插补。数据内插的方式有 360°线性内插和 180°线性内插两种。360°线性内插法采用 360°扫描数据向外的两点,通过内插形成一个平面数据,优点是图像噪声较小,缺点是实际重建层厚比标称层厚大 30%~40%,导致层厚响应曲线(SSP)增宽,图像质量下降。180°线性内插法则采用靠近重建平面的两点扫描数据,通过内插形成新的平面数据。180°线性内插与 360°线性内插的最大区别是前者采用第二个螺旋扫描数据,并使第二个螺旋扫描数据偏移 180°,从而能够更靠近被重建的数据平面。180°线性内插法重建改善了层厚响应曲线,图像分辨率较高,但噪声增加。

（二）成像参数

由于螺旋 CT 与普通 CT 的扫描方式不同,产生了一些新的成像参数,如扫描层厚与射线束宽度、床速、螺距、重建间隔与重建层厚等。

1.扫描层厚与射线束宽度

扫描层厚是 CT 扫描时被准直器校准的层面厚度,或球管旋转一周探测器测得 Z 轴区域的射线束宽度。单层螺旋 CT 使用扇形 X 线束,只有一排探测器,其射线束宽度决定扫描的厚度,扫描层厚与准直器宽度一致。

2.床速

床速是 CT 扫描时扫描床移动的速度,即球管旋转一圈扫描床移动的距离,与射线束的宽度有关。若扫描床移动的速度增加,则射线束宽度不增加,螺距也增大,图像质量下降。

3.螺距

螺距是扫描旋转架旋转一周,检查床移动的距离与层厚或准直宽度的比值。公式:

$$Pitch=TF/W$$

式中,TF 是扫描旋转架旋转一周检查床移动的距离,单位是 mm;W 是层厚或准直宽度,单位是 mm;螺距是一个无量纲。

单层螺旋 CT 的准直器宽度与层厚一致,其螺距定义为球管旋转一周扫描床移动的距离与准直器宽度的比值。若单层螺旋 CT 的螺距等于零时,扫描方式为非螺旋扫描。通过被检体的 X 射线在各投影角相同,可获得真实的横断面图像数据;螺距等于 0.5 时,球管旋转 2 周扫描一层面,类似于重叠扫描;螺距等于 1 时,数据采集系统(DAS)可获取球管旋转一周的扫描数据;螺距等于 2 时,DAS 只获取球管旋转半周的扫描数据。扫描剂量恒定不变时,采用大螺距扫描,探测器接收的 X 线量较少,可供成像的数据相应减少,图像质量下降。采用小螺距扫描,探测器接收的 X 射线量较多,成像数据增加,图像质量得到改善。常规螺旋扫描的螺距用 1,即床速与层厚相等;如病灶较小,螺距可小于 1;病灶较大,螺距可大于 1。

三、多层螺旋 CT 成像原理

普通 CT 和单层螺旋 CT 的球管-探测器系统围绕人体旋转一圈只获得一幅人体断面图像,

而多层螺旋 CT 的球管-探测器系统围绕人体旋转一周,能同时获得多幅横断面原始图像(图 2-4),故称为多层螺旋 CT(MSCT)。由于多层螺旋 CT 探测器在 Z 轴上的数目由单层 CT 的一排增加到几十排至几百排,故又称为多排 CT(MDCT)。多层螺旋 CT 是指 2 层及以上的螺旋 CT 扫描机,目前临床普及机型为16层,16 层以上的有 64 层、256 层、320 层等。

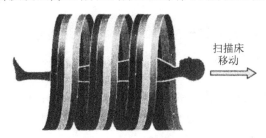

图 2-4 多层螺旋扫描

多层螺旋 CT 使用锥形线束扫描,采用阵列探测器和数据采集系统(DAS)获取成像数据。锥形线束和阵列探测器的应用,增宽了每次扫描的线束覆盖范围,实现了多排探测器并行采集多排图像的功能,降低了采集层厚,增加了采集速度,为复杂的影像重组奠定了基础。多层螺旋 CT 的优势是薄层(高分辨)、快速、大范围扫描。

(一)数据采集

多层螺旋 CT 与单层螺旋 CT 相比,X 线束由扇形改为锥形,线束宽度在 Z 轴方向从 1 cm 增加到几厘米。探测器在 Z 轴方向从单层 CT 的一排增加到几排至几百排。探测器排列有两种类型,一种是 Z 轴方向上所有探测器的宽度一致,即探测器宽度均等分配的等宽型(对称型);另一种是探测器宽度不均等分配的非等宽型(非对称型)。探测器的绝对宽度决定多层螺旋 CT 容积覆盖范围,探测器单元的大小决定图像的层厚。探测器单元越小,获得的图像分辨率越高。16 层以上 CT 的采集单元可达 0.625 mm,实现了"各向同性"的数据采集。各向同性是指 Z 轴分辨率与 XY 轴的分辨率一致或相近,体素为一正方体,任意重建平面(冠、矢状位)的图像质量保持高度一致。

多层螺旋 CT 主要是采用多排探测器和多个数据采集系统,探测器排数大于图像层数。如 4 层螺旋 CT 探测器排数最少为 8 排,最多可达 32 排。DAS 的数目决定采集获得的图像数目,探测器的组合通过电子开关得以实现,目前 DAS 系统有 4 组、16 组、64 组、256 组和 320 组,选择合适的层厚可获得与 DAS 对应的图像数。

Siemens 64 层 CT 采用的 Z-Sharp 技术又称 Z 轴双倍采样技术,球管周围的偏转线圈无极调控偏转电子束,灵活改变 X 线焦点大小和在 Z 轴方向上的位置;每一个焦点投影可读出2×32 层图像数据;每两个 32 层投影融合得到一个在 Z 轴采样距离 0.3 mm 的 64 层投影;每150°旋转应用自适应多平面重建(AMPR)方法可重建64 层图像。Z-Sharp 技术的特点在于 Z 轴飞焦点使到达每一个探测器单元的 X 线投影数加倍,两次相互重叠的投影导致 Z 轴方向上的重叠采样,即 Z 轴双倍采样。GE 使用的共轭采集技术是根据系统设置最佳螺距,在插值求解某重建标准层面上不同投影角位置的数据时,自动根据当前的扫描数据结果,动态采集所需的插值数据点。

(二)图像重建

多层螺旋 CT 的重建原理是用多列探测器的数据来重建一个标准层面的图像。若在 Z 轴某位置重建图像,则把与此重建位置同一投影角的 Z 轴上相邻两个探测器阵列的数据用于插值,并以此作为重建标准层面的投影数据,最后用二维反投影重建算法(2DBP)进行图像重建。

多层螺旋 CT 使用锥形线束扫描,在图像重建前,需要对扫描长轴方向的梯形边缘射线进行必要的修正。多层螺旋 CT 图像重建预处理是线性内插的扩展应用,4 层以下的 CT 大部分采用不考虑锥形线束边缘的图像预处理。常用的图像重建预处理方法有以下几种。

1.优化采样扫描

优化采样扫描是通过扫描前的螺距选择和调节缩小 Z 轴间距,使直接成像数据与补充数据分开,故又称为扫描交迭采样修正。

2.Z 轴滤过长轴内插法

Z 轴滤过长轴内插法是在扫描获得的数据段内选定一个滤过段,并对该段内所有扫描数据作加权平均化处理。滤过段的范围称为滤波宽度(Fw),滤波参数、宽度和形状可影响图像质量。

3.扇形束重建

扇形束重建是将锥形束射线平行分割模拟成扇形束后,再使用扇形束算法进行图像重建的方法。16 层以上 CT 则都已将锥形线束边缘的射线一起计算,各生产厂家采用不同的图像重建预处理方法。常用的方法有以下几种。

(1)自适应多平面重建(AMPR)法:将螺旋扫描数据中两倍的斜面图像数据分割成几部分,采用各自适配螺旋的轨迹和 240°螺旋扫描数据,并辅以适当的数据内插进行图像重建。

(2)加权超平面重建法:将三维的扫描数据分成二维的系列,采用凸起的超平面做区域重建的方法。

(3)Feldkamp 重建法:沿扫描测量的射线,把所有测量的射线反投影到一个三维容积,并以此计算锥形束扫描射线的方法。

(4)心脏图像重建方法:多层螺旋 CT 心脏图像重建方法主要有单扇区重建法(CHR)和多扇区重建法(MSR)。单扇区重建法(CHR)是用回顾性心电门控获得螺旋扫描原始数据,利用半重建技术进行影像重建。多扇区重建法(MSR)是利用心电门控的同期信息,从不同的心动周期和不同列的检查器采集同一期相,但不同角度半重建所需的原始数据来进行影像重建。单扇区与多扇区重建的主要区别是单扇区重建的时间分辨率仅由 X 线管的旋转速度决定,而多扇区重建的时间分辨率不仅受 X 线管的旋转速度的影响,同时也受心率的影响。

四、电子束 CT 成像原理

电子束 CT(EBCT)由大功率的电子枪产生电子束,电子束通过电磁偏转打击固定于机架上的靶环产生 X 射线,实现 CT 扫描。由于没有机械运动,电子束 CT 一次曝光扫描的时间可以达到 50 毫秒。

EBCT 从 1982 年开始应用于冠状动脉疾病的诊断成像。现在仍在使用的 EBCT 有两排探测器和四排钨靶阳极,对受检者的不同检查部位进行 8 层图像数据的扫描采集。在采用"容积模式"进行扫描时,可以在 300~400 毫秒的成像周期内只需曝光 50~100 毫秒就可以获得 8 幅图像。在进行钙化积分、冠状动脉 CT 成像或者心功能评价时,EBCT 采用"电影模式"或"流动模式"进行扫描成像,这两种扫描模式分别采用单排探测器(C-150/C-300)和双排探测器的采集方式。电影模式的曝光时间是 50 毫秒,以每秒 17 次的扫描频率对同一解剖结构进行扫描;流动模式是在扫描时,根据心跳周期时相对同一解剖结构曝光 50~100 毫秒进行扫描采集。由于EBCT 的扫描模式是非螺旋的,因此,要在受检者一次屏住呼吸的情况下完成整个心脏的扫描,扫描层厚受到了限制。当采用单层数据采集模式(C-150/C-300)时,图像厚度是 3 mm,采用双层数据采集模式时,成像厚度是 1.5 mm。进行钙化积分时,EBCT 的纵轴分辨率是足够的,但要实现冠状动脉的三维可视化显示则纵轴分辨率还不够。

EBCT 扫描过程由电子束及四个钨靶环的协同作用完成,避免传统 CT 的 X 线球管、探测器(扫描机架),甚至扫描床的机械运动。电子束 CT 的成像原理与常规 CT 的主要区别在于 X 线产生的方式不同。由于电子束 CT 采用电子束扫描技术代替 X 线球管的机械运动,消除了 X 线球管高速旋转运动产生的离心力,使扫描速度大为提高,将扫描速度缩短为 50 毫秒或更短(17~34 幅/秒),成像速度是普通 CT 的40 倍、螺旋 CT 的 20 倍(需 500 毫秒),从而减少了呼吸和运动伪影,有利于运动脏器的检查。

当然,目前高档的多层螺旋 CT 扫描机的扫描速度和扫描范围取得了很大进步,在某些方面甚至超过了电子束 CT 的成像水平,促使电子束 CT 扫描机需要在扫描速度、图像信噪比和空间分辨率等方面进一步提高。

五、双源 CT 成像原理

双源 CT(DSCT)采用双球管和双探测器系统,扫描速度为 0.33 秒,时间分辨率达到83 毫秒,使心脏 CT 成像不受心率约束;两个球管的管电压设置不同时,可做功能性 CT 检查。

(一)球管与探测器系统

双源 CT 配置了两个球管和与之对应的探测器,这两套数据获取系统(球管-探测器系统)放置在旋转机架内,互呈 90°排列(图 2-5)。CT 球管采用电子束 X 线管,单个球管的功率为80 kW,扫描速度0.33 秒,最大扫描范围 200 cm,各向同性的空间分辨率≤0.4 mm,使用高分辨率扫描时可达到 0.24 mm。

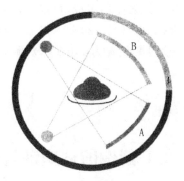

图 2-5　双源 CT

两套探测器系统中,一套探测器系统(A)覆盖整个扫描野(直径 50 cm FOV),另一套探测器系统(B)主要用于覆盖扫描中心视野(直径 26 cm FOV)。每组探测器各有 40 排,中间部分准直为 32 排宽度 0.6 mm;两边各有 4 排探测器,准直是 8 排宽度 1.2 mm。在机架等中心处,两组探测器的 Z 轴覆盖范围都是 28.8 mm。通过对采集信号数据的正确组合,两组探测器都可以实现(32×0.6)mm 或(24×1.2)mm 的扫描。

(二)数据采集

通过 Z 轴飞焦点技术,32 排 0.6 mm 准直宽度的探测器能同时读取 64 层的投影数据,采样数据的空间间隔是等中心的 0.3 mm。通过使用 Z-Sharp 技术,双源 CT 机架旋转一周。每组探测器都能获取相互重叠的 64 层 0.6 mm 的图像数据。

双源 CT 扫描系统内,两组呈 90°排列的互相独立的数据获取系统(球管-探测器系统),只需同时旋转 90°,就可以获得平行于射线投影平面的整个 180°图像数据,这 180°的图像数据由两个 1/4 的扫描扇区数据组成。由于机架只需旋转 1/4 的扫描扇区,扫描时间只有机架旋转时间的 1/4,即获得半圈扫描数据的时间分辨率只有机架旋转时间的 1/4;而机架的旋转时间是0.33 秒,那么数据采集的时间分辨率就是83毫秒,和受检者的心率无关,在一次心跳周期内就可以完成单扇区数据的采集。

(三)图像重建

双源 CT 的基本扫描重建模式是单扇区重建,这是双源 CT 和单源 CT 最主要的区别。双源 CT 也可采用双扇区重建方法来进一步提高时间分辨率,在采用双扇区重建的方法时,每组探测器采集的 1/4 扫描扇区数据来自相邻连续的两个心跳周期,在每个心跳周期内采集的扇区数据都小于 1/4 扫描扇区数据,这和传统单源多层 CT 的双扇区重建方法相似。双源 CT 在使用双扇区重建方法时,时间分辨率是心率的函数,随着心率的变化而变化,机架旋转时间为 0.33 秒时,在某些特定心率条件下,时间分辨率可以达到 42 毫秒。由于心率的小变化都会引起时间分辨率的大变化,在双扇区重建的条件下,时间分辨率的平均值是 60 毫秒。在考虑进行高级的心功能的评估时,可以考虑使用双扇区重建扫描方式,比如在评价异常的心肌运动或者是计算射血分数的峰值时。在进行冠状动脉的检查或者进行心脏功能大体评估时,单扇区重建扫描模式就已能够在临床任何心率条件下提供足够的时间分辨率。

双源 CT 在进行常规 CT 检查时,可以只运行一套 X 线系统,方法与普通 64 层 CT 相同。特殊临床检查,如心脏扫描、心电门控血管成像,全身大范围全速扫描,以及双能量减影成像等,则需使用两套射线/探测器系统的双源组合。

两套 X 线系统由球管和一体化高压发生器组成,可以分别调节相应的 kV 和 mAs。由于每个球管的 kV 都可独立设置为 80 kV、100 kV、120 kV 和 140 kV,当两个球管的管电压不一致时,如一个球管设置为 80 kV,另一个球管设置为 140 kV,双源 CT 就可以实现双能量扫描,从而获得双能量的扫描数据。

(陈　翠)

第二节　CT 成像的适应证与禁忌证

一、适应证

CT 图像由于密度分辨率高、组织结构无重叠,有利于病变的定位、定性诊断,在临床上应用十分广泛。可用于全身各脏器的检查,对疾病的诊断、治疗方案的确定、疗效观察和预后评价等具有重要的参考价值。

(一)颅脑

CT 对颅内肿瘤、脑出血、脑梗死、颅脑外伤、颅内感染及寄生虫病、脑先天性畸形、脑萎缩、脑积水和脱髓鞘疾病等具有较大的诊断价值。多层螺旋 CT 的脑血管三维重组可以获得精细清晰的血管三维图像,对于脑血管畸形的诊断有较大诊断价值。

(二)头颈部

对眼眶和眼球良恶性肿瘤、眼肌病变、乳突及内耳病变、鼻窦及鼻腔的炎症、息肉及肿瘤,鼻咽部肿瘤尤其是鼻咽癌、喉部肿瘤、甲状腺肿瘤及颈部肿块等均有较好的显示能力;多平面重组、容积重组等后处理技术可以从任意角度、全方位反映病变密度、形态、大小、位置及相邻组织器官的改变,对外伤、肿瘤等病变的显示可靠、清晰、逼真,可以更有效地指导手术。

(三)胸部

CT对肺肿瘤性病变、炎性病变、间质性病变、先天性病变等均可较好地显示。对支气管扩张诊断清晰准确。对支气管肺癌,可以进行早期诊断,显示病灶内部结构,观察肺门和纵隔淋巴结转移;对纵隔肿瘤的准确定位具有不可取代的价值。可显示心包疾病、主动脉瘤、大血管壁和心瓣膜的钙化。冠状动脉CT血管造影可以清晰显示冠状动脉的走行、狭窄,对临床评价冠心病和进行冠脉介入治疗的筛查有重要的价值。

(四)腹部和盆腔

对于肝、胆、脾、胰、肾、肾上腺、输尿管、前列腺、膀胱、睾丸、子宫及附件,腹腔及腹膜后病变的诊断具有一定优势。对于明确占位性病变的部位、大小及与邻近组织结构的关系、淋巴结有无转移等亦有重要的作用。对于炎症性和外伤性病变能较好显示。对于胃肠道病变,CT能较好显示肠套叠等,亦可较好地显示肿瘤向胃肠腔外侵犯的情况,以及向邻近和远处转移的情况。但目前显示胃肠道腔内病变仍以胃肠道钡剂检查为首选。

(五)脊柱和骨关节

对椎管狭窄,椎间盘膨出、突出,脊椎小关节退变等脊柱退行性病变,脊柱外伤、脊柱结核、脊椎肿瘤等具有较大的诊断价值。对脊髓及半月板的显示不如MRI敏感。对骨关节病变,CT可显示骨肿瘤的内部结构和肿瘤对软组织的侵犯范围,补充X线片的不足。

二、禁忌证

妊娠妇女不宜进行CT检查。急性出血病变不宜进行增强或CT造影检查。CT检查时应注意防护生殖腺和眼睛。

(陈　翠)

第三章 MR成像基础

第一节 MR成像的基本原理

含单数质子的原子核,例如人体内广泛存在的氢原子核,其质子有自旋运动,带正电,产生磁矩,有如一个小磁体。小磁体自旋轴的排列无一定规律。但如在均匀的强磁场中,则小磁体的自旋轴将按磁场磁力线的方向重新排列。在这种状态下,用特定频率的射频脉冲进行激发,作为小磁体的氢原子核吸收一定量的能而共振,即发生了磁共振(MR)现象。停止发射射频脉冲,则被激发的氢原子核把所吸收的能逐步释放出来,其相位和能级都恢复到激发前的状态。这一恢复过程称为弛豫过程,而恢复到原来平衡状态所需的时间则称之为弛豫时间。有两种弛豫时间,一种是自旋—晶格弛豫时间又称纵向弛豫时间反映自旋核把吸收的能传给周围晶格所需要的时间,也是900射频脉冲质子由纵向磁化转到横向磁化之后再恢复到纵向磁化激发前状态所需时间,称 T_1。另一种是自旋—自旋弛豫时间,又称横向弛豫时间反映横向磁化衰减、丧失的过程,也即是横向磁化所维持的时间,称 T_2。T_2 衰减是由共振质子之间相互磁化作用所引起,与 T_1 不同,它引起相位的变化。

正常情况下,质子处于杂乱无章的排列状态。当把它们放入一个强外磁场中,就会发生改变。它们仅在平行或反平行于外磁场两个方向上排列。

人体不同器官的正常组织与病理组织的 T_1 是相对固定的,而且它们之间有一定的差别,T_2 也是如此。这种组织间弛豫时间上的差别是 MRI 的成像基础。有如 CT 时,组织间吸收系数(CT值)差别是 CT 成像基础的道理。但 MRI 不像 CT 只有一个参数,即吸收系数,而是有 T_1、T_2 和自旋核密度等几个参数,其中 T_1 与 T_2 尤为重要。因此,获得选定层面中各种组织的 T_1(或 T_2)值,就可获得该层面中包括各种组织影像的图像。

MRI 的成像方法也与 CT 相似。有如把检查层面分成 Nx、Ny、Nz 等一定数量的小体积,即体素,用接收器收集信息,数字化后输入计算机处理,获得每个体素的 T_1(或 T_2)值,进行空间编码。用转换器将每个 T 值转为模拟灰度,而重建图像。

(陈 翠)

第二节　MR 成像的适应证与禁忌证

磁共振(MR)扫描主要使用强磁场与射频脉冲,目前使用的磁场强度为 0.15～2.00 T,相当于 1 500～20 000 Gauss。使用强磁场的目的是使人体组织内的原子核磁化。使用射频脉冲的目的是给予磁化的原子核一定的电磁能。人体原子核接受了电磁能在弛豫过程中又释放出来,并形成磁共振信号,电子计算机将 MR 信号收集起来,按强度转换成黑白灰阶,按位置组成二维或三维的形状,灰阶与形状最终组成 MR 图像,供临床诊断与分析。由此可见,磁共振检查不像CT 扫描那样要受到 X 线的辐射损伤,它是一种崭新的无创性的影像学检查手段,对患者既安全又可靠,不会造成任何损害。

一、患者受检前的准备

在进入强磁场检查室之前,医师应对患者做适当的解释工作,以消除其思想顾虑。

(1)详细询问现病史与既往史,结合申请单上临床医师查出的症状、体征、实验室检查及拟诊,确定扫描部位及层面选择,以便有的放矢地查出病变的部位、范围与性质。

(2)询问并检查患者是否有心脏起搏器、神经刺激器、人工心脏瓣膜、眼球异物及动脉瘤夹,发现这些物品者不要进行检查。

(3)进入检查室以前取下患者身上的一切金属物品,如假牙、发卡、戒指、耳环、钥匙、钢笔、手表、硬币等,这些物体会造成金属伪影,影响成像质量。信用卡、磁盘、磁带也应取下,否则会发生去磁损坏。检查眼部前应洗掉眼影等化妆品,检查盆腔应取出妇女卫生巾及避孕环,否则也会因伪影而影响诊断。

(4)幼儿、烦躁不安与幽闭恐惧症患者应给予适量镇静剂,如水合氯醛、地西泮等。

(5)使患者尽量舒适地平卧在检查台上,盖上棉毯以保持温暖。

(6)预先向患者解释检查过程中的一些现象,如梯度场启动会有噪声,使患者能安心静卧,平稳呼吸,如有不适可用话机与医师交谈。

(7)中风、脑瘤伴颅内压增高者应先采取降颅内压措施,否则患者仰卧会因喷射性呕吐而造成窒息与吸入性肺炎。由于检查时间较长,为预防意外,可侧卧位扫描。

二、安全性问题

由于磁共振采用强磁场,在使用过程中需特别注意以下几个问题。

(1)医用磁共振扫描仪的场强均在 2.0 T 以下,对人体并无有害的生物学效应。虽然梯度磁场引起的场强变化可使受激励组织发生生物电流感应,但电流强度十分微弱,远远低于能够刺激心脏、神经细胞与肌肉纤维所需的强度。目前认为,外磁场强度应限制在 2.0 T 以下,启动梯度磁场应限制在 3.0 T/s 以下,射频脉冲的功率应限制在 0.4 W/kg 以下。

(2)即使微弱的磁场也足以造成心脏起搏器及神经刺激器失灵,因此带有上述装置者禁止进入磁共振室。

(3)在强磁场内的射频脉冲可使受检组织与植入体内的金属物体温度轻微上升。较大的金属物,如人工髋关节与哈氏棒,具有导电性,温度可上升1～2 ℃。

(4)动脉瘤夹含镍量较高,在强磁场中会产生较大的扭矩,有导致动脉瘤破裂的危险。

(5)迄今尚未发现医用磁共振设备引起人体基因的变异或婴儿发育障碍,但检查妊娠期妇女应十分慎重,一定要做磁共振者应尽量减少射频次数及发射时间。

(6)心电监护仪、人工呼吸机、心脏起搏器等抢救设备不能进入强磁场的检查室,因此危重患者应避免在抢救期受检。

(7)超导型MR扫描仪采用液氦与液氮制冷,密封管道一旦漏气,氦气上升,氮气下沉,使正常空气层逐渐变窄,影响患者的氧供,应随时注意检查。

三、中枢神经系统磁共振检查的适应证

中枢神经系统位置固定,不受呼吸、心跳、胃肠蠕动及大血管搏动的影响,运动伪影很少,而磁共振又无骨质伪影的干扰,所以 MR 对脑与脊髓病变的效果最佳。总体来说,中枢神经系统的器质性病变往往都有相应的磁共振特征,有的表现为形态学改变,有的表现为信号异常,有的形态与信号均有改变,结合病史、临床改变与化验检查,大多数病例可以做出定位与定性诊断。

(一)脑血管病变

(1)缺血性中风如动脉粥样硬化性脑梗死、腔隙性脑梗死、分水岭脑梗死等,MR 均比 CT 敏感而特异。MR 对显示出血性梗死有独特的价值。

(2)出血性中风如大灶性脑出血、小灶性脑出血、脑叶出血、蛛网膜下腔出血、硬膜外血肿、硬膜下血肿等,MR 均可显示。在高场强条件下 MR 能显示血肿内含氧血红蛋白、脱氧血红蛋白、正铁血红蛋白、含铁血黄素等生化改变,能将血肿进行准确的分期诊断。

(3)双重性中风,既有脑出血又有脑梗死,在 MR 上显示得最清楚。

(4)脑动脉瘤、动静脉畸形均表现为流空血管影。MR 能显示 DSA 与 CT 均不显影的隐性血管畸形,尤其是海绵状血管瘤。

(5)静脉窦血栓形成在 MR 上可以确诊。

(二)感染与炎症

各种细菌、病毒、真菌性脑炎与脑膜炎,结核性脑膜炎与肉芽肿在 MR 上均可显示,注射顺磁性对比剂 Gd-DTPA 对定性诊断更有价值。对弓形体脑炎、脑囊虫病、脑棘球蚴病可做定性诊断,并能分期分型。

(三)脑部退行性病变

MR 显示皮质性、髓质性、弥漫性脑萎缩优于 CT。MR 能诊断原发性小脑萎缩与橄榄脑桥小脑萎缩。MR 能显示动脉硬化性皮层下脑病、阿尔茨海默病与鞘磷脂沉积病、亨廷顿舞蹈病、肝豆状核变性、亚急性坏死性脑脊髓病、CO 中毒、霉变甘蔗中毒、甲状旁腺功能减退及 Fahr 氏病。MR 能显示帕金森综合征、Shy-Drager 综合征、运动神经元病的异常铁沉积。

(四)脑白质病变

MR 对诊断多发性硬化、视神经脊髓炎、Balo 同心圆性硬化、弥漫性硬化有重要价值。MR 可确诊异染性脑白质营养不良、肾上腺皮质营养不良等髓鞘发育障碍。

(五)颅脑肿瘤

脑瘤在 MR 上有形态学与异常信号两种改变,除占位效应外多数脑瘤呈长 T_1 与长 T_2 信号。脂肪瘤与含三酸甘油酯的胆脂瘤、畸胎瘤内有特征性的短 T_1 高信号。恶性黑色素瘤有特

征性的短 T_1 短 T_2 信号。MR 显示肿瘤内出血尤为敏感。注射 Gd-DTPA 可分辨胶质瘤的恶性程度,并能分辨瘤组织与水肿区。

(六)颅脑外伤

脑挫裂伤内的软化坏死与出血灶在 MR 上泾渭分明。外伤性脑内血肿、蛛网膜下腔出血、硬膜外或硬膜下血肿在 MR 上显影清晰且持时长久。

(七)脑室与蛛网膜下腔病变

MR 能显示室间孔与中脑导水管,因而易于分辨梗阻性或交通性脑积水。MR 显示蛛网膜囊肿、室管膜囊肿、脑室内肿瘤、脑室内囊虫、蛛网膜下腔囊虫等均很敏感。

(八)颅脑先天性发育畸形

MR 是显示发育畸形最敏感而准确的方法,如大脑或小脑发育不良、脑灰质异位症、胼胝体发育不良、神经管闭合障碍、Dandy-Walker 综合征、Chiari 畸形、结节性硬化、神经纤维瘤病等。

(九)脊髓与脊椎病变

从矢状面、轴面与冠状面上直接显示脊髓与脊椎(包括椎间盘)是 MR 的突出贡献。脊椎骨折、椎间盘损伤与脊髓受累的关系在 MR 上一目了然。MR 能对颈椎病进行分期与分型诊断。MR 显示椎管狭窄、腰椎间盘病变、脊髓结核与转移瘤相当清楚。MR 直接显示脊髓空洞、脊髓动静脉畸形、髓内出血、硬膜下或硬膜外血肿、蛛网膜囊肿均很清晰。MR 显示髓内与髓外肿瘤均优于 CT,还可显示肿瘤性脊髓空洞、瘤内出血与囊变,增强 MR 可勾画出肿瘤侵犯的具体范围。

四、体部磁共振检查的适应证

磁共振对软组织的分辨力明显优于 CT,能直接显示血管结构,能显示铁质等顺磁性物质,能分辨脂肪与含水组织,这是它在体部脏器与骨骼关节肌肉系统得以推广应用的基本优势。附加呼吸门控与心脏门控技术使磁共振可以检查肺脏与心脏,并提高腹部脏器的分辨力。但磁共振扫描时间长,检查腹部脏器时胃肠运动伪影造成的干扰较大。为提高肺脏与心脏的分辨率需加用较为复杂的门控技术以抑制运动伪影。因而腹部 MR 扫描在某些方面并不比 CT 扫描优越。

(一)五官与颈部病变

由于 MR 的软组织分辨力高,可进行矢、冠、轴多方位扫描,又无骨质伪影的干扰,在检查眼部、鼻窦、内耳、鼻咽、喉与颈部病变方面比 CT 优越;但在显示上述部位的骨质受累方面不如 CT。

(二)肺与纵隔病变

肺与纵隔的磁共振检查需加呼吸与心脏门控。由于 MR 可行冠状与矢状面扫描,因而具备了常规 X 线的优点。由于 MR 可行轴面扫描,因而具备了 CT 扫描的优点。像 CT 一样,MR 擅长显示肺与纵隔内的肿瘤与淋巴结肿大,MR 还可直接分辨纵隔内的大血管与淋巴结。肺内炎症、结核、纤维化、肺大疱、胸腔积液、支气管扩张等病变,在 MR 上均可显示。

(三)心脏与大血管病变

心脏与大血管磁共振检查需加心电门控。由于快速流空效应,心腔与大血管均呈无信号黑影,其内的肿瘤呈软组织影,其内的血栓呈正铁血红蛋白独特的高信号。MR 可直接显示主动脉瘤、主动脉夹层动脉瘤等大血管病变。MR 能直接显示肥厚性心肌病、充血性心肌病、缩窄性心肌病、心包积液及室壁瘤。急性与慢性心肌梗死区呈长 T_1 与长 T_2 异常信号。MR 能显示风湿性心脏病瓣膜改变,并能显示前负荷与后负荷增加所致的继发性改变。对各种先天性心脏病变如室间隔或房间隔缺损、法洛四联症、马方综合征等病理改变在 MR 上必须选择适当的层面才能显示。

(四)肝胆系统病变

MR 能诊断肝囊肿、肝海绵状血管瘤、肝癌、肝转移癌。MR 对鉴别海绵状血管与肝癌(包括转移癌)有特别重要的价值,少数 CT 增强动态扫描难以确诊的海绵状血管瘤在 MR 重 T_2 加权像上可以与肝癌明确地加以鉴别。MR 诊断肝硬化可以借用 CT 的所有标准,但 MR 可以直接显示食道与胃的静脉曲张。MR 在显示急性肝炎方面优于 CT,但诊断脂肪肝却不如 CT,因为脂肪肝内脂肪成分与含水成分的化学位移信号相互抵消,使信号变化反而减弱。

MR 诊断急慢性胆囊炎可以借用 CT 的诊断标准,T_1 加权像与 CT 所见雷同。MR 可鉴定胆囊浓缩胆汁的能力,有助于鉴别急性与慢性胆囊炎。MR 显示胆囊癌与 CT 类似。MR 诊断胆石症似不如 CT 敏感,CT 上胆石呈高密度,而 MR 上胆石呈低信号。

MR 显示梗阻性黄疸的作用与 CT 相同,也能区分梗阻的部位,从而区分出低位梗阻性黄疸与高位梗阻性黄疸。胆道扩张在 CT 上呈低密度,在 MR 上呈长 T_1 长 T_2 异常信号。对肝内胆管扩张 MR 优于 CT,因为 CT 上扩张的胆管与肝内静脉皆呈低密度,而在 MR 上肝内静脉呈流空低信号,而淤滞的胆管呈长 T_1 长 T_2 信号。

(五)胰脏病变

胰脏是 MR 检查中比较薄弱的环节,由于 MR 扫描时间长,胃肠蠕动伪影的干扰较大。胰脏周围为脂肪,其后有大血管,其前有含气肠腔,因而化学位移伪影的干扰也比较大。MR 可以沿袭 CT 的标准显示胰腺癌、胰岛细胞瘤、急性胰腺炎、慢性胰腺炎与胰腺假性囊肿,但并不比 CT 的影像清晰。

(六)肾脏与泌尿系统病变

肾脏周围为脂肪,后者呈短 T_1 高信号。肾脏为含水脏器,在与脂肪的交界面上因化学位移伪影,可勾画出肾脏的轮廓,在冠状面上尤其清晰。MR 可以显示肾脏的肿瘤、囊肿、肾盂积水等 CT 可以显示的病变。MR 显示输尿管与膀胱病变与 CT 雷同,但显示结石并不优于 CT。

(七)盆腔病变

MR 显示男性盆腔与女性盆腔病变均略优于 CT,因盆腔脏器不受运动伪影的干扰,MR 又能直接区分流空的血管与肿大的淋巴结,因而盆腔肿瘤、炎症均显影清晰。

(八)关节肌肉病变

MR 显示关节肌肉系统的病变明显优于 CT,对关节软骨与韧带损伤的显示更为其他影像学检查所无法比拟,因此关节肌肉病变的 MR 检查日益普及。

五、磁共振检查的禁忌证

磁共振采用高场强扫描成像,为防止发生意外,下列情况应视为禁忌证:①带有心脏起搏器及神经刺激器者;②曾做过动脉瘤手术及颅内带有动脉瘤夹者;③曾做过心脏手术,并带有人工心脏瓣膜者;④有眼球内金属异物或内耳植入金属假体者。

下述情况检查时应慎重对待:①体内有各种金属植入物的患者;②妊娠期妇女;③危重患者需要使用生命支持系统者;④癫痫患者;⑤幽闭恐惧症患者。

(陈 翠)

第四章 超声成像基础

第一节 超声波的反射和透射

超声波从一种介质传播到另一种介质时,若在界面上介质声阻抗突变或界面的线度远大于声波波长和声束直径,那么在界面上一部分能量反射回来(形成反射波),另一部分能量透过界面在另一种介质中传播(形成透射波),在界面上,声能(声压、声强)的分配和传播方向遵循一定的变化规律。

一、超声波垂直入射到平面界面上的反射和透射

当超声波垂直入射到足够大的光滑平面时,将同时发生反射和透射,如图 4-1 所示。反射波和透射波的声压(声强)由声压反射率(声强反射率)和声压透射率(声强透射率)表示。

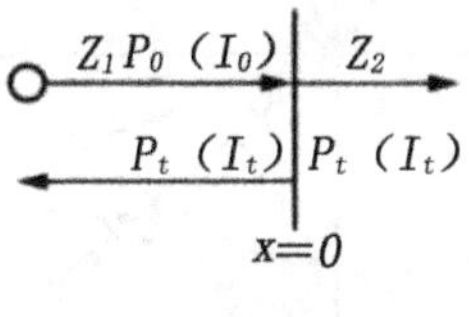

图 4-1　超声波垂直入射到平面界面上的反射和透射

设入射波的声压为 p_0(声强为 I_0),反射波的声压为 p_r(声强为 I_r),透射波的声压为 p_t(声强为 I_t)。界面上反射波的声压 p_r 与入射波声压 p_0 之比为界面的声压反射率,用 r 表示:

$$r = \frac{p_r}{p_0} = \frac{Z_2 - Z_1}{(Z_2 + Z_1)}$$

式中,Z_1 为介质 1 的声阻抗,Z_2 为介质 2 的声阻抗。

界面上反射波的声强 I_r 与入射波声强 I_0 之比为界面的声强反射率,用 R 表示:

$$R = \frac{I_r}{I_0} = \frac{(\frac{p_r^2}{2Z_1})}{(\frac{p_0^2}{2Z_1})} = \frac{p_r^2}{p_0^2} = r^2 = \left[\frac{(Z_2 - Z_1)}{(Z_2 + Z_1)}\right]^2$$

界面上透射波的声压 p_t 与入射波声压 p_0 之比为界面的声压透射率,用 t 表示:

$$t = \frac{p_t}{p_0} = \frac{2Z_2}{(Z_2 + Z_1)}$$

界面上透射波的声强 I_t 与入射波声强 I_0 之比为界面的声强透射率,用 T 表示:

$$T = \frac{I_t}{I_0} = \frac{\left(\dfrac{p_t^2}{2Z_2}\right)}{\left(\dfrac{p_0^2}{2Z_1}\right)} = \frac{Z_1}{Z_2} \times \frac{p_t^2}{p_0^2} = \frac{4Z_1 Z_2}{(Z_2 + Z_1)^2}$$

可知,$R + T = 1$。在理想情况下,超声波垂直入射到界面上时,声压和声强的分配与界面两侧介质的声阻抗有关,下面将进一步讨论。

(1)当 $Z_2 > Z_1$ 时,$r > 0$,反射波声压与入射波声压同相位,界面上反射波与入射波叠加,类似驻波,合成声压振幅增大为 $p_0 + p_r$。

(2)当 $Z_2 < Z_1$ 时,$r < 0$,即反射声压与入射声压相位相反,反射波与入射波合成声压振幅减小为 $p_0 + p_r$。

(3)当 $Z_2 \ll Z_1$ 时,声压反射率趋于 -1,透射率趋于 0,即声压几乎全反射,无透射。在超声诊断时,探头与患者皮肤之间的空气将阻碍超声波传入人体。为获得高质量的图像,需要用液性传导介质来连接探头与患者体表,同时超声波不能检测含气组织。

(4)当 $Z_2 \approx Z_1$ 时,$r \approx 0$,$t \approx 1$,超声波几乎全透射,无反射(图 4-2)。

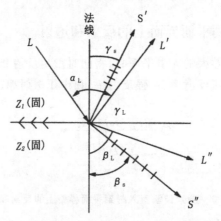

图 4-2 超声波倾斜入射到平界面上的反射和折射

二、超声波倾斜入射到平面界面上的反射和透射

(一)波形转换

当超声波斜入射到界面时,在反射波和透射波中除了与入射波同类型的成分外,还会产生不同类型的波成分,这种现象即为波形转换。

(二)反射、透射定律

反射、透射定律(斯涅尔定律)可通过以下特征描述。

(1)反射、透射波线与入射波线分别在法线的两侧。

(2)任何一种反射波或透射波所对应角度的正弦与相应的声速之比恒等于一个定值。

（3）同种波形的反射角与入射角相等。发生透射时,声速大的介质,对应的角度也较大。

(三)临界角

超声波由声速较慢的第一介质向声速较快的第二介质入射时,使第二介质中的透射角等于90°的入射角称为临界角,此时声波完全不能透射(全反射)。若第二介质为固体,则在固体中出现透射的纵波和横波。使纵波透射角为90°的入射角称为第一临界角,使横波透射角为90°的入射角称为第二临界角。实际中,超声探头的探测角度一般不超过$-24°\sim24°$,这样既保证了一定的信号强度,也可避免全反射。

(四)反射率与透射率

超声波纵波斜入射到声阻抗为Z_1和Z_2两种介质的界面上,声压反射率:

$$r=\frac{p_r}{p_0}=\frac{(Z_2\cos\alpha_L-Z_1\cos\beta_L)}{(Z_2\cos\alpha_L+Z_1\cos\beta_L)}$$

声压透射率:

$$t=\frac{p_t}{p_0}=\frac{2Z_2\cos\alpha_L}{(Z_2\cos\alpha_L+Z_1\cos\beta_L)}$$

$$R=\frac{I_r}{I_0}=\frac{(Z_2\cos\alpha_L-Z_1\cos\beta_L)}{(Z_2\cos\alpha_L+VZ1\cos\beta_L)^2}$$

声强透射率:

$$T=\frac{I_t}{I_0}=\frac{4Z_1Z_2\cos\alpha_L\cos\beta_L}{(Z_2\cos\alpha_L+Z_1\cos\beta_L)^2}$$

且$R+T=1$。界面声阻抗差越大,反射波幅度越大。

三、超声波在曲面界面上的反射和透射

超声波入射在曲面界面上时会发生聚焦或发散现象,其取决于曲面形状和界面两侧介质的声速。一般而言,曲面的凹凸形状以第二介质的界面形状为基准。

(一)反射波

当界面为球面时,具有焦点,反射波波阵面为球面。凹球面上的反射波好像是从实焦点发出的球面波,凸球面上的反射波好像是从虚焦点发出的球面波。界面为柱面时,具有焦轴,反射波波阵面为柱面。凹柱面上的反射波好像是从实焦轴发出的柱面波,凸柱面上的反射波好像是从虚焦轴发出的柱面波,如图4-3所示。

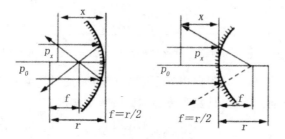

图 4-3　平面波在曲面界面上的反射

(二)透射波

透射波产生聚焦还是发散,不仅与曲界面的凸、凹有关,而且与两种介质的声速c_1和c_2有

关。由折射定律知，平面超声波入射到 $c_1 < c_2$ 的凹曲面和 $c_1 > c_2$ 的凸曲面上时，其透射波将聚焦；平面超声波入射到 $c_1 > c_2$ 的凹曲面和 $c_1 < c_2$ 的凸曲面上时，其透射波将发散，如图 4-4 所示。

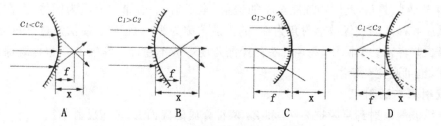

图 4-4　平面波在曲面界面上的透射

当界面为球面时，透射波波阵面为球面，透射波好像是从焦点发出的球面波；界面为柱面时，透射波波阵面为柱面，透射波好像是从焦轴发出的柱面波。

四、超声波多层透射与声耦合

(一)声耦合

在超声医学应用中，超声换能器与被探测对象之间存在空气界面，如图 4-5 所示，由于空气声阻抗很小，这时，$r = -1$，$t = 0$，产生全反射，难以使超声波进入组织。因此需要用适当的耦合介质来填充这些空气，这样，探头、耦合剂与人体构成了一个多层声波传播介质。

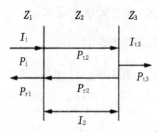

图 4-5　超声波在多层介质中的反射与透射

(二)超声波垂直入射到多层平面界面上的反射及透射

应用超声波垂直入射到单一平面界面上反射和透射的公式，可知透射入第三层介质中的超声声强透射系数：

$$T_{t3} = \frac{I_{t3}}{I_{t1}} = \frac{4 Z_3 Z_1}{\left[(Z_3 + ZV_1)^2 \cos^2 k_2 l_2 + (Z_2 + \frac{Z_1 Z_3}{Z_2})^2 \sin^2 k_2 l_2\right]}$$

式中，l_2 是中间层厚度，$k_2 = 2\pi/\lambda$。根据中间层厚度 l_2 与波长 λ 的关系，可知如下几点。

(1)如果 $l_2 \ll \lambda$，无耦合剂时，且探头表面与体表紧密接触：

$$T_{t3} \approx \frac{4 Z_3 Z_1}{(Z_3 + Z_1)^2}$$

(2)如果 $l_2 = n\lambda/2$(半波长的整数倍)：

$$T_{t3} \approx \frac{4 Z_3 Z_1}{(Z_3 + Z_1)^2}$$

（3）如果 $l_2=(2n+1)\lambda/4$（四分之一波长的奇数倍）：

$$T_{t3}\approx\frac{4Z_3Z_1}{(Z_2+\dfrac{Z_1Z_3}{Z_2})^2}$$

当超声耦合剂声阻抗 $Z_2=\sqrt{(Z_1+Z_3)}$ 时，可以推得 $T_{t3}=1$。此时，所有超声波能量可全透入人体组织内。所以，当耦合剂厚度为 $\lambda/4$ 的奇数倍且声阻抗 $Z_2=\sqrt{(Z_1+Z_3)}$ 时，效果最佳。

（三）超声波斜入射到多层平面界面上的反射与透射

当 $Z_1=Z_3$ 时，求得的声强透射系数 T_{t3}：

$$T_{t3}=\frac{I_{t3}}{I_{t1}}=\frac{4}{[4\cos^2\alpha_2l_2+(\dfrac{1}{Z}+Z)\sin^2\alpha_2l_2]}$$

式中，$\alpha_2=k_2\cos\theta_2$，$k_2=2\alpha/\lambda$，$Z=Z_2\cos\theta_1/Z_1\cos\theta_2$，$\theta_1$ 为超声波从第一介质入射到第二介质的入射角，θ_2 为超声波从第一介质入射到第二介质的折射角。

同样，当超声耦合剂声阻抗 $Z_2=\sqrt{(Z_1+Z_3)}$ 时，可以推得 $T_{t3}=1$。此时，所有超声波能量可全透入人体组织内。

（王　钦）

第二节　超声波的生物效应

一、超声生物效应的产生机制

超声波的安全性，一直是人们关注的热点。近年来，国内外学者对超声波生物效应的机制和安全性进行了大量的研究。目前认为，超声波生物效应的机制主要是热效应、空化作用和应力机制。

（一）热效应

当超声束通过组织介质时，超声波使介质中的分子振动，而产生摩擦力，在此过程中部分声能被吸收并转换成热能。产生的热量决定于产热和散热的平衡。发射超声的振幅、介质的声阻特征和声波的吸收系数控制产热的量，散热则取决于局部血流的灌注。

控制超声产热的因素包括热耐受、声学参数和组织特征。

引起产热的声学参数有探头的发射能量、发射频率、脉冲重复频率和聚焦等。组织对产热的影响主要是吸收和衰减系数。假设骨质的吸收系数为 3 Np/cm，探头频率为 3 MHz，中等程度的血流灌注，发射声能为 30 mW/cm² 时，骨质的温度可升高 1 ℃。

人体在不同的生理环境下对温度升高有一定的耐受力。然而，动物试验表明，在迅速复制和分化细胞形成器官期间，胚胎和胎儿组织易于受到热损伤。温度升高 2.5～5.0 ℃ 时，可能导致发育畸形和胎儿死亡。温度升高＜1 ℃，持续时间很短时，对胎儿一般无任何损害。

（二）机械效应

声波在介质内传播时，会产生振动、辐射压和空化作用，影响作用于生物组织即产生机械效应。空化效应是超声在液体中引起的特殊的物理现象,在不同声场条件下,空化气泡的运动形式也各不相同。一般来说,在线性声场中,气泡随声场频率做小振幅波的球形脉动,这通常称为"稳态空化"。而在有限振幅波声场中,气泡进行多模式的复杂运动:随着声强的增加,首先会依次产生二次以上的高阶谐波;在声强达到一定阈值时,还会依次产生 1/2 次分谐波等;当声强更高时,气泡会发生剧烈压缩乃至泡壁完全闭合,此即为"瞬态空化"。此时,气泡将在瞬间产生各种局部极端效应(高压、高温、发光、放电、射流、冲击波等)可能造成生物组织的最大损伤。所以,在考虑与安全性相关的问题时,机械效应实际上主要是指空化效应。

与机械效应密切相关的声学参量主要是声压负压峰值,机械指数(MI)则是评价空化效应发生可能性和影响程度的主要参数,在声波频率不太高时,MI 与声波发射频率基本呈线性关系。

空化阈值是指液体出现空化现象的负压临界值。纯净不含气体的液体的空化阈取决于液体分子之间的内聚力所形成的结构强度,常温下水的结构强度为 −100 MPa。若液体内部存在气体(微小气泡,即空化核)时,空化阈值大大下降。在生物组织内,空化阈值还受许多因素影响而难以简单计算。现有资料表明,无空化核的状态下,人体软组织中的空化阈值约为 8 MPa,有空化核时约为 1 MPa。

近年来,随着超声造影技术的发展,高分子聚合物包膜微泡造影剂已经广泛应用于临床。这种微泡可作为空化核降低液体的空化阈值,为超声诊断安全带来新的隐患。幸好目前研究认为,这种微泡和以往的无包膜微泡(自由微泡)在声场下的行为有很大不同,安全性较高。这种现象产生的原因可能是因为高聚物包膜具有较好的弹性,要使其发生瞬态崩解需要很强的声压才行。

二、超声生物效应的影响

(一)对细胞结构和功能的影响

近年来研究表明,低强度超声通过空化产生的微流使细胞膜通透性增加,促进离子和代谢产物的跨膜扩散,引起细胞电生理和生化方面的改变,从而调节细胞信号传递、基因表达。在此基础上,采用超声破坏微泡的方法,其空化效应在瞬间产生的振动波使细胞膜表面出现可逆性小孔,大幅度增加细胞膜的通透性(声孔效应),外源基因因此能较容易地经细胞膜上的小孔进入细胞内,从而增强外源基因的摄取、转染和表达。

此外,超声波能够促进或者抑制细胞增殖,也可以诱导细胞凋亡,超声辐照剂量是主要影响因素。一般情况下,小剂量超声可以促进细胞增殖,大剂量则会出现抑制效应。而超声诱导凋亡可能有两种机制。①热效应:低强度超声被组织吸收后可产生少量热能,使其在不破坏酶的同时通过增强对温度变化敏感的酶的活性,促进细胞代谢;而较高剂量超声使组织细胞过热导致酶的活性破坏,抑制细胞代谢,从而影响基因表达,导致细胞凋亡。②空化效应:较高强度超声通过空化效应使细胞膜、DNA 和其他细胞结构损伤,抑制细胞增殖,诱导细胞凋亡。

(二)对生物大分子和细胞的效应

超声对生物大分子的影响已被证实,主要是超声被大分子吸收所引起。分子量 $>10^4$ 的大分子只记录到去极化作用,而没有腔化作用的发生。分子量 $<10^4$ 的大分子,只观察到腔化作用。分子量越大,越容易发生去极化作用。超声强度为 $3\sim5$ W/cm² 时,显示水溶性的碱基发生降解。可能的机制是释放的自由基作用于碱基。在溶液中,20 mW/cm² 的声强可以使 DNA 发生降解。根据超声照射条件的不同,溶液中的酶可以被激活或失活。

培养基中的细胞和微生物,在声波的作用下,可以显示细胞从功能失调到细胞破坏的全过程。细胞死亡的主要机制似乎是空化作用和热效应。在细胞分裂期细胞最易受损。超声照射同样可改变细胞表面的电荷、增加细胞膜对钾离子的通透性,并可引起细胞膜的结构崩解。声波作用诱发的超微结构的损伤可累及内质网、线粒体、溶酶体、微管和微丝。这些作用的最大可能的机制是空化作用、热效应和剪切力作用的结果。

(三)对组织、器官和各系统的影响

1.对眼睛的作用

动物试验超声所致的眼损伤包括晶状体浑浊、虹膜水肿、眼内压增高、玻璃体溶解、视网膜萎缩、视神经受损等。损伤的类型、部位和范围由多种因素决定,其中包括声强、时间-强度关系、照射的频率和超声的方式,如连续波和脉冲波等。这些作用的机制似乎是热效应。

2.对肝脏的作用

在哺乳动物的肝脏,实验性声波作用可产生多方面的损伤。这些损伤包括细胞的损害、超微结构的崩解,如线粒体的损害、DNA 的减少、RNA 的增加、脂肪的降解、葡萄糖的损耗等。重庆医科大学经研究证明高强度超声照射动物肝脏,聚焦区可出现肝组织块状坏死。

3.对肾脏的作用

声强在 1 W/cm², 频率为 880 kHz～6 MHz, 照射时间为 1 秒至 20 分钟, 对肾脏的损害包括肾小球和肾小管的功能改变、出血、水肿和肾脏体积缩小等。热效应机制可能是其主要因素。

4.甲状腺

动物甲状腺在 0.8 MHz 频率, 0.2～2.0 W/cm² 声强的作用下证实其摄碘率减低、滤泡减小和甲状腺素水平降低。

5.中枢神经系统

动物试验表明脉冲波超声可引起神经系统损伤和出血。哺乳动物的胚胎神经组织和白质较成年动物的神经组织和灰质易于受损。较低的声强和较长时间的照射可产生热效应,空化作用在高声强和短时间照射时产生。0.5 W/cm² 声强的连续波可以引起神经系统传导速度和动作电位的变化。

6.血液

足够的声强可以影响所有的血细胞,离体超声照射时其形态出现改变、水肿和聚集。红细胞经高声强照射后,显示红细胞功能减低、膜的通透性发生改变、表面抗原的丢失和氧合血红蛋白离解曲线的位移。白细胞则表现为吞噬细菌、溶解细菌和氧的利用能力下降。

7.胎儿发育的影响

许多学者对诊断用超声对胎儿发育的影响进行了研究,发现由于超声强度较小,无明显的不良反应,未导致胎儿生长迟缓、流产、胎儿畸形(骨、脑和心脏)和行为异常等。重庆医科大学经试验研究证明:治疗用的高强度超声照射猴的妊娠子宫,可引起流产。

(四)生物学效应的流行病学研究

总的看来,诊断用超声的频率高,功率很小,在 15 mW/cm² 左右,且为断续发射,每次脉冲持续时间仅 5～7 毫秒,检查时间短,一般为 10 分钟左右,故对组织无任何影响。这已被不少研究者的动物试验所证实。美国超声医学学会生物效应委员会(AIUM)对此问题曾提出如下的意见:"强度低于100 mW/cm²的几兆频率的超声,目前未证实对哺乳动物组织有明显的生物效应。超声辐射时间短于 500 秒,只要强度与辐射时间的乘积<50 J/mm²,即使再高的强度亦未见明显影响。"因此,多数学者认为超声检查是一种无痛苦、无损伤的检查方法。

所谓诊断超声的安全阈值剂量主要是指产科超声诊断的安全阈值剂量问题。这个问题自20世纪80年代以来变得十分重要而引人注目,其背景之一是目前诊断超声在产科的应用范围迅速扩大,用于产科的超声诊断仪,一般声强为零点几毫瓦至几十毫瓦(mW/cm^2),用于腹部扫描的探头频率为3～5 MHz,腔内探头为5.0～7.5 MHz,随着近年对仪器分辨力要求的提高,仪器功率有增大的趋势,并出现了超宽频带探头。其次是诊断超声设备输出的瞬态声强有时竟可能高达1 000 W/cm^2以上。这样高的声强足以能够在那些含有空化核的生物体内产生空化。Carstensen指出:"空化引起的效应可能是很局部的,只损伤其周围的几个细胞。对于人体大部分器官或生物流体而言,损伤少量细胞不会影响到健康。但唯一例外的是涉及人体的生殖细胞,或处于发育敏感时期的胚胎或胎儿,在这种情况下,即或是损伤几个细胞,人们也是难以接受的"。因此,诊断超声安全阈值剂量标准的建立,应该是基于对产科临床超声诊断大量的科学研究,而这正是国际上研究的空白。西安医科大学率先在国内完成了首例临床研究,其研究结果引起了国际医学超声界的积极反响。近5年来,研究成果的一个重要突破,是把研究内容从诊断超声辐照对胎儿发育环境(如绒毛组织)的影响,进而深入对胎儿本身某部分器官的影响。从这些研究结果中,大体上可以得到如下的安全阈值剂量提示:对于现有的多数超声诊断设备,其输出超声的定点辐照时间如超过20分钟,即会对胚胎的发育环境(如绒毛组织)乃至胎儿本身造成损伤。个别研究甚至表明,定点辐照胎儿眼球5分钟即可导致角膜的局部水肿。

鉴于此,我国有学者指出,在产科使用超声诊断技术应认真坚持积极而谨慎的科学态度。具体而言,应遵循以下几点。

(1)只有在特定的医学指征条件下,才可进行妊娠期的超声检查。

(2)妊娠期的超声检查应严守使用最小剂量的原则,即在保证获取必要诊断信息的前提下,使用的声强尽量小,辐照时间尽量短。

(3)以商业或教学为目的胎儿超声成像,以及为鉴别胎儿性别的胎儿成像,应严加杜绝。

(4)对于3个月以内的妊娠早期除非有特殊需要,一般不宜进行超声检查。即使对孕龄>3个月的胎儿脑、眼、骨髓及心脏等部位,如必要做超声检查时,超声辐照时间亦应控制在3～5分钟之内。

(5)对每一位从事临床超声诊断的医师进行业务培训时,其培训内容应包括有关超声生物效应及超声安全诊断剂量的知识。

（王　钦）

第五章　放射治疗技术

第一节　概　　述

一、放射治疗物理学基础

在放射治疗(以下简称放疗)中,患者所接受的辐射剂量,一般不能在患者的体内直接测量,通常是用人体组织替代材料,如水模体中对各种类型的外照射治疗机进行剂量校准和剂量分布测定等,并将水模体中的吸收剂量转换为患者所接受的剂量。为此需要利用和发展外照射照射野剂量学系统。

(一)照射野及照射野剂量分布的描述

根据国际辐射测量和单位委员会(International Commission on Radiation Units and Measurements,ICRU)的建议,需要了解有关照射野剂量学的一些名词和剂量学参数的定义,如射线束(从放射源出发沿着光子或电子等辐射粒子传输方向的横截面空间范围)、射线束中心轴(即射线束的对称轴)、照射野(由准直器确定射线束的边界并垂直于射线束中心轴的射线束平面)、源皮距(source-skin distance,SSD,从放射源前表面沿射线束中心轴到受照物体表面的距离)、源轴距(source-axis distance,SAD,从放射源前表面沿射线束中心轴到等中心的距离)、参考点(模体中沿射线束中心轴深度剂量确定为 100% 的位置)、校准点(国家技术监督部门颁布的剂量学规程所规定的放疗机剂量较准的测量点)和射线质(用于表示射线束在水模体中穿射的本领)。

(二)剂量学参数

有关计量学参数需要了解以下几个方面的内容。

1.平方反比定律(inverse square law,ISL)

ISL 是放射源在空气中放射性强度(可表示为照射量率和吸收剂量率)随距离变化的基本规律。

$$ISL(d,d_0 d,S) = D_x/D_y = (S+d_0/S+d)^2$$

2.百分深度剂量(percentage depth deep,PDD)

PDD 是最常用的照射野剂量学参数之一,水模体中以百分数表示,即射线束中心轴某一深度处的吸收剂量与参考深度的吸收剂量的比值。

$$PDD(E,S,W,d) = D_x/D_y \times 100\%$$

参考深度的选择依赖于射线束的能量。通常对于势能低于400 kV X线,参考深度选择在水模体表面。高能 X 线及 ^{60}Co γ 射线,参考深度选择在最大剂量深度处。影响百分深度剂量分布的因素,包括射线能量、照射野、源皮距离和深度。

3.组织空气比(tissue air ratio,TAR)

TAR 是加拿大物理学家 Joins 于 20 世纪 50 年代初提出的,目的是解决 ^{60}Co 中低能量等光子射线束旋转治疗的剂量计算;其定义为水模体中射线束中心轴某一深度的吸收剂量,与空气中距放射源相同距离处,在一刚好建立电子平衡的模体材料中吸收剂量的比值。

$$TAR(E, W_d, d) = D_x / D_x$$

与百分深度剂量比较,组织空气比定义时的照射野大小,不在水模体的表面,而是在定义深度 d_0 处的照射野大小。影响 TAR 的因素仅为射线束的能量、照射野的大小和水模体中深度,不受源皮距离的影响(图 5-1)。

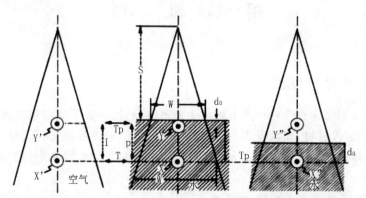

图 5-1　百分深度剂量(P)、组织空气比(T)和组织模体比(Tp)等参数

图中 I 表示平方反比规律,T 表示最大剂量点处的组织空气比

二、放疗方法

各类放射源在临床应用中有两种基本照射方法:①体外照射亦称远距离照射,是指放射源位于体外一定距离的照射;放射线经过皮肤和部分正常组织集中照射身体内的某一部位,是目前临床使用的主要照射方法。②体内照射亦称近距离照射,与体外照射的区别是将密封放射源直接放入被治疗的组织内或放入天然体腔内(如鼻咽、食管、气管、管腔等部位)进行照射。内照射技术有五大类,即腔内、管内、组织间插入、术中和敷贴治疗。

三、照射技术及照射野设计原理

照射野设计是肿瘤放疗计划设计中的极其重要一环,既要体现对具体患者的治疗要求,又要考虑到治疗体位的可实现性和重复性,及其机器所能提供的极限条件。

(一)照射技术的分类

体外照射技术常用固定源皮距(SSD)、固定源轴距(SAD)和旋转(rotation,ROT)等三种技术。固定源皮距照射,即固定放射源到皮肤的距离,不论机头在何种位置。在标称源皮距下,即将治疗机的等中心放在患者皮肤上,肿瘤或靶区中心放在放射源和皮肤入射点的两点连线的延长线上。等中心定角照射是将治疗机的等中心置于肿瘤或靶区中心上,其特点是只要等中心在肿瘤或靶区中心上,机器转角的准确性及患者体位的误差都能保证射野中心轴通过肿瘤或靶区中心。旋转技术与 SAD 技术相同,也是以肿瘤或靶区中心为旋转中心,用机架的旋转运动照射代替 SAD 技术中机架定角照射。

(二)高能电子束和 X(γ)线照射野设计原理

1.高能电子束照射

根据高能电子束射野中心轴深度剂量线的特点和临床剂量学的需要,深度剂量曲线划分成 3 个剂量区:从表面到 d_{max} 为剂量建成区,区宽随射线能量增加而增宽,剂量梯度变化较大;从 d_{max} 到 d_{90}(或 d_{95})为治疗区,剂量梯度变化较小;d_{90}(或 d_{95})以后,剂量突然下降,称为剂量跌落区。从电子束剂量分布的特点看,用单野治疗偏体位一侧的肿瘤,如果能量选取合适,可在靶区内获得较好的剂量分布。若将靶区后缘深度 $d_{后}$ 取在 90% 或 95% 剂量线,电子束能量可近似选为 $E_0 = 3 \times d_{后} + 2\sim3(MeV)$,其中 $2\sim3$ MeV 为选用不同大小射野和适应加速器上电子能量设置所加的调整数。

2.X(γ)线照射野设计原理

(1)单野照射:根据高能 X(γ)线深度剂量曲线的特点,可用最大剂量点深度 d_{max} 将曲线分成剂量建成区和指数吸收区两部分。因剂量建成区内剂量变化梯度较大,剂量不易控制,靶区应放到最大剂量点深度之后。

(2)两野交角照射:对偏体位一侧病变。如上颌窦等,两平野交角照射时,因几何关系,在病变区形成"内野"型剂量分布,剂量不均匀。用适当角度的楔形滤过板,可使靶区剂量最均匀。

(3)两野对穿照射:对中位病变一般采取两野对穿照射。对穿照射的特点是当两野剂量配比相等时,可在体位中心得到左、右、上、下对称的剂量分布。要使靶区剂量比两侧正常组织剂量高,拉开肿瘤剂量和正常组织剂量范围,得到 >1 的剂量增益比,一般应使每野在体位中心处深度剂最 $PDD_{1/2} \geqslant 75\%$。

四、治疗方案的评估

(一)射野设计工具

1.射野设计的两个步骤

确定射野方向和形状,计算射野在体内的剂量分布。前者一般由医师或计划设计者根据肿瘤部位的需要和自己的经验自行设定,后者一般由软件自动完成。软件工具的主要功能是便利计划设计者确定射野方向和射野形状,并能直接反映射野的种类。

2.医师方向观(room's eye view,REV)

REV 是相当于医师在检查室(CT 或模拟机室)和治疗室由任意位置观察射野与患者治疗部位间的相对空间关系,以及射野间的相对关系;特别对非共面射野,REV 特别方便。

3.射野方向观(beem's eye view,BEV)

BEV 是设想医师或计划设计者站在放射源位置,沿射野中心轴方向观看射野与患者治疗部位间的相互关系。医师在给患者做X线透视或照相时,电视监视屏上的影像和 X 线胶片的影像就是 BEV 观察的结果。BEV 是 REV 的一种特殊情况。

(二)剂量体积直方图

由于 3D 计划系统中,剂量计算都是在 3D 网格矩阵中进行的,能够计算和表示出在某一感兴趣的区域,如靶区和重要器官的体积内有多少体积受到多高剂量水平的照射,这种表示方法称为剂量体积直方图(dose-volume histogram,DVH)。上述形式的 DVH 图如何使用,要看具体情况。积分 DVH(cureulative DVH,cDVH)对同一治疗计划中不同器官间剂量分布的评估非常有用;要想了解某一器官内受照体积与剂量间的相对关系,微分 DVH(differentiate DVH,dDVH)必不可少,因其指出多少个体积单元受到某一剂量范围内的照射。

DVH 是评估计划设计方案最有力的工具,表示有多少靶体积或危及器官(organ at risk,OAR)体积受到多高剂量的照射,根据 DVH 图可以直接评估高剂量区与靶区的适合度,由适合度挑选较好的治疗计划。

五、肿瘤的定位、模拟及验证

肿瘤的定位、模拟及验证贯穿整个放疗过程,是保证治疗过程中照射野位置和剂量准确性的重要环节,也是提高放疗疗效的重要措施。

(一)治疗体位及体位的确定

确定体位时,应考虑影响体位重复性的因素,包括皮肤脂肪层厚度、肌肉张力和重力。治疗体位应在治疗方案设计的最初阶段进行。合适的体位既要考虑治疗方案(布野)的要求,又要考虑患者的健康条件和每次摆位的可重复性。因此在符合治疗方案布野要求的情况下,患者感到舒适的体位,应该是重复性较好的体位。

(二)体位参考标记

体位参考标记是用作肿瘤定位的标记,应该位于肿瘤附近的患者皮肤上或相应面(体)罩或定位框架上。参考标记应是影像设备(如 CT/MRI/PET 等)的显像物,并保证在不同影像设备上做定位时,参考标记的位置的一致性。参考标记应是半永久性的,至少在整个放疗过程中保持清晰可见。参考标记的位置应尽量靠近肿瘤(靶区)的中心,减少向摆位标记点转换的误差。

(三)CT 模拟机

计算机体层摄影模拟机(computed tomography,CT simulator)是实现 3D 精确放疗较理想的一种定位工具,由一台高档螺旋 CT 机、3D(治疗部位假体)重构软件和一套 3D 运动激光灯组成,其目的是建立患者治疗部位的 3D 假体。利用 3D 假体进行病变的定位(透视、照像)和制订治疗方案。治疗方案确定后,利用 3D 激光灯将在 3D 假体上制定治疗计划,利用参考标记点的坐标转换,复制到患者身上,确定摆位标记。

(四)CT 或 MRI 扫描

治疗体位摆好体位后,将 CT 定位"+"字标记或核磁定位"+"字标记,贴于参考标记的相应文身标记点处,注意"+"字叉应严格与文身标记重合。扫描前,先拍摄平片,在平片上确立参考标记点的平面为 CT 或磁共振成像(magnetic resonance imaging,MRI)扫描的参考扫描平面。给出参考扫描平面,确定 CT 或 MRI 的扫描范围,参考标记和肿瘤附近加密扫描。

(五)模拟定位机

模拟定位机是常规 2D 定位和 3D 治疗方案实施照射前进行模拟及验证的重要工具。治疗前模拟过程应该是模拟患者照射时的真实过程。在可能的情况下,应拍摄治疗方案规定的所有或至少几个射野的 X 线摄片,便于与治疗方案制订中射野的 DRR 照片做比较。

(六)射野影像系统

电子射野影像装置(electronic portal imaging device,EPID)是实施动态监测照射时患者体位、射野位置及形状的工具,治疗体位下的 EPID 影像通过局域网进入治疗计划系统(treatment planning system,TPS),与 DRR 和模拟机 X 线片进行比较和误差分析。

(七)射野挡块

挡块分不规则挡块(外挡)和射野内组织保护挡块(内挡)。外挡块约需五半价层厚的材料,内挡厚度应由 TPS 确定,挡块可以由模室制作或 MLC 形成。模拟机上做射野模拟和验证时,亦应有相对的"射野模拟挡块"进行射野摄片。

(八)进程表格

细则中按照图 5-2 所示的 3D(2D)治疗定位、模拟及验证的一般进程,制定进程表,图中凡能跨步操作的均用一箭头标明,非箭头标明的不能跨步操作。

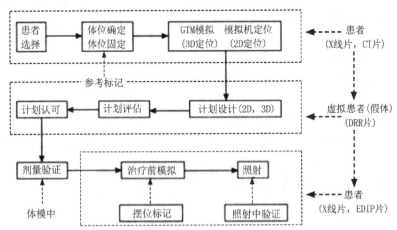

图 5-2 三维(二维)治疗定位、模拟及验证的一般进程

(李 琛)

第二节 放疗的分类

一、根治性放疗

根治性放疗是指通过给予肿瘤致死剂量的照射使病变在治疗区内永久消除,达到临床治愈的效果。

根治性放疗的患者需具备的条件:一般状况较好、肿瘤不能太大并无远隔器官转移、病理类型对射线敏感或中度敏感。根治性照射范围要包括原发灶和预防治疗区,照射范围较大,剂量较高,同时要求对肿瘤周围正常组织和器官所造成的损伤最小。

二、姑息性放疗

姑息性放疗是针对病期较晚、临床治愈较困难的患者,为了减轻痛苦、缓解症状、延长生存期而进行的一种治疗。

(一)高姑息放疗

肿瘤范围较广而一般状态较好的患者,可给予较高剂量或接近根治剂量的放疗,部分患者可能会取得较好的疗效。

（二）低姑息放疗

一般状态较差的患者，可给较低剂量的放疗，可取得缓解症状、减轻痛苦、止痛、止血、缓解梗阻等效果。

三、术前放疗或术前放化疗

术前放疗或术前放化疗为手术前进行的治疗，目的是提高手术的切除率、降低手术后复发率和提高远期疗效。

（一）术前放疗或术前放化疗的作用

（1）抑制肿瘤细胞的活性。

（2）防止术中引起肿瘤细胞的种植和播散。

（3）控制肿瘤周边的微小病灶和转移的淋巴结。

（4）提高手术切除率。

（5）消除肿瘤伴有的炎症和溃疡，减轻患者症状、改善患者状态。

（6）化学治疗与放疗同步，不但可增强放疗效果，而且可使远处存在的微小转移灶及血液循环中的肿瘤细胞得到早期治疗。

（二）术前放疗或术前放化疗的适应证

（1）肿瘤较大，切除有困难的患者。

（2）局部有多个淋巴结转移，手术很难彻底切除的患者。

（三）术前放疗的剂量

（1）低剂量：15～20 Gy/(3～10)d。

（2）中等剂量：30～40 Gy/(3～4)w。

（3）高剂量：50～60 Gy/(5～6)w。

（四）术前放疗到手术治疗时间间隔

（1）低剂量放疗结束后可立即进行手术。

（2）中、高剂量放疗一般在放疗结束后2～4 w手术。

（五）术前放疗或术前放化疗的肿瘤

头颈部肿瘤、食管癌、肺癌、直肠癌、胃癌、宫颈癌、巨大肾母细胞瘤等。术前治疗肿瘤病理完全消失（PCR）者，生存率显著提高。

四、术中放疗

手术中对准肿瘤病灶一次性大剂量的照射方法。

（一）术中放疗的优点

（1）准确性高。

（2）保护肿瘤后面的正常组织。

（3）减少了腹部外照射常出现的放射反应。

（二）术中放疗的缺点

（1）决定最适合的照射剂量比较困难。

（2）失去了常规放疗分次照射的生物学优势。

（三）术中放疗的适应证

（1）肿瘤深在或与大血管、重要脏器有浸润不能彻底切除者。

（2）肉眼观察肿瘤已切除，但怀疑有微小病灶残留者。

（3）病变范围广，手术不能切除，为了缩小肿瘤、缓解症状、延长生命者。

（四）常做术中放疗的肿瘤

胃癌、胰腺癌等。

五、术后放疗或术后放化疗

术后放疗或术后放化疗为手术后进行的治疗，目的是提高局部控制率，减少远处转移率。

（一）放疗或术后放化疗的适应证

（1）手术后肿瘤与重要器官粘连切除不彻底。

（2）术后病理证实切缘阳性。

（3）转移淋巴结清扫不彻底。

（二）手术后至术后放疗的时间

一般为 1 个月。

（三）术后放疗或术后放化疗的肿瘤

脑瘤、头颈部癌、胸部肿瘤、肺癌、食管癌、大肠癌、胃癌、宫颈癌、软组织肉瘤及皮肤癌等。术后放化综合治疗的疗效优于单纯放疗或单纯化学药物治疗。

（李　琛）

第三节　放疗的剂量分布和散射分析

放疗过程中，很少直接测量患者体内所接受的剂量。剂量分布的数据几乎完全来自测量膜体即人体等效材料的剂量分布。对于特定的射野，只要测量的体积范围足够大，就可以达到射线散射的条件。在一个剂量计算系统中就是使用这些来自膜体测量的基本数据来预测实际患者在接受放疗时的剂量分布的。

一、膜体

基础的剂量分布数据都是在水膜体中测量得到的，水膜体对射线的吸收与散射与人体肌肉和软组织对射线的吸收与散射近似。因为实际测量时并不是所有的测量探测器都是放入水中的，所以固体的水等效材料就是一种很好的水的替代膜体。在理想情况下，对于软组织或者水的等效材料，它们必须有相同的有效原子序数，相同的摩尔质量和相同的质量密度。在临床使用的兆伏级射线中，康普顿效应占主导地位，此时要求等效材料具有相同的电子密度。透明合成树脂和聚苯乙烯是最常用的剂量测量膜体。尽管对于指定的个例这些材料的质量密度会不尽相同，但他们的原子构成和摩尔质量是恒定，因此可以使用这些膜体来进行高能光子、电子的剂量测量。

用不同的材料模拟人体不同器官：组织、肌肉、骨头、肺以及气腔等。这些材料由使用微粒过滤器组成混合物形成，它们最大限度地与人体组织属性相似。具体到放疗的剂量分布中，这些属性分别是质量衰减系数,质能吸收比,电子质量阻止本领,以及角散射本领比。一种水的环氧树脂替代材料-固体水。该材料可以作为放疗常用的光子电子线测量的校准体模。

二、深度剂量分布

当射线入射患者体内(或膜体)时,在患者体内剂量的吸收随着入射深度的变化而变化。变化与许多条件相关:射线能量、入射深度、场的尺寸、离放射源的距离以及准直器。计算患者体内剂量需要考虑到这些参数的影响,尤其是当这些参数影响到深度剂量的分布时。剂量计算时必须确定射线中心轴方向剂量随深度变化的情况。为此定义了许多指标,例如百分深度剂量、组织空气比、组织膜体比和组织最大比。

(一)百分深度剂量

描述射野中心轴剂量分布的方法之一就是,在指定的参考深度对射野中心轴上的剂量进行归一。百分深度剂量定义为射野中心轴深度 d 处的吸收剂量与射野中心轴上参考深度 d_0 处的吸收剂量之比,百分深度剂量(P)如下式所示。

$$P = \frac{D_d}{D_{d0}} \times 100$$

对于中能 X 射线(高于 400 KVp)和低能 X 射线,参考深度通常取在表面($d_0 = 0$),对于高能射线,参考深度一般取在最大吸收剂量点($d_0 = d_m$)。在临床中射野中心轴上的最大吸收剂量点通常叫作最大剂量点,或者直接叫作 D_{max}。

影响射野中心轴深度剂量分布的参数有射线能量、照射深度、射野大小和形状,源皮距及射野准直等。

1.射线能量和照射深度的影响

百分深度剂量(远离最大剂量点时)随射线能量的增加而增加,因此,射线能量越高,百分深度剂量曲线越高,如果不考虑平方反比定律和散射,百分深度剂量曲线随深度的变化近似指数衰减。因此射线本身影响百分深度剂量曲线是由平均衰减系数 $\bar{\mu}$ 描述的。当 $\bar{\mu}$ 减小时,射线的穿透能力更强,在远离建成区的区域,百分深度剂量曲线更高。

远离最大剂量点的深度时,百分深度剂量随着深度的增加而减少。但随着射线能量的增加,初始建成区就会越发显著。对于中低能 X 射线来说,剂量建成区在入射表面或者非常接近入射表面。对于高能射线,射线能量越高,最大剂量点在膜体内的深度越深。从表面到最大剂量点的区域称为剂量建成区。

高能射线的剂量建成区效应产生了临床的皮肤保护效应。对于兆伏级射线,例如 ^{60}Co 和能量高于它的射线,其表面剂量远小于最大剂量,这就是高能射线相对于低能射线的一个显著优势。对于低能射线,最大剂量往往在皮肤表面。因此在使用高能光子线时,深处的肿瘤不仅可以获得较高的剂量而且皮肤所受剂量也不会超过它的耐受剂量。这是因为肿瘤有较高的百分深度剂量曲线而皮肤又有相对低的表面剂量。

从物理方面可以这样解释剂量建成区:①当高能光子入射到患者或者膜体时,一部分高速运动的电子会从表面及表面下几层反射出去。②那些没有反射、散射的电子将会在组织中沉积它们的能量,相对于它们的入射点,有一条运动轨迹。③由于①和②共同作用的结果,电子通量和被吸收的剂量将在达到最大剂量点之前随着深度的增加而增加。但是由于光子能量通量随着深度的增加是连续减小的,因此,随着深度的增加,电子的产生也是逐渐减少的。这种效应在远离某个深度之后,剂量会随着入射深度的增加而减少。

比释动能代表光子直接传输给电离电子的能量,比释动能在表面取得最大值,并且随着深度的增加而减少,因为光子能量通量减少。从另一方面来说,在不同深度有高速运动的电子束,吸收剂量首先随深度的增加而增加。结果就会出现一个电子建成区深度。然而由于剂量取决于电子通量,它会在某一深度达到最大值,这个深度近似等于电子在该种介质中的射程。远离这个深度时,剂量会因为比释动能的减小而减小,这就导致次级电子产额的减少,从而引起电子注量的降低。

2.射野大小和形状的影响

射野大小可以通过几何尺寸或者剂量测量来指定。射野的几何尺寸定位为放射源的前表面经准直器在膜体表面的投影;射野的物理学定义为照射野相对于两边指定剂量(通常为 50%)等剂量线之间的距离。

对于一个足够小的射野,我们可以假定它的深度剂量是由原射线造成的,这就是说光子穿过多层介质而没有相互作用。在这种情况下散射光子的剂量贡献可以近似忽略。但是随着照射野的增加,散射剂量对于吸收剂量的贡献有所增加。当深度大于最大剂量点的深度时,随着深度的增加,散射剂量增大,因此百分深度剂量随着射野大小的增大而增大。

百分深度随射野增大的程度取决于射线质。因为散射概率或者作用截面随着射线能量的增加而减少并且高能光子首先是前向散射,高能射线的百分深度剂量对射野的依赖性要低于低能射线。

放疗中百分深度的剂量曲线通常是对方野而言,但是在临床治疗中会经常遇到矩形野和不规则野,这时就需要把方野等效为不同的射野。基于经验的方法把方野、矩形野、圆形野和不规则野与射野中心轴剂量联系起来。尽管通用方法(基于 Clarkson 法则)可以用来计算上述射野,但还是有更简单的办法去计算上述射野的剂量。

Day 指出对于中心轴剂量分布,一个矩形野可以与一个等效方野或等效圆形野近似相同。比如,10 cm×20 cm 的矩形野等效为 13.0 cm×13.0 cm 方野,因此 13.0 cm×13.0 cm 方野的百分深度剂量数据(从标准表格中得到)可认为近似与 10 cm×20 cm 的矩形野百分深度剂量数据相同。Sterling 等提出一个简单的矩形野与等效方野的经验计算法则。根据这个法则,一个矩形野和方野如果有相同的面积周长(A/P)比,就可以认为它们是等效的。比如,10 cm×20 cm 的 A/P 为 3.33,13.3 cm×13.3 cm 的 A/P 也为 3.33。

3.源皮距的依赖性

一个点放射源发出的光子通量与到该点距离的平方成反比。尽管临床放疗中的源(同位素源或焦点源)具有有限大小的尺寸,源皮距通常大于 80 cm,因此与较大数值的源皮距相比,源的尺寸不再那么重要。换而言之,在源皮距足够大的时候,源可以看作为点源。因此,空气中源的剂量率与距离的平方成反比。同时,剂量率的反平方定律成立的条件是只考虑原射线,不考虑散射线。然而,在临床应用中,射野准直器或其他散射材料可能会使反平方定律有所偏差。

因为反平方比定律的效应,百分深度剂量随 SSD 的增加而增加。尽管某一点实际的剂量率随着其到源的距离的增加而减少,百分深度剂量,即关于某一参考点的相对剂量,随 SSD 的增加而增加。距离某一点源的相对剂量率是其到源距离的函数,遵守反平方定律。

在临床反射治疗中,SSD 是一个非常重要的参数。因为百分深度剂量决定了相对于皮肤表面或最大剂量点,在某一深度给予多少剂量;SSD 需要尽可能的大。然而,因为剂量率随着距离的增大而减小,在实际应用中,SSD 设置在最大剂量率与百分深度剂量折中的位置。使用兆伏级射线治疗深部肿瘤时，最小的推荐 SSD 值是 80 cm。

临床中使用的百分深度剂量表格通常在标准 SSD（对兆伏级射线，SSD 为 80 或 100 cm）条件下测量获得。在特定的治疗条件下，患者的 SSD 也许与标准的 SSD 不同。例如，在大野的治疗条件下，SSD 需要设置成更大的值。因此，标准条件下的百分深度剂量必须转化为适用于实际治疗中 SSD 值的百分深度剂量。转换因子称为 Mayneord F 因子。

$$F = (\frac{f_2 + d_m}{f_1 + d_m})^2 \times (\frac{f_1 + d}{f_2 + d})^2$$

当 $f_2 > f_1$ 时，F 大于 1；当 $f_2 < f_1$ 时，F 小于 1。因此说明百分深度剂量随着 SSD 的增加而增大。

小野的条件下散射很小，Mayneord F 方法结果是准确的，然而对于大射野而且低能量来说，散射线会相对多一些，这时 $(1+F)/2$ 将会更加准确。在一些特定的条件下，也可以使用介于 Fand $(1+F)/2$ 的值。

（二）组织空气比

组织空气比首先由 Johns 在 1953 年提出，起初称为"肿瘤空气比"。在当时，这个物理量主要是用于旋转治疗的剂量计算。在旋转治疗中，放射源是绕着肿瘤中心旋转的。SSD 会因表面的轮廓线而变化，但是源轴距是保持不变的。

TAR 定义为在模体中某点的剂量（D_d）与空间中同一点的剂量（D_{fs}）的比值。TAR 取决于深度 d 和射野大小 r_d，其特性主要如下。

1.距离的影响

TAR 一个最重要的特性是它与源的距离无关。这个虽然是一种近似，但在临床实际中所用到的距离范围内，有大于 2% 的精度。TAR 是同一点的两个剂量（D_d and D_{fs}）之比，距离对光子注量的影响可以消除。因此包含有源射线和散射线深度剂量的 TAR，并不依赖于与放射源之间的距离。

2.随能量、深度、射野大小不同而不同

TAR 跟 PDD 相似，是随着能量、深度，射野大小不同而不同。对于兆伏级的射线，TAR 在最大剂量点（d_m）处达到最大，而后随着深度的增加呈指数下降。对于散射贡献可以忽略的窄野，在 d_m 以上的 TAR 随着深度几乎呈指数变化。随着射野增大，散射线的贡献增加，TAR 随着深度的变化变得更加复杂。

（1）反向散射因子：反向散射因子（BSF）是在射野中心轴上最大剂量深度处的 TAR。其可以定义为射野中心轴上最大剂量点处的剂量，与空气中同一点的剂量之比。

反散因子和 TAR 一样，与到放射源距离无关，而是取决于射线能量和射野大小。然而 BSF 随着射野大小增加而增加，其最大值出现在半价层在 0.6~0.8 mm Cu 的射线，并且与射野大小有关。这样，对于中等能量并经过过滤的射线，对于大的射野，反散因子能高达 1.5。与自由空间的剂量相比，皮肤表面的剂量增加 50%；如果用照射量做单位，皮肤表面的照射量比自由空间增加 50%。

对于兆伏级的射线（^{60}Co 和更高的能量），反散因子会小一些。例如，10 cm×10 cm 射野大小的 ^{60}Co 射线，BSF 是 1.036。这表明，D_{max} 比在空间中高 3.6%。这种剂量的增加是由于在点 Dmax 下面的组织对射线的散射。随着能量的增加，散射会进一步减少，BSF 因子随之减小。能量大于 8 MV 的射线，在深度 D_{max} 的散射将变得很小，BSF 接近其最小值，几乎可以忽略。

（2）组织空气比和百分深度剂量的关系:组织空气比和百分深度剂量是相关联的。TAR(d, rd)是深度为 d、射野大小 rd 的 Q 点组织空气比,r 表示为表面射野大小,f 为源皮距,d_m 为最大剂量点 P 点的参考深度,$D_{fs}(P)$ 和 $D_{fs}(Q)$ 分别是自由空间 P 点和 Q 点的剂量值,其关系如下。

$$P(d,r,P(d,r,f)=TAR(d,r_d)\times\frac{1}{BSF(r)}\times\frac{D_{fs}(Q)}{D_{fs}(P)}\times100$$

或

$$P(d,r,f)=TAR(d,r_d)\times\frac{1}{BSF(r)}\times(\frac{f+d_m}{f+d})^2\times100$$

3.旋转治疗中的剂量计算

组织空气比在等中心放疗的剂量计算中有着重要的作用。旋转照射和弧形疗法都是等中心照射方式,放射源绕旋转轴连续运动。

在旋转治疗的深度剂量计算中,需要确定等中心处的平均 TAR(组织空气比)。在包含旋转轴的平面中绘制患者的轮廓线,将等中心置于轮廓内(通常在肿瘤中心或距它几厘米处),以选定的角间隔(例如 20°)从中心点画半径。每条半径代表一个深度,在给定射束能量,等中心处的射野大小时,可以通过 TAR 表查出此深度处的 TAR。然后将得到的这些 TAR 值加和平均,得到 TAR。

（三）散射空气比

在非规则野的剂量计算中常用原射线和散射线分开计算的方法,散射空气比用于计算散射剂量。

散射空气比定义为体模内某一点的散射剂量率和该点空气中吸收剂量率之比。与组织空气比相似,散射空气比与源皮距无关,但受射束能量,深度和射野大小影响。因为体模内某一点的散射剂量等于该点的总吸收剂量与原射线剂量之差,因而散射空气比数值上等于给定射野的组织空气比减去零野的组织空气比。

$$SAR(d,r_d)=TAR(d,r_d)-TAR(d,0)$$

TAR(d,0)是射束中的原射线成分。

（四）非规则野的剂量计算——Clakson's 方法

矩形野、方形野和圆形野以外的任何形状射野称为不规则射野。治疗霍奇金淋巴瘤的"斗篷"和倒"Y"形野就是这样一个例子。深度剂量的散射线成分与原射线成分分开计算,其中散射线受射野大小和形状的影响,而原射线不受其影响,SAR 用于计算散射剂量。

如图 5-3 所示的一个非规则野,假定该野深度 d 处的截面,且垂直于射束轴。计算射野截平面中Q点的剂量。由点 Q 引出的半径将射野分为基本的扇区。每个扇区有不同的半径,并可以看做是具有该半径圆形射野的一部分。如果我们假定扇形角为 10°,那么该小扇区的散射线贡献等于中心位于 Q,并具有相同半径的圆形野散射线贡献的 10°/360°=1/36。把每个扇区的散射线贡献作为其圆形野的一部分计算出,并加和得到所有的散射线贡献,散射空气比可查表得到。

用圆形野的 SAR 表,计算出各扇区的 SAR,然后加和平均得到 Q 点的平均散射空气比(SAR)。对于经过遮挡部分的扇区,要减去被遮挡部分的散射线贡献。计算得到的 SAR 由下式转换为平均组织空气比 TAR。

$$TAR=TAR(0)+SAR$$

TAR(0)是零野的组织空气比。

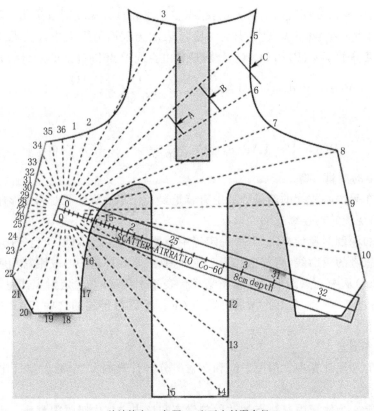

从计算点 Q 每隔 10 度画出射野半径

图 5-3　斗篷野射野轮廓图

（李　琛）

第四节　放疗的适应证与禁忌证

一、放疗的适应证

根据肿瘤细胞的敏感性、放疗目的和放疗方法的不同将放疗的适应证分为以下 5 个方面。

（一）根据肿瘤组织对射线的敏感程度不同,将恶性肿瘤分为四类

1.高度敏感的肿瘤

恶性淋巴瘤、睾丸精原细胞瘤、肾母细胞瘤、神经母细胞瘤、髓母细胞瘤、尤文氏瘤、小细胞肺癌等。

2.中度敏感的肿瘤

头颈部鳞状细胞癌、食管鳞状细胞癌、肺鳞状细胞癌、皮肤癌、乳腺癌、移行细胞癌等。

3.低度敏感的肿瘤

胃肠道的腺癌、胰腺癌、肺腺癌、前列腺癌等。

4.不敏感的肿瘤

横纹肌肉瘤、脂肪肉瘤、滑膜肉瘤、骨肉瘤、软骨肉瘤等。

放射高度敏感的肿瘤恶性程度高,发展快,易出现远处转移,需要与化学药物治疗并用才能取得好的治疗效果。放射中度敏感的肿瘤发展相对缓慢,出现转移相对较晚,应用单纯放疗即可取得根治的效果,如鼻咽癌,早期喉癌、口腔癌、食管癌、宫颈癌、皮肤癌等。乳腺癌为全身疾病,放疗用于乳腺癌术后、复发、远处转移灶及局部晚期手术不能切除的病灶。放射低度敏感的肿瘤需很高的放射剂量才能根治,常规放疗技术,限制了肿瘤高剂量的照射,仅用于姑息性放疗。精确放疗技术,特别是精确补充(Boost)放疗技术的临床应用,可提高这类肿瘤照射剂量。对放射不敏感的肿瘤,放疗仅用于术后辅助治疗,对手术不能切除的复发或转移灶采用单纯放疗仅起到姑息、减症的作用,采用以放疗为主的综合治疗,如热化疗"三联",方可提高其疗效。

(二)肿瘤局部切除后器官完整性和功能保全治疗

这是一个临床放射肿瘤学中较新的、非常活跃的领域。它的优点是在取得与根治性手术相同效果的同时保留了器官的完整性和功能。这类肿瘤包括乳腺癌、直肠癌、膀胱癌等。

(三)放疗与根治手术的综合治疗

对局部晚期肿瘤术前或术后放疗可以预防和降低局部和区域淋巴结的复发,提高局部控制率,延长生存期。这类肿瘤包括乳腺癌、直肠癌、头颈部癌和各部位肿瘤切缘阳性或淋巴结转移清扫不彻底的患者。

(四)姑息放疗

对于晚期患者出现局部复发或骨转移癌等,放疗是重要的手段,不但能起到止痛、减轻症状的作用,还能提高生存质量。

(五)某些良性病治疗

如血管瘤、瘢痕疙瘩等可采用放疗或放疗与手术结合。瘢痕疙瘩术后第一次放疗时间不超过 24 小时。

二、放疗的禁忌证

放疗的绝对禁忌证很少,当出现以下几方面的情况时不能接受放疗。

(一)全身情况

(1)心、肝、肾等重要脏器功能严重损害时。

(2)严重的全身感染、败血症、脓毒血症未控者。

(3)白细胞低于 3.0×10^9/L,中度中低值贫血没有得到纠正者。

(4)癌症晚期处于恶病质状态者。

(二)肿瘤情况

(1)肿瘤晚期已出现广泛转移,而且该肿瘤对射线不敏感,放疗不能改善症状者。

(2)肿瘤所在脏器有穿孔。

(三)放疗情况

过去曾做过放疗,皮肤或局部组织器官受到严重损害,不允许再行放疗者。

(李 琛)

第五节 放疗实施过程中的问题

一、选择适应证、确定放疗原则

(一)选择适应证

放疗的适应证是指治疗患者有效性,无论患者的肿瘤性质如何,只要放疗在患者的治疗中发挥了作用并取得了有益的效果,这一病例就属于放疗的有效性。有效性的证据来源于临床实践和科研资料,回顾性的单中心的研究可以作为证明放疗作用的基础,Ⅰ、Ⅱ期的临床研究可以进一步证实放疗的有效性及安全性。Ⅲ期临床研究、循证医学是证实放疗临床应用价值的可靠依据。但是这些取代不了医师的个人经验,放射肿瘤医师依据患者病情做出正确判断,给患者一个更加合理的个体化治疗更加重要。

(二)确定放疗的原则

确定治疗原则时,在考虑到有效性的基础上,还要根据肿瘤生物学特点、不同的治疗目的综合考虑治疗的指征,同时要考虑治疗的毒性以及给患者带来的利和弊。

根治性放疗时要以最小的并发症来达到根治肿瘤的目的,选择合适的放射技术,给予根治剂量的放疗,可能发生转移的区域也要给予预防性放疗。首次根治性放疗对患者预后起关键性作用,肿瘤达不到根治性放射剂量,不但肿瘤很快复发而且明显增加了远处转移率(表 5-1),也给二次治疗增加了难度。

表 5-1 人癌症治疗后局部失败对远处转移的影响

病种	期别	例数	远处转移(%)	
			局部控制	局部失败
乳腺	Ⅰ~Ⅳ	1 175	9~22	67~90
肺	$T_{1\sim3}/N_0$	108	7~24	67~90
头颈	Ⅰ~Ⅳ	9 866	3~29	17~41
前列腺	A_2~C	2 936	24~41	49~77
妇科	Ⅰ~Ⅳ	3 491	4~30	46~90
直肠	B_1~C_3	306	3~32	50~93
肉瘤	Ⅰ~Ⅳ	828	25~41	56~71

姑息性放疗的目的主要是对晚期患者缓解临床症状,提高生存质量。但是对采用高姑息放疗的患者在采用与化疗、生物治疗、介入等综合治疗取得好的疗效情况下,也可改为根治性放疗。

二、外照射靶区的确定方法

(一)临床确定

通过临床体检确定靶区的方法,通过体表标记确定放疗范围,其特点是简便易行。常用于浅表肿瘤,如皮肤癌、头颈部癌转移淋巴结、恶性淋巴瘤等。

(二)根据影像学确定靶区

1.X线透视法

应用X线模拟定位机(X-simulator),确定照射范围,是放疗科不可缺少的常用设备。

2.CT扫描定位

CT模拟定位机(CT-simulator,CT-sim)是实现精确放疗定位的一种必不可少的工具。大孔CT模拟定位机更有利于特殊患者的定位。CT模拟定位机由3部分组成:①高档的大视野的CT扫描机;②激光定位系统;③三维工作站。医师在三维工作站上勾画确定肿瘤的范围,包括GTV、CTV,勾画确定正常重要器官,确定照射靶区等中心等,然后经网络传送到三维治疗计划系统。

3.磁共振定位

磁共振成像(magnetic resonance imaging,MRI)与CT图像融合确定靶区。MRI与CT相比的优点:①神经系统的显像优于CT;②没有骨投影的干扰;③可多层面成像;④有流空效应。特别适用于中枢神经系统病变的靶区定位。

4.PET-CT定位

正电子发射计算机断层(positron emission tomography,PET)用于靶区定位更加精确。PET-CT是一种高分辨率定量的功能显影和定位技术,它通过生化的方法早期发现肿瘤及部位、观察肿瘤治疗效果、鉴别放疗后肿瘤复发与放射性损伤。PET-CT是高端诊断及定位设备,价格昂贵,目前还不能常规用于肿瘤精确定位。

5.全身骨ECT(emission computor tomography,ECT)扫描

可发现和诊断骨原发和继发肿瘤,明确放疗的范围。

6.彩色多普勒超声

辅助诊断、判定淋巴结转移,指导照射野设计。

三、治疗计划设计中需要注意的问题

(一)治疗体位和固定技术

1.治疗体位要求

(1)患者舒适安全。

(2)充分满足治疗要求,重复性好。

(3)摆位容易、快速。

(4)对放疗的婴幼儿,要给镇静药物以保证治疗体位的要求。

2.常用的固定方法

根据肿瘤所在的部位、治疗目的和放射方法选择固定装置,常用的固定装置:①面网、体膜固定;②乳腺拖架固定;③真空垫及固定架等。

(二)选择照射野

根据肿瘤所在的位置、范围和与正常组织的关系,合理选择:①单野照射;②二野对穿照射;③三野照射;④多野照射;⑤特殊野照射(斗篷野、倒Y野),以便更好地符合临床剂量学原则,达到照射野适形和剂量均匀。

(三)选择治疗装置及治疗计划设计

目前临床放疗使用的设备主要有医用电子直线加速器和远距离^{60}Co治疗机。开展多叶三

维适形放疗、调强放疗以及像引导的放疗的单位均使用了多功能直线加速器,即一台机器产生多档不同能量 X 线和电子线,并配有计算机控制的多叶光栅。物理师根据放射肿瘤医师放疗的处方要求,在三维治疗计划系统上选择不同能量 X 线及电子线、照射野数目、角度、各种照射野剂量分配等完成优化设计,即"最佳放疗方案"。此方案在得到放射肿瘤医师认可后,实施放疗。

(四)治疗计划的评估

1.观察等剂量曲线

从三维治疗计划系统的显示器上,可直观肿瘤区或靶区在横断面、冠状面、矢状面以及任何一个重建的斜平面和三维立体图像上等剂量曲线形状与解剖结构的关系。90％等剂量曲线应完整地包括肿瘤区或靶区,靶区的剂量曲线分布梯度在±5％之间,避免出现剂量的热点或冷点,即高剂量点或低剂量点。肿瘤区周围正常器官的照射剂量不超过放射肿瘤医师处方剂量的要求。

2.治疗计划的定量评估

通过剂量体积直方图(DVH)可直观多大体积肿瘤或不同正常组织体积接受多大剂量的照射,并可直接评估高剂量区与靶区的适合度,它不但可评估单一治疗计划,也可比较多个治疗计划。它的缺点是不能显示靶区内的剂量分布情况,要与等剂量曲线分布图结合才能发挥作用。

(五)修改治疗计划

肿瘤的放疗一般在 4～8 周的时间才能完成,随着治疗的进行,肿瘤范围不断缩小和变化,应不断地修正放疗计划,以适应肿瘤变化的情况。目前多采用的方法是完成肿瘤照射剂量 40 Gy 或50 Gy后,进行缩野第二次放疗设计,直到放疗结束。如采用第二次缩野第三次设计补充(boost)放疗,更适合肿瘤变化的情况,有利于肿瘤照射剂量的提高,减少正常组织高剂量照射。影像引导和威麦特放疗技术从根本上解决了上述问题,但由于设备较昂贵,目前仅几家大医院能开展这项放疗技术。

(李　琛)

第六节　放疗反应与放射损伤

现代的肿瘤治疗完全建立在高强度放疗、化学药物治疗和生物辅助治疗的基础之上,这些高强度治疗方法的治疗剂量和毒性常常达到正常组织的耐受边缘,甚至超过正常组织可接受的程度。因此,制订治疗计划时要周密考虑正常组织的耐受性,治疗中及治疗后要积极预防和治疗正常组织发生的治疗不良反应和损伤。

一、放射反应

放疗外照射是射线通过肿瘤周围正常组织达到肿瘤的一种方法。治疗过程中不可避免地要发生不同程度的放射反应,临床上就会表现不同的症状,大部分症状在治疗结束后会逐渐消失,也有一些反应会造成组织器官功能下降。放射反应根据发生的时间的不同分为急性放射反应、亚急性放射反应和晚期放射反应。急性放射反应发生于治疗期间,亚急性放射反应和晚期放射反应出现于放疗后几个月或几年。如果肿瘤周围正常组织器官所接受的照射剂量远远是超过了它的耐受范围,这种反应就会变成不可逆的,甚至会产生威胁生命的一些临床表现,这就是放射损伤。但有时放射反应与放射损伤也无明显界限。

放疗期间出现的放射反应较重时影响患者的治疗进程,因而需要临床必要的治疗。常见的急性反应及处理如下。

（一）全身反应及其处理

接受局部射治疗的患者很少出现全身放射反应,即使出现也很轻微,对放疗无影响。全身反应多在胸腹部大野照射、全身及全淋巴结照射时表现疲乏、头晕、失眠、食欲下降、恶心、呕吐、性欲减退和血象改变,照射总量较高时,可引起血小板减少。

处理：①增强患者的信心,消除恐惧心理,加强营养,给高热量、高蛋白、高维生素饮食,生活规律,一般都可以坚持放疗;②放疗过程中给多种维生素类药物,升白细胞药物和提高免疫功能的药物治疗。如果白细胞低于正常值时,可给粒细胞集落刺激因子治疗。

（二）局部反应及处理

1.皮肤反应及处理

(1)干性反应：最初表现为皮肤红斑,继之有色素沉着,皮肤脱屑和表皮脱落。这种反应在大多数患者都会出现,一般不需要治疗。

处理：保持治疗区皮肤清洁干燥,不能涂抹有刺激性的药物,不要贴胶布和胶纸,要穿柔软的衣服,瘙痒也不要抓挠。

(2)湿性反应：皮肤出现水疱,水疱逐渐增大破裂流出渗出液,继之表现为湿性脱皮。

处理：中止放疗,反应处皮肤暴露,不要有衣物摩擦,保持室内空气清洁、干燥,防止感染,局部可用含维生素 B_{12} 的药物涂抹,一般 1～4 周可治愈。

(3)全皮坏死：如果超出了皮肤的耐受剂量,会出现皮肤全层细胞的死亡。局部表现为永久不愈的溃疡或坏死,这是常规放疗不应该出现的反应。

处理：这种反应治疗很困难,大部分遗留下终身溃疡。如果不影响患者的生理功能,保持溃疡清洁可不做特殊处理,如果严重影响生理功能可切除全部坏死组织,做成形修补术。

2.黏膜反应及其处理

口腔、鼻腔、鼻咽、喉部、食管、胃肠道、膀胱等处经照射后均出现程度不同的黏膜反应。由于照射部位的不同,临床症状也各异,但病理表现是一致的。开始表现为黏膜充血水肿,局部疼痛,继之黏膜上皮细胞脱落、糜烂,伴有纤维蛋白和白细胞渗出,形成假膜,假膜剥离后可有出血。

处理：头颈部受到照射时,要保持口腔清洁,可用复方硼酸溶液含漱,也可用维克斯喷雾。如果已出现糜烂,不能进食,要停止放疗,有感染者要用抗生素、肾上腺皮质激素类药物治疗,如果疼痛不能进食,可用些黏膜麻醉剂,一般不会影响治疗的进行。胃肠道对射线的耐受剂量较低,治疗中要特别注意,防止穿孔发生,治疗过程中要吃易消化的食物,出现腹泻、黏液便时可给收敛药物治疗。

二、放射损伤

晚期放射反应往往在治疗结束后数月或数年才出现,治疗时只能了解其发生概率,因此制订放疗计划时一定要考虑正常组织器官的耐受情况。如果接受射线累计剂量超出该组织器官的最大耐受量时,就会发生不可逆性放射反应,这就是放射损伤。

这种损伤无有效的治疗方法,严重者能危及生命。不可逆的放射反应在临床治疗中要尽量避免。

各种组织不同,其耐受照射剂量也不同,而且就同一种器官,不同的患者也有个体差异。一般把正常组织的耐受分两种:即临床医师能接受的最大和最小剂量。可用 $TD_{5/5} D_{50/5}$ 表示。

(一)$TD_{5/5}$

表示在标准治疗条件下治疗肿瘤患者,在 5 年后因放射线造成严重损伤的患者不超过 5%。标准治疗条件是指超高压射线进行常规治疗,1 次/天,5 次/周,10 Gy/周,整个疗程在 2～8 周完成。

(二)$D_{50/5}$

表示在标准治疗条件下治疗肿瘤患者,在 5 年后因放射线造成严重损伤的患者不超过 50%。

尽管正常器官的耐受剂量 $TD_{5/5}$、$TD_{50/5}$ 仍有指导价值,但目前肿瘤的治疗已经由单一治疗方式转变为多学科的综合治疗,放疗与其他治疗方法的相互作用已经改变了正常组织的耐受剂量,常规认为安全的耐受剂量已不完全适应临床,在联合治疗时可能要增加放射损伤(表 5-2)。

表 5-2　部分正常组织器官的耐受剂量

器官	损伤	$TD_{5/5}$(Gy)	$TD_{50/5}$(Gy)	器官照射的范围
口腔、咽部	溃疡、黏膜炎	60	75	50 cm^2
食管	食管炎、溃疡	60	75	75 cm^2
胃	穿孔、溃疡出血	45	55	100 cm^2
小肠	溃疡、穿孔	45	55	400 cm^2
	出血	50	65	100 cm^2
结肠	溃疡、狭窄	45	65	100 cm^2
直肠	溃疡、狭窄	60	80	100 cm^2
膀胱	挛缩	60	80	全膀胱
脑	梗死、坏死	60	70	全脑
脊髓	梗死、坏死	45	55	10 cm^2
肺	急、慢性肺炎	30	35	100 cm^2
		15	25	全肺
心脏	心包炎、心肌炎	45	55	60%心脏
肾	急、慢性肾硬化	15	20	全腹照射
		20	25	全肾
肝	急、慢性肝炎	25	40	全肝
卵巢	绝育	2～3	6.25～12.00	全卵巢
睾丸	绝育	1	4	全睾丸
眼	全眼炎、出血	55	100	全眼
甲状腺	功能减退	45	15	全甲状腺
肾上腺	功能减退	＞60	—	全肾上腺
脑垂体	功能减退	45	200～300	全脑垂体
骨髓	发育不全、再障	30	40	局部骨髓
		2.5	4.5	全身骨髓

除照射剂量的影响之外,器官受照射体积也显著影响器官的耐受剂体积直方图(DVH)直观地反映受照射剂量及体积情况,为临床预测剂量治疗计划提供了有利参考。

正常组织器官的耐受性还受其他多种因素的影响,如肿瘤因素:肿瘤对器官的直接侵犯,肿瘤间接引起的梗阻、阻塞性炎症等肿瘤带来的全身症状的影响;合并疾病(如糖尿病、心脑血管病等),儿童的不同发育阶段正常组织结构的变异等,因而要全盘考虑,周密设计,防止严重放射损伤的发生。

(李　琛)

第七节　X(γ)射线立体定向放疗

一、立体定向放疗的发展历史

1951 年,瑞典神经外科学家 Lars Leksell 提出立体定向放射外科(stereotactic radiosurgery,SRS)概念,即用多个小野三维集束单次大剂量照射颅内不能手术的肿瘤,诸如脑动静脉畸形病等良性病变,其特征是多个小野 3D 集束单次大剂量照射。由于多个小野集束定向照射,周围正常组织受量很小,射线对病变起到类似于手术的作用。经过 1968 年第 1 台和 1975 年第 2 台 γ 刀装置在瑞典 Karolinska 研究所临床试用后,形成现在的第三代用 201 个 ^{60}Co 源集束照射的 γ 刀装置。几乎与第三代 γ 刀装置临床安装使用的同时及稍后,美国同道提出用直线加速器的 6~15 MV X 线非共面多弧度等中心旋转而实现的多个小野三维集束照射病变,起到与 γ 刀一样的作用,故称为 X 线刀(X-knife)。

随着 SRS 技术在肿瘤治疗中的推广应用和适形放疗对定位、摆位精度的要求,它们的结合称为立体定向放疗。根据单次剂量的大小和射野集束的程度,SRT 目前分为两类:①第一类 SRT 的特征是使用小野 3D 集束分次大剂量(比常规分次剂量大得多)照射、X(γ)刀,由于此类 SRT 均使用多弧度非共面旋转聚焦技术,附加的三级准直器一般都为圆形,治疗较小病变(≤3 cm)。②第二类 SRT 是利用立体定向技术进行常规分次的放疗,特指 3D 适形放疗(3D-CRT),特别是调强适形放疗(IMRT)。

两类 SRT 的关系:除去分次剂量的大小以外,第一类和第二类 SRT 无本质区别。但由于前者使用圆形小野多弧度非共面聚焦,靶区边缘剂量下降梯度较大。随着靶区体积的增大,多弧非共面照射的聚焦能力随射野增大而逐渐减弱,同时还要减少非共面旋转数,乃至采用共面和非共面固定野照射。从几何意义上理解,任何一个空间形状怪异的 3D 实体,当其体积变得越来越小时,形状不规则的影响亦越来越小。所以,第一类 SRT 虽然采用圆形准直器,仍属于 3D-CRT 的一个特例。

二、立体定向放疗的剂量学特点及适应证

(一)立体定向放疗的剂量学特点

与常规放疗相比,X(γ)线立体定向放疗一般使用较小射野,称为小照射野剂量学(small fied dosiology)。当射野逐步变小时,由于射线束的准直,单个小野的离轴比剂量分布逐渐接近高斯

形分布形状,在空间集束照射后的合成剂量分布具有以下特点:小野集束照射,剂量分布集中,靶区周边剂量梯度变化较大;靶区内及靶区附近的剂量分布不均匀;靶周边的正常组织剂量很小。这种剂量分布就像一把尖刀插入病变内。

(二)立体定向放疗的适应证

X(γ)线 SRT(SRS)治疗既可严格保护邻近重要器官,又可使病变得到大剂量的破坏性照射,起到不开颅也能准确、安全去病的目的,很受患者和神经外科医师们的欢迎。其适应证包括:①肿瘤病灶手术难以切除、不能耐受手术及不愿手术治疗者;②机体、正常组织或器官难以耐受常规放疗和化疗者;③肿瘤于身体内部位较深,周围正常组织或重要器官较多,常规定位或机定位有困难者;④放射敏感性低的肿瘤或经常规外照射失控者;⑤放疗后复发的患者;⑥常规外照射正常组织受量较高,仍需局部加量放疗者;⑦晚期肿瘤患者原发或转移肿瘤产生压迫、栓塞和疼痛等情况的姑息减症放疗;⑧其他疾病,如血管畸形(包括动静脉畸形、海绵状血管瘤和动静脉瘘等);⑨功能性疾病,如三叉神经痛、癫痫、顽固性疼痛、强迫焦虑症和帕金森病;⑩精神性疾病,如精神分裂症、强迫症、有自杀倾向的抑郁症、精神性疼痛及恐怖症、焦虑症。

三、X(γ)线立体定向手术和放疗过程

立体定向放疗的实施过程,是获取患者的影像学资料、治疗计划设计和实施治疗的一个复杂过程。一般要经过病变定位、计划设计和治疗 3 个步骤。

(一)定位

利用立体定向手术(stereotaxy)、CT、磁共振和 X 线数字减影等先进影像设备及 3D 重建技术,确定病变和邻近重要器官的空间准确位置和范围,这个过程称为 3D 空间定位,也称立体定向(stereotaxis)。立体定向系统是在实施立体定向照射过程中,为患者建立一个 3D 坐标系,以保证立体定向照射的精确。影像定位框架和治疗摆位框架使用时都与一基准环相连接,影像定位框架带有可在 X 线影像上显像的"V"形(或"Z"形)标记。患者戴着定位框架实施 CT(或 MR)扫描,所获得的每一帧 CT 图像都带有标记。而且,这些标记在不同位置的 CT 影像上有不同的几何位置,这是立体定向照射计划系统建立患者 3D 坐标系的基础。

(二)计划设计

病变空间定位后,利用 3D 治疗计划系统,确定 X(γ)线 SRT(SRS)的线束方向,精确地计算出一个优化分割病变和邻近重要器官间的剂量分布计划,使射线对病变实施"手术"式照射。治疗计划系统实际是一套计算机系统,具有软件功能,是与特定的立体定向照射设备所匹配的。首先治疗计划系统应具有很强的图像处理能力。通过输入带有定位标记的 CT 等影像学资料,完成 3D 图像的重建,包括矢状面和冠状面的显示等;必要时可根据不同来源的影像学资料,完成图像的融合,以方便主管医师更准确地确定治疗的靶体积形状、体积,以及与周围正常组织特别是敏感器官的几何关系。其次治疗计划系统应具有很强的剂量计算和评估功能,包括确定照射技术、照射野入射方向、准直器大小、剂量权重、旋转弧起始和终止角度、剂量分布计算和显示。同时在设计时能提供野视图(BEV)等工具,可直观地避开正常组织和敏感器官。对于最终的剂量分布,可提供剂量评估工具,如剂量-体积直方图(DVH)等评价剂量分布的优劣及靶剂量的剂量参数。在多靶点治疗和再程治疗等计划设计时,要有能处理多计划的叠加和评估处理功能。最后能完成特定患者 3D 坐标系的建立,在各种治疗参数输出清单中给出靶中心的 3D 坐标、照射野几何设置条件、剂量值和治疗时间(或机器单位)等。

(三)治疗

1.Elekta γ 刀装置

瑞典 Elekta γ 刀主要部件是辐射单元、盔形准直器系统、治疗床、液压系统和控制部分,使用 201 个 ^{60}Co 源,每个源活度为 1.11 TBq(30 Ci),分布于头顶部北半球的不同纬度和经度上,201 个源经准直后聚焦于一点,即为焦点,焦点处的剂量率可达到 300～400 cGy/min;源到焦点的距离为 39.5 cm,焦点处射野大小为 4 mm、8 mm、14 mm 和 18 mm。

2.γ 刀装置

我国用 30 个 ^{60}Co 源螺旋排列成 6 组分布于 140～430 的纬度上。在经度上,每组源间隔为 60;在纬度上,每个源间隔为 10。源的直径为 2.6 mm,30 个源总活度为 222 TBq(6 000 Ci),源焦距离为 39.5 cm,用旋转的方法实现多野集束照射。

3.加速器 X 刀装置

X 线立体定向照射系统是以直线加速器为基础实现的。在标准的直线加速器治疗头上增加第三级准直器系统,通常为一组圆形准直器,可在等中心处形成 5～50 mm 的照射野。根据临床治疗的要求,可替换不同大小的准直器。由于加速器单平面旋转形成的空间剂量分布较差,目前通常采用 4～12 个非共面小野绕等中心旋转,达到 γ 刀集束照射的同样剂量分布。实施治疗时,通过变换治疗床的旋转角度,实行多弧旋转照射。每个旋转代表治疗床的一个位置,即治疗床固定于不同位置,加速器绕其旋转一定角度。病变(靶区)中心一般位于旋转中心(等中心)位置。以直线加速器为基础的 X 线立体定向照射系统,基本可以达到 Leksell γ 刀装置的剂量学特性;并且直线加速器还可以实现常规分次放疗,相对成本也较 γ 刀装置低很多,这是 X 线立体定向照射系统更为优越之处。

4.动态旋转 X 刀装置

动态旋转治疗可大大缩短摆位时间和治疗时间,依靠机架和治疗床在出束(照射)过程中的联合运动,实现非共面的连续照射。因现有商售的直线加速器不能做这种联合运动,同时治疗计划系统亦要做相应变动,故目前 X 线 SRT(SRS)系统和加速器不能做这种治疗。

四、其他立体定向放疗

(一)赛博刀

赛博刀(Cyberknife)是由美国 Stanford 大学医疗中心脑外科副教授约翰·阿德尔于 1992 年研发的,是继伽玛刀之后一种最新的可以切除脑肿瘤的微创手术。Cyberknife 是一种可治疗多种癌症的影像引导立体定向治疗机,治疗患者各部位病变,操作简易、方便。其主要组成部分包括:①产生 6 MV X 线的直线加速器;②支撑加速器的机器人,可以将加速器旋转到任意角度进行照射,其位置精度可达 1.1 mm;③由几台 X 线照相机组成的影像装置,在治疗过程中不断获取患者图像,并利用这些信息使射束始终对准靶区。赛博刀的治疗计划系统有其独到之处,是唯一能够提供非等中心治疗计划的立体定向外科系统,并且还有逆向计划功能。

用赛博刀做放射手术的成功率可逾 95%,术后患者不会发生头痛、局部疼痛或肿胀等并发症;只有在治疗脑髓附近的肿瘤后,患者可能出现呕吐现象。临床应用赛博刀系统可治疗动静脉畸形瘤、肿瘤和脑部、颅底、颈胸脊柱、头及颈部病变,特别在脑外科及脊髓手术方面的成效甚为显著,也可治疗一些直径大至 6 cm 的肿瘤。

这种设备操作过程:①进行放射手术前,将 CT 或 MRI 扫描的病灶点图像储存在计算机内,追踪患者头部的移动,编制一套整合的 X 线影像处理系统(image process system,IPS),其中包括两个矩形的 X 线摄像机,后者可制造一对传输图像,这些图像由一对荧光屏幕、影像增强器及 CCD 摄像机摄取,高速度的计算机可依靠分析这些图像数据,计算出病灶点的位置;②当手术进行时,X 线追踪系统会不断把术中所拍摄出来的低剂量骨骼剖析图像(bony anatomy image)与先前储存在计算机内的病灶点图像相互比较,以便决定肿瘤的正确位置,再把这些数据输送至机械臂,使其可对准病灶点;③治疗计划系统(TPS)通过所获取的脑部组织的 3D 图像,计算出病灶点需承受的放射剂量。放射光束从不同的方向聚焦至病灶点,使病灶点承受高剂量的放射,减少对周围组织的放射。

(二)诺力刀

诺力刀(适形调强放疗系统)作为当今放疗设备的领先技术,目前已成功地用于临床治疗,融现代医学影像技术、立体定位技术、计算机、核医学、放射物理学及自动化智能控制等多种现代高新科技于一体,可实现对全身肿瘤的常规放疗、3D 立体定向精确放疗、SRS 治疗(X 刀治疗)和(诺力刀治疗)等。

适形调强放疗系统具备的特点:①数字化直线加速器可产生多档能量的光子束和电子束,根据临床治疗需要而调节;②系统配备全自动内置式微多叶光栅(MLC)和自动调节的内置式楔形板,可在治疗中根据计划系统预先设计的治疗方案进行动态射束造型和能量调节,从而使照射野和靶区在 3D 形态和剂量分布上高度适形;③3D 治疗计划系统可通过网络直接从 CT 或 MRI 等影像设备中获取数字化定位图像;进行各种图像和组织结构的 3D 重建和任意剖面显示,实现高精度的逆向计划设计;④自动定位跟踪系统可在治疗中实时跟踪治疗靶区,若出现超出预定值的定位偏差,系统将自动停止出束,自动校准体位后继续治疗;⑤呼吸门控技术的应用最大限度地避免了由于患者的呼吸运动所造成的靶区定位误差,使治疗更加精确,避免过多的健康组织受到不必要的照射;⑥射野及剂量验证系统可在治疗中实时验证射野的形状、位置和剂量,确保治疗的准确性和可靠性;⑦精确数控治疗床 3D 方向的运动稳定、准确和可靠,保证高精度的治疗,同时也便于治疗摆位和定位;⑧治疗控制系统与治疗计划系统联网,根据治疗计划系统所规划的治疗方案可实现对整个治疗过程的自动控制、双向校验、同步摄像和双向对讲监控;⑨各种安全联锁和保护装置确保患者和操作人员的安全。临床应用及治疗适应证:诺力刀能够治疗全身各部位肿瘤,包括全身各部位肿瘤的常规外照射,头部肿瘤(尤其是大体积肿瘤或恶性肿瘤)的立体定向分次治疗和适形调强治疗;颈部、胸部、肺部和腹部等部位恶性肿瘤适形调强治疗等。

(李　琛)

第八节　三维和调强适形放疗

一、三维和调强适形放疗的基本原理

放疗的基本目标是努力提高其增益比(gain ratio),即最大限度地将放射线的剂量集中到病变(靶区)内,杀灭肿瘤细胞,而使周围正常组织和器官少受或免受不必要的照射。理想的放疗技术应按照肿瘤形状给靶区很高的致死剂量,而靶区周围的正常组织不受到照射。要使治疗区的形状与靶区形状一致,必须在 3D 方向上进行剂量分布的控制。X(γ)线立体定向治疗和高能质子治疗成功的临床经验揭示并证明,采用物理手段不仅能够改善病变(靶区)与周围正常组织和器官的剂量分布,而且能够有效地提高治疗增益。适形放疗(conformal radiation therapy)是一种提高治疗增益比较有效的物理措施,使高剂量区分布的形状在 3D 方向上与病变(靶区)的形状一致。从这个意义上讲,学术界将它称为三维适形放疗(three dimensional conformal radiation therapy,3D-CRT)。为达到剂量分布的二维适形,必须满足下述的必要条件:①在照射方向上,照射野的形状必须与病变(靶区)的形状一致。②要使靶区内及表面的剂量处处相等,必须要求每一个射野内诸点的输出剂量率能按要求的方式进行调整。满足上述两个必要条件的第一个条件的 3D-CRT 称为经典适形放疗(classical conformal radiation therapy,CCRT),同时满足上述两个必要条件的 3D-CRT 称为调强适形放疗(intensity modulated radiation therapy,IMRT)。IMRT 为放射肿瘤学史上的一次变革,将是 21 世纪初放疗技术的主流。

二、调强适形放疗计划及实现方式

　　射野内诸点输出剂量率按要求的方式进行调整是满足 IMRT 的两个必要条件之一。调强的概念启发于 X 线横向断层 CT 成像的逆原理,CT X 线球管发出强度均匀的 X 线束穿过人体后,其强度分布反比于组织厚度与组织密度的乘积,反向投影后形成组织的影像。如果使用类似于 CT X 线穿过人体后的强度分布的高能 X(γ)线、电子束或质子束等,绕人体旋转(连续旋转或固定野集束)照射,在照射部位会得到类似 CT 的适形剂量分布。根据调强的概念,首先要根据病变(靶区)及周围重要器官和组织的 3D 解剖,和预定的靶区剂量分布及危及器官的限量(包括危及器官的允许体积),利用优化设计算法,借助计划系统计算出射野方向上应需要的强度分布,这是常规治疗计划设计的逆过程,称为逆向计划设计(inverse planning)。然后按照设计好的强度分布,在治疗机上采用某种调强方式实施调强治疗。

三、调强适形放疗的应用及局限性

　　IMRT 的临床价值是高剂量分布区与靶区 3D 形状的适合度较常规治疗大有提高;进一步减少了周围正常组织和器官卷入射野的范围,这已在鼻咽癌、前列腺癌、非小细胞肺癌和颅内肿瘤等3D-CRT与常规治疗的研究比较中得到证实。靶区剂量分布的改善和靶周围正常组织受照范围的减少,可导致靶区处方剂量的进一步提高和周围正常组织并发症的减低,并且在上述几种癌瘤的临床增量计划研究中得到证实。理论和临床经验证明,靶区剂量的提高,必然导致肿瘤局部控制率的提高,减少肿瘤远地转移率,进而改进和提高生存率。肿瘤对放射线的抗拒和肿瘤的个体差异,造成剂量-效应曲线随剂量继续增加变得平坦,会减弱由于靶剂量增加带来的治疗增益的提高;但由于 3D-CRT 使靶区外周(边缘)剂量得到提高,靶剂量的提高总体上能提高局部控制率。因此适形治疗不能使所有患者的生存率得到提高,而只是对局部控制失败占主要的或对局控失败未控肿瘤细胞再生所致远处转移的肿瘤患者治疗有意义。也就是说,具有上述特征的肿瘤患者,通过适形治疗,可望提高肿瘤的局部控制率,进而提高生存率。除此之外,采用适形技术,正常组织和器官可以得到保护。适形治疗特别适用于复杂解剖结构的部位、形状比较复杂及多靶点的肿瘤治疗,可减少放射并发症和改进患者治疗后的生存质量。采用适形治疗后,周围正常组织和器官剂量的进一步减少,有可能吸取 X(γ)线立体定向治疗的经验,改变传统的剂量分次模式,加大分次剂量和减少疗程分次数,使疗程缩短,对肿瘤的控制会更有利。

四、调强治疗方式

常规物理楔形板是一维(1D)线性调强器,动态楔形板是 1D 非线性调强,能在楔形平面内生成 1D 强度分布。调强方式基本上可划分为以下方法。

(一)物理(2D)补偿器

补偿器(compensator)原用于人体曲面和不均匀组织的补偿。2D 补偿器出现在多叶准直器(multi-diaphragm collimator,MLC)用作调强之前,目前仍广泛使用可靠的物理调强技术。因每个射野都需要使用补偿器,给模室制作和治疗摆位带来不便。补偿器件为一种滤过器,也会影响原射线的能谱分布。

(二)MLC 静态调强

MLC 的运动和照射不同时进行的调强方法称为 MLC 静态调强(quiet intensity)。此类调强是将射野要求的强度分布进行分级,利用 MLC 形成的多个子野进行分步照射(stop and shot),其特征是每个子野照射完毕后,切断照射;MLC 调到另一个子野,再继续照射,直到所有子野照射完毕。所有子野的流强相加,形成要求的强度分布。MLC 静态调强,由于每个子野照射结束后,射线必须关断,才能转到下一个子野。这样因加速器的射线"ON"和"OFF"动作,带来剂量率的稳定问题。只有带"栅控"电子枪的加速器,才可以执行 MLC 静态调强。

(三)MLC 动态调强

MLC 运动和照射同时进行的调强方法称为 MLC 动态调强(dynamic intensity),这种调强是利用 MLC 相对应的一对叶片的相对运动,实现对射野强度的调节。属于此类的方法有动态叶片、调强旋转和动态 MLC 扫描等方法。其特征是在叶片运动过程中,射线一直处于"ON"的位置。

(四)断层治疗

断层治疗(tomotherapy)技术,因模拟 X 线计算机断层技术而得名,是利用特殊设计的 MLC 而成扇形束(fan beam),绕患者体纵轴(此轴一般与加速器机架旋转轴一致)旋转照射,完成一个切片治疗;然后利用床的步进,完成下一个切片的治疗。按床的步进方式不同,在美国两个不同的地方,分别独立发展了两种不同的断层治疗方式,即 Green 方式和 Maekie 方式。前者是在每次旋转照射完毕后,床步进一段距离;后者采取类似螺旋 CT 扫捕方式,机架边旋转床边缓慢前进。从技术意义上讲,后者才是真正的断层治疗。

(五)电磁扫描调强

在所有的扫描技术中,电磁偏转扫描(electromagnetic deflection scanning)技术是实现调强治疗的最好方法,与前述的独立 MLC 运动调强相比,不仅具有 X 线光子利用率高和治疗时间短的突出优点,而且可实现电子束和质子束的调强治疗。在电子回旋加速器的治疗头上,安装有两对正变(四极)偏转磁铁,通过计算机控制其偏转电流的大小,在几个微秒时间内就可以形成 $50 \, cm \times 50 \, cm$(X 线)大小的射野。按照预定的扫描方案,控制偏转磁铁的电流,改变电子射出(电子束治疗)或电子击靶(X 线治疗)方向,产生所需的方向不同、强度各异的电子笔型束或 X 线笔型束。这些笔型束在患者体内的集合,形成要求的强度分布或剂量分布。

(李　琛)

第九节　质子治疗技术

一、质子治疗技术的发展

经过近半个世纪的努力与发展,质子技术治疗肿瘤已逐渐走向成熟。由于质子束有一个 Bragg 峰,能量大、穿透力强,正常组织损伤小,用高度精确计算机技术控制可随意将 Bragg 峰调整到肿瘤区并释放大量能量。目前其他技术与之无可比拟,已成为世界各国优先发展和令人瞩目的肿瘤治疗高新技术。

质子束的医学应用是 1946 年 Wilson 提出的。1954 年 Tobias 等人在美国加州大学Lawrence Berkeley实验室(LBL)进行世界上第一例质子线治疗晚期乳腺癌,用质子线照射垂体进行去势治疗。此后瑞典、苏联也先后开展了质子治疗的临床研究,美国麻省总医院(MGH)在质子治疗的发展中起到了非常重要的推动作用。1961 年开始在哈佛回旋加速器实验室(HCL)治疗脑垂体有关疾病,如肢端肥大症,库欣综合征,糖尿病引起的视网膜病、动静脉畸形等。1975 年 MGH 和 HCL 联手用质子治疗眼球脉络膜黑色素瘤、颅底软骨瘤、脊索瘤、前列腺癌。20 世纪 80 年代后期开始,日本筑波大学质子医学研究中心(PM-RC)根据东方人的特点,将肿瘤治疗研究的重点放在肝癌、食管癌、肺癌等内脏器官肿瘤上。

1992 年美国 LomaLinda 大学医学中心(LLUMC)启用了医学专用质子装置,这在质子治疗的历史上具有划时代的意义。在这以前,质子治疗仅是高能物理实验室实验用大型加速器的附属产品之一,而医学专用加速器的应用,正式宣告质子治疗进入了医学领域,而且确定了其在应用中的地位,加快了这一技术的发展与推广应用。他们采用的是同步加速器,在这 8 年中,在前列腺癌、肺癌等的治疗中已取得良好成绩。

最近,在两家质子治疗中心已经建成并部分投入使用,一家是美国麻省总院的东北质子治疗中心,另一家是日本的国立癌中心病院。这两家都是采用回旋加速器。装置的体积较同步加速器已大大减少,但能量调节的难度较大。

由于质子治疗在肿瘤和非肿瘤的治疗中,均获得了较好的疗效,得到了各国政府的有力支持。1985 年成立了国际性的质子治疗合作组(PTCOG),进行世界范围内的质子课题合作研究。迄今为止,全世界有 17 家质子医疗中心,美国、俄罗斯、日本各 3 家,加拿大、比利时、南非、英国、瑞典、瑞士各 1 家。累计治疗患者已超过 25 万例。

二、质子的物理学和生物学效应

质子治疗是放射肿瘤学中一种新兴的放疗方法,尤其是用于眼部肿瘤的治疗、较大体积的深部肿瘤的治疗和对常规辐射(X 线、γ 线)敏感性差的肿瘤的治疗等。由于质子束在生物组织中的优良剂量分布特性,可使高辐射剂量集中于肿瘤部位,减少对周围正常组织的损伤。在质子治疗中引入质子生物效应方面的考虑则可进一步提高治疗的精确度。质子的生物效应主要由初始的物理作用以及相继的化学变化对细胞生命中起关键作用的生物大分子所造成的破坏所致。

（一）物理学特性

质子是带有1个正电荷的粒子，是原子核的组成部分，其质量为电子的1 836倍。用于医学利用的质子来源于氢（H_2），氢电离后成为质子（H），经同步或回旋加速器加速到接近光速后用于治疗疾病。质子束的最大特征是它进入人体内形成尖锐的Bragg峰，在形成峰之前的低平坦段为坪，峰后则是一个突然减弱陡直的尾。由于Bragg峰太尖，所以一般都将它扩展后形成与肿瘤大小吻合的扩展Bragg峰（SOBP）。但对于小的肿瘤则可调整质子束的能量，使Bragg峰直接作用于肿瘤。由于质子束的能量巨大，在达到靶区的途中与组织形成的散射远小于电子线，在照射区域周围半影非常小。而且，质子束峰锐减（尾），所以肿瘤后面与侧面的正常组织可以得到保护，而肿瘤区域以前的受量也只有X线、电子线的一半，其正常组织损伤也是非常少的。

（二）初始物理效应与化学损伤

被加速的质子进入生物材料中时，主要是通过质子-电子碰撞引起分子电离和分子激发，而被电离和激发的分子具有较大的内能，可对在细胞生命中起关键作用的生物大分子（如DNA）产生破坏作用。质子也可直接作用于这些生物大分子使其键链断裂。由于质子质量远大于电子质量，在每次质子-电子碰撞中质子方向改变极少，相对而言其能量损失也较小，由此引起的横向位置模糊也较小，所以质子运动可以近似看成直线，因而质子射程有确切的意义，它依赖于质子初始动能和介质的特性。此外，在单能质子剂量-深度（射程）分布曲线中存在很窄的"Bragg"峰，在峰后沿剂量急速下降到零，该峰还可以通过展宽技术进行任意扩展（图5-4）。上述质子的物理剂量分布特性可用来精确地控制质子治疗中的剂量分布，使得质子束可在生物组织中形成较常规射线更理想的剂量分布。

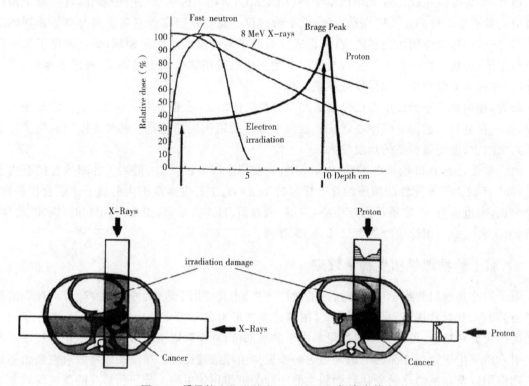

图5-4　质子的生物学效应 Bragg Peak 与治疗效应

化学损伤主要包括水的辐射分解和共价键分子的键断裂所产生的自由基对生物分子的破坏作用,称之为间接作用。直接作用和间接作用都是导致细胞死亡的主要原因。此外,氧效应能够增强辐射效应。

(三)生物效应的定量描述

电离辐射能量在生物体内的沉积过程和对生物功能分子破坏(如 DNA 链断裂与 DNA 簇损伤、DNA 交叉连接和碱基损伤等)的最终结果,表现为某些正常生物功能被破坏或改变,辐射损伤的程度依赖于辐射类型、吸收剂量及其在体内的分布等。从宏观上可用相对生物效应(RBE)与传能线密度(LET)对辐射效应和辐射品质进行定量描述。相对生物效应定义如下。

RBE 依赖于辐射类型、所选择的生物学终点效应及该生物效应的定量水平(细胞辐照后的存活率),而 LET 定义为质子径迹上某一点附近小区域内沿径迹单位长度生物介质吸收的能量,但不包括离开该区域的次级粒子(如 δ 电子)的动能。LET 具有局域的含义,但它仍是个统计量,没有考虑能量传递的不连续性。人们预期不同类型辐射的生物效应与其 LET 相联系(正比),目前许多研究仍将 LET 作为主要辐射品质参数。然而,粒子径迹结构的微观特征才是决定粒子 RBE 的关键因素,20 世纪 70 年代发展起来的微剂量学模型对解释低 LET 辐射的生物效应取得了很好的结果,它将辐射品质与局域能量密度的(不连续)分布相联系。例如,取参考体积元大小为典型的染色体尺寸,能量沉积在这些体积元上的分布就给出该射线品质的一个更为精确的微观定量描述。细胞存活曲线描述了辐射剂量与细胞致死效应的实验关系,传统解释方法是基于某些关于辐射作用机制的假设推导出细胞存活的数学公式,然后用之拟合实验数据,如靶理论、双辐射模型等。

$$RBE = \frac{产生某一生物学终点效应的参考辐射剂量}{产生同一生物学终点效应所需被检验辐射剂量}$$

(四)低能质子的生物效应

低能质子具有较高的 LET 和较大的 RBE。在利用质子 Bragg 峰进行质子治疗时,有一部分剂量是低能质子贡献的,对低能质子生物效应的研究有助于从微观上理解辐射作用的生物物理机制。

BelliM 等人利用单能质子束对单层 V79 细胞进行照射,在质子能量小于 4 MeV 的范围内,系统地研究了 V79 细胞的存活率及相应的 RBE 与 LET 的关系,结果表明存在一个 LET 值范围(目前试验给出的范围为 $11\sim31$ keV/μm),在这个范围内,质子比具有相同 LET 值的其他重粒子(特别是 α 粒子)使 V79 细胞失活的效应更强,质子 RBE 不仅大于 1,而且随 LET 值增大而增大,在 LET=31 keV/μm 处达到最大,而 α 粒子 RBE 最大值位置在 LET=100 keV/μm 处。试验结果还表明,在 LET 值位于 $20\sim23$ keV/μm 范围内,低能质子诱导 V79 细胞突变的生物效应大约是 α 粒子的两倍。所以,从诱导细胞突变这一生物学效应来看,低能质子也比 α 粒子更有效。此外,利用低能质子束还可进行诱发 DNA 链断裂的试验研究。

(五)质子治疗与生物剂量

总体上说,质子的生物效应基本与常规辐射相近。质子束基本上属于低 LET 射线,适合用于传统的分次治疗。试验对比质子入口端(坪)和扩展 Bragg 峰中心处的生物效应发现,无论是在有氧还是乏氧条件下都无显著差别,因此多数质子治疗中心都使用 RBE=1.1 将质子剂量变换为等价的 ^{60}Co γ 线剂量。但是,在质子射程末端(10 MeV 以下)剂量下降部分,质子 RBE 值升高,RBE≈1.4,OER(氧增比)降低,尤其是在深端边缘 RBE 上升十分陡峭,这使得生物 Bragg 峰位置延伸大约 2 mm,所以当被治疗体积接近敏感的正常组织时,应当充分考虑质子 RBE 的这一特征。高 LET 射线适合于治疗对常规辐射敏感性差的肿瘤,但也会对正常组织带来不可修复的损伤。

单能质子剂量随深度分布的特征是存在很窄的 Bragg 峰,也就是说,在接近射程的末端,剂量达到极大值。在临床治疗中需要根据病灶的深广度调节质子能量来确定 Bragg 峰的位置和宽度,以使 Bragg 峰落到病灶位置上。若再加上可调光栅、点扫描技术和三维空间的(相对)转动,使高剂量区的形状在三维方向上与肿瘤靶的形状一致,这便是质子的三维适形治疗技术。国外已开始对质子适形治疗和调强治疗方面的研究。当考虑到低能质子生物效应较强,要求扩展 Bragg 峰顶部有均匀的生物效应时,顶部的物理剂量就不应是均匀的,而应当随着深度逐渐有所下降,即引入所谓空间可变的 RBE 参量。由于在质子治疗中包含了高低 LET 两种成分,它们对细胞损伤的机制(DNA 的双链断裂与簇损伤)有所不同,在质子治疗(多采用多次照射疗法)中会导致两种不同的放射性损害的修复率。此外,过高的质子瞬间剂量不仅会给剂量测量带来困难,也会使质子的生物效应发生变化,这些生物效应上的变化对临床治疗的影响也应适当给予考虑。

三、质子治疗系统

质子治疗系统中关键设备为加速器、旋转机架、治疗头和治疗计划应用软件等 4 类,相关设备见图 5-5～图 5-7。各供应商产品性能和价格都有不同,各有其优缺点,用户要根据自己的性能要求和价位来进行选择。

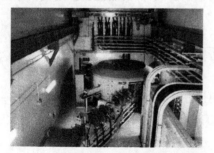

图 5-5　日本住友 235 MeV 回旋加速器

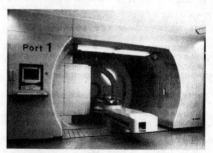

图 5-6　旋转式治疗机架

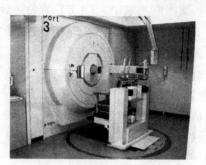

图 5-7　固定式治疗机架

四、质子治疗的分类

质子治疗的分类质子治疗通常可分为 3 类,包括质子放射手术、眼部质子治疗和较大照射野的质子治疗。

(一)质子放射手术

质子放射手术也称质子刀,特点是治疗一次或几次,将高剂量集中于较小的区域使靶区组织完全破坏。主要用于颅内良性小肿瘤、功能性神经疾病和动静脉畸形。质子刀分为两种方法进行:一种是能量不变,从不同的多个角度对病灶区照射,病灶中心剂量可达 200 Gy,产生急性凝固坏死等反应而达到治疗目的;另一种则是调节质子束能量,使 Bragg 峰落到病灶区域,照射野可以少些。前一种方法一般多用于小的病灶(如直径<15 mm),一次治疗即可完成。而后一种则多用于多野多次、剂量不均匀的较大病灶。质子刀治疗是质子治疗中最原始的方法,美国、瑞典均积累了丰富的经验。至 1992 年止,HCL 已治疗 3 582 例肢端肥大病患者和 1 351 例脑动静脉畸形的患者。

(二)眼部质子治疗

眼黑色素瘤是西方的多发病,过去的治疗方法是摘除眼球,患者痛苦至极。质子治疗可使 90％以上患者保存眼球,5 年局部控制率为 96％,治愈率达 80％以上。治疗方法为 8~9 天内进行 5 次治疗,平均总剂量为 70～80 Gy。仅 HCL 和瑞士的 Paul Scherrer 研究所(PSI)治疗眼球黑色素瘤达 3 000 例以上,获得良好的效果。

(三)较大照射野的质子治疗

提高和调节质子的能量及扩展质子的 Bragg 峰,使较大照射野的治疗成为可能。较大照射野治疗都采用分次照射的方法。MGH 主要用于治疗颅底软骨和脊索瘤,并确立了质子治疗为颅底软骨和脊索瘤的首选治疗方法。日本筑波大学质子医学研究中心在研究扩大质子治疗应用方面做了大量的工作,他们试用质子治疗肝癌、食管癌、肺癌,获得了良好的疗效。LLUMC 应用于前列腺癌的治疗,4 年存活率达 90％,每年治疗患者总数超过 500 例。

五、临床应用

(一)眼部肿瘤

1.局限型眼色素层黑色素瘤

大批患者的材料显示,对中等大小的局限型眼色素层黑色素瘤,质子治疗的无瘤 5 年生存率为 86％,10 年生存率为 79％;对较大的局限型眼色素层黑色素瘤,质子治疗的无瘤 5 年生存率为 68％,10 年生存率为 60％;美国麻省总医院和哈佛大学回旋加速器实验室(MGH-HCL)报道的 1006 例局限型眼色素层黑色素瘤的 5 年局控率为 96％,眼球保持率为 90％。

2.视网膜母细胞瘤

由于质子线可以集中在肿瘤区,因此可避免眼内其他结构、眼眶骨质和周围的软组织受到照射,以保持视力,避免损伤和减少第二个肿瘤的发生。

(二)颅底肿瘤

由于视神经、脑干和脊髓等重要器官临近颅底,因此在治疗颅底软骨瘤和软骨肉瘤时无法予以高剂量照射,一般照射剂量不超过 60 Gy。用质子照射时可把局部剂量提高到 70 Gy 左右,明显提高局部控制率。

(三)中枢神经系统肿瘤和脑动静脉畸形

1.脑胶质瘤或星型细胞瘤

绝大多数脑胶质瘤或星型细胞瘤在手术切除后需进行术后放疗,MGH-HCL 对 25 例患者在术后先用光子行大野照射,然后再用质子进行小野照射,小野区的照射量高达 90 cGy,无一例在小野内复发。

2.垂体瘤

MGH-HCL用质子治疗垂体瘤引起的肢端肥大患者,5年缓解率达50%,而视力损伤率仅10.8%。

3.脑动静脉畸形

许多中心报道了用质子治疗脑动静脉畸形,治疗后血管照影畸形血管闭塞效果良好。

(四)前列腺癌

美国罗马林达大学用光子对前列腺和盆腔大野照射45 Gy,然后用质子对前列腺照射75 Gy,肿瘤控制良好,并发症少,照射野内复发率仅2.8%。

(五)其他肿瘤

日本筑波大学报道了他们用质子治疗食管、肝、肺、宫颈和膀胱癌疗效,并和其他治疗方法治疗的结果进行比较如下。

1.食管癌(32例)

质子治疗的5年生存率为43.7%(Ⅰ期3/4,Ⅱ期5/14,Ⅲ期6/14)。对比之下,全国5 481例手术患者(1969—1980年)的总5年生存率为23.8%(Ⅱ期64%,ⅡA期41%,ⅡB期25%,Ⅲ期17%)。

2.肝癌(117例)

5年生存率为38%(其中50例仅有轻度肝功能障碍的患者5年生存率为59%)。对比之下,国立肿瘤中心379例手术患者(1974—1988年)的5年生存率为41%,非手术患者(1977—1989年)而用化疗的患者5年生存率仅6%。

3.肺癌(10例)

其中Ⅰ期老年患者(平均年龄77岁),一般情况较差的5年生存率38%,局部控制率56%;Ⅱ、Ⅲ期患者无法比较。对比之下,日本Mountain医院的肺癌手术患者的5年生存率为$T_1N_0M_0$62%,$T_2N_0M_0$36%。

4.膀胱癌(19例,其中$T_2$7例,$T_3$12例)

用强烈化疗+放疗(体外X线+瘤体质子照射)。结果为90%(17/19)存活6～30个月(平均14个月),其中76.5%(13/17)保留膀胱。对比之下,104例T_2、T_3接受手术加术后常规射线照射的患者,5年生存率为$T_2$58%、$T_3$63%。此外,各国报道还有头颈部肿瘤、直肠癌、脊髓瘤、宫颈癌等,均取得较好疗效。

根据以上各国报道的临床治疗结果,可看出质子可治疗许多肿瘤,并有较好的疗效,而且其适应证正在逐渐扩大。但是质子加速器仅仅是一个较先进的设备和工具,绝不应滥用。医师对每一位肿瘤患者所制定和采取的首选治疗方案,往往决定此患者的治疗效果和预后。因此,肿瘤医师在决定对某一位肿瘤患者的治疗方案时,必须要有全面考虑。首先应该从多学科综合治疗的观点来考虑,尽可能利用和综合各种治疗手段的优点,制定出一个最佳治疗方案(包括外科手术、放疗、化疗和其他手段)。同样道理,在制定放疗方案时,也应从临床肿瘤学、放射生物学、放射物理学和照射技术学等方面,进行全面考虑。在选择射线方面,也应综合考虑各种射线的特点,制定一个最佳的治疗方案(包括用其他射线和质子相结合或单纯质子治疗),在设计和执行质子放疗计划时,对于确定靶区,设计放疗计划,确保体位固定和每次照射时的重复性等方面,必须比应用其他射线的治疗更为严格,以免出现靶区的边缘部分剂量丢失或靶区周围正常组织的高剂量。

六、质子治疗与其他放疗技术的比较

(一)与立体放疗的比较

近年来,立体放疗(γ刀、χ刀)已经广泛用于中枢神经系统肿瘤和良性疾病(如 AVM)等,从目前的研究情况看,质子治疗对小的肿瘤(<26.0 mm)无明显剂量分布优势,而对较大的肿瘤、形状不规则的肿瘤和肿瘤位于脑组织周围者,质子治疗优于其他治疗方法,既可减少正常组织的损伤,而且治疗计划设计时间也明显缩短。

(二)与调强适形放疗的比较

调强适形放疗(IMRT)是在普通高能直线加速器通过多叶光栅的运动,在三维治疗计划系统的精确计划与控制下,实现照射高剂量区域与肿瘤或靶区的形状基本一致,减少周围组织的受量,提高靶区的剂量,目前被公认为是放疗最新技术之一。放射剂量学研究表明,对一个头颈部的肿瘤采用剂量为 70 Gy(100%)的常规放疗、调强适形放疗和质子治疗时,腮腺可分别获得 60 Gy(86%)、23 Gy(33%)、14 Gy(20%)。由此可见,IMRT 优于常规放疗,而质子治疗又明显优于前两者。当然,目前质子治疗也已经发展到多野照射、三维适形计划、补偿器的束流调强,从而利用质子束 Bragg 峰的优越性可大大超过 X 线的各种治疗。

(三)与 π 负介子的比较

从 1974 年始,美国开始了 π 负介子的治疗研究。π 负介子为带电离子,具有快中子的生物学特性和质子的物理学特性,目前加拿大和比利时等国仍在进行研究。1997 年加拿大的 Pickles 报道了脑星型细胞瘤随机分组试验认为,π 负介子治疗组并未比常规 X 线治疗组获得更多好处。1999 年 Pickles 报道了晚期前列腺癌随机分组试验指出,局部控制率和生存率在常规 X 线治疗组与 π 负介子治疗组均相同。π 负介子治疗的设备成本高,而疗效并无明显提高,美国已经停止临床试验。

(四)与其他离子束治疗的比较

美国加州大学的 LBL 曾在 1957 年以后改用氦离子束进行肿瘤治疗试验,其物理特点与生物学效应类似于质子,而成本则高于质子,疗效与质子治疗近似。所以,1992 年他们停止了氦离子束肿瘤治疗试验。其他离子也类似质子束 Bragg 峰的特性,而且 LET 也比较高,对肿瘤的控制比较有利,因为高 LET 射线对乏氧细胞同样具有较强的杀伤力。但高 LET 射线治疗也有其缺点,对各种细胞杀伤力差别较小,正常组织和细胞将受到损伤,且高 LET 射线的损伤不易修复。当原子序数>20 的原子所产生的重离子在体内传输时,一些离子由于核碰撞而碎裂,碎片具有较长的射程,导致 Bragg 峰后尾较大而长,在坪处的 RBE 较高,很不利于保护肿瘤区域前后的正常组织。从剂量学方面,高 LET 离子射线对肿瘤前后正常组织保护不利,不适于放疗,应该选择较轻的离子。一般认为^{12}C 和^{16}O 为佳,目前正在进行碳离子束治疗研究,现在下结论为时尚早。

(五)与 MM50ARTSTM 装置的比较

MM50ARTSTM 装置是新近开发的回旋加速器,其电子线和 X 线的能量都能达到 50 MeV,而且可以设置两个以上的治疗机头。加大电子线能量的主要目的是既利用高能量射线提高最高剂量深度达到肿瘤部位,又能利用电子线的高剂量峰后锐减特性保护瘤后的正常组织,而提高 X 线的能量则主要是减少射线入射浅层剂量。此外,MM50ARTSTM 装置可进行比较精确的调强适形放疗。Brahme 对各种能量的电子线、X 线与以质子束为代表的其他离子束进行物理和生物学方面的比较研究,认为 50 MeV 电子线和 X 线的剂量分布不能达到质子束为代表的其他离

子束的优良程度,其 LET 则与质子束(160 MeV)相等,并低于其他离子束。因此,50 MeV 电子线和 X 线的生物学效应与常规治疗相似。

七、质子治疗技术的发展趋势与展望

现代放疗技术不断完善,正向精确化方向发展,例如三维治疗计划、适形治疗、调强治疗、CT 和 MRI 定位、短距离治疗和种植等技术是目前精确放疗的代表。放疗与其他方法联合治疗的方向,如热疗和药物增敏与化疗同时联合应用等。应用和寻找新的放射源,如正在开发应用中的质子治疗和其他离子线治疗等。质子治疗技术将向更加完善与普及的方向发展。技术上的完善是指适应证的扩大(包括良性病治疗的开发与利用);临床与基础研究的更加深入;用质子束照射联合其他治疗的方法,提高治疗效果。为了普及这一技术,必须研究新的、简单的装置,昂贵的成本极大地阻碍了此项技术的普及。目前的价格是一台 Comforma3000TM 相当于 48 台 γ 刀的价格。如果价格降低到现在价格的一半或 1/3 时,它将可以装备到各大城市,而现在则只能在少数发达国家中应用。

质子冲击靶后可以产生 π 介子,它也是一种放疗的辐射源,并且美国、加拿大和瑞士等国家已经试用了 π 介子治疗,今后的质子治疗装置应该向具有各种离子治疗的功能方向发展。也许不同疾病对不同的离子束流效果不一样,从而可灵活地选择最佳的离子治疗各种肿瘤和各种良性病。

随着科学技术的发展,预计近年内,可能有更小型化的质子治疗装置问世,因为从美国 Loma Linda 大学的同步加速器 Comforma3000TM 系统到如今比利时 IBA 公司制造的小型化回旋加速器 IBA proton therapy system,所花费的时间不到 10 年。只有发展小型化装置,才能有望加快对质子治疗技术进行普及。

质子基础医学的研究已经在各国中心中放在了重要的地位。临床研究已有单独的组织,可组织和实施世界范围内的大联合研究。如果与其他一些方法联合进行,有望获得肿瘤治疗的重大突破。

质子技术的另一个发展方向是进行质子诊断,如质子照射和质子断层优点是物质密度分辨率高,也可以利用质子在人体组织中由核反应产生的正电子发射进行正电子断层照相(PET),可以检查和了解质子剂量的分布。

(李　琛)

第十节　姑息放疗

一、姑息放疗的指征和原则

由于诊断技术的限制,人们对肿瘤的认识和整体医疗水平的限制,恶性肿瘤在确诊时仅有 1/3～1/2 的患者有希望达到根治,相当数量的患者没有治愈的希望,即使在根治的患者中仍有约 50% 的患者在以后肿瘤复发和转移,因此,这样的患者均需要进行以姑息治疗为目的的治疗,以减轻痛苦,延长生命。在恶性肿瘤给人们带来的危害中,与死亡相比较,多数人更恐惧的是痛

苦。肿瘤的姑息治疗是一个很广的范畴,涉及肿瘤患者从诊断后到疾病发展直至死亡前的全过程,涉及许多科室的工作包括内科、外科、放疗、神经、麻醉、营养、心理、康复等,也特别需要患者家庭和社会的支持与配合。许多学者对恶性肿瘤治愈性或根治性治疗有较多的研究,其治疗结果的判断是以生存率和控制率等客观指标进行,因此多数肿瘤的根治性治疗方法和应用原则基本是一致的,但姑息性治疗的应用却多数没有统一的方法,治疗结果的判断许多是主观的或半量化的,而且由于专业的肿瘤治疗人员的缺乏,对肿瘤姑息治疗认识的欠缺,以及家庭社会对晚期肿瘤的认识,治疗经费等问题均影响姑息治疗的选择和实施。

姑息治疗的指征有以下几种。①止痛:各种肿瘤溶骨性转移所导致的疼痛均可采用放疗止痛,有效率约为80%。②止血:头颈部癌、宫颈癌出血时,在局部止血措施的基础上,大剂量外照射或近距离治疗均可有效止血。③解除梗阻或压迫:脊柱转移肿瘤一旦确诊应尽早放疗,截瘫发生前放疗多能有效防止截瘫,截瘫发生后应争取在2周内照射,以利恢复,同时并用皮质激素或脱水剂以暂时减轻脊髓压迫。上腔静脉压迫综合征或大范围肺不张时均可先局部放疗,解除梗阻、缓解症状。

姑息治疗的原则要求:治疗计划应当力求简单、安全。接受姑息放疗的患者大多症状明显、体质虚弱,减少搬动、尽可能在短时间内治疗完成。也应特别注意照射范围内的正常组织耐受剂量,部分患者经姑息放疗后症状明显改善,仍可生存较长时间,晚期放射损伤也不应忽视。

二、骨转移的姑息放疗

(一)骨转移的发生与诊断

骨转移是最常见的恶性肿瘤并发症,大部分骨转移原发肿瘤已明确诊断,少部分患者以骨转移为首发临床表现。常见的原发肿瘤是肺癌、前列腺癌、乳腺癌等,其他少见的是肾癌、甲状腺癌、宫颈癌、膀胱癌、胃肠道肿瘤等。80%的骨转移在躯干骨的红骨髓,按照转移的发生率,依次为椎体骨、盆腔骨、肋骨、头颅骨、肱骨、股骨、胸骨、肩胛骨等。疼痛是骨转移的主要临床表现,严重影响患者生活质量,需要积极治疗,缓解疼痛。

放射性核素^{99m}Tc骨扫描是诊断骨转移的首选检查方法。此方法敏感性高,在有充血或骨代谢活跃的部位均有较高的放射性核素摄取,间接发现肿瘤。但此方法假阳性率较高,骨质增生、结核均需要鉴别诊断。一般来讲,骨扫描需结合其他影像检查来减少误诊。X线检查对骨转移的诊断较骨扫描晚3~6个月。CT对骨转移的诊断优于X线检查,特别是对于胸骨转移、颅底骨转移、椎体转移有较好的显示。MRI确定软组织的结构比CT清楚,对于明确骨结构与软组织的关系有优点,特别是能矢状位显示椎体骨转移,对于放疗定位有帮助。

(二)骨转移的放疗

放疗是骨转移的主要治疗方法,对于止痛和预防骨折均很有效。关于放疗止痛的生物学基础目前仍不清楚,由于一般患者放疗后在48小时内有疼痛的缓解,故射线对肿瘤细胞的杀伤不是唯一可能的机制,推测可能电离辐射对骨组织的细胞毒作用,抑制疼痛化学介质的释放。文献报道90%的骨转移经过放疗均可达到疼痛的缓解,尚未骨折的溶骨性病变65%~85%可再骨化愈合。治疗后疼痛缓解的效果取决于原发肿瘤类型,骨受累部位及浸润情况,是否有骨折,疼痛的时间和严重程度,以及同时合并的其他治疗等。

目前关于骨转移的放疗方法在照射体积,照射剂量,分次剂量等缺乏统一模式,照射总剂量30~60 Gy,分次有单次6~8 Gy,或多次2~4 Gy,治疗效果差别不大。RTOG研究266例孤立性骨转移和 750 例多发骨转移的治疗,发现对孤立性病灶,应用 20 Gy/5 f 和 40.5 Gy/15 f 止痛效果一样。对于多发性骨转移应用30 Gy/10 f,20 Gy/5 f,25 Gy/5 f 和 15 Gy/5 f 方案,止痛效果无差异。最近,欧洲研究应用单次 8 Gy 照射,止痛效果与多分次照射相同。半身照射也应用于骨转移患者中。RTOG 研究认为半身照射是有效而安全的姑息治疗方法,对上半身建议应用6 Gy,对下半身应用 8 Gy 照射,73%的患者取得疼痛缓解,20%完全缓解,50%在 48 小时内缓解,80%在一周内缓解。来自乳腺癌,前列腺癌的患者有较好的效果。他们认为半身照射比局部分次照射效果好,疼痛复发少。但半身照射有 10%的严重暂时血液毒性,83%的上半身照射患者和 39%的下半身照射患者在治疗后 90 分钟呕吐,35%～50%的患者低热。

三、脑转移的姑息放疗

(一)脑转移的发生和诊断

颅内转移是常见的恶性肿瘤并发症,也是恶性肿瘤的主要死亡原因之一。15%～30%的肿瘤发展成为脑转移。成人脑转移的发生率远远高于其原发脑肿瘤。80%的脑转移瘤是在原发肿瘤诊断治疗后发生,少部分患者以脑转移为首发临床表现。50%以上的脑转移是多发病灶。脑转移是由血行播散而来,常发生在灰白质交界处,常见的原发肿瘤是肺癌,乳腺癌,其他还有恶性黑色素瘤、肉瘤、胃肠道恶性肿瘤等。2/3 的患者有临床症状和体征,50%的患者主述头痛,10%～20%为发作性头痛,20%～40%的患者有神经功能障碍。30%以上的患者有认知功能改变。继发于水肿引起的颅压增高引起的头痛是常见的表现,表现为弥散性钝痛,随咳嗽、使劲、弯腰等动作是加重,常伴有恶心、呕吐、视力改变等。结合原发病灶,诊断并不难,MRI 是较好的诊断方法,但需要与原发肿瘤,脑梗死,脑出血等鉴别。

(二)脑转移的姑息放疗

放疗是脑转移的主要治疗方法,几十年来一直在临床应用,有比较好的治疗效果。治疗主要目的是缓解肿瘤引起的症状和体征,控制肿瘤进展。

1.放疗技术

应用全脑照射或大部分脑照射。注意保护眼球,避免高剂量点出现。放疗前、放疗中给予皮质激素可缓解水肿。临床发现对激素反应好的,表示肿瘤引起的改变是可逆的,治疗效果好,治疗后3/4 的患者临床症状和体征改善,2/3 的患者保持缓解至少 9 个月以上,甚至在以后的整个生命期。40%的患者颅神经症状改善。

2.放疗剂量时间方法

有不同的放疗方法。照射剂量 30 Gy/2 周,或 40 Gy/4 周,治疗效果相同。Nieder 研究认为 40～60 Gy 有较好的局部治疗效果,77%患者局部控制,而 30 Gy 则治疗效果不好,局部控制率仅为 48%～52%,存活率无差异。RTOG 的 3 期临床研究显示30 Gy/10 f 和 50 Gy/20 f,对存活率和症状的缓解无差异。如果治疗前患者有以下特点则脑放疗后有较好的预后:卡氏评分大于 70%,原发肿瘤控制,年龄小于 60 岁,没有脑外转移者。

应用 SRS(立体定向放疗手术)治疗脑转移是近年来的新方法,此方法应用精确定位,精确治疗,多野聚焦照射,可给予单次大剂量照射,周围正常组织得到保护。近期治疗效果好。在116 例孤立性脑转移 SRS 治疗研究:显示单次剂量给予 17.5 Gy,局部控制率达 85%。1、2、3 年的实际局部控制率为 85%、65%和 63%。但 SRS 多应用于孤立性脑转移,对于病灶较大者和多发脑转移,应当先进行全脑放疗后再给予 SRS。

四、脊髓压迫综合征

(一)脊髓压迫综合征的发生和诊断

脊髓压迫综合征是继脑转移的第二位神经系统并发症,主要表现为肿瘤侵犯脊髓和邻近神经根引起的相关神经系统症状和体征。一旦发生脊髓压迫征,患者生活质量下降。脊髓压迫综合征中75%的原因是椎体骨转移引起椎体萎陷或骨折、硬膜外肿物形成压迫脊髓。其余25%的原因为肿瘤通过椎孔进入椎管内。脊髓内转移比较少见。原发肿瘤以肺癌和乳腺癌居多。一般来讲,胸段脊髓发生率较高,占脊髓压迫综合征的70%,腰椎占20%。颈段脊髓占10%。单个椎体受累占46%,多个相邻椎体受累占26%,非相邻椎体受累占28%。95%的硬膜外转移压迫症状是疼痛,其疼痛特点与骨转移相似,因此椎体转移后应当注意脊髓压迫的危险。肢体肌无力,感觉丢失,肠道功能麻痹也是多见的症状,高位脊髓压迫还可以产生呼吸和膈肌麻痹,个别患者会伴有带状疱疹。根据原发肿瘤,临床症状和神经系统检查诊断不困难,MRI对于显示椎体转移压迫脊髓或软组织侵犯脊髓有很好的效果。

(二)脊髓压迫综合征的姑息放疗

一旦诊断脊髓压迫综合征,应当按肿瘤急症处理,尽早开始治疗,早期应用皮质激素对缓解压迫有效。如果有可能进行手术,可以明确诊断,固定脊柱,解除压迫,术后给予放疗。如果不能手术,应尽早放疗,对大部分患者能缓解压迫。放疗根据MRI显示的病灶范围,通常上下各包括一个椎体,椎体附件和周围软组织肿物必须包括在照射野内。放疗剂量一般40 Gy/20 f,20 Gy/5 f或30 Gy/10 f。脊髓对射线的耐受取决于照射长度,照射总剂量和分次剂量。一般不推荐单次大剂量照射。剂量计算需要考虑脊髓深度,不要超量。

Marazano等报道275例患者治疗,用30 Gy照射加激素,疼痛完全缓解54%,部分缓解17%,稳定11%,3/4的患者恢复或保留行走功能,44%患者括约肌功能改善,平均存活6个月以上。Zelefsky报道42例前列腺癌引起脊髓压迫综合征患者,治疗后92%疼痛缓解,67%神经功能改善。Levior等报道70例患者,进行30～45 Gy放疗,加用激素治疗,30%的卧床患者和16%的截瘫患者恢复行走。总之,对于脊髓压迫综合征需要尽早诊断,尽早治疗。

五、上腔静脉压迫综合征

(一)上腔静脉压迫综合征的发生和诊断

上腔静脉压迫综合征(SVCS)是临床比较常见的恶性肿瘤并发症,87%～97%的SVCS是由恶性肿瘤所致,约2/3是肺癌,其中小细胞肺癌占38%,鳞癌占26%,腺癌占14%,大细胞癌占12%。在原发支气管肺癌中,3%～15%会发展为SVCS。其他肿瘤如淋巴瘤、乳腺癌纵隔淋巴结转移引起的SVCS也有一定发生率。

上腔静脉是头颈部、上肢、胸部的主要静脉回流通路,血管直径约2 cm,壁薄,受压易改变,在相当低的压力下[19.6～49.0 kPa(200～500 cmH$_2$O)]引起血流受阻。因此当上纵隔内肿瘤或肿大的淋巴结压迫上腔静脉后会很快引起相应临床变化。临床表现与SVCS的程度有关,主要表现为面颈部、上肢、胸部水肿、面部发绀、呼吸困难、胸腔积液等。在肺癌和淋巴瘤引起的SVCS中,呼吸困难占54%～61%、面部占28%～48%、上肢和躯干水肿占38%～44%、咳嗽占22%～28%、胸痛占15%～17%。根据临床表现,诊断不困难,重要的是获取组织学诊断。胸部X线片,胸部增强CT可以较好地诊断。CT引导下穿刺活检、痰细胞学检查、胸腔积液检查等对取得组织学或细胞学诊断有益。

（二）上腔静脉压迫综合征的姑息放疗

上腔静脉压迫综合征属于肿瘤急症，应当尽快治疗。放疗是主要的治疗方法，有时允许在没有病理诊断的情况下治疗。但有条件情况下尽可能得到病理诊断。过去放疗用于 SVCS 中常以大剂量开始（3～4 Gy），理由是大剂量照射可以快速缓解压迫症状，但目前在积极支持治疗情况下，常规照射剂量 1.8～2 Gy 也能很好起作用。Armstrong 等发现接受大剂量（3～4 Gy/d）与常规照射剂量（2 Gy/d），其反应率相似（83％和 78％），现在已不提倡使用大剂量照射。根据肿瘤组织学类型，放疗总剂量有差别，但总剂量的给予需要结合患者一般情况和同时的其他治疗如化疗等适当增减。放疗后多数患者症状缓解，通常在 1 周左右开始，症状的缓解与影像学的肿瘤状况可能不一致，即症状缓解但肿瘤大小可能变化不大。对非小细胞肺癌，缓解率为 76％左右，小细胞肺癌则 94％有症状缓解。Chan 的研究也显示 70％的患者在放疗后一直症状缓解至其他原因引起死亡，平均存活 9.5 个月。

（李　琛）

第六章 胸部疾病X线诊断

第一节 食管疾病

一、食管平滑肌瘤

(一)概述

食管平滑肌瘤在食管良性肿瘤中最常见(约占 90%)。男性多于女性,男女之比例为 2：1。各年龄均有发病,多发于 20～50 岁。多为单发,少数为多发。

(二)局部解剖

食管是咽和胃之间的消化管。食管在系统发生上起初很短,随着颈部的伸长和心肺的下降,而逐渐增长。在发育过程中,食管的上皮细胞增殖,由单层变为复层,使管腔变狭窄,甚至一度闭锁,以后管腔又重新出现。

食管可分为颈段、胸段和腹段。人体食管的颈段位于气管背后和脊柱前端,胸段位于左、右肺之间的纵隔内,胸段通过膈孔与腹腔内腹相连,腹段很短与胃相连。颈部长约 5 cm,其前壁借疏松的结缔组织与气管贴近,后方与脊柱相邻,两侧有颈部的大血管。胸部长 18～20 cm,前方自上而下依次有气管、左主支气管和心包,并隔心包与左心房相邻。该部上段的左前侧有主动脉弓,主动脉胸部最初在食管的左侧下降,以后,逐渐转到食管的右后方。腹部最短,长 1～2 cm,与贲门相续。

食管全长有三处狭窄和三个压迹。第一处狭窄位于食管的起始处,距切牙约 15 cm,第二处在食管与左主支气管的交叉处,距切牙约 25 cm,第三处在食管穿膈处,距切牙约 40 cm。上述三个狭窄常是食管损伤、炎症和肿瘤的好发部位,异物也易在此滞留。食管全长还有三处压迹:主动脉弓压迹,为主动脉弓自食管的左前方挤压而成,压迹的大小,随年龄而增加;左主支气管压迹,紧靠主动脉弓压迹的下方,与食管第二处狭窄的位置一致,是左主支气管压迫食管的左前壁所致;左心房压迹,长而浅,为左心房向后挤压食管所致,压迹可随体位和心的舒缩而变化(图 6-1)。

(三)临床表现与病理基础

约半数平滑肌瘤患者完全没有症状,是因其他疾病行胸部 X 线检查或胃肠道造影发现的。有症状的也多轻微,最常见的是轻度下咽不畅,很少影响正常饮食。一小部分患者诉疼痛,部位不定,可为胸骨后、胸部、背部及上腹部隐痛,很少剧烈疼痛,可单独发生或与其他症状并发。有1/3 左右患者有消化功能紊乱,表现为胃灼热、反酸、腹胀、饭后不适及消化不良等。个别患者有呕血及黑便等上消化道出血症状,可能因肿瘤表面黏膜糜烂、溃疡所致。

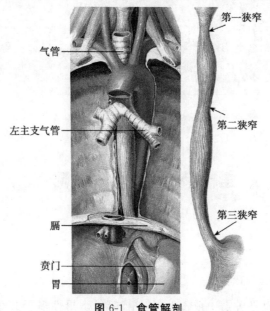

气管

左主支气管

膈

贲门

胃

第一狭窄

第二狭窄

第三狭窄

图 6-1　食管解剖

肿瘤呈圆形、椭圆形,也有不规则形状,如分叶型、螺旋形、生姜形、围绕食管生长呈马蹄形的。食管平滑肌瘤病有多个肿瘤的可致整个食管壁增厚,诊断有一定困难。肿瘤质坚韧,多有完整的包膜,表面光滑。主要向腔外生长,生长缓慢,切面呈白色或带黄色。组织切片见为分化良好的平滑肌细胞,长梭形,边界清楚,瘤细胞呈束状或旋涡状排列,其中混有一定数量的纤维组织,偶尔也可见神经组织。食管平滑肌瘤变为肉瘤的很少。

(四)X 线表现

食管钡餐造影是检查该病的主要方法之一。壁间型肿瘤在腔内或同时向腔外生长,并可同时向两侧生长。切线位表现为向腔内凸出的半圆形或分叶状,边缘锐利的充盈缺损,病变区与正常食管分界清楚,呈弧状压迹并呈锐角;正位肿瘤表现为圆形充盈缺损。当钡剂通过后,肿瘤周围为钡剂环绕,在肿瘤上下缘呈弓状或环状影,称为"环形征",为本病之典型表现。向壁外生长,体积较大,可造成纵隔内软组织肿块,后者与食管内的充盈缺损范围相符,肿块可误认为纵隔肿瘤。肿瘤区黏膜皱襞撑平消失,可见"涂布征",肿瘤周围黏膜皱襞正常,部分肿瘤表面可见不规则龛影(图 6-2)。纤维食管镜检查,是检查该病重要方法,但食管镜检查给患者带来一定痛苦,且禁忌证较多,一般在钡餐检查确定病变位置但对其良恶性征象不明确时可通过食管镜检查,必要时可取样活检。

二、食管癌

(一)概述

食管癌是指由食管鳞状上皮或腺上皮的异常增生所形成的恶性病变。其发展一般经过上皮不典型增生、原位癌和浸润癌等阶段。食管鳞状上皮不典型增生是食管癌的重要癌前病变,由不典型增生到癌变一般需要几年甚至十几年。长期不良的生活或饮食习惯可能是导致食管癌发生的元凶。

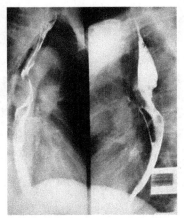

图 6-2 食管平滑肌瘤钡餐影像表现

(二)临床表现与病理基础

食管癌起病隐匿，早期可无症状。部分患者有食管内异物感，或食物通过时缓慢或有哽噎感。也可表现为吞咽时胸骨后烧灼、针刺样或牵拉样痛。进展期食管癌则常因咽下困难就诊，吞咽困难呈进行性发展，甚至完全不能进食。常伴有呕吐、上腹痛和体重减轻等症状。病变晚期因长期摄食不足可伴有明显的营养不良、消瘦和恶病质，并可出现癌转移、压迫等并发症。

早期食管癌可分为隐伏型、糜烂型、斑块型和乳头型，其中以斑块型为最多见。中晚期食管癌可分为 5 型，即髓质型、蕈伞型、溃疡型、缩窄型和未定型。我国约占 90% 为鳞状细胞癌，少数为腺癌。

(三)X 线表现

食管钡餐造影对食管癌的有较特异性征象，因此诊断率较高。增生型以充盈缺损为主；浸润型以环形狭窄为主要征象；溃疡型多见不规则龛影；混合型则具有多种特征。检查时常见病变近端扩张，破入纵隔或与支气管相通者，可见累及部位的相关影像学改变。对早期食管癌 X 线表现为食管黏膜皱襞紊乱、中断，管壁局限性僵硬、蠕动中断，钡剂流经时速度减慢，病变处出现小的充盈缺损及小龛影等；较晚期食管癌表现食管较明显不规则狭窄，黏膜紊乱、中断及破坏消失，充盈缺损明显，形态多样龛影。(图 6-3 至图 6-6)

三、食管炎性疾病

(一)概述

食管炎是指食管黏膜浅层或深层组织由于受到不正常的刺激，食管黏膜发生水肿和充血而引发的炎症。可分为原发性与继发性食管炎。按病理学可分成两大类。

1.急性食管炎

(1)单纯性卡他性炎：常因食入刺激性强的或高温食物引起。

(2)化脓性炎：多继发于食管憩室引起的食物潴留、腐败和感染，或形成脓肿，或沿食管壁扩散造成蜂窝织炎，进而可继发纵隔炎、胸膜炎与脓胸。

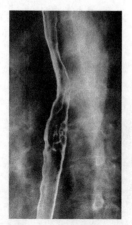

图 6-3　早期食管癌(小结节积簇型)钡餐造影影像表现

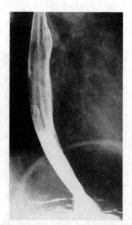

图 6-4　隆起型早癌钡餐造影影像表现

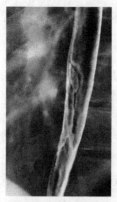

图 6-5　溃疡型早癌钡餐造影影像表现

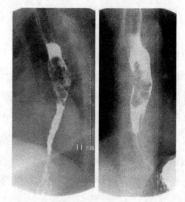

图 6-6　进展期食管癌(肿块型)钡餐造影影像表现

(3)坏死性食管炎:强酸强碱等化学腐蚀剂可造成食管黏膜坏死及溃疡形成,愈合后可引起瘢痕狭窄。此外,还可由某些传染病如伤寒、猩红热和白喉等的炎症病变波及食管黏膜所致。

2.慢性食管炎

(1)单纯性慢性食管炎:常由于长期摄入刺激性食物,重度吸烟,食管狭窄致食物潴留与慢性淤血等引起。病理变化常呈现食管上皮局限性增生与不全角化,还可形成黏膜白斑。

(2)反流性食管炎:是由于胃液反流至食管,引起食管下部黏膜慢性炎性改变。

(3)Barrett 食管炎:慢性反流性食管炎可引起食管下段黏膜的鳞状上皮被胃黏膜柱状上皮所取代,成为 Barrett 食管,该处可发生溃疡或癌变(Barrett 食管腺癌)。

(二)临床表现与病理基础

食管炎其症状主要是以吞咽疼痛、困难、心口灼热及胸骨后疼痛居多,当食管炎严重时可引起食管痉挛及食管狭窄。急性腐蚀性食管炎系因吞服了强酸、强碱等化学腐蚀剂而造成食管严重损伤所引起的炎症。早期症状为流涎、呕吐、发热及吞咽疼痛和困难,胸骨后和剑突下疼痛,约2周上述症状渐消失,烧伤后期(约1个月后)再度出现吞咽困难,并有逐渐加重的趋势,出现部分或完全性食管梗阻。同时可能伴有咳嗽、发热等呼吸道吸入性感染的症状。

食管黏膜接触腐蚀剂后,数小时至 24 小时内食管产生急性炎症反应,食管黏膜高度水肿,表面糜烂,多伴渗出物、出血及坏死组织,由于组织高度水肿和痉挛等造成食管早期梗阻。水肿一般在 3 天后开始消退,数天至 2～3 周为炎症反应消退时期,3 周后开始瘢痕形成,食管逐步收缩变窄,可造成食管狭窄,严重者食管壁全部被纤维组织代替,并与周围组织粘连。

临床表现通常为胸骨后或心窝部疼痛,轻者仅为灼热感,重者为剧烈刺痛。疼痛常在食物通过时诱发或加重,有时头低位如躺下或向前弯腰也能使疼痛加重。疼痛可放射至背部。早期由于炎症所致的局部痉挛,可出现间歇性咽下困难和呕吐。后期由于纤维瘢痕所致的狭窄,可出现持续性吞咽困难和呕吐。

病理改变急性期为黏膜充血、水肿,易出血,形成糜烂和表浅溃疡;慢性期病变可深达肌层,引起黏膜下层内纤维组织增生,黏膜面可呈轻度息肉样变。纤维收缩可形成食管宫腔狭窄和食管缩短。

(三)X 线表现

1.急性食管炎

X 线检查应在急性炎症消退后,患者能吞服流食方可作食管造影检查。如疑有食管瘘或穿孔,造影剂可流入呼吸道,最好采用碘油造影。依据病变发展分为如下几种。①急性期(1～3 天):因黏膜水肿、出血,管壁蠕动减弱或消失,可产生阵发性痉挛。因黏膜脱落,造影剂在黏膜面附着不好,并可见不规则浅钡斑。②中期(3～10 天):食管呈收缩、狭窄状态,不能扩张。可见多发浅或深之溃疡,黏膜皱襞紊乱。③晚期:主要表现为管腔狭窄,其范围一般较长,也可以生理性狭窄部位为主。造影剂难以通过。食管缩短,狭窄以上可见扩张。狭窄部分可见溃疡龛影或有假性憩室形成(图 6-7)。

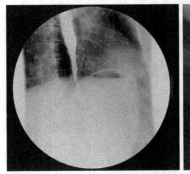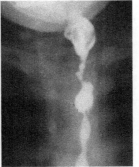

图 6-7　腐蚀性食管炎 X 线影像表现

2.慢性食管炎

反流性食管炎早期食管钡餐造影可能无明显异常,或可见食管下段轻微痉挛改变,偶见锯齿状第三收缩波,可见黏膜充血、水肿。中期表面糜烂,浅表溃疡,食管壁毛糙,可见针尖状钡点,小龛影。晚期可出现食管管腔狭窄,狭窄段与正常段分界不清,管壁不光整、僵硬,部分可出现滑动性食管裂孔疝征象。(图 6-8、图 6-9)胃-食管闪烁显像表现:此法可估计胃-食管的反流量在患者腹部缚上充气腹带,空腹口服含有 300 μCi ^{99m}Tc-Sc 的酸化桔子汁溶液 300 mL(内含桔子汁 150 mL 和 0.1 mol/L HCl 150 mL),并再饮冷开水 15～30 mL 以清除食管内残留试液,直立显像。正常人 10～15 分钟后胃以上部位无放射性存在否则则表示有 GER 存在。此法的敏感性与特异性约 90%。

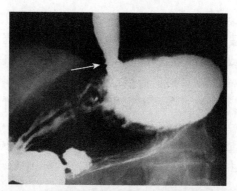

图 6-8　反流食管炎钡餐造影影像表现(箭头所示)

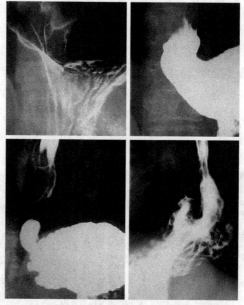

图 6-9　短食管型食管裂孔疝钡餐造影影像表现

四、贲门失弛缓症

(一)概述

贲门失弛缓症曾称为贲门痉挛,是由于食管贲门部的神经肌肉功能障碍所致的食管功能性疾病。其主要特征是食管缺乏蠕动,食管下端括约肌高压和对吞咽动作的松弛反应减弱。功能性狭窄和食管病理性扩张可同时存在。本病为一种少见病(估计每 10 万人中仅约 1 人患病),可发生于任何年龄,但最常见于 20～39 岁的年龄组。儿童少见,在男女性别上差异不大。

(二)临床表现与病理基础

临床表现主要为吞咽困难、胸骨后疼痛、食物反流及因食物反流误吸入气管所致咳嗽、肺部感染等症状。其中,无痛性吞咽困难是本病最常见最早出现的症状。食管扩张严重时可引起心悸、呼吸困难等压迫症状。食管贲门失弛缓症为食管下段肌壁的神经节细胞变性、减少,妨碍了正常神经冲动的传递,而致食管下端贲门部不能松弛。

(三)X 线表现

X 线表现为食管自下而上呈漏斗状或鸟嘴状,边缘光滑,黏膜皱襞正常,钡剂通过贲门受阻,呈间隙性流入,狭窄段以上食管不同程度扩张,食管蠕动减弱或消失,第三收缩波频繁出现。需与食管下段占位性病变相鉴别(图 6-10)。

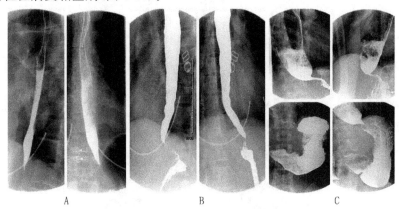

图 6-10　贲门失弛缓症钡餐造影影像表现
A.轻度;B.中度;C.重度

(邱先锋)

第二节　气管与支气管疾病

一、气管与支气管炎

(一)概述

气管与支气管炎是由生物、物理、化学刺激或过敏等因素引起的气管与支气管黏膜炎症。临床症状主要为咳嗽和咳痰。可分为急性与慢性两种。

(二)局部解剖

气管起于环状软骨下缘(平第 6 颈椎体下缘),向下至胸骨角平面(平第 4 胸椎体下缘),分为左、右主支气管,其分叉处称气管杈。左主支气管细而长,嵴下角大,斜行。右主支气管短而粗,嵴下角小,走行较直。主支气管进入肺门后,左主支气管分上、下两支,右主支气管分上、中、下 3 支,进入相应的肺叶,称肺叶支气管。肺叶支气管再分支即肺段支气管(图 6-11)。

(三)临床表现与病理基础

急性气管与支气管炎,起病急,通常全身症状较轻,可有发热。初为干咳或少量黏液痰,随后痰量增多,咳嗽加剧,偶伴血痰。听诊可闻及散在干、湿啰音,咳嗽后减少或消失。呼吸道表现在 2～3 周消失,如反复发生或迁延不愈,可发展为慢性支气管炎。慢性支气管炎以咳嗽、咳痰为主要症状,患者每年发病持续 3 个月,连续 2 年或 2 年以上,并除外引起慢性咳嗽、咳痰的其他疾病。急性气管与支气管炎:气管、支气管黏膜充血水肿,淋巴细胞和中性粒细胞浸润;同时可伴纤毛上皮细胞损伤脱落;黏液腺体肥大增生。

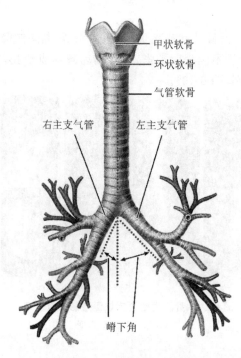

甲状软骨
环状软骨
气管软骨
右主支气管
左主支气管
隆下角

图 6-11　支气管树解剖

(四)X 线表现

早期 X 线检查阴性,当病变发展到一定阶段,胸部 X 线片上可出现某些异常征象,主要表现为肺纹理增多、增粗、增强、紊乱、扭曲及变形。由于支气管增厚,当其走行与 X 线垂直时可表现为平行的线状致密影,即"轨道"征。肺组织的纤维化表现为条索状或网状阴影。弥漫性肺气肿表现为肺野透亮度的增加,肋间隙增宽,心脏垂直,膈低平。小叶中心性肺气肿表现为肺透亮度不均匀,或形成肺大泡。肺组织的纤维化也可导致肺动脉压力过高,累及心脏,使肺动脉段隆凸、右心室肥厚增大。(图 6-12)

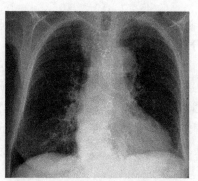

图 6-12　支气管炎 X 线影像表现
双肺纹理增多、增强、增粗、紊乱

二、支气管扩张

(一)概述

支气管扩张为较常见的慢性呼吸道疾病,是指支气管管腔超过正常范围的永久性或不可逆转性改变。分先天性和继发性两种,以后者居多。继发性支气管扩张大多继发于急、慢性呼吸道感染和支气管阻塞后,反复发生支气管炎症、致使支气管壁结构破坏,引起支气管异常和持久性扩张。

(二)临床表现与病理基础

主要为慢性咳嗽、咳大量浓痰、反复咯血、反复肺部感染和慢性感染中毒症状等,其严重度可用痰量估计:轻度,<10 mL/d;中度,10～150 mL/d;重度,>150 mL/d。50%～70%的患者有程度不等的咯血,咯血量与病情严重程度、病变范围有时不一致。患者反复感染常表现为同一肺段反复发生肺炎并迁延不愈。早期或干性支气管扩张可无异常肺部体征,病变重或继发感染时常可闻及下胸部、背部固定而持久的局限性粗湿啰音,有时可闻及哮鸣音。支气管扩张常常是位于段或亚段支气管管壁的破坏和炎性改变,受累管壁的结构,包括软骨、肌肉和弹性组织破坏被纤维组织替代。

肉眼可见支气管壁明显增厚,伴有不同程度的变形,管腔可呈囊、柱状或梭状扩张。扩张的管腔内常有黏液充塞、黏膜明显炎症及溃疡,支气管壁有不同程度破坏及纤维组织增生。镜下可见支气管壁淋巴细胞浸润或淋巴样结节,黏液腺及淋巴细胞非常明显。支气管黏膜的柱状上皮常呈鳞状上皮化生。支气管壁有不同程度的破坏,甚至不能见到正常结构,仅见若干肌肉及软骨碎片。管壁上有中性粒细胞浸润,周围肺组织常有纤维化、萎陷或肺炎等病理基础。一般炎性支气管扩张多见于下叶。由于左侧总支气管较细长,与气管的交叉角度近于直角,因此痰液排出比右侧困难,特别是舌叶和下叶基底段更是易于引流不畅,导致继发感染,伴随支气管行走的肺动脉可有血栓形成,有的已重新沟通。支气管动脉也可肥厚、扩张。支气管动脉及肺动脉间的吻合支明显增多。病变进展严重时,肺泡毛细血管广泛破坏,肺循环阻力增加,最后可并发肺源性心脏病,甚至心力衰竭。

(三)X线表现

支气管扩张在透视或平片肺部可无异常表现,有的表现为肺纹理增多、紊乱或呈网状、蜂窝状,还可见支气管管径明显增粗的双轨征或者不规则的杵状致密影。扩张的支气管表现为多发薄壁囊状空腔阴影,其内常有液平面。病变区可有肺叶或肺段范围肺不张,表现为密度不均的三角致密影,其内可见柱状、囊状透光区及肺纹理聚拢。继发感染时显示小片状和斑点状模糊影,或大片密度增高影,常局限于扩张部位。经治疗可以消退,易反复发作。因此,支气管扩张、肺部感染、肺不张三者常并存,且互为因果。(图6-13)

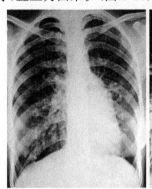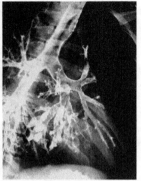

图6-13 支气管囊状扩张 X线影像表现

三、先天性支气管囊肿

(一)概述

先天性支气管囊肿是胚胎发育时期气管支气管树分支异常的罕见畸形,分为纵隔囊肿、食管壁内囊肿和支气管囊肿。可为单发或多发,大小可从数毫米至一厘米占据一侧胸廓的 1/3～1/2。纵隔支气管囊肿大多位于隆突附近,通过蒂与一侧支气管相连。通常为孤立性,多位于后纵隔,中纵隔次之,上纵隔最少。可因周围结构的压力产生症状。

(二)临床表现与病理基础

婴幼儿的纵隔囊肿可压迫大气道引起呼吸困难,哮鸣或持续性咳嗽,运动时明显加重。一些成人的纵隔支气管囊肿可长到很大而没有症状。出现的症状或体征大多数是由于继发感染引起,或者由囊肿压迫周围组织或器官引起。胚芽发育障碍发生在气管或主支气管分支阶段形成的囊肿。

位于纵隔内,称为支气管囊肿;发生在小支气管分支阶段的发育障碍形成的囊肿,多数位于肺组织内,称为肺囊肿。支气管肺囊肿多见于下叶,两肺分布均等;纵隔支气管囊肿大多位于隆突附近,通过蒂与一侧支气管相连通常为孤立性,后纵隔多见,中纵隔次之,上纵隔最少。囊肿为单房或多房,薄壁,内覆呼吸性上皮,通常充满黏液样物质。囊壁可含黏液腺、软骨、弹性组织和平滑肌。

(三)X线表现

单发囊肿一般下叶比上叶多见,而多发囊肿可见一叶、一侧或者双侧肺。

1.含液囊肿

呈圆形、椭圆形或分叶状;高密度影,密度均匀,出血者可见钙化;边缘光滑锐利,有时囊壁可见弧形钙化,周围肺组织清晰;深呼、吸气相囊肿形态大小可改变;邻近胸膜无改变。

2.含气囊肿

薄壁环状透亮影,囊肿壁厚度 1 mm 左右;囊肿越大壁越薄;囊壁内外缘光滑且厚度均匀一致;透视下或呼吸相摄片,可见其大小和形态有改变;与支气管相通处活瓣性阻塞,则形成张力性含气囊,同侧肺纹理受压集中,且被推向肺尖或肋膈区,纵隔向健侧移位;有时含气囊肿可见有间隔,表现为多房性。

3.液气囊肿

囊肿内可见液气平面;感染后囊壁增厚;反复感染后囊壁可有纤维化改变;并发感染则在其周围可见斑片状浸润影,与周围肺组织发生粘连,可是其形态不规则;位于叶间胸膜附近的肺囊肿感染时,可见局部叶间胸膜增厚。

4.多发性肺囊肿

多见于一侧肺;多为含气囊肿,大小不等,占据整侧肺时,称为蜂窝肺或囊性肺;少数可见小的液平面,立位可见高低不平的多个液平面;囊壁薄而边缘锐利,感染后囊壁可增厚且模糊;通常伴有胸膜增厚;肺体积减小。(图 6-14)

四、气管、支气管异物

(一)概述

气管、支气管异物为临床常见急症。异物可存留在喉咽腔、喉腔、气管和支气管内,引起声嘶、呼吸困难等,右支气管较粗短长,故异物易落入右主支气管。本病 75% 发生于 2 岁以下的儿童。

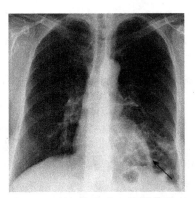

图 6-14 支气管囊肿 X 线影像表现

左下肺多发囊状影（箭头所示），内见液平

（二）临床表现与病理基础

异物所在部位不同，可有不同的症状。

1.喉异物

异物进入喉内时，出现反射性喉痉挛而引起吸气性呼吸困难和剧烈的刺激性咳嗽。如异物停留于喉入口，则有吞咽痛或咽下困难。如异物位于声门裂，大者出现窒息，小者出现呛咳及声嘶、呼吸困难、喉鸣音等。如异物为小膜片状贴于声门下，则可只有声嘶而无其他症状。尖锐异物刺伤喉部可发生咯血及皮下气肿。

2.气管异物

异物进入气道立即发生剧烈呛咳，并有憋气、呼吸不畅等症状。随着异物贴附于气管壁，症状可暂时缓解；若异物轻而光滑并随呼吸气流在声门裂和支气管之间上下活动，可出现刺激性咳嗽，闻及拍击音；气管异物可闻及哮鸣音，两肺呼吸音相仿。如异物较大，阻塞气管，可致窒息。此种情况危险性较大，异物随时可能上至声门引起呼吸困难或窒息。

3.支气管异物

早期症状和气管异物相似，咳嗽症状较轻。

4.植物性异物

支气管炎症多较明显即咳嗽、多痰。

呼吸困难程度与异物部位及阻塞程度有关。大支气管完全阻塞时，听诊患侧呼吸音消失；不完全阻塞时，可出现呼吸音降低。

（三）X 线表现

气管、支气管异物在影像学中的具体表现，通常会和异物形状、异物大小，以及异物性质、停滞时间、感染与否等因素息息相关。

1.直接征象

金属、石块及牙齿等不透 X 线的异物在胸部 X 线片上可显影。根据阴影形态可判断为何种异物。正位及侧位胸部 X 线片能准确定位。密度低的异物在穿透力强的正位胸部 X 线片、斜位胸部 X 线片及支气管体层片上引起气道透亮阴影中断；非金属异物在 X 线上不易显示，根据异物引起的间接征象而诊断。

2.气管内异物

异物引起呼气性活瓣梗阻时，发生阻塞性肺气肿，使两肺含气增多。由于吸气时进入肺内的气体比正常情况少,胸腔负压增大,引起回心血量增多,故心脏阴影增大,同时膈肌上升。呼气时因气体不能排除,胸内压力增高,使心影变小,膈下降。这些表现与正常情况相反。

3.主支气管异物

一侧肺透光度增高,呼气性活瓣阻塞时患侧透明度升高,肺血管纹理变细;纵隔摆动,透视或者拍摄呼、吸气相两张对比判断。呼气性活瓣阻塞时纵隔在呼气相向健侧移位,吸气时恢复正常位置。吸气性活瓣阻塞时纵隔在吸气相向患侧移位,呼气时恢复正常位置;阻塞性肺炎和肺不张,支气管阻塞数小时后可发生小叶性肺炎,较长时间的阻塞后发生肺不张。阻塞性肺炎表现为斑片状阴影,肺纹理增粗、密集、模糊。肺不张后,肺体积缩小,呈致密阴影。长期肺不张引起支气管扩张和肺纤维化,使阴影的密度不均匀;其他改变有肺泡因剧烈咳嗽时内压增高而破裂,肺间质内有气体进入发生间质性肺气肿,气体沿间质间隙进入纵隔而发生纵隔气肿,表现为纵隔旁带状低密度影,继之发生颈部气肿,面、头、胸部皮下气肿。气体从纵隔破入胸腔发生气胸。

4.肺叶支气管异物

早期为阻塞性肺炎,为反复发生或迁延不愈的斑片状阴影。发生肺不张后肺体积缩小、密度增高,病变发生在相应的肺叶内。(图 6-15)

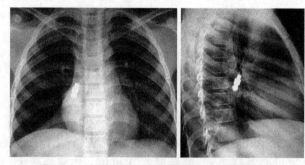

图 6-15　右侧中间段支气管异物 X 线影像表现

(邱先锋)

第三节　肺部感染性疾病

一、大叶性肺炎

(一)概述

病原体先在肺泡引起炎症,经肺泡间孔向其他肺泡扩散,致使部分肺段或整个肺段、肺叶发生炎症改变。典型者表现为肺实质炎症,通常并不累及支气管。致病菌多为肺炎链球菌。

(二)局部解剖

肺位于胸腔内,在膈肌的上方、纵隔的两侧。肺的表面被覆脏胸膜,透过胸膜可见许多呈多角形的小区,称肺小叶,其发炎称小叶性肺炎。正常肺呈浅红色,质柔软呈海绵状,富有弹性。成人肺的重量约等于自己体重的 1/50,男性平均为 1 000～1 300 g,女性平均为 800～1 000 g。健康男性成人两肺的空气容量为 5 000～6 500 mL,女性小于男性。

　　两肺外形不同,右肺宽而短,左肺狭而长。肺呈圆锥形,包括一尖、一底、三面和三缘。肺尖钝圆,经胸廓上口伸入颈根部,在锁骨中内1/3交界处向上突至锁骨上方达2.5 cm。肺底坐于膈肌上面,受膈肌压迫肺底呈半月形凹陷。肋面与胸廓的外侧壁和前、后壁相邻。纵隔面即内侧面与纵隔相邻,其中央有椭圆形凹陷,称肺门。膈面即肺底,与膈相毗邻。前缘为肋面与纵隔面在前方的移行处,前缘角锐利,左肺前缘下部有心切迹,切迹下方有一突起称左肺小舌。后缘为肋面与纵隔面在后方的移行处,位于脊柱两侧的肺沟中。下缘为膈面与肋面、纵隔面的移行处,其位置随呼吸运动而显著变化。

　　肺借叶间裂分叶,左肺的叶间裂为斜裂,由后上斜向前下,将左肺分为上、下两叶。右肺的叶间裂包括斜裂和水平裂,它们将右肺分为上、中、下三叶。肺的表面有毗邻器官压迫形成的压迹或沟。如:两肺门前下方均有心压迹;右肺门后方有食管压迹,上方是奇静脉沟;左肺门上方毗邻主动脉弓,后方有胸主动脉。(图6-16)

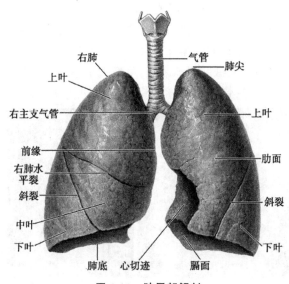

图6-16　肺局部解剖

(三)临床表现与病理基础

　　起病急骤,寒战、高热、胸痛、咳嗽和咳铁锈色痰。早期肺部体征无明显异常,重症者可有呼吸频率增快、鼻翼翕动、发绀等。实变期可有典型体征,如患侧呼吸运动减弱,语颤增强,叩诊浊音,听诊呼吸音减低,有湿啰音或病理性支气管呼吸音。

　　大叶性肺炎其病变主要为肺泡内的纤维素性渗出性炎症。一般,只累及单侧肺,以下叶多见,也可先后或同时发生于两个以上肺叶。典型的自然发展过程大致可分为4个期。①充血水肿期:主要见于发病后1~2天。肉眼观,肺叶肿胀、充血,呈暗红色,挤压切面可见淡红色浆液溢出。镜下,肺泡壁毛细血管扩张充血,肺泡腔内可见浆液性渗出物,其中见少量红细胞、嗜中性粒细胞、肺泡巨噬细胞。渗出物中可检出肺炎链球菌,此期细菌可在富含蛋白质的渗出物中迅速繁殖。②红色肝变期:一般为发病后的3~4天进入此期。肉眼观,受累肺叶进一步肿大,质地变实,切面灰红色,较粗糙。胸膜表面可有纤维素性渗出物。镜下,肺泡壁毛细血管仍扩张充血,肺泡腔内充满含大量红细胞、一定量纤维素、少量嗜中性粒细胞和巨噬细胞的渗出物,纤维素可穿过肺泡间孔与相邻肺泡中的纤维素网相连,有利于肺泡巨噬细胞吞噬细菌,防止细菌进一步扩散。③灰色肝变期：见于发病后的第 5~6 天。肉眼观,肺叶肿胀,质实如肝,切面干燥粗糙,由于此期肺泡壁毛细血管受压而充血消退,肺泡腔内的红细胞大部分溶解消失,而纤维素渗出显著增多,故实变区呈灰白色。镜下,肺泡腔渗出物以纤维素为主,纤维素网中见大量嗜中性粒细胞,红细胞较少。肺泡壁毛细血管受压而呈贫血状态。渗出物中肺炎链球菌多已被消灭,故不易检出。④溶解消散期：发病后 1 周左右,随着机体免疫功能的逐渐增强,病原菌被巨噬细胞吞噬、溶解,嗜中性粒细胞变性、坏死,并释放出大量蛋白溶解酶,使渗出的纤维素逐渐溶解,肺泡腔内巨噬细胞增多。溶解物部分经气道咳出,或经淋巴管吸收,部分被巨噬细胞吞噬。肉眼观,实变的肺组织质地变软,病灶消失,渐近黄色,挤压切面可见少量脓样混浊的液体溢出。病灶肺组织逐渐净化,肺泡重新充气,由于炎症未破坏肺泡壁结构,无组织坏死,故最终肺组织可完全恢复正常的结构和功能。

(四)X 线表现

大叶性肺炎 X 线表现与病理分期有密切关系,但往往比临床症状出现得晚,主要表现为不同形式及范围的渗出与实变。充血期肺泡尚充气,往往无明显异常 X 线征象。实变期见小片状及大片状均匀性致密影,与肺叶轮廓大致相符,其内时见"空气支气管征",病变边界模糊,邻近叶间裂时可见明显边界。消散期病变密度逐渐减低,可呈大小不一的斑片样模糊影,进一步吸收后出现条索状阴影,直至吸收完全后恢复正常,部分不吸收发展为机化性肺炎。(图 6-17)

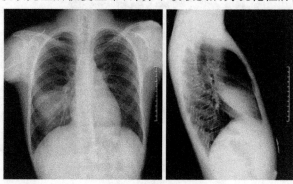

图 6-17 大叶性肺炎 X 线影像表现
可见大片状高密度影

二、支气管肺炎

(一)概述

病原体经支气管入侵,引起细支气管、终末细支气管及肺泡的炎症,常继发于其他疾病。其病原体有肺炎链球菌、葡萄球菌、病毒、肺炎支原体及军团菌等。

(二)临床表现与病理基础

临床表现主要为发热、咳嗽、呼吸困难和发绀,全身中毒症状,肺部可闻及中、小湿啰音等。重症者,以上症状体征明显加重,可有呼吸衰竭、心力衰竭、中毒性脑病、脱水性酸中毒和中毒性肠麻痹、中毒性肝炎,还可并发脓胸、脓气胸、肺脓肿、肺大泡和败血症等。

病理可分为一般性和间质性两大类。一般性支气管肺炎主要病变散布在支气管壁附近的肺泡,支气管壁仅黏膜发炎。肺泡毛细血管扩张充血,肺泡内水肿及炎性渗出,浆液性纤维素性渗出液内含大量中性粒细胞、红细胞及病菌。病变通过肺泡间通道和细支气管向周围邻近肺组织蔓延,呈小点片状的灶性炎症,而间质病变多不显著。有时,小病灶融合起来成为较大范围的支气管肺炎,但其病理变化不如大叶肺炎那样均匀致密。后期在肺泡内巨噬细胞增多,大量吞噬细菌和细胞碎屑,可致肺泡内纤维素性渗出物溶解吸收、炎症消散和肺泡重新充气。间质性支气管肺炎主要病变表现为支气管壁、细支气管壁及肺泡壁的发炎、水肿与炎性细胞浸润,呈细支气管炎、细支气管周围炎及肺间质炎的改变。蔓延范围较广,当细支气管壁上细胞坏死,管腔可被黏液、纤维素及破碎细胞堵塞,发生局限性肺气肿或肺不张。病毒性肺炎主要为间质性肺炎。但有时灶性炎症侵犯到肺泡,致肺泡内有透明膜形成。晚期少数病例发生慢性间质纤维化,可见于腺病毒肺炎。

(三)X 线表现

支气管肺炎又称小叶性肺炎,其典型 X 线表现:病变多见于两肺中下肺野的内、中带;病变具有沿支气管分布的特征,多呈斑点及斑片状密度增高影,边界不清,可以融合呈大片状,液化坏死后可见空洞形成。当支气管堵塞时,可有节段性肺不张形成。支气管肺炎吸收完全,肺部组织可完全恢复,久不消散的则会引起支气管扩张等。(图 6-18)

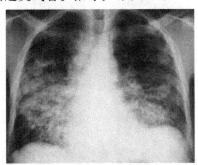

图 6-18 支气管肺炎 X 线影像表现

右中下肺及左下肺见斑片状密度增高影,边界不清

三、间质性肺炎

(一)概述

间质性肺炎以弥漫性肺实质、肺泡炎和间质纤维化为病理基本改变,以活动性呼吸困难、胸部 X 线片示弥漫阴影、限制性通气障碍、弥散功能降低和低氧血症为临床表现的不同类疾病群构成的临床病理实体的总称。炎症主要侵犯支气管壁肺泡壁,特别是支气管周围血管周围小叶间和肺泡间隔的结缔组织,而且多呈坏死性病变。

(二)临床表现与病理基础

起病常隐匿,病程发展呈慢性经过,机体对其最初反应在肺和肺泡壁内表现为炎症反应,导致肺泡炎,最后炎症将蔓延到邻近的间质部分和血管,最终产生间质性纤维化,导致瘢痕产生和肺组织破坏,使通气功能降低。继发感染时可有黏液浓痰,伴明显消瘦、乏力、厌食和四肢关节痛等全身症状,急性期可伴有发热。

临床表现可分为四期。一期,肺实质细胞受损,发生肺泡炎;二期,肺泡炎演变为慢性,肺泡的非细胞性和细胞性成分进行性地遭受损害,引起肺实质细胞的数目、类型、位置和/或分化性质发生变化,肺泡结构的破坏逐渐严重而变成不可逆转;三期,间质胶原紊乱,肺泡结构大部损害和显著紊乱,镜检可见大量纤维组织增生;四期,肺泡结构完全损害,代之以弥漫性无功能的囊性变化。不能辨认各种类型间质性纤维化的基本结构和特征。

(三)X 线表现

病变分布广泛,多好发于两肺门及肺下野,且两肺同时受累,多见于支气管血管周围间质,呈纤细条索状密度增高影,走行僵直,可相互交织成网格状。病变也可呈细小结节影,大小一致,分布不均,通常不累及肺尖和两肺外带。由于其炎性浸润,可使肺门影增大,密度增高。病变消散较慢,部分消散不完全的可导致慢性肺间质性纤维化或支气管扩张。(图 6-19)

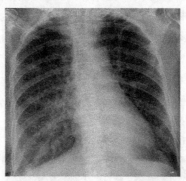

图 6-19 间质性肺炎 X 线影像表现
双肺可见纤细条索状密度增高影,走行僵直

四、真菌性肺炎

(一)概述

引起原发性真菌性肺炎的大多是皮炎芽生菌、荚膜组织胞浆菌或粗球孢子菌,其次是申克孢子丝菌、隐球菌、曲菌或毛霉菌等菌属。真菌性肺炎可能是抗菌治疗的一种合并症,尤见于病情严重或接受免疫抑制治疗及患有艾滋病而致防御功能下降的患者。

(二)临床表现与病理基础

真菌性肺炎常继发于婴幼儿肺炎、肺结核、糖尿病和血液病等,滥用抗生素和激素等是主要诱因。本病具有支气管炎症的各种症状和体征,但起病缓慢,多在应用抗生素治疗中肺炎出现或加剧,可有发热、咳嗽剧烈,痰为无色胶冻样,偶带血丝。肺部听诊可有中小水泡音。其病理改变可由过敏、化脓性炎症反应或形成慢性肉芽肿。

(三)X 线表现

肺曲菌球是肺曲菌病的最具特征的表现,多位于肺部空洞或空洞内的圆形类圆形致密影,大小在 3~4 cm,密度一般均匀,边缘光整,可部分钙化,其位置可以改变。在曲球菌与空洞壁之间有时可见新月形空隙,称为空气半月征。如支气管黏液阻塞支气管可引起远侧肺组织的实变和不张,病灶坏死可形成脓肿,少数可见空洞形成,侵袭性曲菌病主要表现为单侧或双侧肺叶或肺段的斑片样致密影。(图 6-20)

五、过敏性肺炎

(一)概述

过敏性肺炎是一组由不同致敏原引起的非哮喘性变应性肺疾病,以弥漫性间质炎为其病理特征。是由于吸入含有真菌孢子、细菌产物、动物蛋白质或昆虫抗原的有机物尘埃微粒(直径<10 μm)所引起的变态反应,因此又称为外源性变应性肺泡炎。

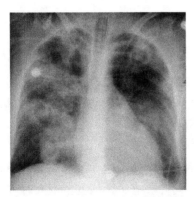

图 6-20　真菌性肺炎 X 线影像表现

双肺可见片状高密度影,其内可见空洞及空洞内可见类圆形致密影,密度尚均匀,可见空气半月征

(二)临床表现与病理基础

于接触抗原数小时后出现症状:发热、干咳、呼吸困难、胸痛及发绀。少数患者接触抗原后可先出现喘息、流涕等速发变态反应,4～6 小时后呈Ⅲ型反应表现为过敏性肺炎。肺部可有湿啰音,多无喘鸣音,无实化或气道梗阻表现。

病理表现为亚急性肉芽肿样炎症,有淋巴细胞、浆细胞、上皮样细胞及朗格汉斯巨细胞浸润等,以致间质加宽。经过慢性病程后出现间质纤维化及肺实质破坏,毛细支气管为胶原沉着及肉芽组织堵塞而闭锁。持续接触致敏抗原后可发生肺纤维性变,严重时肺呈囊性蜂窝状。

(三)X 线表现

急性早期胸部 X 线可以不显示明显异常。曾有报道,病理活检证实有过敏性肺炎,但胸部 X 线完全正常。另有 26 例临床症状典型的蘑菇肺仅 8 例显示胸部 X 线异常。另一组报道 107 个农民肺 99 例(93％)胸部 X 线有弥漫性肺部阴影。阴影的多少与肺功能、BAL 和临床症状严重程度不一定相平行。胸部 X 线表现多为两肺弥散的结节。结节的直径从 1 mm 至数个毫米不等,边界不清,或呈磨玻璃阴影。有的阴影为网状或网结节型,病变分布虽无特殊的倾向但肺尖和基底段较少。细网状和结节型多为亚急性表现。Fraser 等曾见到农民肺、蘑菇肺和饲鸽者肺,急性期在暴露于重度抗原后短时内两下肺泡样阴影比较常见。肺泡样阴影常为闭塞性细支气管炎的小气道闭塞,所致肺泡内的内容物形成密度增加的影像。弥漫性网状或网状结节状阴影的持续存在再加上急性加重期的腺泡样阴影。(图 6-21)

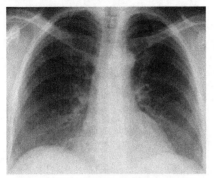

图 6-21　过敏性肺炎 X 线影像表现

两中下肺的磨玻璃影

六、肺脓肿

(一)概述

肺脓肿是多种病原菌感染引起的肺组织化脓性炎症,导致组织坏死、破坏和液化形成脓肿。以高热、咳嗽和咳大量脓臭痰为主要临床特征。常见病原体包括金黄色葡萄球菌、化脓性链球菌、肺炎克雷伯菌和铜绿假单胞菌等。

(二)临床表现与病理基础

吸入性肺脓肿起病急骤,畏寒、高热,体温达 39～40 ℃,伴有咳嗽、咳黏液痰或黏液脓性痰。炎症累及壁层胸膜可引起胸痛,且与呼吸有关。病变范围大时可出现气促。此外还有精神不振、全身乏力和食欲减退等全身中毒症状。如感染不能及时控制,可于发病后 10～14 天,突然咳出大量脓臭痰,偶有中量、大量咯血而突然窒息致死。血源性肺脓肿多先有原发病灶引起的畏寒、高热等感染中毒症的表现。经数天或数周后才出现咳嗽、咳痰,痰量不多,极少咯血。慢性肺脓肿患者常有咳嗽、咳脓痰、反复发热和咯血,持续数周到数月。可有贫血、消瘦等慢性消耗症状。肺部体征与肺脓肿的大小和部位有关。早期常无异常体征,脓肿形成后病变部位叩诊浊音,呼吸音减低,数天后可闻及支气管呼吸音、湿啰音;随着肺脓肿增大,可出现空瓮音;病变累及胸膜可闻及胸膜摩擦音或呈现胸腔积液体征。慢性肺脓肿常有杵状指(趾)。

病理表现为肺组织化脓性炎症、坏死,形成肺脓肿,继而坏死组织液化破溃到支气管,脓液部分排出,形成有气液平的脓腔,空洞壁表面常见残留坏死组织。病变有向周围扩展的倾向,甚至超越叶间裂波及邻接的肺段。若脓肿靠近胸膜,可发生局限性纤维蛋白性胸膜炎,发生胸膜粘连;如为张力性脓肿,破溃到胸膜腔,则可形成脓胸、脓气胸或支气管胸膜瘘。肺脓肿可完全吸收或仅剩少量纤维瘢痕。若支气管引流不畅,坏死组织残留在脓腔内,炎症持续存在,则转为慢性肺脓肿。脓腔周围纤维组织增生,脓腔壁增厚,周围的细支气管受累,致变形或扩张。

(三)X 线表现

急性化脓性炎症阶段,表现为大片的致密影,密度均匀,边缘模糊,如有坏死液化则密度可减低,坏死物排出后空洞形成,可见液平面,如病变好转,则显示脓肿空洞内容物及液平面减少甚至消失,愈合后可不留痕迹,或仅少许条索影。病程较快的患者,由于坏死面积较大可见肺组织体积减小。病程较慢者空洞周围纤维组织增生,空洞壁也更为清晰,肺脓肿邻近胸膜可增厚,也可形成脓胸或脓气胸。(图 6-22)

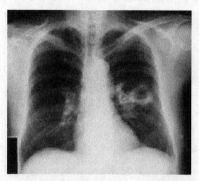

图 6-22　肺脓肿 X 线影像表现
左中肺脓肿空洞,其内可见液平面,边缘模糊

七、肺结核

(一)概述

肺结核是由结核分枝杆菌引发的肺部感染性疾病,是严重威胁人类健康的疾病。结核分枝杆菌的传染源主要是排菌的肺结核患者,通过呼吸道传播。健康人感染此菌并不一定发病,只有在机体免疫力下降时才发病。临床分型如下。

1.原发性肺结核

原发性肺结核多见于年龄较大儿童。婴幼儿及症状较重者可急性起病,高热可达 39~40 ℃;可有低热、食欲缺乏、疲乏和盗汗等结核中毒症状。少数有呼吸音减弱,偶可闻及干性或湿性啰音。

2.血行播散型肺结核

血行播散型肺结核起病急剧,有寒战、高热,体温可达 40 ℃以上,多呈弛张热或稽留热,血沉加速。亚急性与慢性血行播散性肺结核病程较缓慢。

3.浸润型肺结核

浸润型肺结核多数发病缓慢,早期无明显症状,后渐出现发热、咳嗽、盗汗、胸痛、消瘦、咳痰及咯血。

4.慢性纤维空洞型肺结核

慢性纤维空洞型肺结核反复出现发热、咳嗽、咯血、胸痛、盗汗和食欲减退等,胸廓变形,病侧胸廓下陷,肋间隙变窄,呼吸运动受限,气管向患侧移位,呼吸减弱。

(二)临床表现与病理基础

临床表现可出现呼吸系统症状和全身症状。呼吸系统症状主要为咳嗽咳痰、咯血、胸痛和呼吸困难等;全身症状为结核中毒症状,发热为最常见症状,多为长期午后潮热,部分患者有倦怠乏力、盗汗、食欲减退和体重减轻等。

1.原发性肺结核

结核杆菌经呼吸道进入肺后,最先引起的病灶称原发灶,常位于肺上叶下部或下叶上部靠近胸膜处,病灶呈圆形,约 1 cm 大小。病灶内细菌可沿淋巴道到达肺门淋巴结,引起结核性淋巴管炎和肺门淋巴结结核。肺原发灶、结核性淋巴管炎、肺门淋巴结结核合称原发综合征,是原发性肺结核的特征性病变。

2.血行播散型肺结核

由结核杆菌一次大量侵入引起,结核杆菌的来源可由肺内病灶或肺外其他部位的结核灶经血播散。这些部位的结核杆菌先进入静脉,再经右心和肺动脉播散至双肺。结核在两肺形成 1.5~2.0 mm 大小的粟粒样结节,这些结节病灶是增殖性或渗出性的,在两肺分布均匀、大小亦较均一。

3.浸润型肺结核

浸润型肺结核多见外源性继发型肺结核,即反复结核菌感染后所引起,少数是体内潜伏的结核菌,在机体抵抗力下降时进行繁殖,而发展为内源性结核,也有由原发病灶形成者,多见于成年人,病灶多在锁骨上下,呈片状或絮状,边界模糊,病灶可呈干酪样坏死灶,引发较重的毒性症状,而成干酪性(结核性)肺炎,坏死灶被纤维包裹后形成结核球。经过适当治疗的病灶,炎症吸收消散,遗留小干酪灶,钙化后残留小结节病灶,呈现纤维硬结病灶或临床痊愈。有空洞者,也可经治疗吸收缩小或闭合,有不闭合者,也无存活的病菌,称为"空洞开放愈合"。

4.慢性纤维空洞型肺结核

由于治疗效果和机体免疫力的高低,病灶有吸收修补、恶化进展等交替发生,单或双侧,单发或多发的厚壁空洞,常伴有支气管播散型病灶和胸膜肥厚,由于病灶纤维化收缩,肺门上提,纹理呈垂柳状,纵隔移向病侧,邻近肺组织或对侧肺呈代偿性肺气肿,常伴发慢性气管炎、支气管扩张、继发肺感染和肺源性心脏病等;更重使肺广泛破坏、纤维增生,导致肺叶或单侧肺收缩,而成"毁损肺"。

(三)X线表现

1.原发型肺结核(Ⅰ型肺结核)

原发型肺结核多见于儿童,少数见于青年,常无影像学异常。如果发生明显的感染,常常表现为气腔实变阴影(图6-23),累及整个肺叶。原发性肺结核患者可发生胸腔积液,常仅表现为胸腔积液而无肺实质病变。淋巴结增大常发生于儿童原发性肺结核感染。有时可侵及肺门淋巴结(图6-24)和纵隔淋巴结,尤其好发于右侧气管旁区域,可增大。淋巴结增大在成人原发性肺结核中罕见,除非是免疫功能低下的患者。原发综合征:即是肺部原发灶,局部淋巴管炎和所属淋巴结炎三者的合称,X线表现多为上叶下部及下叶后部靠近胸膜处的云絮状或类圆形高密度灶,边缘可模糊不清。如有突出于正常组织轮廓的肿块影,多为肺门及纵隔肿大的淋巴结。典型的原发综合征显示为原发灶,淋巴管炎与肿大的肺门淋巴结连接在一起,形成哑铃状,此种征象已不多见。(图6-25)

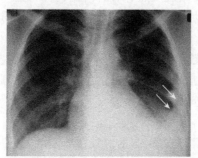

图 6-23 原发性肺结核 X 线影像表现
胸部正位片可见左肺下叶实变,伴左侧少量胸腔积液(箭头)

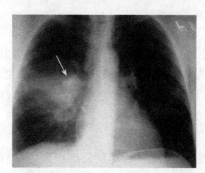

图 6-24 原发性肺结核淋巴结增大 X 线影像表现
胸部正位片显示右肺门淋巴结增大(箭头)伴肺内实变及轻度气管旁淋巴结增大

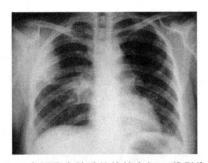

图 6-25　右侧原发性肺结核综合征 X 线影像表现

2.胸内淋巴结结核

胸内淋巴结结核按病理改变分型为炎症型和结节型。炎症型多为从肺门向外扩展的高密度影,边缘模糊,与周围组织分界不清,亦可成结节状改变。结节型多表现为肺门区域突出的圆形或卵圆形边界清楚的高密度影,右侧多见。如气管旁淋巴结肿大可表现为上纵隔影增宽,如呈波浪状改变,则为多个肿大的淋巴结。对于一些隐匿于肺门阴影中或是气管隆嵴下的肿大淋巴结,通过行 CT 扫描可清楚地显示其大小及形态。

3.血行播散型肺结核(Ⅱ型肺结核)

急性粟粒性肺结核:X线表现,典型病灶分布特点为"三均匀",即广泛均匀分布于两肺的粟粒样的结节状高密度灶,大小为 1～2 mm,部分呈磨玻璃样改变,病灶晚期可见融合。CT 扫描尤其是高分辨率 CT 扫描可清晰显示弥漫性的粟粒性病灶,并可观察病灶有无渗出。(图 6-26)

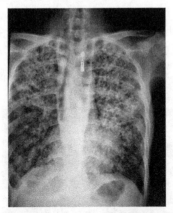

图 6-26　双肺急性粟粒型肺结核伴椎旁脓肿 X 线影像表现

4.亚急性或慢性血行播散型肺结核

X线表现为"三不均匀",即双肺多发大小不一,密度不均的渗出增殖灶和纤维钙化,钙化灶多见于肺尖和锁骨下,渗出病灶多位于其下方,病灶融合可产生干酪性坏死形成空洞和支气管播散。

5.慢性血行播散型肺结核

病变类似于亚急性血行播散型肺结核表现,只是大部分病变呈增殖性改变,病灶边缘基本清晰,纤维索条状影更明显,或者病灶钙化更多见,胸膜增厚和粘连更显著等。同时,两肺纹理增粗紊乱更明显。

6.继发型肺结核(Ⅲ型肺结核)

浸润型肺结核:病变多局限于肺的一部,以肺尖、锁骨上、下区及下叶背段为多见;X线片上的征象多样，一般为陈旧性病灶周围出现渗出性病灶表现为中心密度较高而边缘模糊的致密影；新渗出性病灶表现为小片状云絮状影，范围较大的病灶可波及一个肺段或整个肺叶浸润；空洞常表现为壁薄、无内容物或很少液体；渗出、增殖、播散、纤维化和空洞等多种性质的病灶同时存在，活动期的肺结核易沿着支气管向同侧或对侧播散。（图 6-27）

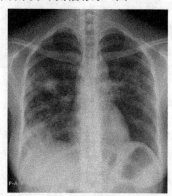

图 6-27　右侧浸润型肺结核 X 线影像学表现

7.干酪性肺炎

干酪性肺炎似大叶性肺炎，显示一片无结构的、密度较不均匀的致密影，可累及一肺段或肺叶，密度较一般性肺炎高；干酪样坏死灶中心发生溶解、液化并可经支气管排出，出现虫蚀样空洞或无壁空洞；下肺野及对侧肺野可见沿支气管分布的小斑片状播散灶。

8.结核球

结核球大多为孤立性球形病灶，多发者少见。多位于上叶尖后段和下叶背段。形态常为圆形或椭圆形，有时可见分叶（几个球形病灶融合在一起形成），一般 2～3 cm。其内可见点状钙化、层状钙化影；结核球中心的干酪改变可以液化而形成空洞，常为厚壁性；结核球附近肺野可见有散在的结核病灶，即"卫星病灶"。（图 6-28）

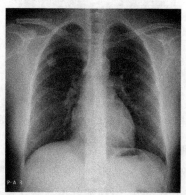

图 6-28　右上肺结核球 X 线影像学表现

9.慢性纤维空洞型肺结核

两上肺野广泛的纤维索条状病灶及新旧不一的结节状病灶；可见形状不规则的纤维性空洞，少有液面；同侧或对侧可见斑片状播散病灶，密度可低可高甚至钙化；纵隔气管向患侧移位，同侧肺门影上移，其肺纹理拉长呈垂直走向如垂柳状，患侧胸部塌陷；常伴有胸膜肥厚粘连，无病变区呈代偿性肺气肿。

10.结核性胸膜炎

结核性胸膜炎多表现为单侧及双侧的胸腔积液。当积液量＞250 mL 以上时,立位胸部X线片检查则可发现。X线表现为两次肋膈角变钝,呈内低外高的弧形液体阴影。叶间裂积液表现为沿叶间裂走向的梭行高密度影,积液量较多时可呈圆形或卵圆形。包裹性积液表现为突向肺野内的扁丘状及半圆形密度增高影,边界清楚。

八、肺炎性假瘤

(一)概述

肺炎性假瘤是肺内良性肿块,是由肺内慢性炎症产生的肉芽肿、机化、纤维结缔组织增生及相关的继发病变形成的肿块,并非真正肿瘤。它是一种病因不清的非肿瘤性病变。

(二)临床表现与病理基础

肺炎性假瘤患者多数年龄在 50 岁以下,女性多于男性。1/3 的患者没有临床症状,仅偶然在 X线检查时发现,2/3 的患者有慢性支气管炎、肺炎、肺化脓症的病史,以及相应的临床症状,如咳嗽、咳痰和低热,部分患者还有胸痛、血痰,甚至咯血,但咯血量一般较少。

肺炎性假瘤的病理学特征是组织学的多形性,肿块内含有肉芽组织的多寡不等、排列成条索的成纤维细胞、浆细胞、淋巴细胞、组织细胞、上皮细胞,以及内含中性脂肪和胆固醇的泡沫细胞或假性黄瘤细胞。肺炎性假瘤一般位于肺实质内,累及支气管的仅占少数。绝大多数单发,呈圆形或椭圆形结节,一般无完整的包膜,但肿块较局限、边界清楚,有些还有较厚而缺少细胞的胶原纤维结缔组织与肺实质分开。

(三)X线表现

X线表现病变形态不一,大小不等,多＜5 cm,位于肺的表浅部位,一般为中等密度影,密度可均匀,硬化血管瘤型可见斑点状钙化影,有假性包膜时,病变边界清楚,乳头状增生型多见,有的肿块由于不规则可表现为分叶状。无假性包膜时,边界模糊,以组织细胞增生型多见。有的炎性假瘤甚至表现为周围型肺癌的毛刺样改变。(图 6-29)

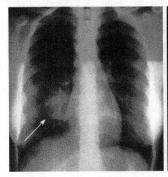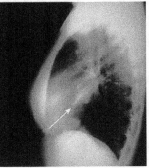

图 6-29 肺炎性假瘤 X 线影像表现
右肺中叶软组织肿块,边缘见毛刺(箭头)

九、慢性肺炎

(一)概述

慢性非特异性炎症可分为原发性慢性肺炎和急性肺炎演变而来,促成慢性肺炎的因素有营养不良、佝偻病、先天性心脏病或肺结核患儿发生肺炎时，易致病程迁延；病毒感染引起间质性肺炎，易演变为慢性肺炎；反复发生的上呼吸道感染或支气管炎以及慢性鼻窦炎均为慢性肺炎的诱因；深入支气管的异物，特别是缺乏刺激性而不产生初期急性发热的异物（如枣核等），因被忽视而长期存留在肺部，形成慢性肺炎；免疫缺陷小儿，包括体液及细胞免疫缺陷，补体缺乏及白细胞吞噬功能缺陷皆可致肺炎反复发作，最后变成慢性；原发性或继发性呼吸道纤毛形态及功能异常亦可致肺慢性炎症。

（二）临床表现与病理基础

慢性肺炎的特点是周期性的复发和恶化，呈波浪形。由于病变的时期、年龄和个体的不同，症状多种多样。在静止期体温正常，无明显体征，几乎没有咳嗽，但在跑步和上楼时容易气喘。在恶化期常伴有肺功能不全，出现发绀和呼吸困难等。恶化后好转很缓慢，经常咳痰，甚至出现面部水肿、发绀、胸廓变形和杵状指（趾）。

炎症病变可侵及各级支气管、肺泡、间质组织和血管。特别在间质组织的炎症，每次发作时都有所进展，使支气管壁弹力纤维破坏，终因纤维化而致管腔狭窄。同时，由于分泌物堵塞管腔而发生肺不张，终致支气管扩张。由于支气管壁及肺泡间壁的破坏，空气经过淋巴管散布，进入组织间隙，可形成间质性肺气肿。局部血管及淋巴管也发生增生性炎症，管壁增厚，管腔狭窄。

（三）X 线表现

1.肺纹理增强

支气管壁和支气管周围组织的细胞浸润和结缔组织增生，以及小叶间隔的细胞浸润和结缔组织增生是肺纹理增强的病理基础。在胸部 X 线片上前者表现为走行紊乱的不规则线条状阴影，可伴有血管的扭曲移位及全小叶肺气肿。

2.结节和斑片状阴影

气管周围的渗出与增生改变的轴位影像和腺泡病变表现为结节影。支气管的狭窄扭曲可导致小叶肺不张或盘状肺不张。小叶肺不张呈斑片状阴影，盘状肺不张呈条状阴影。

3.肺段、肺叶及团块阴影

慢性炎症局限于肺叶或肺段时则呈肺叶肺段阴影，肺叶肺段阴影可体积缩小。由于合并支气管扩张、肺气肿、肺大泡或小脓肿、肺大泡或小脓腔，肺叶或肺段阴影的密度可不均匀。在支气管体层片或支气管造影片上可见支气管扩张，但支气管狭窄或阻塞较少见。有时在肺叶肺段阴影内可见团块状阴影，其病理基础为脓肿或炎性肿块。肺叶阴影多见于右中叶慢性炎症，其他肺叶较少见，肺段阴影较常见。呈肿块阴影的慢性肺炎，其大小从<3 cm 至>10 cm，肿块边缘较清楚，周围可见不规则索条状阴影，在团块内有时可见 4～6 级支气管扩张。炎性肿块阴影在正侧位胸部 X 线片上各径线差有时较大，例如在正位胸部 X 线片上呈圆形，在侧位胸部 X 线片上呈不规则形状或椭圆形，此点有利于与周围型肺癌鉴别。

4.蜂窝状及杵状影

含空气的囊状支气管扩张可呈蜂窝状阴影，含有黏液的支气管扩张可表现为杵状阴影，其特点为与支气管走行方向一致。

5.肺气肿征象

弥漫性慢性肺炎可合并两肺普遍性肺气肿，而局限性慢性肺炎常与瘢痕旁肺气肿并存，因此慢性肺炎区的密度不均匀。有时慢性肺炎还可与肺大泡并存。

6.肺门团块状阴影

肺门区炎性肺硬化可表现为边缘不整齐、形态不规则类圆形团块状影,此时常需与肺癌鉴别。有时慢性肺炎还可伴有肺门淋巴结增大,但较少见,有时可见肺门部淋巴结肿大。(图 6-30)

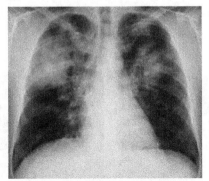

图 6-30 慢性肺炎 X 线影像表现

十、放射性肺炎

(一)概述

放射性肺炎是肺组织接受一定剂量的电离辐射后所导致的急性炎性反应,目前对该病的基础及临床研究不多,缺乏严格的诊断标准,治疗多数为对症处理、长期大剂量皮质激素治疗等。停止放疗后多数患者可以缓慢恢复,也有部分患者逐步发展成放射性肺纤维化,严重者会导致患者呼吸衰竭而死亡。

(二)临床表现与病理基础

放射性肺炎通常发生于放疗后 3 个月内,如果照射剂量较大或同时接受了化疗等,或者遗传性放射损伤高度敏感的患者,放射性肺炎也可能发生于放疗开始后 2～3 周内。肺癌患者接受放疗后 70% 以上会发生轻度的放射性肺损伤,多数无症状或症状轻微,仅有 10%～20% 的患者会出现临床症状。放射性肺炎的临床症状没有特异性,通常的临床表现为咳嗽、气短、发热等,咳嗽多为刺激性干咳,气短程度不一,轻者只在用力活动后出现,严重者在静息状态下也会出现明显呼吸困难。部分患者可以伴有发热,甚至发生在咳嗽气短等症状出现前,多在 37.0～38.5 ℃ 之间,但也有出现 39 ℃ 以上高热者。放射性肺炎的体征不明显,多无明显体征,部分患者会出现体温升高、肺部湿啰音等表现。放射性肺炎临床症状的严重程度与肺受照射的剂量及体积相关,也和患者的个体遗传差异相关。

电离辐射导致放射性肺炎的靶细胞包括Ⅱ型肺泡细胞、血管内皮细胞、成纤维细胞及肺泡巨噬细胞等。Ⅱ型肺泡细胞合成和分泌肺泡表面活性物质,维持肺泡表面张力,接受电离辐射后,Ⅱ型肺泡细胞胞质内 Lamellar 小体减少或畸形,肺泡细胞脱落到肺泡内,导致肺泡张力变化,肺的顺应性降低,肺泡塌陷不张。血管内皮细胞的损伤在照射后数天内就可以观察到,毛细血管内皮细胞超微结构发生变化,细胞内空泡形成、内皮细胞脱落,并可以发生微血栓形成、毛细血管阻塞,最终导致血管通透性改变,肺泡换气功能受损。肺泡巨噬细胞及成纤维细胞在接受电离辐射损伤后也会出现相应的变化,促进和加重放射性肺炎的发生。

(三)X 线表现

其表现取决于放射线照射的部位、照射的方向、照射野及照射量。乳腺癌术后放射照射所引起的放射性肺炎病灶多位于第1～2肋间。肺癌放疗后引起的放射性肺炎发生在原发病灶所在的肺叶，食管癌于恶性淋巴瘤放疗后引起的放射性肺炎位于两肺内带。放射性肺炎的X线表现：急性期通常表现为大片状高密度阴影，密度较均匀，边缘较模糊；慢性期由于病灶纤维结缔组织增生明显，原来的大片状阴影范围缩小，病灶较前密度增高而不均匀，可见网状及纤维索条状阴影。大范围的慢性放射性肺炎体积缩小可伴纵隔向患侧移位，同侧胸膜肥厚粘连，胸廓塌陷变形，膈升高。（图6-31）

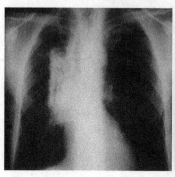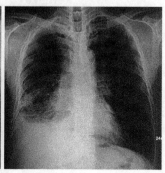

图6-31　放射性肺炎X线影像表现

十一、特发性肺间质纤维化

（一）概述

特发性肺间质纤维化是一种原因不明，以弥漫性肺泡炎和肺泡结构紊乱最终导致肺间质纤维化为特征的疾病，按病程有急性、亚急性和慢性之分，临床更多见的是亚急性和慢性型。现认为，该病与免疫损伤有关。预后不良，早期病例即使对激素治疗有反应，生存期一般也仅有5年。

（二）临床表现与病理基础

特发性肺间制纤维化通常为隐匿性起病，主要的症状是干咳和劳力性气促。随着肺纤维化的发展，发作性干咳和气促逐渐加重。进展的速度有明显的个体差异，经过数月至数年发展为呼吸衰竭和肺心病。起病后平均存活时间为2.8～3.6年。通常没有肺外表现，但可有一些伴随症状，如食欲减退、消瘦等。体检可发现呼吸浅快，双肺底可闻及吸气末期Velcro啰音。晚期可出现发绀等呼吸衰竭和肺心病的表现。50％以上患者有杵状指（趾）。

特发性肺纤维化的病理改变与病变的严重程度有关。主要特点是病变在肺内分布不均一，肺泡壁增厚，伴有胶原沉积、细胞外基质增加和灶性单核细胞浸润。炎症细胞不多，通常局限在胶原沉积区或蜂窝肺区。肺泡腔内可见到少量的Ⅱ型肺泡上皮细胞聚集，可以看到蜂窝肺气囊、纤维化和纤维增殖灶。

（三）X线表现

1.磨玻璃样影及实变影

病变早期，两下肺后外基底段部位可见小叶状轻度密度增高影；其内可见含气支气管影，支气管血管树增粗。实变影可相互融合成肺段甚或肺叶实变。

2.线状影

线状影表现力与胸膜面垂直的细线形影，长1～2mm，宽约1mm，多见于两肺下叶，也可见其他部位。两肺中内带区域的小叶间隔增厚则表现为分枝状细线形影。

3.胸膜下弧形线影

胸膜下弧形线影表现为胸膜下0.5 cm以内的与胸壁内面弧度一致的弧形线影,长5～10 cm,边缘较清楚或较模糊,多见于两下肺后外部。

4.蜂窝状影

蜂窝状影表现为直径1 mm至2 cm的圆形或椭圆形含气囊腔,壁较薄而清楚,与正常肺交界面清楚,主要分布于两肺基底部胸膜下区。

5.小结节影

在蜂窝、网和线影基础上,可见少数小结节影,边缘较清楚,并非真正的间质内结节,而是纤维条索病变在横断面上的表现,或相互交织而成。

6.肺气肿

小叶中心性肺气肿表现为散在的、直径2～4 mm的圆形低密度区,无明确边缘,多见于肺部外围,但随病变发展可逐渐见于肺中央部,有时胸膜下可见直径1～2 cm大小的圆形或椭圆形肺气囊。

7.支气管扩张

支气管扩张主要为中小支气管扩张,多为柱状扩张,可伴支气管扭曲、并拢。

十二、肺结节病

(一)概述

肺结节病是一种病因未明的多系统多器官的肉芽肿性疾病,近来已引起国内广泛注意。常侵犯肺、双侧肺门淋巴结、眼和皮肤等器官,其胸部受侵率高达80%～90%。本病呈世界分布,欧美国家发病率较高,东方民族少见。多见于20～40岁,女略多于男。病因尚不清楚,部分病例呈自限性,大多预后良好。

(二)临床表现与病理基础

早期结节病的症状较轻,常见的呼吸道症状和体征有咳嗽、无痰或少痰,偶有少量血丝痰,可有乏力、低热、盗汗、食欲减退、体重减轻等。病变广泛时可出现胸闷、气急,甚至发绀,后期主要是肺纤维化导致的呼吸困难。肺部体征不明显,部分患者有少量湿啰音或捻发音。

结节病的病理特点是非干酪样坏死性类上皮肉芽肿,肉芽肿的中央部分主要是多核巨噬细胞和类上皮细胞,后者可以融合成朗格汉斯巨细胞。周围有淋巴细胞浸润,而无干酪样病变。

(三)X线表现

有90%以上的患者伴有胸部X线的改变,而且常是结节病的首次发现。

1.纵隔、肺门淋巴结肿大

纵隔、肺门淋巴结肿大为结节病最常见表现,为唯一异常表现。多组淋巴结肿大是其特点,其中两侧肺门对称性淋巴结肿大且状如土豆,多为本病典型表现,其肿大淋巴结一般在6～12个月期间可自行消退,恢复正常;或在肺部出现病变过程中,开始缩小或消退;或不继续增大,为结节病的发展规律。(图6-32)

2.肺部病变

肺部病变多发生在淋巴结病变之后。最常见的病变为两肺弥漫性网状结节影,但肺尖或肺底少或无。结节大小不一,多为1～3 mm大小,轮廓尚清楚。其次是圆形病变,直径1.0～1.5 cm,密度均匀,边缘较清楚,单发者类似肺内良性病变或周围型肺癌,多发者酷似肺内转移瘤。此外为阶段性或小叶性浸润，类似肺部炎性病变，一般伴或不伴胸腔内淋巴结病变，少数表现为单纯粟粒状颇似急性粟粒型肺结核。以纤维性病变为主，不易与其他原因所致的肺纤维化区别，且可引起多种继发性改变。

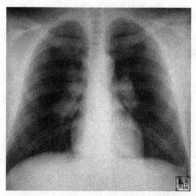

图 6-32　肺结节病 X 线影像表现

两侧纵隔、肺门淋巴结肿大

3.胸膜病变

胸膜渗液可能为胸膜脏、壁层广泛受累所致。肥厚的胸膜为非干酪性肉芽肿。

4.骨骼病变

骨骼病变较少见，约占全部结节病的 10%。骨损害一般限于手、足的短管状骨，显示小囊状骨质缺损并伴有末节指(趾)变细、变短。

十三、硅沉着病

(一)概述

硅沉着病是由于长期吸入石英粉尘所致的以肺部弥漫性纤维化为主的全身性疾病，是我国目前常见的且危害较为严重的职业病。目前是职业病中发病率最高的病种之一，也是 12 种尘肺中较重的一种。

(二)临床表现与病理基础

硅沉着病的早期可能没有自觉症状，或症状很轻。Ⅱ、Ⅲ期硅沉着病患者多有症状，但症状轻重和胸部 X 线改变的程度不一定平行，在有肺部并发症时，症状加重。早晨咳嗽较重，无痰或有少量黏液痰。肺内有并发感染时，则痰量增多，或有脓性痰。单纯硅沉着病多无胸痛或有轻微胸痛，一旦有明显胸痛应考虑有肺内感染或并发肺结核的可能。胸膜摩擦音常是并发肺结核的征象。早期硅沉着病气短不明显，晚期硅沉着病并发肺结核、肺气肿时，气短明显。早期患者一般状态尚好，晚期则营养欠佳。晚期患者，特别是并发肺结核或肺部感染时，肺部可听到呼音，也可出现发绀。

硅沉着病基本病变是硅结节形成，眼观硅结节呈圆形灰黑色、质韧、直径 2～3 mm。在人体，最早的改变是吸入肺内的粉尘粒子聚集并沉积在相对固定的肺泡内，巨噬细胞及肺泡上皮细胞(主要是Ⅱ型)相继增生，肺泡隔开始增厚。聚集的细胞间出现网织纤维并逐渐转变成胶原纤维，形成硅结节。典型硅结节，结节境界清晰，胶原纤维致密扭曲排列或呈同心圆排列，纤维间无细胞反应，出现透明性变，周围是被挤压变形的肺泡。

(三)X线表现

1.圆形小阴影

圆形小阴影是硅沉着病最常见和最重要的一种X线表现形态,其病理变化以结节型硅沉着病为主,呈圆形或近似圆形,边缘整齐或不整齐,直径<10 mm;不规则形小阴影多为接触游离二氧化硅含量较低的粉尘所致,病理基础主要是肺间质纤维化。表现为粗细、长短、形态不一的致密阴影。之间可互不相连,或杂乱无章地交织在一起,呈网状或蜂窝状;致密度多持久不变或缓慢增高。早期也多见于两肺中下区,弥漫分布,随病情进展而逐渐波及肺上区。(图6-33)

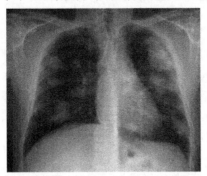

图 6-33　硅沉着病 X 线影像表现

两肺散在类圆形结节影,边界尚清

2.大阴影

长径超过 10 mm 的阴影,为晚期硅沉着病的重要 X 线表现,边界清楚,周围有明显的肺气肿;多见于两肺上、中区,常对称出现;大阴影长轴多与后肋垂直,不受叶间裂限制。

3.胸膜变化

胸膜粘连增厚,先在肺底部出现,可见肋膈角变钝或消失;晚期膈面粗糙,由于肺纤维组织收缩和膈胸膜粘连,呈"天幕状"阴影。

4.肺气肿

肺气肿多为弥漫性、局限性、灶周性和泡性肺气肿,严重者可见肺大泡。

5.肺门和肺纹理变化

早期肺门阴影扩大,密度增高,有时可见淋巴结增大,包膜下钙质沉着呈蛋壳样钙化,肺纹理增多或增粗变形;晚期肺门上举外移,肺纹理减少或消失。

(邱先锋)

第四节　肺实质性病变

一、肺水肿

(一)概述

肺水肿是指由于某种原因引起肺内组织液的生成和回流平衡失调,使大量组织液在很短时间内不能被肺淋巴和肺静脉系统吸收，从肺毛细血管内外渗，积聚在肺泡、肺间质和细小支气管内，从而造成肺通气与换气功能严重障碍。在临床上表现为极度的呼吸困难、端坐呼吸、发绀、大汗淋漓、阵发性咳嗽伴大量白色或粉红色泡沫痰、双肺布满对称性湿啰音，分为心源性和非心源性两大类。本病可严重影响呼吸功能，是临床上较常见的急性呼吸衰竭的病因。

（二）临床表现与病理基础

肺水肿间质期，患者常有咳嗽、胸闷，轻度呼吸浅速、急促，查体可闻及两肺哮鸣音。肺水肿液体渗入肺泡后，患者可表现为面色苍白、发绀、严重呼吸困难、咳大量白色或血性泡沫痰、两肺满布湿啰音。

肉眼可见肺表面苍白，含水量增多，切面有大量液体渗出。显微镜下观察，可将其分为间质期、肺泡壁期和肺泡期。间质期是肺水肿的最早表现，液体局限在肺泡外血管和传导气道周围的疏松结缔组织中，支气管、血管周围腔隙和叶间隔增宽，淋巴管扩张。液体进一步潴留时，进入肺泡壁期。液体蓄积在厚的肺泡毛细血管膜一侧，肺泡壁进行性增厚。发展到肺泡期时，可见充满液体的肺泡壁丧失了环形结构，出现褶皱。无论是微血管内压力增高还是通透性增加引起的肺水肿，肺泡腔内液体的蛋白均与肺间质内相同，提示表面活性物质破坏，而且上皮丧失了滤网能力。

（三）X 线表现

间质性肺水肿 X 线主要表现肺静脉影增粗，肺门影变大、变模糊，可见 Kerley 氏线征，肺叶间裂增厚等；肺泡性肺水肿表现为两肺可见大片状模糊影，多位于肺中心部或基底部，及可见"蝶翼征"，可伴少量胸腔积液，肺泡性肺水肿病变动态变化大。急性呼吸窘迫征引起的肺水肿X线表现通常为散在片状模糊影，随病变发展融合成大片毛玻璃样影或实变影，广泛肺影密度增高称为"白肺"，对复张性肺水肿、神经性肺水肿结合病史即可做诊断。（图 6-34）

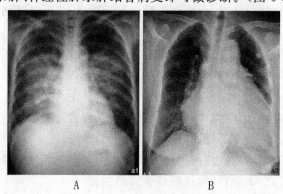

图 6-34　肺水肿 X 线表现

A.肺泡性肺水肿 X 线影像表现"蝶翼征"；B.间质性肺水肿 X 线影像表现

二、肺气肿

（一）概述

肺气肿是指终末细支气管远端的气道弹性减退，过度膨胀、充气和肺容积增大或同时伴有气道壁破坏的病理状态。按其发病原因肺气肿有如下几种类型：老年性肺气肿、代偿性肺气肿、间质性肺气肿、灶性肺气肿、旁间隔性肺气肿和阻塞性肺气肿。

（二）临床表现与病理基础

临床表现症状轻重视肺气肿程度而定。早期可无症状或仅在劳动、运动时感到气短，随着肺气肿进展,呼吸困难程度随之加重,以至稍一活动甚或完全休息时仍感气短。此外尚可感到乏力、体重下降、食欲减退、上腹胀满,除气短外还有咳嗽、咳痰等症状。典型肺气肿者胸廓前后径增大,呈桶状胸,呼吸运动减弱,语音震颤减弱,叩诊过清音,心脏浊音界缩小,肝浊音界下移,呼吸音减低,有时可听到干、湿啰音,心率增快,心音低远,肺动脉第二心音亢进。

　　肺气肿按解剖组织学部位分为肺泡性肺气肿和间质性肺气肿;肺泡性肺气肿按发生部位又可细分为腺泡中央型、腺泡周围型、全腺泡型肺气肿;腺泡中央型指肺腺泡中央区的呼吸细支气管呈囊状扩张,肺泡管及肺泡囊无明显改变,腺泡周围型则是肺泡管及肺泡囊扩张,而呼吸细支气管未见异常改变,从呼吸细支气管至肺泡囊及肺泡均扩张即是全腺泡型肺气肿。肺内陈旧瘢痕灶邻近发生的瘢痕旁若肺气肿囊腔超过 2 cm,累及小叶间隔称为肺大泡。间质性肺气肿是因肺内压骤然升高,气体从破裂的肺泡壁或支气管管壁进入肺间质,在肺膜下或下叶间隔内形成小气泡,气泡可扩散至肺门、纵隔,甚至颈胸部皮下软组织内。

　　(三)X 线表现

　　X 线主要表现为肺野扩大,肺血管纹理变疏变细,肺透亮度增加,肋间隙增宽,纵隔向一侧偏移,横膈下移,心缩小等,侧位像显示胸腔前后径增大。(图 6-35)

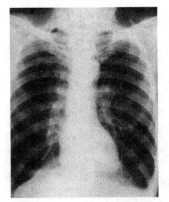

图 6-35　肺气肿 X 线影像表现

三、Wegener 肉芽肿

(一)概述

　　Wegener 肉芽肿是一种坏死性肉芽肿性血管炎,属自身免疫性疾病。该病男性略多于女性,从儿童到老年人均可发病,未经治疗的 Wegener 肉芽肿病死率可高达 90％以上,经激素和免疫抑制剂治疗后,Wegener 肉芽肿的预后明显改善。尽管该病有类似炎性的过程,但尚无独立的致病因素,病因至今不明。

(二)临床表现与病理基础

　　Wegener 肉芽肿临床表现多样,可累及多系统。典型的 Wegener 肉芽肿有三联征:上呼吸道、肺和肾病变。可以起病缓慢,持续一段时间,也可表现为快速进展性发病。病初症状包括发热、疲劳、抑郁、食欲缺乏、体重下降、关节痛、盗汗、尿色改变和虚弱,其中发热最常见。大部分患者以上呼吸道病变为首发症状,通常表现是持续地流鼻涕,而且不断加重。肺部受累是本病基本特征之一,约 50％的患者在起病时即有肺部表现,总计 80％以上的患者将在整个病程中出现肺部病变。胸闷、气短、咳嗽、咯血及胸膜炎是最常见的症状,以及肺内阴影。大部分病例有肾脏病变,出现蛋白尿,红、白细胞及管型尿,严重者伴有高血压和肾病综合征,终可导致肾衰竭,是Wegener 肉芽肿的重要死因之一。

全身系统和脏器均可受累,病理特点:呼吸道上部(鼻、鼻窦炎、鼻咽部、鼻中隔为主)或下部(气管、支气管及肺)坏死性肉芽肿性病变,小血管管壁纤维素样变,全层有单核细胞,上皮样细胞和多核巨细胞浸润,病变严重时可侵犯骨质引起破坏。肺部可见空洞形成。肉芽肿也见于上颌骨、筛骨眼眶等处,广泛的血管炎引起的梗死及溃疡造成鞍状鼻畸形,眼球突出等。肾脏病变呈坏死性肾小球肾炎的改变。全身性灶性坏死性血管炎,主要侵犯小动脉、细动脉、小静脉、毛细血管及其周围组织,血管壁有多形核细胞浸润,纤维蛋白样变性,肌层及弹力纤维破坏,管腔中血栓形成,管壁坏死,形成小动脉瘤,出血等。

(三)X线表现

肺野内单发或多发大小不等类圆形影或团状影,少数为粟粒型,多分布于两肺中下野及肺尖部。球形病灶可出现肉芽肿坏死、液化而形成空洞,厚薄不规则,可为单房或多房。肺浸润病变多表现大小不一边缘模糊斑片状影。以上表现可同时存在,可伴有胸腔积液、肺不张、肺梗死或气胸等。(图6-36)

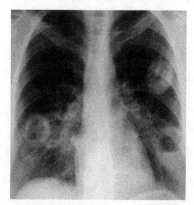

图6-36 Wegener肉芽肿X线影像表现

四、肺泡蛋白质沉积症

(一)概述

肺泡蛋白质沉积症(pulmonary alveolar proteinosis,PAP)是以肺泡和细支气管腔内充满PAS染色阳性,来自肺的富磷脂蛋白质物质为其特征。好发于青中年,男性发病率约3倍于女性。病因未明,可能与免疫功能障碍(如胸腺萎缩、免疫缺损、淋巴细胞减少等)有关。

(二)临床表现与病理基础

发病多隐袭,典型症状为活动后气急,以后进展至休息时亦感气急,咳白色或黄色痰、乏力、消瘦。继发感染时,有发热、脓性痰。少数病例可无症状,仅X线有异常表现。呼吸功能障碍随着病情发展而加重,呼吸困难伴发绀亦趋严重。

肉眼肺大部分呈实变,胸膜下可见黄色或黄灰色结节,切面有黄色液体渗出。镜检示肺泡及细支气管内有嗜酸PAS强阳性物质充塞,是Ⅱ型肺泡细胞产生的表面活性物质磷脂与肺泡内液体中的其他蛋白质和免疫球蛋白的结合物,肺泡隔及周围结构基本完好。电镜可见肺泡巨噬细胞大量增加,吞噬肺表面活性物质,胞浆肿胀,呈空泡或泡沫样外观。

（三）X 线表现

典型表现为从两肺弥漫且基本对称的由肺门向外放散的弥漫细小的羽毛状或结节状阴影，呈"蝶翼"状，类似肺泡性肺水肿；可表现两肺弥漫性颗粒状致密影，融合成斑片状，边缘模糊；可因支气管沉积物阻塞表现节段性肺不张、肺气肿等。

（邱先锋）

第五节　肺部肿瘤

一、肺癌

（一）概述

肺癌发生于支气管黏膜上皮称支气管肺癌。肺癌一般指的是肺实质部的癌症，通常不包含其他肋膜起源的中胚层肿瘤，或者其他恶性肿瘤如类癌、恶性淋巴瘤，或是转移自其他来源的肿瘤。特指来自于支气管或细支气管表皮细胞的恶性肿瘤，占肺实质恶性肿瘤的 90%～95%。肺癌目前是全世界癌症死因的首位，而且每年人数都在上升，而女性得肺癌的发生率尤其有上升的趋势。

肺癌起源于支气管黏膜上皮局限于基底膜内者称为原位癌，可向支气管腔内或邻近的肺组织浸润生长并可通过淋巴血行或经支气管转移扩散。生长速度和转移扩散的情况与肿瘤的组织学类型分化程度等生物学特性有一定关系。

右肺多于左肺，上叶多于下叶，从主支气管到细支气管均可发生。起源于主支气管肺叶支气管的肺癌位置靠近肺门者称为中央型肺癌；起源于肺段支气管以下的肺癌位置在肺的周围部分者称为周围型肺癌。

（二）临床表现与病理基础

临床表现按部位可分为原发肿瘤、肺外胸内扩展、胸外转移和胸外表现四类。原发肿瘤引起的症状和体征主要为咳嗽、血痰或咯血、气短或喘鸣、发热、体重下降等；肺外胸内扩展引起的症状和体征主要为胸痛、声音嘶哑、咽下困难、胸腔积液、上腔静脉阻塞综合征、Horner 综合征等；胸外转移至中枢神经系统可引起颅内压增高，精神状态异常等，转移至骨骼可引起骨痛和病理性骨折等，转移至胰腺，表现为胰腺炎症状或阻塞性黄疸；胸外表现，指肺癌非转移性胸外表现，或称之为副癌综合征，主要表现为肥大性肺性骨关节病、异位促性腺激素、分泌促肾上腺皮质激素样物、分泌抗利尿激素、神经肌肉综合征、高钙血症、类癌综合征等。

肺癌按病理组织学可分为非小细胞癌和小细胞癌两类。非小细胞癌包括鳞状上皮细胞癌、腺癌、大细胞癌等；小细胞癌包括燕麦细胞型、中间细胞型、复合燕麦细胞型。

（三）X 线表现

在大体病理形态上，肿瘤的发生部位不同，其 X 线平片表现亦不同。中央型肺癌胸部 X 线片显示肺门肿块阴影，边缘清楚。若支气管被肿块阻塞，可引起相应肺段肺气肿、肺不张、肺炎，称为"肺癌三联征"。中央型肺癌转移到邻近肺门淋巴结引起肺门阴影增大，若侵犯到膈神经可导致横膈的矛盾运动。周围型肺癌 X 线表现为肺内结节阴影，肿瘤密度一般较均匀，亦可发生钙化或形成空洞。肿瘤边缘多分叶不光滑,呈"分叶征""毛刺征"。若肿瘤侵犯邻近脏层胸膜,可表现为"胸膜凹陷征"。周围型肺癌转移常表现为肺内多发结节阴影。弥漫型肺癌表现为双肺多发弥漫结节或斑片状影像,结节呈粟粒大小至 1 cm,以两肺中下部较多。(图 6-37、图 6-38)

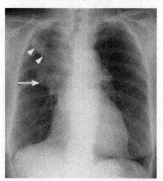

图 6-37　中央型肺癌 X 线影像表现
右肺门淋巴结增大(箭头),右上肺不张(箭)

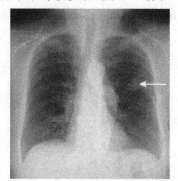

图 6-38　周围型肺癌 X 线影像表现
左上肺均匀结节影(箭头)

二、肺转移瘤

(一)概述

原发于身体其他部位的恶性肿瘤经血道或淋巴道转移到肺称为肺转移瘤。据统计在死于恶性肿瘤的病例中,20%～30%有肺转移。恶性肿瘤发生肺转移的时间早晚不一,大多数病例在原发癌出现后 3 年内发生转移,亦有长达 10 年以上者,但也有少数病例肺转移灶比原发肿瘤更早被发现。转移到肺的原发恶性肿瘤多来自乳腺、骨骼、消化道和泌尿生殖系统。

(二)临床表现与病理基础

症状轻重与原发肿瘤的组织类型、转移途径、受累范围有密切关系,多数病例有原发癌的症状。早期肺转移多无明显的呼吸道症状,肺部病变广泛,则可出现干咳、痰血和呼吸困难等。病理表现与原发肿瘤的组织类型相关。以血行转移多见,即肺内或肺外肿瘤细胞经腔静脉回流至右心从而转移到肺内,癌细胞浸润并穿过肺小动脉及毛细血管壁,在邻近肺间质及肺泡内生长形成转移瘤;淋巴道转移前期类似血行转移,瘤细胞穿过血管壁累及支气管血管周围淋巴管,并在内增殖形成转移瘤;胸膜、胸壁或纵隔内肿瘤还可直接向肺内侵犯。

(三)X 线表现

原发性恶性肿瘤向肺内转移的途径有血性转移、淋巴转移及直接侵犯,转移方式不同其胸部 X 线片表现亦不同。血行转移表现为两肺多发结节及肿块阴影、边缘清楚,以两中下肺野常见。也可表现为单发的结节及肿块,也有的表现为多发空洞影像,成骨肉瘤与软骨肉瘤的转移可有钙化。淋巴道转移表现为网状及多发细小结节阴影,若小叶间隔增生可见"Kerley B 线"。纵隔、胸膜、胸壁向肺内直接侵犯表现为原发肿瘤邻近的肺内肿块。(图 6-39)

三、肺错构瘤

(一)概述

肺错构瘤的来源和发病原因尚不十分清楚,比较容易被接受的假说认为,错构瘤是支气管的一片组织在胚胎发育时期倒转和脱落,被正常肺组织包绕,这一部分组织生长缓慢,也可能在一定时期内不生长,以后逐渐发展才形成瘤。错构瘤大多数在 40 岁以后发病这个事实支持这一假说。常无临床表现,多为体检时影像学检查偶然发现。合理手术是最佳治疗方法,预后良好。

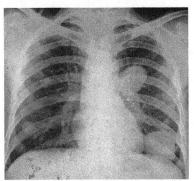

图 6-39　肺转移瘤 X 线影像表现

(二)临床表现与病理基础

错构瘤的发生年龄多数在 40 岁以上,男性多于女性。绝大多数错构瘤(80％以上)生长在肺的周边部,紧贴于肺的脏层胸膜之下,有时突出于肺表面,因此临床上一般没有症状,查体也没有阳性体征。只有当错构瘤发展到一定大小,足以刺激支气管或压迫支气管造成支气管狭窄或阻塞时,才出现相应等临床症状。

错构瘤病理学特征是正常组织的不正常组合和排列,这种组织学的异常可能是器官组织在数量、结构或成熟程度上的错乱。错构瘤的主要组织成分包括软骨、脂肪、平滑肌、腺体、上皮细胞,有时还有骨组织或钙化。

(三)X 线表现

根据肿瘤的发生部位,错构瘤可分为周围型及中央型。周围型错构瘤发生于肺段以下支气管与肺内,主要由软骨组织构成。中央型错构瘤发生于肺段及肺段以上支气管,主要由脂肪组织构成。周围型错构瘤表现为肺内的孤立结节,边缘清楚,无分叶,部分病变内会有爆米花样钙化。中央型错构瘤阻塞支气管引起阻塞性肺炎或肺不张,表现为斑片状模糊阴影或肺叶、肺段的实变、体积缩小。(图 6-40)

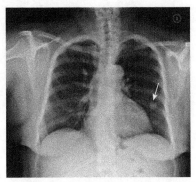

图 6-40　肺错构瘤 X 线表现

左上肺结节,边界清楚,无分叶(箭头)

(邱先锋)

第七章 乳腺疾病X线诊断

第一节 急性乳腺炎

一、临床概述

急性乳腺炎多见于初产妇的产后第 3～4 周。病原菌常为金黄色葡萄球菌,少数为链球菌感染。主要感染途径有 2 条:第 1 条,细菌自擦破或皲裂的乳头进入,沿淋巴管蔓延至乳腺的间质内,引起化脓性蜂窝织炎;第 2 条,细菌自乳头侵入后沿乳管至乳腺小叶,在滞积的乳汁中迅速繁殖,导致急性炎症。

急性乳腺炎患者常有典型症状及体征。患者可有寒战,发热,患乳肿大,表面皮肤发红、发热,并有跳痛及触痛,常可合并有同侧腋淋巴结肿大、压痛。炎症区可很快发生坏死、液化而形成乳腺脓肿。脓肿可向外溃破,亦可穿入乳管,使脓液经乳管、乳头排出。

实验室检查常可有白细胞总数及嗜中性粒细胞数升高。

二、影像学表现

急性乳腺炎患者很少需行 X 线检查,这是因为患者常具有典型的临床表现,外科医师凭此即可做出正确诊断。此外,在乳腺 X 线投照中常需对乳房施加一定的压迫,当有急性炎症时,常使患者难以耐受此种压迫。压迫可增加患者的痛苦,并可能会促使炎症扩散、加重,故对急性乳腺炎患者应尽量避免行X线检查。在少数患者中,为区别急性乳腺炎与炎性乳癌而必须作 X 线摄影时,只可轻施压迫,或采用免压增加千伏投照。CT 检查虽较昂贵,但可免除压迫之苦,当为急性乳腺炎和炎性乳癌的首选检查方法。

X 线上,急性乳腺炎常累及乳腺的某一区段或全乳,表现为片状致密浸润阴影,边缘模糊。患处表面的皮下脂肪层可显示混浊,并出现较粗大的网状结构。皮肤亦显示有水肿、增厚。患乳血运亦常显示增加。经抗生素治疗后,上述 X 线征象可迅即消失而回复至正常表现。

三、鉴别诊断

无论临床上或 X 线上,急性乳腺炎须与炎症性乳癌鉴别。炎性乳癌常为乳腺中央位的密度增高,乳晕亦常因水肿而增厚,皮肤增厚则常在乳房的下部最明显,而不像急性炎症那样局限在感染区表面。经 1～2 周抗生素治疗后，急性炎症可很快消散，而炎性乳癌患者 X 线上无多大变化。

（陈　翠）

第二节　乳腺纤维性病变

本病罕见，且尚未被公认为独立病变。它为良性、局限性、无包膜的乳腺间质增生，形成的肿瘤样块。

一、临床概述

本病多见于 20～50 岁的妇女，绝经期后则绝少发生。Haagensen 的 38 个病例中，患者最幼 23 岁，最大 54 岁，平均年龄 39.5 岁，40～49 岁组占全部病例的 44.7%。

病变多位于乳腺的外上方，可有双侧对称性发病趋势。Haagensen 的 38 例中，5 例为双侧对称性，但尚无同一侧乳房多处发病者。

肉眼见肿块边界不清，无包膜，常呈不规则盘状，直径多数仅 2～3 cm，少有超过 5 cm 者，切面呈坚实、致密、质地均匀的白色纤维组织。

临床上，本病多见于较大而下垂的乳房中，乳晕区常有毛发，患者多显示有某种内分泌功能障碍。如 Haagensen 的 38 例中 7 例未婚，15 例婚后从未妊娠，另 16 例总共生育 22 名儿童。除触到一无痛性肿块外，患者常无其他症状。肿块可为囊样或似腺纤维瘤，但边界不清，呈不规则盘状，不像囊肿或腺纤维瘤那样是圆形的。

二、影像学表现

X 线上显示病变区为一局限致密阴影，无明确境界，较小时极易被忽略，较大者易被认为是腺体的一部分或腺体增生，罕见能单纯根据 X 线片而做出诊断者。一种极少见的情况是弥散性纤维增生，Wolfe 称为"乳房纤维化"，整个乳房呈现均匀致密，无任何脂肪组织或仅有一薄层的皮下脂肪层，此种改变在X线上颇具特征。（图 7-1）

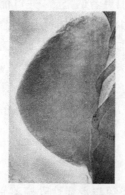

图 7-1　乳腺纤维化

（陈　翠）

第三节　乳腺囊性增生病

一、临床概述

由于病理诊断标准不一,有关囊性增生病发病率及癌变率的各家报告可有很大出入。如 Haagensen 报告本病占乳腺所有病变的首位,在 Presbyterian 医院的 1941－1950 年共有 1 196 例本病,同时期内乳腺癌为 991 例,腺纤维瘤是 440 例。尸检研究显示,本病的发病率甚至比临床还高。如 1932 年 Borchardt 及 Jaffe 报道在 100 例 40 岁以上无乳腺病变临床证据的妇女中,93％镜下可见囊性病。1936 年 Franzas 解剖 100 名 19～80 岁女尸,55％有镜下的囊性病, 25％为双侧性。1951 年 Frantz 研究了 225 名无乳腺病变临床证据的女尸,肉眼 19％见囊肿(囊肿 1～2 mm),其中半数是双侧性的,另有 34％镜下见囊肿,故总数达 53％可见囊肿。

如果将本病的病理诊断尺度掌握较严,则其发病率低于乳腺癌和腺纤维瘤。如天津肿瘤医院 1953－1963 年有病理证实的乳腺病变中,增生病占第三位,次于癌和良性肿瘤,仅占总例数的 6.4％。

按天津肿瘤医院病理科的诊断标准,囊性增生病包括囊肿、乳管上皮增生、乳头状瘤或乳头状瘤病、腺管型腺病和大汗腺样变五种病变,它们之间有依存关系,但不一定同时都存在。此外,间质亦呈增生,主要是腺管周围的纤维组织增生,腺泡周围的纤维组织亦可增生,常合并有不同程度的淋巴细胞浸润。

大体标本中可见乳腺的一部分或全部有大小不等、软硬不一的多发囊肿,小者仅在镜下可见,大者可达数厘米直径,多数囊肿在 0.01～1.00 cm。囊肿呈灰白色或蓝色,囊壁厚薄不均。囊内为清亮浆液、混浊液、稠绿乳样液或乳酪样物。囊内亦常见有乳头状瘤或瘤块,有时成分叶状,大时可填满囊腔。大囊内可含有多个小囊,互相沟通。

临床上,本病多见于 40 岁左右的患者,自发病至就诊的期限可自数天至十余年,平均病期约 3 年。最主要的症状和体征是出现肿块,可单发或多发,能自由推动。囊肿感染时可与周围组织发生粘连,感染邻近乳头时可使乳头回缩。若囊肿多发,触诊时即呈所谓"多结节乳房"。

在囊性增生病中,5％～25％可合并有乳头溢液,溢液性质主要为浆液性或浆液血性,血性溢液者较少,少数患者一个或多个乳管口溢液为本病的唯一阳性表现。

疼痛不多见,约不足 1/3 者有之,多在乳管开始扩张时出现,一旦囊肿形成,疼痛即逐渐消失。疼痛多数不严重,仅为局部隐痛或刺痛。

二、影像学表现

X 线上每因增生成分不同而表现各异。当乳腺小叶增生时,小叶内的乳管、腺泡数目增加(在低倍镜野中超过 30 个),或乳腺小叶数目增多(在低倍镜野中超过 5 个),片上即呈现多数斑点状阴影,酷似 P_2 型乳房,亦可能在 X 线上无明显阳性发现。

在腺病或硬化性腺病中,末端乳管或腺泡增多、密集,小叶变形,纤维组织亦有明显增生。此时,X 线上表现为某些区域或整个乳房有弥漫而散在的小的致密区,直径 1 cm 至数厘米,无明确边界,亦不形成肿块阴影。某些致密影可互相融合,形成较大片的致密区。少数可形成似肿块样的阴影,颇为致密,但缺乏锐利的边缘。钙化较常见,大小从勉强能辨认的微小钙点至 2～4 mm 直径,轮廓多光滑而类似球形或环形,分布广泛而比较散在。若钙化较局限而密集,则易被误认为乳腺癌的钙化。(图 7-2、图 7-3)

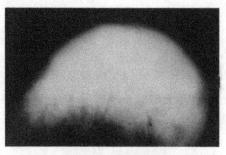

图 7-2 乳腺硬化性腺病,全乳致密

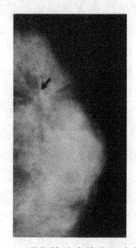

图 7-3 硬化性腺病伴有细小钙化

当小乳管高度扩张而形成囊肿时,X 线上即可能见到囊肿阴影。惟国人多数为微小囊肿,仅在镜下可见,故 X 线片上亦无法显示。少数(约 22%)囊肿可超过 2 mm 直径,肉眼下可见,X 线片上亦有可能显示。X 线上,囊肿可表现为局限性或弥散性遍布全乳。前者囊肿多较大,常超过1 cm 直径,大者可达2～8 cm直径,可单或多发,常呈球形,边缘光滑、锐利,密度则近似腺纤维瘤,可均匀或不均匀。极少数病例因囊内含乳酪样物而表现为脂肪样透亮阴影。若囊肿较密集,则可因各囊肿之间的互相挤压,使囊肿呈新月状表现,或在球形阴影的某一边缘有一弧形缺损。(图 7-4 至图 7-6)钙化很罕见,若有,则多发生在较大囊肿的囊壁上,呈线样钙化。弥散性者可累及乳房的大部或全部,多是微小囊肿,X 线上常未能显示出来,或仅见数个散在的小囊肿。

囊性增生在 X 线上应与良性肿瘤(如多发腺纤维瘤)或癌鉴别。囊性增生一般为双侧性发病,较密集的大型囊肿,可凭借其边缘的特征性弧形压迹而有别于多发腺纤维瘤。孤立分隔的囊肿一般皆是球形,边缘光滑而密度较腺纤维瘤略淡,亦不像腺纤维瘤那样可略呈分叶状。边缘线样钙化亦为诊断囊肿的特征性 X 线所见,而腺纤维瘤的钙化多呈颗粒状或融合型,位于块影内。

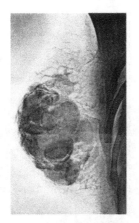

图 7-4　囊性增生病(一)
干板摄影,各囊肿之间互相挤压,使囊肿呈"新月状"

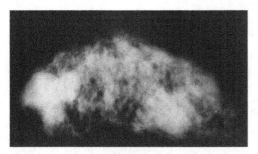

图 7-5　囊性增生病(二)
多发圆形结节,边缘光滑、锐利

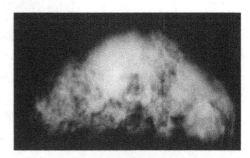

图 7-6　囊性增生病(三)
多发结节与腺体重叠,边缘模糊

　　硬化性腺病而有较密集的微小钙化时,极易被误诊为癌。但一般前者的病变边缘较模糊,亦缺乏毛刺等其他恶性征象。

　　局限性的增生应与浸润型乳腺癌鉴别。前者无血运增加、皮肤增厚及毛刺等恶性征象出现,若有钙化,亦多较散在,不像癌瘤那样密集,且增生多是双侧性,必要时可拍对侧对比。造成X线上最大的困难是致密的增生阴影常可将癌瘤的块影遮蔽,从而造成乳腺癌的假阴性诊断。此外,囊性增生病约有 19％发生癌变,要区别出哪一个区域已有癌变,无论临床及 X 线均有一定困难。

(陈　翠)

第四节　乳　腺　癌

　　乳腺癌的组织类型、生长方式、大体形态以及周围组织反应,既有共同规律,又有各自特性,在 X 线上形成各种不同征象。X 线诊断就是判断哪些影像代表哪些组织,也就是判断形成影像的组织结构和病理过程。因此了解各种征象的病理基础是提高诊断水平的关键。近些年来,X 线医师和病理科医师合作,采用全乳标本平铺位或垂直位大体切片 X 线摄影和相应病理组织学检查对照分析的方法(图 7-7),观察癌灶生长蔓延的全貌,观察每一 X 线征象的组织结构,把乳腺癌 X 线征象病理基础的研究提高到一个新的水平,建立了一些新的概念。当然,作为 X 线医师,还必须了解乳腺癌发生发展的过程,了解各种类型癌细胞的生物学行为,强化整体意识和动态观念,这样才能把 X 线征象分析由断面引向纵深,多方联想思维,提高理性判断。

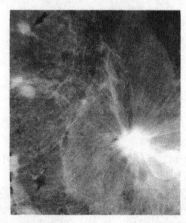

图 7-7　硬癌(一)

全乳标本平铺位 X 线照片 主癌灶呈星星形。星体密度不均,含块中之块。边缘不规则,大量针状毛刺,如光芒四射,有的长达 5 cm 以上。毛刺主由纤维组织构成,除根部外,未含癌细胞成分。在主癌灶外上远隔部位见 3 个小灶,2 个为浸润性癌(箭头),并有细索伸向主灶;另一椭圆形块影,为乳腺内癌转移淋巴结。本例术前 X 线片仅见主癌灶

一、块影结构和密度

同样密度的瘤体在不同组织背景上给人迥然不同的印象。为减少主观错觉,以正常乳腺腺体的密度作为标准把乳腺癌块影密度分为三度:显著高于正常腺体者为显著增高;略高或相等者为中度增高;低于腺体密度者为密度较低。

乳腺癌块影的密度因各型癌具有不同的组织成分和结构而有差异,所以了解块影组织成分的密度差及其动态变化至关重要。

(一)密度增高

乳腺癌块影密度增高是最常见的 X 线征象,各报告占 85%～90%。多年来传统地认为乳腺癌 X 线密度增高的基础是纤维组织增生、血管增多、出血、含铁血红素沉着和坏死。有学者报告,不曾被人注意的癌细胞在瘤体细胞和液体成分中密度最高,其含量和排列在很大程度上决定着块影的密度和均匀度。瘤体中癌细胞数量越多,排列越紧密,密度越高,反之,密度越低。在典型病例中,髓样癌的癌细胞量多,排列密集,纤维间质少,X 线密度显著增高。(图 7-8)硬癌纤维间质丰富,癌细胞量小,散在分布,X 线密度较低。单纯癌的癌细胞量和纤维间质基本相等,X 线密度介于髓样癌和硬癌之间,中度增高。癌细胞成分 X 线密度增高,可能与核增大、染色质增多、脱氧核糖核酸(DNA)含量增加因而物质密度较大有关。业已证明,从正常上皮单纯增生,非典型增生至转化为癌细胞的过程,总是伴随着 DNA 含量逐步增高。乳腺癌细胞的 DNA 含量比正常乳腺上皮细胞高 2～7 倍。癌细胞 DNA 含量的增高可能是其 X 线密度增高的重要因素。

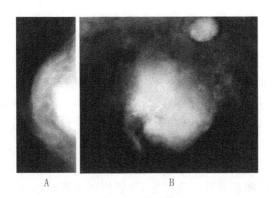

图7-8　髓样癌

A.术前侧位 X 线片:乳腺后部半圆形块影(另半球未能包括在内),密度明显增高。
边缘不规则,境界尚清晰,瘤周见宽窄不均的密度减低环,为恶性晕征(maligant
halo sign)B.标本 X 线照片:瘤体呈不规则圆形,密度不均,瘤体内见大量成簇钙化,
大小不均,大者达 2.0 mm,形态不整,大多数为多角形,镜检为坏死区钙化

动态观察表明,某种组织的 X 线密度不是恒定的,而是随量和质的变化而改变。纤维组织排列密集时 X 线密度高于腺体,排列疏松和玻璃样变时低于腺体。血液的密度在通常情况下低于癌细胞团块和纤维组织。瘤块边缘血管增生,血运增加,X 线显示瘤块周边密度减低,边缘模糊。瘤体内出血灶密度减低,形成大凝血块后密度增加。囊内乳头状癌在囊内充满血液湮没瘤块时,瘤块仍可透过血液显示出来。据 New 报告,血液 X 线吸收系数为 $+12\sim40$ HU,血块吸收系数加大,与平片表现相符合。癌灶内坏死是缺血性凝固性坏死,初期失去水分,变得干燥松脆,细胞核凝固碎裂,其 X 线密度与腺体密度相等或稍高,后期坏死组织软化,结构消失,密度减低。以上看出,癌灶块影密度增高是多种组织成分构成的,除钙化灶外,癌细胞团密度最高,其次顺序为排列致密的纤维组织、早期坏死灶和大凝血块。

(二)密度不均匀

块影密度不均是乳腺癌的 X 线特征性表现,较常见,约占 80%。乳腺癌不仅组织类型多种多样,即使在同一类型的癌块中也常含其他类型的结构。严格地说,不少癌灶属于程度不同的混合型癌,加之瘤体内主质和间质分布不均,纤维组织变性,含有坏死灶和出血灶等,各种组织成分的密度差必然形成块影密度不均。另外术前 X 线所见的癌灶块影常常是多个小球形灶堆积而成,或周边部有小卫星灶重叠,也时见癌灶中出现癌细胞团块小岛,形成块中之块。所有这些,都是形成癌灶块影密度不均的因素。对于后三种情况,应视为乳腺肿块的恶性特征。良性肿块亦可形成密度不均,如错构瘤,脂肪坏死和浆细胞性乳腺炎,但未见有多球堆积,卫星小灶和块中之块者。

(三)密度减低

有些组织类型的癌块,间质丰富,癌细胞量少,X 线密度较低。如硬癌、粉刺癌、小叶癌、黏液癌等,X 线密度低于腺体,常被腺体阴影湮没。对于这些病例,只有行导管造影或间质气体造影,方能显示病灶。

二、蔓延方式

乳腺癌在乳腺内的蔓延有四种方式:导管蔓延、间质蔓延、淋巴管蔓延和血管蔓延,最常见的

主要是前三种。早期多以某种蔓延为主,逐步几种蔓延并存。不同的蔓延方式构成不同的瘤体形态和继发征象。

(一)导管蔓延

起源于导管上皮的癌细胞首先沿导管纵行蔓延,继而横行蔓延。虽然原位癌的自然史尚未完全明了,但癌细胞一出现即在导管内蔓延已是不争的事实。同时,导管内其他上皮细胞也会继续发生癌变。所以,导管内癌被发现时已有相当大的范围。阚秀报告,70.3%的管内癌病变范围在 4 cm 以上。傅西林报告,管内癌范围近 1/3 直径达 5～11 cm。这部分病例可能与癌灶在管内生长时间长,蔓延范围广,或多中心发生有关。纵行蔓延是癌细胞沿导管向乳头方向或腺泡方向蔓延。导管内蔓延总是伴随着导管上皮增生,导管周围胶原纤维增生,管壁增厚,管腔扩张,导管变形。向乳头方向蔓延可直达乳头。在 X 线上形成单支大导管相增强,常成为早期乳腺癌唯一的 X 线征象(图 7-9A)。向腺泡方向蔓延常同时侵犯数个小导管分支,可形成瘤周毛刺。受侵导管密度增高,也可形成局部密度增高区或结构紊乱。有时双向蔓延,形成大导管及其分支相增强。导管造影见导管变僵直,管腔扩张,内壁不平。(图 7-9B)管内癌向浸润性癌发展,管内的癌细胞从上皮层向外穿破管壁,在间质内浸润生长,并引起间质结缔组织增生和炎性反应。有的边纵行蔓延边穿破管壁向间质浸润,形成长条状或串珠状瘤灶。如果受累的多支小导管同时穿破管壁在间质内形成新癌灶,则形成多结节形块影。常见沿导管侵及乳晕和乳头,由于管周纤维组织增生和收缩,形成乳晕增厚、乳头内陷和间桥征。(图 7-10)

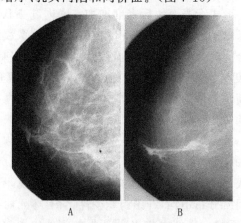

图 7-9　管内癌

A.X 线平片:单支大导管相增强,后部分支密度增高,结构紊乱;B.导
管造影:大导管僵直、扩张、内壁不平滑,分支僵硬、扩张、走行紊乱

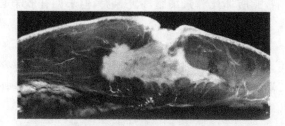

图 7-10　浸润性导管癌

标本切片 X 线照片:瘤体多结节形,沿导管向乳头浸润,管
周纤维组织增生,变性收缩,牵引乳头内陷,形成间桥征

(二)间质蔓延和结缔组织反应

乳腺癌细胞在瘤体边缘沿结缔组织和脂肪组织间隙向外浸润蔓延,几乎都引起结缔组织反应。反应的方式有两种:一种是以成纤维细胞、组织细胞、淋巴细胞、浆细胞和巨噬细胞为代表的活性结缔组织在瘤体周围形成炎症性水肿。X线表现为密度减低的透明环,宽度多在 0.5～2.0 cm,各部宽窄不均,即恶性晕征,是乳腺癌常见的 X 线征象,出现率达 50％～60％。这些病例临床上触及的肿块显著大于 X 线所见的肿块。另一种是起支架作用的结缔组织增生。据文献报道,乳腺癌弹力纤维增生的发生率为 43％～88％。弹力纤维增生的发生率和程度与年龄、癌组织类型、分化程度及雌激素受体等有关。在浸润性癌中其发生率明显增高,尤其癌灶周围更为显著,同时也发生在受侵导管和血管周围。在浸润性癌灶周围常见增生的纤维组织先于癌细胞向外伸延,形成瘤周毛刺。(图 7-11)

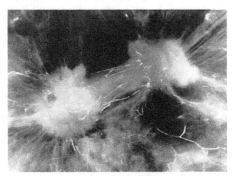

图 7-11 硬癌(二)

标本切片 X 线放大照片。见两个块影:左下肿块不规则圆形,密度显著不均,边缘大量毛刺,辐射状外伸,瘤块上缘一球形结节;右上部肿块形态不规则,密度不均,右缘大量针状毛刺,根部和外部粗细一致,有的外部渐粗,边缘不平滑。镜检示由纤维组织构成,不含癌细胞。两灶纤维毛刺相向生长,互相吻合,形成间桥,并有微血管伴行生长,交通两灶之间

乳腺癌周毛刺的病理组织学结构有三种表现:一种是毛刺中央部为癌细胞团,周边部为纤维组织。这类毛刺较短,呈角锥形,其长度应能反映癌细胞浸润的范围;另一种是毛刺基底宽,近根部含癌细胞团而外部主要为增生的纤维组织;第三种是毛刺细长如针,为三者中最长者,常达5 cm 以上,其中没有癌细胞而主要由纤维组织构成。这类毛刺不能反映癌细胞到达的范围,但它是癌灶的组成部分,被视为癌灶浸润的前哨尖兵。

瘤周增生的纤维组织常发生玻璃样变,收缩牵引邻近组织,造成纹理结构变形。导管造影见邻近导管分支牵向瘤体。

标本 X 线放大照片,见毛刺边缘并不平滑,有的向外伸延反而渐粗。在两灶之间,相向生长,互相吻合,形成间桥。在多灶之间也见毛刺相向生长,形成间桥或交织状。血管造影表明,瘤体边缘大量新生血管和毛刺同步辐射状生长,新生血管也交通两灶之间。

癌灶常沿悬吊韧带浸润皮肤,X线见悬吊韧带腰部增宽,呈鼓腮状。年老妇女见不到悬吊韧带,只见多条细纤维与皮肤内面相连。癌灶可沿这些细纤维浸润皮肤,早期仅见纤维变粗拉直,以后可出现皮肤增厚和陷窝。

采用标本切片 X 线摄影和病理定位镜检表明,较早期癌灶可发出细纤维毛刺直抵真皮乳头尖端,受侵乳头水肿膨胀,受拉变长,外形模糊,皮肤轻度增厚。进一步发展,真皮乳头消失,皮肤

明显增厚,皮肤内形成癌细胞巢,皮肤与癌灶粘连固着。

癌灶很少浸润胸肌,因筋膜起着屏障作用,有时见癌灶沿筋膜表面蔓延,靠近胸壁的癌灶偶尔突破筋膜侵犯胸肌。X线见乳腺后间隙部分消失。

(三)淋巴管蔓延

原发癌灶附近有大量微小淋巴管,特别是毛细淋巴管,在结构上与毛细血管相似,一般无完整基底膜,在内皮细胞间存在间隙,通透性较高,一旦癌细胞从瘤体脱落很容易进入淋巴管。研究表明,癌细胞能主动移向淋巴管,通过内皮细胞间裂隙伸出胞质突起,与癌细胞突起接触的内皮细胞发生变性,最终造成淋巴管缺损,癌细胞进入管内。进入淋巴管内的癌细胞可随淋巴流运行,也常在管内形成癌栓,并随时可穿破淋巴管在间质内生长,形成原发癌瘤周围的卫星灶或乳内远方转移灶,也可发生乳腺内淋巴结转移。有时在原发灶和转移灶之间见有淋巴管相连。淋巴管癌栓可形成淋巴管阻塞,淋巴液回流障碍,从而引起皮肤淋巴管扩张和水肿,皮肤增厚。炎性乳腺癌即由癌细胞淋巴管蔓延所引起。

三、瘤体形态

乳腺癌瘤体形态的形成与多种因素有关。瘤体生长蔓延易受环境影响,发生在较大乳房中部,周围条件均一,易保持球形发育。发病于小乳房或近胸壁处常呈扁圆或不规则形。多数癌灶,尤其是较大块灶或星形灶,易向胸壁平面方向发展蔓延,其横径明显大于前后径。不同组织类型的癌常有自己的生长方式,形成某种大体形态:膨胀性生长较明显的癌灶多呈团块状;浸润性生长占优势的癌灶多呈星形;还有些癌灶在相当长的时间内不形成肿块或肿块微小且密度低,X线不能显示。由此可见,乳腺癌瘤体形态既是多种多样,又有其形成的规律。从总体看,在X线上可分为非肿块型和肿块型。

(一)非肿块型

非肿块型较少见,主要见于早期癌和特殊型癌。近些年来,随着早期癌诊断水平的提高,非肿块型的发现率日益增加。

1.仅见钙化

无论发生在导管内还是小叶内的癌灶,从原位癌开始就有强烈的钙化倾向,常先于肿块,为早期癌的信号,且常为唯一的阳性X线征象。Frankl报告1 200例乳腺癌中仅见钙化者111例,占9%,占其中321例隐性癌的35%。越是早期癌,仅见钙化的比例越大。国内报道大致相同。早期乳腺癌钙化有明显的特征,常仅据钙化即可做出诊断。各家报道,仅据X线上钙化而诊断或疑诊为乳腺癌者占全部乳腺癌的9%~16%。此类病例,应补充做X线放大摄影,进一步观察钙化的形态、密度和数目。随访复查常见钙化点成倍增多,并常发现新的钙化灶。这是恶性钙化的显著特征。

X线上仅见钙化的癌灶在临床上多是隐性癌,此时应做X线立体定位活检,和/或钢丝定位,导引外科切取活检。取下的活检标本必须做X线照片,判断钙化灶是否切取,并进一步导引病理取材镜检。全乳切除的标本,很难摸到病灶,也必须做标本X线照片,指示病理取材。

2.仅见间接征象

导管内癌可缓慢在管内生长蔓延,导管内充满癌细胞,管壁和管周纤维组织增生,管壁增厚,管腔扩张,迟迟不形成肿块。小叶原位癌常多中心发生,在小叶内生长时间长,且X线密度低。这些病例,在临床上仅见局部腺体增厚。X线照片仅见局部高密度区,进行性密度增高,纹理结构紊乱,导管相增强,两侧腺体不对称等征象。这些征象的早期,变化轻微,易被忽略,一旦发现可疑,进行导管造影、X线放大照片有助于深入观察并常能确定诊断。

3.特殊型癌

有些特殊型癌可长期不出现乳腺内肿块,另有其特殊的X线表现。Paget病多数仅见乳头、乳晕癌性湿疹伴发管内癌,不形成肿块。X线上常无异常表现或仅见乳晕增厚以及乳晕后沿导管排列的钙化或导管相增强。炎性乳腺癌常无肿块发现,仅见由淋巴管癌栓引起淋巴液回流障碍所形成的皮肤广泛增厚和皮下结缔组织水肿征象。

(二)肿块型

肿块型最常见,占85%～90%。表现为团块形、星形和弥漫结节形。

1.团块形

癌灶形态的构成虽与发病部位和所处环境有相当关系,但更主要的是决定于生长方式。膨胀性生长或膨胀性生长占优势的癌灶形成团块形肿块。

(1)圆形或椭圆形:癌灶膨胀性缓慢均匀生长,或在导管内、囊内生长,或有假包膜,易形成圆形或椭圆形肿块,境界清晰,边缘光滑锐利。此种情况多见于髓样癌、乳头状癌腺样囊性癌和早期导管癌。椭圆形肿块的长轴多与皮面平行,这可能与易向宽松的空间发展有关。但偶尔也见其长轴呈前后向,顶着胸肌和皮肤的阻力发育,形成胸肌凹陷和皮肤隆起。

(2)分叶状:瘤块呈分叶状轮廓者亦比较常见,这可能是由于瘤体生长快,各部生长速度不均;有纤维隔分隔瘤体;瘤体周边有大的卫星灶;多个癌灶重叠;均可形成瘤体分叶状形态。

(3)多结节形肿块:多个小球形灶聚积堆成的多结节合成体。标本X线摄片和病理大切片观察表明,多结节瘤块相当常见,占浸润性的35%～47%。术前X线照片表现为边缘结节样突起或凹凸不平的瘤块,特别是边缘见到球形小结节的瘤块,往往是多结节堆成的瘤块。标本X线照片显示,一个瘤块可包含几十个小球形灶。有的虽堆积在一起,仍然保持各自的边界,互相挤压而未融合。有的则部分为多球形结节,部分融合成块。

形成多结节瘤块的病理机制尚缺乏研究。成因可能有三种:一是多中心发生,在一个不大的范围内同时发生多个癌灶,同步膨胀性生长,聚合堆积,形成一个瘤块,此类多结节瘤块,中央和外围的球形结节大小基本相同;二是中央块较大,周边小结节大小不等,是瘤周淋巴管转移形成的卫星灶;三是原发癌灶即为小球形结节,一次又一次地发生瘤周淋巴转移,反复形成卫星灶,由大量卫星灶堆积成大小基本相同的多结节瘤块。

(4)不规则形:乳腺癌瘤灶常因组织类型混合或浸润蔓延方式特殊而形成特殊形状,构成X线表现的另一特征。①长条形或串珠形:癌灶沿导管向乳头蔓延,边蔓延边穿破导管向间质浸润生长,形成毛刺外伸的条状块影,酷似长毛蠕虫状。有时沿导管蔓延,间断性向外穿破,形成串珠状瘤灶,主要见于浸润性导管癌。②彗星形:有些圆形癌灶片状向外浸润,越外越细,形似彗星尾状,使瘤块呈彗星形,彗星尾尖端多指向乳头,是癌灶沿间质向乳头浸润。有时远方癌灶沿一束导管分支向乳头浸润蔓延,越近乳头分支越少,形成彗星尾状。③半球形:见于X线密度差别较大的混合型癌。如半球为单纯癌半球为粉刺癌,或半球为单纯癌半球为硬癌的混合型癌灶。X线照片仅能显示密度较高的单纯癌半球而不能显示密度较低的另半球。这里所说的半球形是指X线影像而言,实际上整个瘤块是球形。④怪异形:有些癌灶向外浸润生长极不均衡,再加上卫星灶的融合,形成多角形、怪异形等奇形怪状。

2.星形

此类癌灶瘤块不大,浸润性生长的趋势很强,并引发瘤周纤维组织强烈的增生反应,先于癌细胞向外伸延,形成瘤周大量针状毛刺。中央不大的瘤块似星体,辐射的毛刺如星芒,故称星形瘤块,有的学者称为星形癌。星形癌灶的肿块和毛刺主要由纤维组织构成,质硬,也被称为硬癌。病理组织学检查,此型癌也确实主要见于硬癌。近来报告,也常见于浸润性小叶癌。硬癌和浸润性小叶癌在病理组织结构和生物学行为上有相似之处,也许因此出现相似的瘤体形态。星形灶可发生在任何年龄,但多见于老年妇女,易发生在脂肪型乳房。此类癌瘤生长活跃,即使癌块很小,浸润的毛刺却很长,通常为癌块直径的数倍,侵犯范围广泛,易发生转移,预后较差。

以上是典型的星形灶,近来把以下类星形灶也归入星形灶内。癌灶初期膨胀性生长,形成较大肿块后出现明显的间质浸润蔓延,形成边缘大量短毛刺,毛刺基底宽,向外渐细,长度一般不超过瘤体直径,见于各型浸润性癌。有些小癌灶和早期癌灶,引发灶周纤维组织毛刺状增生,也形成星形灶。Kitchen 普查中发现的 100 例 10 mm 以下的小癌灶中,星形灶占 44%,其中包括 33 例管内癌伴早期浸润。

3.弥漫结节形

在广泛的乳腺增生基础上发生的多中心癌灶,呈弥漫散布的小结节状。结节灶边缘纤维组织增生,以毛刺状或交织状把结节连结起来。X线平片表现为在密度增高的背景上散在分布大量小结节块影。标本切片 X 线照片见大量小结节灶,有的散在,有的融合成片,结节之间有纤维毛刺相连。

四、钙化

钙化是乳腺癌常见的 X 线征象。随着 X 线照片清晰度的改进,乳腺癌钙化发现率不断增高。据文献报告,乳腺癌钙化率术前 X 线照片为 30%～50%;标本 X 线照片为 40%～70%,Fisher 报告高达 86%;病理组织学检查为 39%～63%,Peters 报告高达 80%。

(一)钙化机制

乳腺癌钙化发生的机制,尚无统一认识,存在两种观点:一种是坏死细胞矿化论。认为癌灶局部融合灶边缘大量纤维毛刺和伴行的新生微血管缺少血供,营养不良,形成坏死,细胞裂解为碎屑,同时核酸分解出大量磷酸根,加之局部钙离子和碱性磷酸酶增加,而形成磷酸钙。Levitan 等还指出,无论癌灶的组织类型如何,在 X 线片上看到的所有钙化都是在粉刺癌灶部形成的。这些钙化总是伴随着细胞坏死碎屑。另一观点是细胞活跃分泌说。Egan 认为,癌细胞钙质新陈代谢增强,不断地分泌钙质,造成超饱和,形成钙质沉着,渐渐堆成不同大小和不等密度的钙化点。Ahmeds 行超微结构研究表明,钙质沉着常常限制在癌细胞形成的腺泡样间隙中,开始钙质在癌细胞内为针状结晶,这些结晶被分泌出来后,互相结合成紧密的钙化点,这时结晶样结构已变得模糊不清。他强调,这是癌细胞的活跃分泌过程,而不是细胞碎屑和退变细胞的矿化作用。以后的不少研究支持这种观点。最有说服力的镜头是活着的癌细胞群在显微镜下分泌钙质微粒的情景,这些活癌细胞没有伴存坏死细胞碎屑。

这两种观点可能是乳腺癌钙化的两个方面。说明活的癌细胞和坏死的癌细胞碎屑均可发生钙化。没有癌细胞坏死的导管内癌、小叶原位癌和黏液癌等,属于分泌性钙化。

(二)钙化的成分

乳腺癌钙化点的化学结构尚缺乏研究。Hoef-fken 等从病理证实的粉刺癌活检标本中取出的微小钙化点进行化学分析表明,钙化点中含钙25.4%,镁2.6%,碳酸5.8%,碳13.8%。光谱分析表明,乳腺癌灶中钙和镁离子最易和磷酸结合。

有报告,有少数乳腺癌钙化是草酸钙,由于结晶体结构的特点而形成多面体外观。X线上表现为钙化点较大,形态不规则。普通光学显微镜看不到,只有偏光显微镜才能显示。

(三)钙化的形态,部位和病期的关系

乳腺癌钙化形态的构成、发生的部位和病期三者密切相关。原位癌的钙化发生在导管内和小叶内。浸润性癌的钙化除上述部位外,还发生在瘤体内的导管壁、纤维间质和坏死区内。不同部位的钙化有不同的形态特征。

管内癌的钙化发生在小导管分支内,互相靠的不紧,有一定距离,多个钙粒融合在一起,充满一小段管腔,形成短线状或杆状。短线状钙化的宽度通常是 0.1~0.2 mm,和小导管腔的宽度一致,发生在小导管分叉处则呈"Y"字形。有时病灶广泛,钙化充满几支小导管,造成导管分支铸形。小导管内断续的钙化,形成沿导管走行分布的钙化点行列。粉刺型管内癌坏死细胞碎屑充满管腔形成粉刺样物,经过矿化作用产生钙化。粉刺癌在管内保持的时间长,受累导管更加扩张,线状钙化更粗些,在导管内扩展的范围更广,易形成分叉状和分支状钙化。筛状和低乳头状管内癌是分泌性钙化,钙化的概率比粉刺癌低,钙化产生在筛孔或乳头突起的间隙内,钙化点微小,形态多为点状或不规则,大小不等。粉刺癌、筛状癌和低乳头状癌常同时存在,在X线照片上形成钙化形态多种多样。小叶原位癌的钙化发生在小叶内导管,包括终末小导管-腺泡,几乎都是微小点状,互相靠得很紧密,钙粒呈不规则的圆形或卵圆形,大小不等,密集成丛。偶见累及小叶外导管,形成短线状钙化。这些钙化征象为乳腺癌X线早期诊断提供了重要依据。如果微小成丛和线状或分叉状钙化同时存在,基本上可确定诊断。浸润性癌瘤块增大,血供不足,易产生坏死或变性,进而引起钙化。发生在导管壁,纤维间质内的钙化,数量少,散在分布,呈多角形。坏死灶内的钙化,形态不规则,多呈多角形,大小不均,多数体积较大,直径在 0.3~1.0 mm,有的达 2.0 mm 以上。

(四)X线检查对钙化的限度和作用

迄今,X线摄片发现乳腺癌钙化的能力有很大限度,最清晰的X线平片也只能发现100 μm 左右的钙化点,有更多的微小钙化点在X线医师的眼前漏掉。在显微镜下 5 μm 厚的组织切片上看到,大部分管内癌钙化灶为独立分隔的许多微小片段,形态多样,每个片段是一个微小钙粒的一部分。几十个,上百个微小钙粒堆积起来,才能形成X线上肉眼可见的钙化点。由此表明,有更多的微小钙化X线平片尚无力显示。一旦发现少量钙化或可疑钙化,必须补充放大摄影,一般放大 2 倍,可显示 50 μm 左右的钙化点,使钙化比平片所见成倍增加,并更清晰显示钙化的形态和密度。越放大,钙化点的密集度越大,数量越多,是恶性钙化的显著特征。

早期乳腺癌诊断的关键是病理,而病理诊断的关键是病灶取材准确。无肿块而仅见钙化的早期病灶,临床医师摸不着,病理医师摸不准。X线医师必须密切配合,凡做切取活检,必先做X线钙灶定位。切下的标本常规X线照片,观察钙灶是否切除,导引病理定位取材。全乳切除的标本,应做全乳和连续切片X线照片,确定钙化灶的部位、范围和有否新的钙化灶,协助病理取材。据我们观察,标本切片X线照片的清晰度明显高于X线平片和放大片,发现的钙化点数量更多,钙化灶范围更大,并常能发现新的钙化灶,新的小瘤块和乳内淋巴结,指导病理全面取材,为临床手术后补充治疗提供更全面、更准确的依据。

五、乳腺癌的诊断

在乳腺的影像诊断中,应掌握以 2 个以上主要恶性征象,或一个主要征象、2 个以上次要征象作为诊断恶性的依据。唯一例外是钙化,如 X 线上表现典型,即使不合并其他异常,亦可诊断为乳腺癌。依照此一原则,乳腺癌影像诊断的正确率在 85%～95%,其中假阴性率较高,为 8%～10%,而假阳性率较低,仅 2%左右。

乳腺癌 X 线诊断的正确性与下述一些因素有密切关系。

(一)照片质量

乳腺内各种组织均属软组织范畴,它们之间的密度对比相差甚微,故对照片的质量要求甚严,过度曝光或曝光不足均可影响病变的显露而导致误诊。近年推出的 Lorad Ⅳ 型数字钼靶 X 线摄影机具有 21 个自动曝光控制传感器,可有效保证胶片的质量。

(二)病变的部位及类型

在钼靶乳腺摄影中,深位、高位或乳腺尾部的病变容易被漏照。所以在投照前,技术员应亲自检查患者,务使病变区被包含在 X 线片内,以免漏诊。如确有困难,应进一步行 CT 或 MRI 检查。

就乳腺癌的 X 线类型而言,以浸润型为主要表现者易被误诊断为正常腺体或增生,诊断正确率稍低,小叶癌易被误诊为增生。髓样癌当发生坏死、液化时因密度较低,亦易被漏诊,或因有坏死而被误认为慢性脓肿。

(三)乳房的大小

一般而言,乳房越大,X 线诊断正确性越高。这是因为大乳房患者常含有较多脂肪,自然对比较佳,较小肿物亦容易被发现。此外,较大乳房在投照上亦比较容易。据多数学者统计,在小乳房患者中,临床检查的正确性高于 X 线,在大乳房患者中则不如 X 线。

(四)年龄

年轻患者的乳房多数腺体丰满,结构致密,而脂肪组织甚少,X 线上缺乏自然对比,肿瘤常被掩盖而未能清晰显露,故 X 线上假阴性率较高。随着年龄增大及生育,乳腺渐趋萎缩,结构变得疏松,乳房大部或全部由脂肪组织组成,此时即使很小肿瘤亦易被发现,X 线诊断正确性亦明显提高。一般 40 岁以后,腺体即大部萎缩。年龄越大,X 线诊断正确性越高。

(五)乳房类型

致密型的乳房,包括因年轻、增生或妊娠、哺乳期的乳房,因自然对比差,X 线诊断的正确性低。脂肪型的乳房因有良好对比,X 线诊断正确率高。中间型和导管型乳房则介乎两者之间。

六、乳腺癌的鉴别诊断

根据乳腺癌的不同表现应与不同疾病进行鉴别。

(一)肿块的鉴别诊断

以肿块为主要表现的乳腺癌,主要应与良性肿瘤、囊肿(包括积乳囊肿)及肉芽肿性病变(包括结核、慢性炎症)等鉴别。一般良性肿瘤的形态比较规整,呈类圆形,亦可呈分叶状。肿块边缘光滑整齐,无毛刺、伪足状突起或浸润,周围小梁被单纯推挤移位,有时可见有透亮晕。肿块大小多数大于临床测量。良性肿瘤较少钙化,若有,也均在块影内,且数目少,颗粒粗大,或以粗大钙化为主掺杂少许细小钙化。

囊肿的形态比较规整,多呈类圆形,边缘光滑整齐。CT 上根据 CT 值的测量可明确诊断,一般 CT 值在±20 HU 之间。积乳囊肿均发生在生育过的妇女,年龄多在 40 岁以下,在产后 1～5 年内发现,CT 值可接近脂肪密度,常有厚壁,壁可有强化。

结节型的乳腺结核若边缘有纤维组织增生而产生毛刺征象者,与乳腺癌不易鉴别。但乳腺结核比较少见,若有钙化,则均见于结节内,且钙化颗粒较粗大,少数亦可呈细砂状。

乳腺慢性炎症多由急性乳腺炎治疗不当所致,借临床病史可帮助诊断。在钼靶、CT 及 MRI 上常可见病灶中心有脓腔,乳导管造影时造影剂可进入脓腔,形成不规则斑片影。若无脓肿形成,则易与癌相混。

(二)浸润阴影的鉴别诊断

以浸润表现为主的乳腺癌应与乳腺增生病及慢性炎症鉴别。增生病一般累及双乳,多发,呈正常腺体密度,一般较癌性浸润要淡,亦无癌的各种次要 X 线征象。

少数不典型的急性乳腺炎可与浸润型乳腺癌相混,此时可用抗生素治疗 1～2 周后再拍片复查,若是炎症,可明显吸收。慢性炎症通常呈密度不均的浸润,内有多数大小不等囊样透亮的坏死灶,血运一般不丰富,亦无乳腺癌的特征性微小钙化。

(三)良、恶性钙化的鉴别诊断

除癌有钙化外,其他一些良性病变,如腺纤维瘤、分泌性疾病、外伤性脂肪坏死、慢性乳腺炎、乳腺结核、乳腺腺病、导管扩张症及导管上皮增生等,亦均可出现钙化,必须与癌瘤的钙化鉴别。

通过文献材料及经验,良、恶性钙化的鉴别要点如下。

(1)从发生率看,钙化多数(73.6%)见于乳腺癌,良性病变的钙化仅占钙化病例的 26.4%,且良性钙化中近半数(48.1%)发生在年龄较轻的腺纤维瘤患者中。年龄较大的腺纤维瘤患者若有钙化,则钙化颗粒常很粗大,可占据肿块的大部或甚至全部,与癌的钙化很易鉴别。

(2)乳腺癌的钙化半数左右可仅位于病变紧外方或病灶的内、外方兼有,而良性病变的钙化几乎均位于肿块或致密浸润区内。

(3)乳腺癌的钙化通常呈多形性微小钙化,直径小于 0.5 mm;或呈纤细和/或分支状钙化,外形不规则,宽度小于 0.5 mm。法国 de Lafoutan 认为,小线虫样、线样/分支形及不规则大小的微小钙化是恶性的可靠指征。而良性钙化的颗粒多比较粗大,通常在 0.5 mm 以上,亦可伴有微小钙化,但以粗大钙化为主。少数黏液腺癌的钙化颗粒可能比较粗大而类似良性钙化,偶尔结核或腺泡性腺病的钙化可能以微小钙化为主而类似恶性的钙化。

(4)乳腺癌的钙化数常较多,64% 在 10 枚以上,25% 在 30 枚以上,若微小钙化数超过 30 枚,或每平方厘米超过 20 枚,则癌的可能性极大。良性钙化一般数目较少,多数(66.7%)在 10 枚以下,仅 10% 在 30 枚以上。

(5)当钙化数较多时,呈稀疏散在分布时常为良性病变,呈密集分布时常为乳腺癌。

(四)毛刺的鉴别诊断

毛刺是乳腺癌的一个比较特异性的 X 线征象,故有毛刺的肿块,几乎可以肯定是乳腺癌,但识别时切勿将正常乳腺小梁误认为毛刺。少数肉芽肿性病变(如结核)或乳腺脂肪坏死中偶可见到毛刺,但乳腺结核和乳腺脂肪坏死都比较少见,且后者多数有乳房外伤史,多发生在脂肪丰满的乳房中,病变多数位于皮下脂肪层内。

(五)皮肤增厚的鉴别诊断

皮肤增厚并非为乳腺癌的特异征。可引起乳房皮肤局限增厚的原因包括乳腺癌;创伤(包括乳腺针吸或切检后 2～4 周内、乳房局部挫伤、烫伤后的水肿等）；炎症（慢性乳腺炎、乳腺脓肿、结核等）；皮肤瘢痕（包括慢性炎症或结核后的瘢痕、皮肤感染后的瘢痕、瘢痕疙瘩等）；皮肤本身病变，如皮肤表面的痣、疣等；以及乳腺导管扩张症等。可引起乳房皮肤弥漫增厚的原因包括炎症性乳腺癌；胸壁或腋部手术后引起的淋巴或静脉回流障碍；各种原因引起的皮肤水肿，如乳房过大引起的垂吊性水肿、过度肥胖、充血性心力衰竭、黏液水肿、肾性水肿等；皮肤本身病变，如硬皮病、鱼鳞癣、皮肤炎症及其他原发皮肤病等；迅速的减重；急性乳腺炎；淋巴阻塞，如腋淋巴结的淋巴瘤、转移瘤等；以及全乳放疗照射后等。

由于引起乳房皮肤增厚的原因很多，在鉴别时，放射医师应尽可能亲自追询病史及检查患者，绝大多数病例可得到明确答案。

（六）血运增加的鉴别诊断

乳房的血运情况有很大的个体差异，为确定有无血运增加，应与对侧乳房做比较，且两侧的乳房压迫程度应基本相同。导致血运增加的原因可能有习惯于一侧乳房哺乳或原因不明的正常差异；急性乳腺炎；其他感染，如感染性囊肿或乳腺脓肿；乳腺纤维囊性病变；以及乳腺癌等。虽然造成乳腺血运增加的原因很多，但除乳腺炎及癌外，其他原因造成血运增加的发生率都比较低，且血运增加的程度亦较轻。

（七）阳性"导管"征的鉴别诊断

除乳腺癌外，阳性导管征亦可见于某些良性疾病，如良性导管上皮增生、导管扩张症及乳头状瘤病等。但良性病变的导管征中，增粗的导管比较光滑，密度较淡，无伴发的肿块影，临床常仅表现为乳头溢液。乳腺癌的导管征时，增粗的导管比较致密、粗糙，且均指向远端的肿块或致密浸润区。

（陈　翠）

第八章　骨与关节疾病X线诊断

第一节　骨与关节创伤

一、骨折

骨折是指骨结构连续性和完整性的中断,儿童骨骺分离亦属骨折。

(一)骨折的基本X线表现

骨折的断端多表现为边缘锐利而不规则的透亮裂隙,称为骨折线;嵌入性或压缩性骨折断端多呈高密度致密带;儿童青枝骨折表现为骨小梁扭曲或骨皮质部分断裂;骨骺分离表现为骺线增宽,骨骺与干骺端对位异常。

(二)骨折的类型

骨折可分为创伤性骨折、病理性骨折和疲劳性骨折。

1.创伤性骨折

创伤性骨折即直接或间接暴力引起正常骨的骨折。根据骨折的程度分为完全性骨折和不完全性骨折;还可根据骨折的时间分为新鲜骨折和陈旧性骨折。

2.病理性骨折

在已有的骨病基础上发生的骨折称病理性骨折。

X线上除有骨折征象外,还具原有病变引起的骨质改变。

3.疲劳性骨折

长期、反复的外力作用于骨的某一部位,可逐渐发生慢性骨折,称为疲劳性骨折或应力骨折。好发部位为跖骨、胫腓骨。

X线显示骨折线光滑整齐,多发生于一侧骨皮质而不贯穿整个骨干。骨折周围有骨膜反应、皮质增厚、髓腔硬化。

(三)骨折的愈合

1.肉芽组织修复期

骨折后数小时,骨折端及周围软组织出血并形成血肿。在骨折后2～3天,新生的毛细血管侵入血肿,开始机化,形成纤维性骨痂,在此基础上,成骨细胞活动形成大量的骨样组织,即骨样骨痂。

X线表现骨折线仍清晰可见并稍增宽,但不似新鲜骨折线锐利。

2.骨痂形成期

骨折1～2周后,骨样组织逐渐骨化,形成骨性骨痂。此期骨折断端密度较高,骨折线模糊,断端周围有致密的、无定形的骨质。

3.骨性愈合期

骨性骨痂逐渐缩小增浓,骨小梁逐渐增加,骨髓腔为骨痂所堵塞。骨折断端间形成骨性联合。

X线表现为骨痂体积变小、致密、边缘清楚,骨折线消失,断端间有骨小梁通过。骨性愈合期在骨折后3～12个月。

4.塑形期

在肢体负重运动后,骨小梁重新按受力线方向排列。不需要的骨痂通过破骨细胞而吸收,骨痂不足的部位则经骨膜化骨而增生填补。最后骨折的痕迹完全或接近完全消失,恢复原来的骨形态。完成塑形在儿童中需1～2年,在成人则需2～4年。

(四)骨折的并发症和后遗症

1.延迟愈合或不愈合

骨折超过正常愈合时间仍未愈合,但未达到不愈合的程度称延迟愈合,经适当处理后仍有愈合的可能。X线表现骨折线增宽,骨痂量少,骨折端骨质明显疏松。

骨折已半年以上,骨折断端仍有异常活动,X线表现为骨断端吸收、萎缩、变细,局部硬化、光滑,即为骨不愈合。骨折间隙明显增宽,有假关节形成。

2.外伤后骨质疏松

外伤后骨质疏松可引起失用性骨质疏松;而骨质疏松可以延缓骨折的愈合。

X线表现为骨密度减低,皮质变薄,骨小梁减少。严重骨折远端骨萎缩。

3.缺血性骨坏死

骨折时由于骨营养血管断裂,没有建立有效的侧支循环,致断骨一端的血液供应障碍,而发生缺血性坏死。

X线表现坏死骨的密度增高,周围正常骨组织相对疏松。

4.创伤性关节炎

骨折累及关节时,损伤并破坏关节软骨和软骨下骨质,形成创伤性关节炎。

X线表现为关节间隙变窄,关节面增生硬化,边缘骨赘形成,周围韧带骨化等。

5.骨化性肌炎

骨创伤常伴骨膜撕脱剥离,肌腱韧带损伤,骨膜下血肿,在此基础上可形成钙化或骨化。

X线表现为骨的附近或软组织中,出现不规则条片状致密影,数目和大小不一。

6.骨畸形

骨断端复位不佳,可造成畸形愈合。

7.血管、神经损伤

骨创伤常伴有邻近的血管和神经的损伤。如颅骨骨折容易损伤颅内动脉,造成颅内血肿。肱骨髁上骨折可造成肱动脉和正中神经损伤等。

(五)常见的几种骨折

1.柯雷(Colles)骨折

柯雷(Colles)骨折是指桡骨远端,距离远侧关节面2～3 cm内的骨折。骨折远端向背侧移位和向掌侧成角,桡骨前倾角减小或成负角,使手呈银叉状畸形,常伴有尺、桡骨远端关节脱位及尺骨茎突骨折。与柯雷骨折的作用力相反,跌倒时手腕掌屈手背触地,使骨折远端向掌侧移位和向背侧成角,称史密斯(Smith)骨折或反柯雷骨折。

2.股骨颈骨折

(1)内收型(错位型、不稳定型)。

(2)外展型(嵌入型、稳定型),该型较少见。

3.踝部骨折

骨折形态常为斜形或撕脱骨折,强大暴力可造成粉碎性骨折,骨折线可通过关节或并发踝关节半脱位。

4.脊柱骨折

脊柱骨折表现为椎体呈楔状变形,前缘皮质断裂、凹陷或凸出,椎体中央因骨小梁相互压缩而出现横行致密线,有时在椎体前上角可见分离的碎骨片。

二、关节脱位

(1)肩关节脱位。

(2)肘关节脱位。

(3)髋关节脱位。①后脱位:最常见。X线正位片显示股骨头脱出髋臼之外,股骨头上移与髋臼上部重叠。②前脱位:较少见。X线正位片股骨头下移于髋臼下方对向闭孔,与坐骨结节重叠。

(赵学师)

第二节 骨与关节化脓性感染

一、化脓性骨髓炎

化脓性骨髓炎是骨髓、骨和骨膜的化脓性炎症。

(一)急性化脓性骨髓炎

致病菌经骨营养血管进入骨髓腔,表现为充血、水肿、中性粒细胞浸润、骨质破坏、脓肿形成。骨干失去来自骨膜的血液供应而形成死骨。

X线表现:①软组织肿胀;②骨质破坏;③骨膜增生;④死骨。

(二)慢性化脓性骨髓炎

急性化脓性骨髓炎如果治疗不及时可转变为慢性,其特征为排脓窦道经久不愈,反复发作。

X线表现:广泛的骨质增生及硬化,骨髓腔变窄或闭塞。在增生硬化的骨质中可见残存的破坏区,其中可有大小不等的死骨。

二、化脓性关节炎

病变初期为滑膜充血、水肿,关节腔内积液,引起关节面破坏和关节间隙狭窄,关节面的破坏愈合时发生纤维性强直或骨性强直。

X线表现:早期关节周围软组织肿胀,关节囊增大,关节间隙增宽,局部骨质疏松。骨质破坏以关节承重部位出现早而明显,晚期可出现骨性强直或纤维性强直。

(赵学师)

第三节　慢性骨关节病

一、类风湿性关节炎

(一)病理

滑膜充血、水肿和炎细胞浸润;关节内渗出液增多;滑膜逐渐增厚,表面形成血管翳。关节软骨及软骨下骨质被破坏,形成纤维性强直,或骨性强直。

(二)X线表现

(1)关节周围软组织肿胀。

(2)关节邻近骨质疏松。

(3)关节边缘侵蚀及软骨下囊性变。

(4)关节间隙变窄。

(5)关节畸形和强直。

二、强直性脊柱炎

(一)病理

滑膜炎症和血管翳可造成关节软骨和软骨下骨质破坏,脊柱韧带、关节突、关节囊及椎间盘发生广泛钙化、骨化,呈"竹节"状脊柱。

(二)X线表现

1.骶髂关节的改变

病变首先侵犯骶髂关节,双侧对称性受累为其特征,是诊断的主要依据。开始骶髂关节面模糊,继而出现虫蚀样破坏,骨质增生硬化,关节间隙变窄,最后骨性融合。

2.脊柱的改变

病变常由脊椎下部开始,向上逐渐累及全部脊柱。早期骨质疏松,脊椎小关节面模糊,关节间隙消失,椎体前缘的凹面变直呈"方形椎"。由于椎间盘纤维环连同椎旁韧带的广泛钙化、骨化,使脊柱成为竹节状。

3.周围关节的改变

周围关节的改变表现为关节间隙变窄、关节面侵蚀、关节面下囊性变、骨赘增生及骨性强直。

三、退行性骨关节病

X线表现如下。

(1)关节间隙狭窄。

(2)关节软骨下硬化及假囊肿:关节软骨下广泛密度增高。囊变表现为圆形、类圆形透亮区,边缘清楚,常有硬化边。

(3)关节腔内游离体。

(4)脊柱退行性变:脊柱生理曲度变直、侧弯。椎间隙变窄,椎体终板骨质增生硬化,边缘骨赘增生、重者可连成骨桥。颈椎椎体后缘、椎小关节及钩椎(Luschka关节)增生变锐压迫和刺激颈丛神经根、脊髓、颈动脉及交感神经等组织而产生一系列临床症状,称颈椎病。

(赵学师)

第四节　骨与关节肿瘤

骨与关节肿瘤分类方法较多,可以分为原发性肿瘤与继发性肿瘤、良性肿瘤与恶性肿瘤。

一、X线表现

(一)发病部位
不同的肿瘤有其一定的好发部位。

(二)病变数目
原发性骨肿瘤多为单发,而骨髓瘤和转移性骨肿瘤常为多发。

(三)骨质变化
骨质破坏,肿瘤骨形成。

(四)骨膜增生
骨膜增生呈平行状、花边状、葱皮状、放射状及三角状等。肿瘤向骨外发展时,肿瘤突破处,骨膜遭破坏,其残端呈三角形,称Codman三角。

(五)周围软组织变化
软组织密度增高,内可有瘤骨及瘤软骨,亦可有不规则钙化或不连续的壳状钙化。

二、良、恶性骨肿瘤的鉴别

(一)生长情况
1.良性
生长缓慢,不侵及邻近组织,但可引起邻近组织压迫移位;无转移。
2.恶性
生长迅速,易侵及邻近组织、器官;可有转移。

(二)局部骨质变化
1.良性
局部骨质变化呈膨胀性骨质破坏,与正常骨界限清晰,边缘锐利,骨皮质变薄、膨胀,保持其连续性。
2.恶性
局部骨质变化呈浸润性骨破坏,病变区与正常骨界限模糊,边缘不整。

(三)骨膜增生

1.良性

一般无骨膜增生,病理骨折后可有少量骨膜增生,并不被破坏。

2.恶性

可出现不同形式的骨膜增生,并可被肿瘤侵犯破坏。

(四)周围软组织变化

1.良性

多无肿胀或肿块影,如有肿块,其边缘清楚。

2.恶性

常有软组织肿块,与周围组织分界不清,其内可见钙化或瘤骨。

(赵学师)

第九章 颅脑疾病CT诊断

第一节 先天性畸形

先天性畸形种类很多,仅分述如下几种。

一、胼胝体发育不全

(一)病理和临床概述
胼胝体发育不全是较常见的颅脑发育畸形,包括胼胝体完全缺如和部分缺如,常合并脂肪瘤。

(二)诊断要点
侧脑室前角扩大、分离,体部距离增宽,并向外突出,三角部和后角扩大,呈"蝙蝠翼"状。第三脑室扩大并向前上移位于分离的侧脑室之间,大脑纵裂一直延伸到第三脑室顶部。合并脂肪瘤时可见纵裂池为负CT值伴边缘钙化。

(三)鉴别诊断
一般无须鉴别。

(四)特别提示
由于MRI可以多方位成像,并且矢状位和冠状位显示胼胝体非常清楚,所以对该病诊断有重要意义。

二、Chiari畸形

(一)病理和临床概述
Chiari畸形又称小脑扁桃体下疝畸形,为后脑的发育异常。小脑扁桃体变尖延长,经枕大孔下疝入颈椎管内,可合并延髓和第四脑室下移、脊髓空洞和幕上脑积水等。

(二)诊断要点
CT主要表现为幕上脑积水,椎管上端后部类圆形软组织,为下疝的小脑扁桃体。X线平片可显示颅、颈部的畸形。

(三)鉴别诊断
一般无须鉴别。

(四)特别提示

由于 MRI 可以多方位成像,并且矢状位显示脑干、延髓与枕大孔关系及颈髓内部结构非常清楚,所以对该病诊断有重要意义,应行 MRI 检查。

三、脑颜面血管瘤综合征

(一)病理和临床概述

脑颜面血管瘤综合征又称 Sturge-Weber 综合征,属于先天性神经皮肤血管发育异常疾病,与神经外胚层和血管中胚层组织发育障碍有关。主要病理改变为颅内血管畸形、颜面三叉神经分布区皮肤血管痣及眼球脉络膜血管畸形。脑的基本病变为覆盖皮质灰质表面的软脑膜血管异常瘤样改变,好发于枕叶或顶枕叶、额叶或颞极,并可以导致血管闭塞、脑组织缺血、萎缩等改变。临床表现主要有癫痫,部分患者伴偏瘫、不同程度智力低下,颜面部沿三叉神经分布的血管痣的发生常与颅内血管瘤同侧。

(二)诊断要点

CT 主要表现为枕叶或顶枕叶、额叶或颞极不规则斑片状高密度影或斑点状钙化,局部可以伴发脑萎缩或广泛脑萎缩改变。(图 9-1A)增强少数病例可以看到钙化部位及周围不规则的轻微脑皮质强化。

(三)鉴别诊断

一般无须鉴别。

(四)特别提示

CT 由于对钙化显示效果较 MRI 好,结合临床上三叉神经分布区颜面部血管痣(图 9-1B),对该病诊断有重要意义。

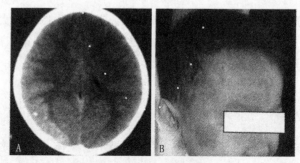

图 9-1 脑颜面血管瘤综合征

A.男性患者,4 岁,因癫痫发作来院就诊,CT 显示右侧顶枕叶皮质灰质区密度增高,脑回可见多发斑点状钙化;B.与前图同一患者,可见患者右侧三叉神经分布区大片红色血管痣,结合 CT 脑内表现,诊断为脑颜面血管瘤综合征

(孙　健)

第二节　新生儿脑病

新生儿脑病主要为新生儿窒息性脑病和新生儿颅内出血。

一、新生儿窒息性脑病

（一）病理和临床概述

新生儿窒息性脑病即新生儿围生期呼吸或呼吸功能不全引起的缺氧性脑病。原因可为胎儿宫内窒息和临产期窒息。

（二）诊断要点

缺氧性脑病分为三度。

1.轻度

脑内散在低密度灶，范围不超过两个脑叶，无占位效应。

2.中度

低密度灶范围超过两个脑叶以上（图 9-2），未累及全部大脑，脑沟和脑池变窄，可合并颅内出血。

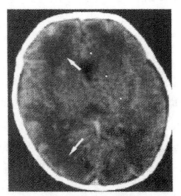

图 9-2 新生儿窒息

新生儿脐带绕颈的患者，CT 平扫可见弥漫
性脑水肿（箭头所示），诊断为新生儿窒息

3.重度

两侧大脑弥漫性低密度灶，脑皮、髓质间界限不清，脑室变窄，伴有颅内出血和脑外积水。

（三）鉴别诊断

一般无须鉴别。

（四）特别提示

MRI 检查更有帮助。

二、新生儿颅内出血

（一）病理和临床概述

新生儿颅内出血（ICH）主要由产伤或窒息引起，出血可位于硬膜外、蛛网膜下腔、脑室或脑实质内。室管膜下出血具特征性，多位于尾状核头部，因为该区残留的胚胎性毛细血管易破裂出血。脑室和蛛网膜下腔出血易引起梗阻性或交通性脑积水。

（二）诊断要点

新生儿颅内出血表现与外伤或自发性出血相似，在脑实质内见高密度影。

（三）鉴别诊断

一般无须鉴别。

（四）特别提示

CT 检查可以快速诊断，具有较大优势。

（孙　健）

第三节　脑血管疾病

急性期脑血管疾病（CVD）以脑出血和脑梗死多见，CT 和 MRI 诊断价值大；动脉瘤和血管畸形则需配合 DSA、CTA 或 MRA 诊断。

一、脑出血

（一）病理和临床概述

脑出血是指脑实质内的出血，依原因可分为创伤性和非创伤性，后者又称原发性或自发性脑内出血，多指高血压、动脉瘤、血管畸形、血液病和脑肿瘤等引起的出血，以高血压性脑出血常见，多发于中老年高血压和动脉硬化患者。出血好发于基底核、丘脑、脑桥和小脑，易破入脑室。血肿及伴发的脑水肿引起脑组织受压、软化和坏死。血肿演变分为急性期、吸收期和囊变期，各期时间长短与血肿大小和年龄有关。

（二）诊断要点

呈边界清楚的肾形、类圆形或不规则形均匀高密度影，周围水肿带宽窄不一，局部脑室受压移位，破入脑室可见脑室内积血。（图 9-3）

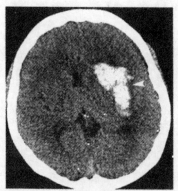

图 9-3　脑出血

女性患者，68 岁，突发言语不清、左侧肢体偏瘫 4 小时就诊，
CT 显示左侧基底核区条片状高密度影，左侧侧脑室受压变形

急性期表现为脑内密度均匀一致的高密度灶，呈卵圆形或圆形为主，CT 值为 50～80 HU；吸收期始于 3～7 天，可见血肿周围变模糊，水肿带增宽，血肿缩小并密度减低，小血肿可完全吸收；囊变期始于 2 个月以后，较大血肿吸收后常遗留大小不等的囊腔，伴有不同程度的脑萎缩。

（三）鉴别诊断

脑外伤出血，结合外伤史可以鉴别。

（四）特别提示

血肿不同演变时期CT显示的密度不同，容易误诊，应密切结合临床。

二、脑梗死

（一）病理和临床概述

脑梗死包括缺血性和出血性脑梗死及腔隙性脑梗死。缺血性脑梗死是指脑血管闭塞导致供血区域脑组织缺血性坏死。其原因：①脑血栓形成，继发于脑动脉硬化、动脉瘤、血管畸形、炎性或非炎性脉管炎等；②脑栓塞，如血栓、空气、脂肪栓塞；③低血压和凝血状态。病理上分为缺血性、出血性和腔隙性脑梗死。出血性脑梗死是指部分缺血性脑梗死继发梗死区内出血；腔隙性脑梗死系深部髓质小动脉闭塞所致，为脑深部的小梗死，在脑卒中病变中占20%，主要好发中老年人，常见于基底核、内囊、丘脑、放射冠及脑干。

（二）诊断要点

1.缺血性梗死

CT示低密度灶，其部位和范围与闭塞血管供血区一致，皮髓质同时受累，多呈扇形，基底贴近硬膜，可有占位效应。2～3周时可出现"模糊效应"，病灶变为等密度而不可见，增强扫描可见脑回状强化，1～2个月后形成边界清楚的低密度囊腔。（图9-4A）

2.出血性梗死

CT示在低密度脑梗死灶内，出现不规则斑点、片状高密度出血灶，占位效应较明显。（图9-4B）

3.腔隙性梗死

CT表现为脑深部的低密度缺血灶，大小5～15 mm，无占位效应。（图9-4C）

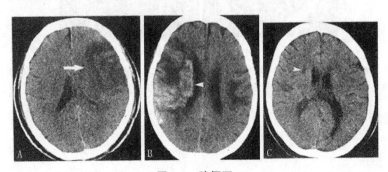

图9-4 脑梗死

A.男性患者，75岁，突发肢体偏瘫1天，CT显示左侧额、颞叶大片低密度梗死灶；B.女性，64岁，突发肢体偏瘫5小时，经诊断为右颞大片脑梗死后入院行行溶栓治疗。3天后病情加重，CT显示右侧颞顶叶大片出血性脑梗死；C.女性，67岁，头昏3天，CT显示右侧颞叶基底核区腔隙性脑梗死（箭头）

（三）鉴别诊断

1.胶质瘤

详见本章第六节。

2.脑炎

结合病史和临床症状及实验室检查。

（四）特别提示

CT 对急性期及超急性期脑梗死的诊断价值不大，应行 MRI 弥散加权扫描。病情突然加重时应行 CT 复查，明确有无梗死后出血即出血性脑梗死，以指导治疗。

三、动脉瘤

（一）病理和临床概述

动脉瘤好发于脑底动脉环及附近分支，是蛛网膜下腔出血的常见原因，发生的主要原因是血流动力学改变，尤其是血管分叉部血癌流动对血臂壁形成剪切力及搏动压力造成血管壁退化；动脉粥样硬化也是常见因素；另外常与其他疾病伴发，如纤维肌肉发育异常、马方综合征等。按形态可分为常见的浆果形、少见的梭形及罕见的主动脉夹层，浆果形的囊内可有血栓形成。

（二）诊断要点

分为三型，Ⅰ型无血栓动脉瘤（图 9-5A），平扫呈圆形高密度区，均一性强化；Ⅱ型部分血栓动脉瘤（图 9-5B），平扫中心或偏心处高密度区，中心和瘤壁强化，其间血栓无强化，呈"靶征"；Ⅲ型完全血栓动脉瘤，平扫呈等密度灶，可有弧形或斑点状钙化，瘤壁环形强化。动脉瘤破裂时 CT 图像上多数不能显示瘤体，但可见并发的蛛网膜下腔出血，脑内血肿、脑积水、脑水肿和脑梗死等改变。

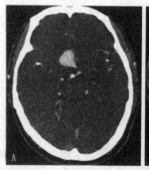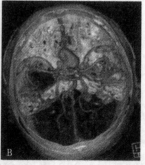

图 9-5　前交通动脉瘤

A.男性患者，24 岁，因不明原因蛛网膜下腔出血而行 CT 检查，增强可见鞍上池前方可见一囊样结节灶，强化程度与动脉相仿；B.CTA 的 VRT 重建显示前交通动脉瘤

（三）鉴别诊断

1.脑膜瘤

与脑膜宽基相接。

2.脑出血

结合病史及临床症状。

（四）特别提示

CTA 对动脉瘤显示价值重大，可以立体旋转观察载瘤动脉、瘤颈及其同周围血管的空间关系。

四、脑血管畸形

（一）病理和临床概述

脑血管畸形为胚胎期脑血管的发育异常，根据 Mc Cormick 1996 年分类，分为动静脉畸形、

静脉畸形、毛细血管扩张症、血管曲张和海绵状血管瘤等。动静脉畸形最常见,好发于大脑中动脉、后动脉系统,由供血动脉、畸形血管团和引流静脉构成,好发于男性,以 20～30 岁最常见。儿童常以脑出血、成人以癫痫就诊。

(二)诊断要点

显示不规则混杂密度灶,可有钙化,并呈斑点或弧线形强化,水肿和占位效应缺乏。(图 9-6A)可合并脑血肿、蛛网膜下腔出血及脑萎缩等改变。

(三)鉴别诊断

海绵状血管瘤,增强扫描呈轻度强化,病灶周围无条状、蚓状强化血管影。MRI 可显示典型的网格状或爆米花样高低混杂信号,周围见低信号环。

(四)特别提示

CTA 价值重大,可以立体旋转观察供血动脉和引流静脉(图 9-6B)。MRA 显示更清楚。

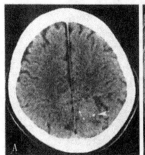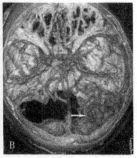

图 9-6 颅内动静脉畸形

A.男性,患者 19 岁,因癫痫不规则发作 5 年来院检查,CT 平扫显示左侧顶、枕部脑实质内可见多发斑点状钙化影,局部脑实质密度增高。DSA 证实为颅内动静脉畸形;B.CTA 的 VRT 重建显示为左侧顶枕叶 AVM

(孙　健)

第四节　颅　脑　外　伤

颅脑外伤是脑外科常见病,国内统计占损伤的第 1～2 位,为年轻人第一位死因。颅脑外伤多由直接暴力所致,极少可由间接暴力引起。因受力部位不同和外力类型、大小、方向不同,可造成不同程度的颅内损伤,如脑挫裂伤、脑内、外出血等,脑外出血又包括硬膜外、硬膜下和蛛网膜下腔出血,急性脑外伤病死率高。CT 应用以来,脑外伤诊断水平不断提高,极大降低了病死率和病残率。

一、脑挫裂伤

(一)病理和临床概述

脑挫裂伤是临床最常见的颅脑扭伤之一,包括脑挫伤和脑裂伤。脑挫伤是指外力作用下脑组织发生局部静脉淤血、脑水肿、脑肿胀和散在的小灶性出血。脑裂伤则是指脑膜、脑组织或血管撕裂。二者常合并存在,故统称为脑挫裂伤。

(二)诊断要点

CT 表现为低密度脑水肿区内,散布斑点状高密度出血灶。小灶性出血可以互相融合,病变小而局限时可以没有占位效应,但广泛者可以有占位征象。(图 9-7)

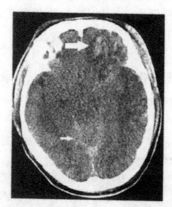

图 9-7 颅脑外伤 2 小时后 CT 检查

大箭头所示为左额叶挫裂伤,小箭头为小脑上池蛛网膜下腔出血

早期低密度水肿不明显,随着时间推移,水肿区逐渐扩大,第 3~5 天达到高峰,以后出血灶演变为低密度,最终形成软化灶。

(三)鉴别诊断

(1)部分容积效应,前颅底骨可能因部分容积效应反应到脑额叶高密度影,但薄层扫描后即消失。

(2)出血性脑梗死,有相应的临床表现和病史。

(四)特别提示

CT 可以快速诊断,病变小者如治疗及时一般能痊愈,不遗留或很少有后遗症,病变较大者形成软化灶。

二、脑内血肿

(一)病理和临床概述

外伤性脑内血肿约占颅内血肿的 5%。多发生于额、颞叶,即位于受力点或对冲部位脑表面区,与高血压性脑出血好发位置不同。绝大多数为急性血肿且伴有脑挫裂伤和/或急性硬膜下血肿,少数为迟发血肿,多于伤后 48~72 小时内复查 CT 时发现。

(二)诊断要点

CT 表现为边界清楚的类圆形高密度灶(图 9-8)。血肿进入亚急性期时呈等密度,根据占位效应和周围水肿,结合外伤史,CT 仍能诊断。

(三)鉴别诊断

主要与高血压性脑出血鉴别,根据有无外伤史很容易鉴别。

(四)特别提示

CT 可以快速诊断,如果血肿较大,可以进行立体定向血肿穿刺抽吸术。如外伤后 CT 扫描原来无血肿患者有进行性意识障碍者,应及时进行 CT 复查,以除外迟发性血肿。

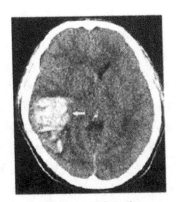

图 9-8　脑内血肿

颅脑急性外伤后 6 小时行 CT 检查,可见右颞脑内血肿,周边可
见低密度水肿带,右侧侧脑室受压改变,中线结构左移

三、硬膜外血肿

(一)病理和临床概述

硬膜外血肿位于颅骨内板与硬膜之间的血肿,临床常见,占 30%。主要因脑膜血管破裂所致,脑膜中动脉常见,血液聚集硬膜外间隙,硬膜与颅骨内板粘连紧密,故血肿较局限,呈梭形。临床表现因血肿大小、部位及有无合并伤而异。典型表现为外伤后昏迷、清醒、再昏迷,此外,有颅内压增高表现,严重者可出现脑疝。

(二)诊断要点

CT 表现为颅板下见局限性双凸透镜形、梭形或半圆形高密度灶(图 9-9),多数密度均匀,但亦可不均匀,呈高、等混杂密度影,主要是新鲜出血与血凝块收缩时析出的血清混合所致。

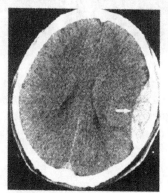

图 9-9　硬膜外血肿

颅脑外伤后 3 小时行 CT 检查,左颞可见梭
形高密度影,手术证实为硬膜外血肿

硬膜外血肿多位于骨折附近,一般不跨越颅缝,跨越者常以颅缝为中心呈"3"字形。

(三)鉴别诊断

主要与高血压性脑出血鉴别,根据有无外伤史很容易鉴别。

(四)特别提示

CT 对硬膜外血肿具有很重要的诊断价值,应注意的是硬膜外血肿一般伴有局部颅骨骨折。

四、硬膜下血肿

（一）病理和临床概述

硬膜下血肿是位于硬膜与蛛网膜之间的血肿，临床常见，占颅内血肿40％。主要因静脉窦损伤出血所致，血液聚集于硬膜下腔，沿脑表面分布。急性期是指外伤后3天内发生的血肿，约占硬膜下血肿的70％，病情多较危重，常有意识障碍；亚急性期是指外伤后4天至3周发生的血肿，约占硬膜下血肿5％，原发损伤一般较轻，出血较慢，血肿形成较晚，临床表现较急性者出现晚且轻；慢性期是指伤后3周以上发生的血肿，约占20％。慢性硬膜下血肿并非是急性或亚急性硬膜下血肿的迁延，而是有其自身的病理过程，可为直接损伤或间接的轻微损伤，易忽略。好发老年人，为脑萎缩使脑表面与颅骨内板间隙增宽，外伤时脑组织在颅腔内移动度较大所致血管断裂出血。慢性硬膜下血肿常不伴有脑挫裂伤，为单纯性硬膜下血肿。患者症状轻微，多于伤后数周或数月出现颅内压增高、神经功能障碍及精神症状来就诊。

（二）诊断要点

急性期见颅板下新月形或半月形高密度影，常伴有脑挫裂伤或脑内血肿，脑水肿和占位效应明显。（图9-10）亚急性表现为颅板下新月形或半月形高、等密度或混杂密度区，1～2周后可变为等密度；慢性期表现为颅板下新月形或半月形低密度、等密度、高密度或混杂密度区。血肿的密度和形态与出血时间、血肿大小、吸收情况及有无再出血有关。

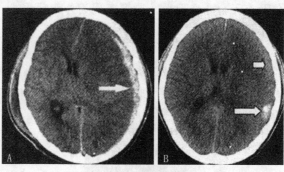

图 9-10　硬膜下血肿

A.颅脑外伤5小时后行CT检查，可见左侧额、颞、顶颅板下新月形高密度影，手术证实为硬膜下血肿；B.1周前有颅脑外伤史的患者，CT检查发现左侧额、颞、顶颅板下新月形等密度影（小箭头），部分有高密度（长箭头）为新鲜出血，手术证实为慢性硬膜下血肿伴少量新鲜出血

（三）鉴别诊断

主要与硬膜外血肿鉴别，硬膜下血肿呈新月形，可以跨越颅缝。

（四）特别提示

CT对急性硬膜下血肿诊断很有价值，但对亚急性、慢性硬膜下血肿却显示欠佳，血液因其顺磁性，所以在MRI下显示非常清楚，应进一步行MRI检查。

五、外伤性蛛网膜下腔出血

（一）病理和临床概述

外伤性蛛网膜下腔出血，近期外伤史，蛛网膜小血管破裂所致，多位于大脑纵裂和脑底池。脑挫裂伤是外伤性蛛网膜下腔出血的主要原因，两者常并存。

(二)诊断要点

CT 表现为脑沟、脑池内密度增高影,可呈铸形。大脑纵裂出血多见,形态为中线区纵行窄带形高密度影,出血亦见于外侧裂池、鞍上池、环池、小脑上池或脑室内。蛛网膜下腔出血一般 7 天左右吸收。

(三)鉴别诊断

结核性脑膜炎,根据近期外伤史和临床症状容易鉴别。

(四)特别提示

CT 在急性期显示较好,积血一般数天后吸收消失。伤后 5～7 天后,CT 难以显示,血液因其顺磁性,所以在 MRI 下显示非常清楚,故应行 MRI 检查。

六、硬膜下积液

(一)病理和临床概述

硬膜下积液又称硬膜下水瘤,占颅脑外伤的 0.5%～1.0%,为外伤致蛛网膜撕裂,使裂口形成活瓣,导致脑脊液聚积,可因出血而成为硬膜下血肿。临床上可无症状,也可以有颅内压增高的临床表现。

(二)诊断要点

呈颅骨内板下方新月形均匀低密度区,密度与脑脊液相似,多位于双侧额部。纵裂硬膜下积液表现为纵裂池增宽,大脑镰旁为脑脊液样低密度区。(图 9-11)

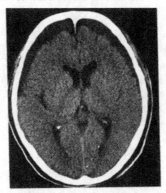

图 9-11 硬膜下积液

颅脑外伤 7 天后 CT 复查示双侧额、颞部颅板下可见新月形低密度影,为硬膜下积液

(三)鉴别诊断

老年性脑萎缩,根据年龄情况和其他部分脑实质有无萎缩等情况可以鉴别。

(四)特别提示

CT 诊断硬膜下积液时应结合临床病史及年龄等因素。

(孙　健)

第五节　颅 内 感 染

颅内感染的病种繁多,包括细菌、病毒、真菌和寄生虫感染,主要通过血行性感染或邻近感染灶直接扩散侵入颅内,少数可因开放性颅脑损伤或手术造成颅内感染。病理改变包括脑膜炎、脑炎和动静脉炎。

一、脑脓肿

(一)病理和临床概述

脑脓肿以耳源性常见,多发于颞叶和小脑;其次为血源性、鼻源性、外伤性和隐源性等。病理上分为急性炎症期、化脓坏死期和脓肿形成期。

(二)诊断要点

急性炎症期呈大片低密度灶,边缘模糊,伴占位效应,增强无强化;化脓坏死期,低密度区内出现更低密度坏死灶,轻度不均匀性强化;脓肿形成期,平扫见等密度环,内为低密度并可有气泡影,呈环形强化,其壁完整、光滑、均匀,或多房分隔。(图 9-12)

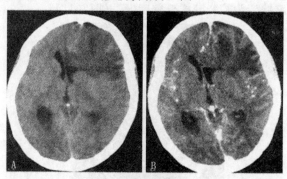

图 9-12　脑脓肿

A.男性患者,24 岁,因头痛、呕吐 2 天入院,CT 平扫显示左额叶不规则低密度灶,占位效应明显。B.增强可见病灶呈环形均匀强化,未见明显壁结节,中心低密度区无明显变化,周围水肿明显,左侧侧脑室前角明显受压移位变形。考虑为脓肿形成,经抗感染治疗后情况好转

(三)鉴别诊断

(1)胶质瘤:胶质瘤的环状强化厚薄不均,形态不规则,常呈花环状、结节状强化,中心坏死区密度不等,CT 值常大于 20 HU。

(2)脑梗死多见于老年高血压患者,有明确突发病史,经复查随访,占位效应减轻。

(3)与肉芽肿病鉴别。

(四)特别提示

CT 诊断该病应结合病史、脑脊液检查。

二、结核性脑膜脑炎

(一)病理和临床概述

结核性脑膜脑炎是结核菌引起脑膜弥漫性炎性反应,并波及脑实质,好发于脑底池。脑膜渗出和肉芽肿为其基本病变,可合并结核球、脑梗死和脑积水。

(二)诊断要点

CT早期可无异常发现。脑底池大量炎性渗出时,其密度增高,失去正常透明度;增强扫描脑膜广泛强化,形态不规则。肉芽肿增生则见局部脑池闭塞并结节状强化。

脑结核球平扫呈等或低密度灶,增强扫描呈结节状或环形强化。

(三)鉴别诊断

蛛网膜下腔出血,平扫呈高密度,增强扫描无明显强化,脑底池形态规则,无局部闭塞及扩张改变;此外需同脑囊虫病,转移瘤及软脑膜转移等鉴别,需结合病史。

(四)特别提示

CT诊断应结合脑脊液检查、胸部X线片检查等。

三、脑猪囊尾蚴病

(一)病理和临床概述

脑猪囊尾蚴病是猪绦虫囊尾蚴在脑内异位寄生所致,人误食绦虫卵或节片后,卵壳被胃液消化后,蚴虫经肠道血流而散布于全身寄生。脑猪囊尾蚴病为其全身表现之一,分为脑实质型、脑室型和脑膜型和混合型。脑内囊虫的数目不一,呈圆形,直径4～5 mm,囊虫死亡后退变为小圆形钙化点。

(二)诊断要点

脑实质型CT表现为脑内散布多发性低密度小囊,多位于皮、髓质交界区,囊腔内可见致密小点代表囊虫头节。不典型者可表现为单个大囊、肉芽肿、脑炎或脑梗死。脑室型以第四脑室多见;脑膜型多位于蛛用膜下腔,和脑膜粘连,CT直接征象有限,多间接显示局部脑室或脑池扩大,相邻脑实质光滑受压,常合并脑积水,囊壁、头节和脑膜有时可强化。

(三)鉴别诊断

1.蛛网膜囊肿

常位于颅中窝、侧裂池,边缘较平直,可造成颅骨压迫变薄。

2.转移癌

呈大小不一的圆形低密度灶,增强扫描环状、结节状强化,病灶周围明显水肿。

3.脑结核

结合病史、CT特点可以区别。

(四)特别提示

需要结合有无疫区居住史、有无生食史等。

四、急性播散性脑脊髓炎

(一)病理和临床概述

急性播散性脑脊髓炎或称急性病毒性脑脊髓炎,可见于病毒(如麻疹、风疹、水痘等)感染后或疫苗(如牛痘疫苗、狂犬病疫苗等)接种后,临床表现为发热、呕吐、嗜睡、昏迷。一般在病毒感染后 2~4 天或疫苗接种后 10~13 天发病,发病可能与自身免疫机制有关。

(二)诊断要点

CT 表现急性期脑白质内多发、散在性低密度灶,半卵圆中心区明显,有融合倾向,增强呈环形强化,慢性期表现为脑萎缩。

急性病毒性脑炎时,主要表现为早期脑组织局部稍肿胀,中、后期可以出现密度减低,(图 9-13)增强扫描可以有局部软脑膜强化,增厚改变,脑沟显示欠清。

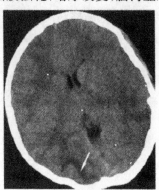

图 9-13　病毒性脑炎

女性患者,11 岁,因头昏嗜睡 2 天,CT 可见右侧枕叶局部脑皮质肿胀、白质水肿改变,经脑脊液检查证实为病毒性脑炎

(三)鉴别诊断

同软脑膜转移、结核性脑膜炎等鉴别。

(四)特别提示

应进行脑脊液检查,MRI 成像及增强扫描对显示该病有很好的效果。

五、肉芽肿性病变

(一)病理和临床概述

肉芽肿种类繁多,主要有炎症性和非炎症性。侵犯脑内的肉芽肿主要有炎症性,其中以结核性最常见。炎症性肉芽肿是炎症局部形成主要以巨噬细胞增生构成的境界清楚的结节样病变,病因有结核、麻风、梅毒、真菌及寄生虫、异物、其他疾病等,临床表现与颅内占位类似。

(二)诊断要点

CT 平扫表现等或稍高密度的边界清楚的结节灶(图 9-14)。增强扫描呈结节样强化,也可以因内部发生坏死而呈环形强化,后者常见于结核性肉芽肿,少部分肉芽肿内可见钙化,可以单发或多发,好发于大脑皮质灰质下。

(三)鉴别诊断

(1)脑转移肿瘤,水肿较明显,增强扫描呈环状或结节状,一般有原发病史,临床复查随访进展明显。

(2)同部分脑肿瘤鉴别困难。

(四)特别提示

应进行脑脊液检查,MRI 成像及增强扫描对显示该病有很好的效果。

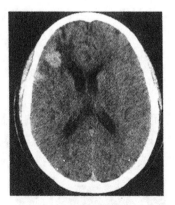

图 9-14 结核性肉芽肿

男性患者,32 岁,因头晕嗜睡 3 天就诊,CT 平扫显示右侧额、颞叶大脑皮质灰质下及灰质区可见高密度结节灶,右侧侧脑室前角扩大伴局部白质区低密度改变,手术病理检查为结核性肉芽肿

（孙 健）

第六节 颅 内 肿 瘤

颅内肿瘤是中枢神经系统最常见的疾病之一。原发性颅内肿瘤可以发生在脑组织、脑膜、脑神经、垂体、血管及残余胚胎组织中,继发性颅内肿瘤多来源于身体各个部位的原发性肿瘤。颅内肿瘤的发生以 20～50 岁年龄组最常见,男性稍多于女性,以星形细胞肿瘤、脑膜瘤、垂体瘤、颅咽管瘤、听神经瘤和转移瘤等较常见,胶质瘤、脑膜瘤和垂体腺瘤为颅内三大原发性肿瘤。可以出现以下症状:颅内压增高综合征、神经系统定位体征、内分泌功能失调、脑脊液循环障碍等。

CT 检查目的主要在于确定有无肿瘤,并对其做出定位、定量乃至定性诊断。根据病灶所在的位置及其与脑室、脑池和脑叶的对应关系,以及同相邻硬膜与颅骨结构的比邻关系多不难做出定位诊断,但临界部位肿瘤,仅轴位扫描可能出现定位困难,需要薄层扫描后再进一步多方位重建。MRI 因多方位扫描,一般定位无困难。

CT 灌注扫描有助于脑瘤内血管生成及血流状态的研究,而脑瘤内血管生成对肿瘤生长、分级、预后有重要影响。CT 灌注可以反映血管生成引起血流量、血容量和毛细血管通透性的改变,从而有助于判断肿瘤的生物学特性,并估计预后情况。

一、星形细胞肿瘤

(一)病理和临床概述

星形细胞肿瘤成人多发生于大脑,儿童多见于小脑。按肿瘤组织学分为 6 种类型,且依细胞分化程度不同分属于不同级别。1993 年 WHO 分类,将星形细胞瘤分为局限性和弥漫性两类。Ⅰ级,即毛细胞型、多形性黄色星形细胞瘤及室管膜下巨细胞型星形细胞瘤,占胶质瘤 5%～10%,小儿常见。Ⅱ级星形细胞瘤,包括弥漫性星形细胞瘤、多形性黄色星形细胞瘤(Ⅱ级),间变性星形细胞瘤为Ⅲ级,胶质母细胞瘤为Ⅳ级。Ⅰ～Ⅱ级肿瘤的边缘较清楚,多表现为瘤内囊腔或囊腔内瘤结节,肿瘤血管较成熟;Ⅲ～Ⅳ级肿瘤呈弥漫浸润生长,肿瘤轮廓不规则,分界不清,易发生坏死、出血和囊变,肿瘤血管丰富且分化不良。

(二)诊断要点

1.Ⅰ级星形细胞瘤

(1)毛细胞型常位于颅后窝,具有包膜,一般显示为边界清楚的卵圆形或圆形囊性病变,但内部囊液 CT 值较普通囊液高,20～25 HU,瘤周水肿和占位效应较轻,部分可呈实质性,但密度仍较脑实质为低。(图 9-15)增强扫描无或轻度强化,延迟扫描可见造影剂进入囊内。

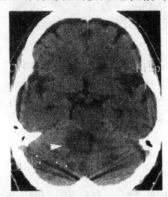

图 9-15 毛细胞型星形细胞瘤

男性患者,63 岁,因头昏不适 3 个月来院就诊,CT 显示小脑右侧低密度影,边界尚清;
第四脑室受压变形。病变内部 CT 值约 20 HU。手术病理为毛细胞型星形细胞瘤

(2)多形性黄色星形细胞瘤通常位于大脑皮质的表浅部位,一半以上为囊性,增强后囊内可见强化结节,囊壁不强化。不足一半为实质性,密度不均,有钙化及出血,增强后不均强化。

(3)10%～15%结节性硬化患者可以发生此瘤,常位于室间孔附近,形成分叶状肿块,并可见囊变及钙化,增强扫描有明显强化。

2.Ⅱ级星形细胞瘤

平扫呈圆形或椭圆形等或低密度区,边界常清楚,但可见局部或弥漫性浸润生长,15%～20%有钙化及出血,增强扫描一般不强化。

3.Ⅲ～Ⅳ级星形细胞瘤

肿瘤多呈高、低或混杂密度的囊性肿块,可有斑点状钙化和瘤内出血,肿块形态不规则,边界不清,占位效应和瘤周水肿明显,增强扫描多呈不规则环形伴壁结节强化,有的呈不均匀性强化。(图 9-16、图 9-17)

(三)鉴别诊断

(1)脑梗死:同Ⅱ级星形细胞瘤相鉴别。一般脑梗死与相应供血血管的区域形态相似,如楔形、扇形、底边在外的三角形等,无或轻微占位效应,并且 2～3 周后增强扫描可见小斑片状或结节状强化。

(2)脑脓肿:有相应的临床症状,增强扫描厚壁强化较明显。

(3)转移瘤一般多发,有明显的水肿。

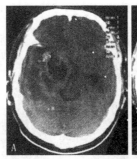
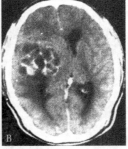

图 9-16 Ⅲ级星形细胞瘤

A、B两图为男性患者,26岁,因头昏1个月,癫痫发作2天,行CT扫描示左侧颞叶片状不规则高低混杂密度囊性肿块,边界不清,增强扫描呈不规则环形伴壁结节强化。手术病理为Ⅲ级星形细胞瘤

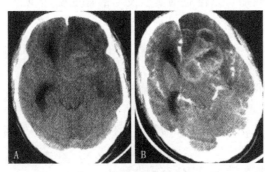

图 9-17 胶质母细胞瘤

A、B两图为男性患者,17岁,因头痛2个月来院就诊,CT示:左额叶密度不均肿块影,边界不清,中心及周围低密度,侧脑室受压变形,中线结构向右移位,增强呈环状中度不均强化肿块影,环形欠规则,厚薄不均,内为不均低密度,病灶前较大低密度水肿区。手术病理为胶质母细胞瘤

(四)特别提示

CT对星形细胞瘤诊断价值有限,MRI对颅内病变显示尤为清晰,并可以多方位、多参数成像,应补充 MRI 检查。

二、脑膜瘤

(一)病理和临床概述

脑膜瘤多见于中年女性,起源于蛛网膜粒帽细胞,多居于脑外,与硬脑膜粘连。好发部位为矢状窦旁、脑凸面、蝶骨嵴、嗅沟、桥小脑角、大脑镰和小脑幕等,少数肿瘤位于脑室内。肿瘤包膜完整,多由脑膜动脉供血,血运丰富,常有钙化,少数有出血、坏死和囊变。组织学分为上层型、纤维型、过渡型、砂粒型、血管瘤型等15型。脑膜瘤以良性为最常见,少部分为恶性,侵袭性生长。

(二)诊断要点

平扫肿块呈等或略高密度,常见斑点状钙化。多以广基底与硬膜相连,类圆形,边界清楚,瘤周水肿轻或无,静脉或静脉窦受压时可出现中度或重度水肿,颅板侵犯引起骨质增生或破坏,增强扫描呈均匀性显著强化。(图 9-18)

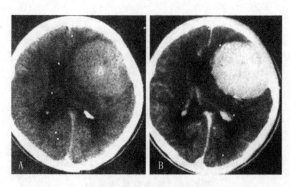

图 9-18 **纤维型脑膜瘤**

A、B 两图 CT 检查显示肿瘤为卵圆形,均匀的略高密度灶,与硬脑膜相连,邻近
脑沟消失,有白质受压征,增强后明显均匀强化。术后病理为纤维型脑膜瘤

少数恶性或侵袭性脑膜瘤可以侵犯脑实质及局部骨皮质,但基本也基于局部脑膜向内、外发展。

(三)鉴别诊断

1.转移瘤

一般有大片裂隙样水肿及多发病变,较容易鉴别。

2.胶质瘤

一般位于脑内,与脑膜有关系者,可见为窄基相接,增强强化不如脑膜瘤。

3.神经鞘瘤

位于桥小脑角区时较难鉴别,但 MRI 有较大意义。

(四)特别提示

CT 对该病有较好的价值,但显示与脑膜的关系不如 MRI。

三、垂体瘤

(一)病理和临床概述

绝大多数为垂体腺瘤,按其是否分泌激素可分为非功能性腺瘤和功能性腺瘤,直径<10 mm 者为微腺瘤,>10 mm 者为大腺瘤。肿瘤包膜完整,较大肿瘤常因缺血或出血而发生坏死、囊变,偶可钙化。肿瘤向上生长可穿破鞍隔突入鞍上池,向下可侵入蝶窦,向两侧可侵入海绵窦。

(二)诊断要点

肿瘤较大时,蝶鞍可扩大,鞍内肿块向上突入鞍上池,或侵犯一侧或者两侧海绵窦。肿块呈等或略高密度,内常有低密度灶,均匀、不均匀或环形强化。

局限于鞍内<10 mm 的微腺瘤,宜采取冠状面观察,平扫不易显示,增强呈等、低或稍高密度结节。(图 9-19)间接征象有垂体高度>8 mm,垂体上缘隆突,垂体柄偏移和鞍底下陷。

(三)鉴别诊断

1.颅咽管瘤

位于鞍区一侧,位于鞍区时鞍底无下陷或鞍底骨质无变化。

2.脑膜瘤

位于蝶嵴的脑膜瘤与脑膜关系密切。

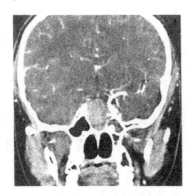

图 9-19　垂体腺瘤

CT 检查示垂体窝内可见类圆形稍高密度影,边界清楚,蝶鞍扩大,鞍底下陷;

增强扫描肿瘤均匀强化。术后病理为垂体腺瘤

(四)特别提示

注意部分垂体微腺瘤 CT 需要冠状位扫描,可以显示垂体柄偏移,正常垂体柄位正中或下端极轻的偏斜(倾斜角为 1.5°左右),若明显偏移肯定为异常。MRI 矢状位、冠状位扫描对显示正常垂体及垂体病变有重要价值。

四、听神经瘤

(一)病理和临床概述

听神经瘤为成人常见的颅后窝肿瘤。起源于听神经鞘膜,早期位于内耳道内,以后长入桥小脑角池,包膜完整,可出血、坏死、囊变。

(二)诊断要点

头颅 X 线平片示内耳道呈锥形扩大,骨质可破坏。CT 示桥小脑角池内等、低或高密度肿块,瘤周轻、中度水肿,偶见钙化或出血,均匀、非均匀或环形强化。(图 9-20)第四脑室受压移位,伴幕上脑积水。骨窗观察内耳道呈锥形扩大。

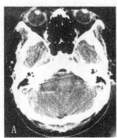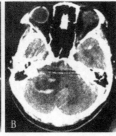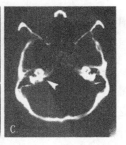

图 9-20　听神经瘤

A、B.女性患者,29 岁,右侧耳鸣 7 个月,近来加重伴共济失调,CT 扫描可见右侧桥小脑角区肿块,宽基于岩骨尖,内有大片囊变区。增强呈实质部分明显强化;C.骨窗观察可见右侧内听道喇叭口扩大(箭头所指),图 C"十"字所示为颈静脉孔

(三)鉴别诊断

1.桥小脑脚区的脑膜瘤

CT 骨窗观察可见内听道无喇叭口样扩大是重要征象。

2.表皮样囊肿

匍行生长、沿邻近蛛网膜下腔铸型发展、包绕其内神经和血管、无水肿等可以鉴别,MRI 对诊断该疾病有很好的优势。

3.颅咽管瘤

CT 可见囊实性病变伴包膜蛋壳样钙化。

4.特别提示

内听道处应薄层扫描,内耳道呈锥形扩大。高强场 MRI 行局部轴位、冠状位扫描可以显示位于内听道内较小的肿瘤。

五、颅咽管瘤

(一)病理和临床概述

颅咽管瘤来源于胚胎颅咽管残留细胞的良性肿瘤,以儿童多见,多位于鞍上。肿瘤可分为囊性和实性,囊性多见,囊壁和实性部分多有钙化,常见为鸡蛋壳样钙化。

(二)诊断要点

鞍上池内类圆形肿物,压迫视交叉和第三脑室前部,可出现脑积水。肿块呈不均匀低密度为主的囊实性改变或呈类圆形囊性灶(图 9-21A),囊壁可以有鸡蛋壳形钙化,实性部分也可以不规则钙化,呈高密度。囊壁和实性部分呈环形均匀或不均匀强化,部分颅咽管瘤呈实性。(图 9-21B)

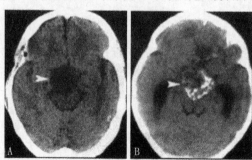

图 9-21 颅咽管瘤

A.男性患者,13 岁,头昏来院检查,CT 显示鞍上池内囊性占位,边界清楚。手术病理
证实为囊性颅咽管瘤;B.男性患者,65 岁,因双眼复视 3 年,近来数月有加重来院就诊,
CT 显示鞍上池区囊实性肿块,壁多发钙化,边界清楚。手术病理为实性颅咽管瘤

(三)鉴别诊断

垂体瘤及囊变、脑膜瘤等。

(四)特别提示

冠状位扫描更有帮助,应补充 MRI 扫描。

六、转移瘤

(一)病理和临床概述

转移瘤多发于中老年人,顶枕区常见,也见于小脑和脑干。多来自肺癌、乳腺癌、前列腺癌,肾癌和绒癌等原发灶,经血行转移而来。常为多发,易出血、坏死、囊变,瘤周水肿明显。临床上一般有原发肿瘤病史后出现突发肢体障碍或头痛等症状,也有部分患者因出现神经系统症状,经检查发现脑内转移灶后再进一步查找原发灶。

（二）诊断要点

典型征象是"小肿瘤、大水肿"，部分肿瘤平扫无显示，增强扫描有明显强化后显示清晰，可以只有很小的肿瘤病灶，便可出现大片指压状水肿低密度影。（图9-22）

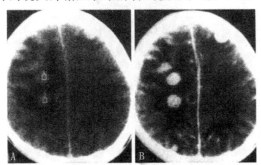

图9-22　转移瘤

男性患者，68岁，1年前右下肺癌手术切除病史，7天前无明显诱因下出现头痛、呕吐，CT检查可见双侧额顶叶可见多发类圆形结节灶，周围可见大片水肿带，增强病灶明显均匀强化，边界清晰

（三）鉴别诊断

1.脑猪囊尾蚴病

有疫区居住史，可见壁结节或钙化，脑炎，一般结合临床表现及实验室检查可以做出诊断。

2.多发脑膜瘤

根据有无水肿及与脑膜关系可以鉴别。

3.胶质母细胞瘤

瘤内有出血、坏死，显著不均匀强化等。

（四）特别提示

须注意的是部分肿瘤要增强扫描才能显示，MRI显示效果要优于CT。

七、少支神经胶质瘤

（一）病理和临床概述

少支神经胶质瘤多发于30～50岁，约占颅内肿瘤3%，以额叶、顶叶等常见，很少发生于小脑和脑桥。肿瘤发生于白质内，沿皮质灰质方向生长，常波及软、硬膜，可侵及颅骨和头皮。肿瘤乏血供，多钙化，钙化常位于血管壁和血管周围，可以伴囊变和出血。病理上可以分为单纯型和混合型，但影像学上难以区分。

（二）诊断要点

好发于额叶。肿瘤位置一般较表浅，位于皮质灰质或灰质下区，边界清楚或不清楚。肿瘤内囊变及钙化使密度不均匀，呈高、低混杂密度。钙化多为条带状、斑块状及大片絮状，囊变可以单或多囊，少见出血。瘤周水肿及占位效应较轻微。（图9-23）

（三）鉴别诊断

1.星形细胞瘤

星形细胞瘤常位于脑白质及其深部，而少支胶质瘤位于脑表浅皮质和皮质灰质下区。

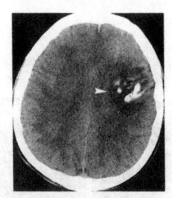

图 9-23　少支胶质瘤

男性患者,42 岁,癫痫偶发 1 年,发作间隔缩短约 2 个月,CT 显示左侧额顶叶边界清楚肿瘤,
内可见条片状钙化,钙化 CT 值约 303 HU,占位效应轻微。手术病理结果为少支胶质瘤

2.神经颜面综合征

一般为小点状钙化,有明显的三叉神经分布区域颜面部血管痣等。

(四)特别提示

需要注意的是与一般钙化和血管畸形的钙化相鉴别。MRI 显示软组织肿瘤的效果要优于
CT,但显示钙化的效果较差。

八、室管膜瘤

(一)病理和临床概述

室管膜瘤为发生于脑室壁与脊髓中央管室管膜细胞的神经上皮瘤,多发于儿童及青少年,占
颅内肿瘤 1.9%~7.8%,占小儿颅内肿瘤的 13%,男女比例为 3:2。室管膜瘤为中等恶性程度
肿瘤,多于术后通过脑脊液种植转移。好发部位第四脑室底部最为常见,其次为侧脑室、第三脑
室、脊髓、终丝和脑实质。临床表现因肿瘤生长部位不同而异,一般主要有颅内压增高、抽搐、视
野缺损等,幕下肿瘤还可以伴有共济失调。

(二)诊断要点

幕下室管膜瘤为等、稍低密度软组织肿块,有时可以在肿瘤周围见到残存第四脑室及瘤周水
肿,呈低密度环状影。CT 可以显示瘤内钙化及出血,钙化约占一半,呈点状或位于瘤周,增强扫
描肿瘤有轻至中度强化。(图 9-24)

(三)鉴别诊断

(1)髓母细胞瘤:一般位于幕下,应行 MRI 矢状位扫描,可见显示发生部位为小脑蚓部。

(2)毛细胞星形细胞瘤。

(四)特别提示

MRI 矢状位及冠状位扫描显示肿瘤与第四脑室关系非常有优势,对诊断有重大价值。

九、髓母细胞瘤

(一)病理和临床概述

髓母细胞瘤好发于颅后窝,以小脑蚓部最常见,多发于男性儿童,约占儿童颅后窝肿瘤的
18.5%。髓母细胞瘤为原始神经外胚层瘤,恶性程度较高。一般认为起源于髓帆生殖中心的胚

胎残余细胞,位于蚓部或下髓帆,再向下生长而填充枕大池。本病起病急,病程短,多在三个月内死亡。

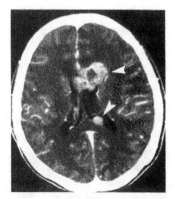

图 9-24 侧脑室内室管膜瘤伴种植转移

男性患者,19 岁,因头昏 1 个月,抽搐 1 天就诊,CT 扫描可见左侧侧脑室前角肿块,瘤内有囊变,左侧侧脑室体部后壁可见一结节灶。增强扫描肿块及结节有明显强化。手术病理为侧脑室内室管膜瘤伴种植转移幕上室管膜瘤囊变及出血较幕下多见,肿瘤有较显著强化。

(二)诊断要点

平扫为边缘清楚的等或稍高密度肿瘤,周边可见低密度第四脑室影。(图 9-25)增强扫描主要呈中等或轻度强化,少部分可以明显强化或不强化。

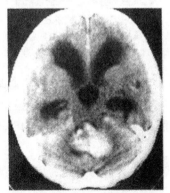

图 9-25 髓母细胞瘤

3 岁患者,因呕吐、步态不稳 2 周就诊,CT 增强扫描可见第四脑室内肿块,有中等均匀强化。手术病理为髓母细胞瘤

(三)鉴别诊断

同第四脑室室管膜瘤、毛细胞星形细胞瘤等鉴别。

(四)特别提示

MRI 矢状位及冠状位扫描显示肿瘤与第四脑室关系,非常有优势,对诊断有重大价值。

十、原发性淋巴瘤

(一)病理和临床概述

中枢神经系统原发性淋巴瘤是相对罕见的颅内肿瘤,占颅内原发瘤的 $0.8\% \sim 1.5\%$,均为非霍奇金病。但近年来由于获得性免疫缺陷综合征(AIDS)及器官移植术后服用大量免疫抑制药的患者增多,淋巴瘤的发生率逐年增高。原发性淋巴瘤恶性程度高,病程短,如不及时治疗,患者将会在短期内死亡,因此早期诊断意义重大。好发于额叶、颞叶、基底核区、丘脑,也可以发生于侧脑室周围白质、胼胝体、顶叶、三角区、鞍区及小脑半球、脑干。临床表现无特异性,主要有:①基底部脑膜综合征,头痛、颈项强直、脑神经麻痹及脑积水等,脑脊液检查可见瘤细胞;②颅内占位症状、癫痫、精神错乱、痴呆、乏力及共济失调等。

(二)诊断要点

平扫大多数为稍高密度肿块,也可以表现为等密度,一般密度均匀,呈圆形或类圆形,边界多数较清楚或呈浸润性生长使边界欠清,瘤内囊变、出血、钙化相对少见,肿瘤可以单发亦可以多发,大小不等。病灶占位效应轻微,瘤周水肿轻或中等。(图 9-26)

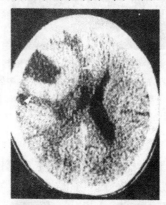

图 9-26　原发性淋巴瘤

男性患者,36 岁,因头痛 1 周来院就诊,CT 平扫见右侧额叶巨大肿块,呈类圆形稍高密度,中央有低密度影,宽基于脑膜。手术病理为原发性淋巴瘤

继发于 AIDS 或其他免疫功能缺陷时,病理上常有瘤中心坏死,CT 上表现为低密度灶。增强扫描肿瘤大多数均匀强化,少数形态不规则,边缘不清及强化不均匀。沿室管膜种植转移者可见室管膜不均匀增厚并明显强化,侵及脑膜者亦如此。AIDS 患者,病灶可见低密度周围的环形强化。

(三)鉴别诊断

1.继发淋巴瘤

临床上有 AIDS 或器官移植史,一般难以鉴别。

2.转移瘤

多发,大片水肿。

3.其他

需要鉴别的还有星形细胞瘤、脑膜瘤等。

(四)特别提示

CT 与 MRI 均可以作为首选方法,但 MRI 增强扫描时剂量增加后可以显示小病变,T_2WI 显示瘤周水肿效果非常好。

十一、血管母细胞瘤

(一)病理和临床概述

血管母细胞瘤又叫成血管细胞瘤,系起源于内皮细胞的良性肿瘤,占中枢神经系统原发性肿瘤的1.1％～2.4％。好发于小脑,亦见于延髓及脊髓,罕见于幕上。发生于任何年龄,以中年男性多见。病理上常为囊性,含实性壁结节,壁结节常靠近软脑膜,以便于接受血供。实性者常为恶性,预后较差。临床症状较轻微或呈间歇性,有头痛、头晕、呕吐、眼球震颤、言语不清等症状。

(二)诊断要点

平扫时囊性肿瘤表现为均匀的低密度灶,囊液内因含蛋白及血液,密度较脑脊液稍高,囊性肿瘤的壁结节多为等或稍低密度。(图 9-27A)增强后囊性肿瘤壁不强化或轻度强化,壁结节明显强化。(图 9-27B)

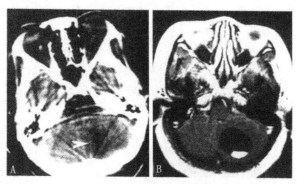

图 9-27　血管母细胞瘤

A.男性患者,48 岁,因头痛、呕吐及共济失调来院就诊,CT 平扫可见左侧小脑半球可见囊性灶,边界及壁结节显示欠清。手术病理为血管母细胞瘤;B.与前者为同一患者,MRI 增强显示囊性灶,壁轻微强化,后壁上有明显强化的壁结节

实性肿瘤多为等或稍低密度混杂灶,呈轻度或中等强化。

(三)鉴别诊断

囊性肿瘤需要与星形细胞瘤、脑脓肿、转移瘤相鉴别,详见相关章节。实性肿瘤需要与星形细胞瘤等相鉴别。

(四)特别提示

CT 平扫不容易发现壁结节,增强效果较好,但与 MRI 比较应以后者作为首选方法,MRI 增强多方位扫描,显示壁结节效果极佳。

(孙　健)

第十章 五官与颈部疾病CT诊断

第一节 眼部疾病

一、眼部外伤

(一)眼部异物

1.病理和临床概述

眼部异物为常见眼部外伤,异物分为金属性(铜、铁、钢、铅及其合金)和非金属性(玻璃、塑料、橡胶、沙石等);眼部异物可产生较多并发症,如眼球破裂、晶状体脱位、眼球固缩、出血和血肿形成、视神经创伤、眶骨骨折、海绵窦动静脉瘘、感染等;临床表现多样。

2.诊断要点

金属异物CT表现为高密度影,CT值$>2\ 000$ HU,周围可有明显的放射状金属伪影;非金属异物又分为:①高密度,如沙石、玻璃,CT值>300 HU,一般无伪影;②低密度,如植物类、塑料,CT值为$-199\sim+20$ HU。(图10-1)

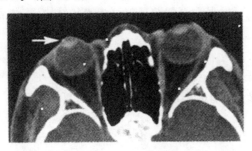

图10-1 右眼异物

右侧眼角膜见小点状高密度影,临床证实为石头溅入

3.鉴别诊断

(1)眼内钙化:分为眼球内钙化和球后眶内钙化,多见于肿瘤、血管性病变,CT可见肿块影,可以区别。

(2)人工晶体:询问病史可以区别。

(3)眶内气肿:异物具有固定的形状,有助于区别。

4.特别提示

X 线不易确定异物位于眼球内或眼球外,CT 能准确显示异物的部位、数目及其并发症,并能定位。对于密度同玻璃体相近的异物,CT 不能显示,MRI 显示良好。

(二)眼球及眶部外伤

1.病理和临床概述

眼球及眶部外伤包括软组织损伤和眼部骨折,前者以晶状体破裂和眼球穿通伤多见。晶状体破裂表现为外伤性白内障,视力下降或丧失;穿通伤致眼球破裂,最终致眼球萎缩,眼球运动障碍,视力丧失。后者以眶壁、视神经管骨折多见。

2.诊断要点

(1)晶状体破裂 CT 表现为晶状体密度减低直至晶状体影像和玻璃体等密度而消失。

(2)穿通伤常伴局部出血(血肿)、少量积气、晶状体脱位、视神经损伤及眼球破裂等表现。

(3)眼眶骨折多发生于骨壁较薄弱部位,如眼眶内侧壁、眶底、眶尖、蝶骨大翼骨折等,表现为骨质连续性中断。

(4)CT 还可以确定眼内容物、视神经、眼肌、球后脂肪损伤情况及视神经管骨折情况。(图 10-2)

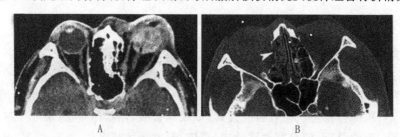

A   B

图 10-2　眼球及眶部外伤

A.左侧眼球密度增高及球内可见少量气体,眼睑软组织肿胀。B 右侧
眼眶内侧壁骨折,筛窦密度增高,内直肌挫伤肿胀

3.鉴别诊断

一般多有明确外伤史。正常眼眶内侧壁局部可为膜状结构,需与骨折鉴别,骨折时内直肌常表现挫伤改变。

4.特别提示

早期诊断眼部外伤情况,对决定治疗方法和预后很重要。CT 能充分提供外伤信息。对于眼外肌和其周围纤维化情况 CT 有时不能区分,MRI 显示更好。

二、眶内炎性病变

(一)炎性假瘤

1.病理和临床概述

炎性假瘤病因不清,可能与免疫功能有关。本病男性多于女性,中年以上为主,一般为单侧发病,少数病例可以双侧发病。根据炎症累及的范围,可分为眶隔前炎型、肌炎型、泪腺炎型、巩膜周围炎、神经束膜炎及弥漫性炎性假瘤。也有人将炎性假瘤分为 4 型:弥漫型、肿块型、泪腺型和肌炎型。急性期主要为水肿和轻度炎性浸润,浸润细胞包括淋巴细胞、浆细胞和嗜酸性粒细胞,发病急,表现为眼周不适或疼痛、眼球转动受限、眼球突出、球结膜充血水肿、眼睑皮肤红肿、复视和视力下降等,症状的出现与炎症累及的眼眶结构有关。亚急性期和慢性期为大量纤维血管基质形成,病变逐渐纤维化,症状和体征可于数周至数月内缓慢发生,持续数月或数年。对激素治疗有效但容易复发。

2.诊断要点

按CT表现可以一般按后者分型:肿块型、肌炎型、泪腺型和弥漫型,以肌炎型和肿块型较为常见。肿块型表现为球后边缘清楚、密度均匀的软组织肿块。可以同时显示眼环增厚、眼外肌和视神经增粗、密度增高及边缘不整齐等改变;肌炎型表现为眼外肌肥大,边缘不整齐,常累及眼肌附着点,可同时显示泪腺肿大;泪腺型表现为泪腺呈半圆形、扁形、肿块状增大,边界清楚;弥漫型表现为眼外肌肥大和视神经增粗,且密度增高、眼环增厚,泪腺弥漫性增大,球后间隙密度增高,眶内各结构显示欠清。(图10-3)

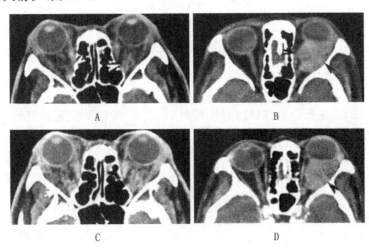

图10-3 炎性假瘤

A、B.为弥漫型炎性假瘤,眼外肌肥大和视神经增粗,且密度增高、眼环增厚,泪腺弥漫性增大,球后间隙密度增高,眶内各结构显示欠清,增强扫描呈不均匀中等强化;C、D.为肿块型炎性假瘤,左眼眶球后视神经与外直肌间可见一肿块,边界尚清,增强扫描有轻度均匀强化

3.鉴别诊断

格氏眼病表现为肌腹增粗,附着于眼球壁上的肌腱不增粗,常是双侧下直肌、上直肌、内直肌肌腹增粗,临床有甲状腺功能亢进表现。部分患者横断位扫描眼外肌增粗如肿块样,应行冠状位或MRI检查。

4.特别提示

临床激素治疗可以明显好转。

(二)眶内蜂窝织炎

1.病理和临床概述

眶内蜂窝织炎为细菌引起的软组织急性炎症,病菌多为溶血性链球菌或金黄色葡萄球菌。大多为鼻窦或眼睑炎症蔓延所致,或由于外伤、手术、异物及血行感染等引起。临床表现为发热、眼睑红肿,球结膜充血,运动障碍、视力降低,感染未及时控制,可引起海绵窦及颅内感染。

2.诊断要点

CT检查可以明确显示病变范围,区别炎症与脓肿。表现为眼睑软组织肿胀;眼外肌增粗,边缘模糊；眶内脂肪影为软组织密度取代，内见条状高密度影，泪腺增大；骨膜下脓肿表现为紧贴骨壁肿块，见小气泡影或环状强化。（图 10-4）

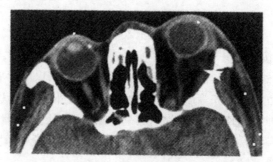

图 10-4　眶内蜂窝织炎

左侧球后脂肪密度增高，可见条状影及模糊改变，左侧眼睑肿胀。眼球突出

部分患者有眼球壁增厚，密度同眼外肌或略低，增强后病变明显不均匀强化。

发生骨髓炎表现为眶骨骨质破坏，伴骨膜反应，周围见不规则软组织。

3.鉴别诊断

眶内转移性肿瘤，发生在眶骨、肌锥内外、眼外肌，其中 60％发生在肌锥外，20％为弥漫性，2/3 患者伴有眶骨改变，临床有原发病史。

4.特别提示

眼部 CT 检查可以明确炎症范围、侵袭眼眶途径、观察疗效及有无颅内侵犯。MRI 检查对诊断亦有帮助。

（三）格氏眼病

1.病理和临床概述

甲状腺功能改变可有眼部症状。仅有眼症状而甲状腺功能正常者称为 Graves 病；甲状腺功能亢进伴有眼征者称为 Graves 眼病，多数 Graves 眼病有甲状腺功能亢进，甲状腺增大和眼球突出。病理改变眼外肌肥厚、眶脂肪体积增加，镜下表现为淋巴细胞、浆细胞浸润。临床表现：格氏眼病发作缓慢，有凝视、迟落等表现，严重者眼球明显突出固定，视力明显减退。

2.诊断要点

CT 检查多数为对称性眼外肌增大，眼肌增大呈梭形，肌腹增大为主；边缘光滑清晰，以内直肌、下直肌较多累及。（图 10-5）

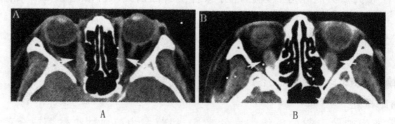

A　　　　　　　　　　　　　B

图 10-5　Graves 眼病

甲状腺功能亢进，眼球突出，A 图双眼内直肌肌腹明显增粗（箭头所指），肌

腱未见增粗；B 图双眼下直肌明显增粗（箭头所指）

视神经增粗和眼球突出,球后脂肪体积增加,显示清晰,眶隔前移,可与炎性假瘤鉴别。

少数患者表现为眶内脂肪片状密度增高影,泪腺增大,眼睑水肿,甚至视神经增粗等征象。

3.鉴别诊断

(1)炎性假瘤,主要是肌炎型假瘤需鉴别,表现为眼外肌肌腹和肌腱均增粗,上直肌、内直肌最易受累,眶壁骨膜与眼外肌之间脂肪间隙消失。

(2)颈动脉海绵窦瘘,有外伤病史,眼球突出明显,听诊及血管搏动音,增强扫描显示眼上静脉明显增粗,MRI斜矢状位可以清晰显示。

(3)外伤性眼外肌增粗,表现眼肌肿胀,常见眶壁骨折、眼睑肿胀等征象。

4.特别提示

CT和MRI均能较好显示增粗的眼外肌,但MRI更易获得理想的冠状面和斜矢状面,显示上直肌、下直肌优于CT,并可区分病变是炎性期还是纤维化期。

三、眼部肿瘤

(一)视网膜母细胞瘤

1.病理和临床概述

视网膜母细胞瘤是儿童常见肿瘤,90%见于3岁以下,单眼多见。该肿瘤起源于视网膜内层,向玻璃体内或视网膜下生长,呈团块状,常有钙化和坏死,病灶可表现一侧眼球内多发结节或两侧眼球发病。临床表现早期多无症状,肿瘤较大可出现白瞳征、视力丧失,晚期出现青光眼、球后扩散、眼球突出等。肿瘤常沿视神经向颅内侵犯,累及脉络膜后可远处转移。

2.诊断要点

CT表现眼球后半部圆形或椭圆性高密度肿块,大部分见不规则钙化或一致性钙化,钙化呈团块状、斑点状或片状,钙化亦是本病的特征表现。(图10-6)

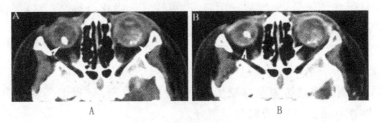

图10-6　视网膜母细胞瘤

女,4岁,发现左眼瞳孔内黄光反射来院就诊。CT可见双侧眼球内混杂密度肿块,其内有斑点状钙化。手术病理为视神经母细胞瘤(A为平扫,B为增强)

侵犯视神经时显示视神经增粗,肿瘤非钙化部分增强扫描呈轻、中度强化。

3.鉴别诊断

(1)眼球内出血,多有外伤史,无肿块。

(2)眼球内寄生虫病,晚期一般为玻璃体内高密度影,CT有时很难鉴别,B超有助于区分钙化和寄生虫坏死后形成的高密度影。

4.特别提示

CT是诊断视网膜母细胞瘤的最佳方法,薄层高分辨率CT对肿瘤钙化显示达90%以上。CT和MRI显示肿瘤的球后扩散较清楚,但MRI对于视神经和颅内转移及颅内异位视网膜母细胞瘤的显示率优于 CT。

(二)视神经胶质瘤

1.病理和临床概述

视神经胶质瘤是发生于视神经内胶质细胞的肿瘤,儿童多见,发生于成人具有恶性倾向,女性多于男性。本病伴发神经纤维瘤者达 15%～50%。

临床最早表现为视野盲点,但由于患者多为儿童而被忽视,95%患者以视力减退就诊,还表现为眼球突出、视盘水肿或萎缩。

2.诊断要点

视神经条状或梭形增粗,边界光整,密度均匀,CT 值在 40～60 HU,轻度强化,侵及视神经管内段引起视神经管扩大。(图 10-7)

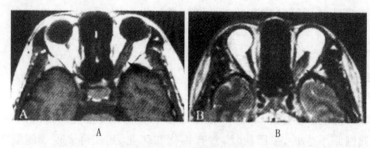

图 10-7　视神经胶质瘤

患者女性,39 岁,左眼视力减退 5 个月就诊,MRI 显示左侧视
神经明显梭形增粗,边界光整,信号基本均匀

3.鉴别诊断

(1)视神经鞘脑膜瘤:主要见于成年人,CT 表现为高密度并可见钙化,边界欠光整;MRI 上 T_1WI 和 T_2Wl 均呈低或等信号,肿瘤强化明显,而视神经无强化,形成较具特征性的"轨道"征。

(2)视神经炎:主要指周围视神经鞘的炎性病变,有时与胶质瘤不易鉴别。

(3)视神经蛛网膜下腔增宽:见于颅内压增高,一般有颅内原发病变。

4.特别提示

MRI 检查容易发现肿块是否累及球壁段、管内段或颅内段;有利于区别肿瘤与蛛网膜下腔增宽,因此为首选检查方法。MRI 增强显示更好。

(三)皮样囊肿或表皮样囊肿

1.病理和临床概述

眼眶皮样囊肿或表皮样囊肿由胚胎表皮陷于眶骨间隙内没有萎缩退化形成,可不定期地潜伏,儿童期发病多见。临床表现为缓慢进行性无痛性肿物,伴眼球突出、眼球运动障碍等。

2.诊断要点

CT 表现为均匀低密度或混杂密度肿块,其内含有脂肪密度结构,常伴邻近骨壁局限性缺损,囊壁强化而囊内无强化。眼球、眼外肌、视神经受压移位。

3.鉴别诊断

应与泪腺肿瘤、组织细胞增殖症等病变鉴别。根据病变特征一般可以鉴别。

4.特别提示

CT 能很好地显示囊肿典型 CT 密度和骨质缺损,一般容易诊断。若 CT 诊断困难,MRI 能显示肿块信号特点,一般可明确诊断。

(四)泪腺良性混合瘤

1.病理和临床概述

泪腺良性混合瘤又称良性多形性腺瘤。见于成人,平均发病年龄 40 岁,无明显性别差异。多来源于泪腺眶部,肿物呈类圆形,有包膜,生长缓慢,可恶变。表现为眼眶前外上方相对固定、无压痛的包块,眼球向前下方突出,肿瘤生长较大时可引起继发性视力下降等。

2.诊断要点

CT 表现为泪腺窝区肿块,软组织密度,均匀,少见钙化,边界光整;泪腺窝扩大,骨皮质受压,无骨质破坏征象;明显强化。还可有眼球、眼外肌及视神经受压移位改变。(图 10-8)

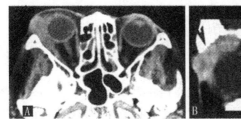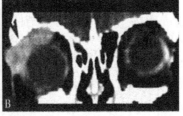

图 10-8　泪腺良性混合瘤

患者男性,52 岁,发现右眼眶外侧肿块 3 年,近来感觉有增大,CT 检查显示右侧泪腺区占位,呈等稍高均匀密度,边界欠清,眼球轻度受压移位。手术病理为泪腺良性混合瘤,有恶变倾向

3.鉴别诊断

(1)泪腺恶性上皮性肿瘤:肿瘤边缘多不规则,常伴有泪腺窝区骨质破坏改变。

(2)泪腺非上皮性肿瘤:形态不规则,一般呈长扁平形,肿块常包绕眼球生长。

4.特别提示

CT 能较好地显示肿块的形态、边缘和眶骨改变,定性诊断优于 MRI,但 MRI 在显示泪腺肿瘤是否累及额叶脑膜或脑实质方面具有优势。

(五)海绵状血管瘤

1.病理和临床概述

海绵状血管瘤是成年人最常见的原发于眶内的肿瘤,占眶内肿瘤的 4.6%~14.5%,发病年龄平均38 岁,女性占 52%~70%,多单侧发病。本病为良性,进展缓慢。临床表现缺乏特征性,最常见的为轴性眼球突出,呈渐进性,晚期引起眼球运动障碍。

2.诊断要点

CT 检查肿瘤呈圆形、椭圆形或梨形,边界光整,密度均匀,CT 值平均 55 HU,肿瘤不侵及眶尖脂肪。增强扫描有特征的"渐进性强化",即肿瘤内首先出现小点状强化,逐渐扩大,随时间延长形成均匀的显著强化。强化出现时间快、持续时间长也是本病的强化特点,因此,增强扫描对本病诊断有重要临床意义。(图 10-9)

此外,有眼外肌、视神经、眼球受压移位,眶腔扩大等征象。

3.鉴别诊断

(1)神经鞘瘤:典型的神经鞘瘤密度较低且不均匀,增强后呈轻、中度快速强化,眶尖神经鞘瘤可形成眶颅沟通性肿瘤。MRI 检查更有利于显示神经鞘瘤的病理特征。

(2)海绵状淋巴管瘤:肿瘤内密度不均匀,可并发出血,有时难以鉴别。

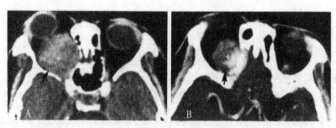

图 10-9　球后海绵状血管瘤

患者女性,43岁,右眼突出半年就诊,CT检查见右眼球后方视神经与内直肌间肿块,密度稍高,
均匀,筛骨板受压变形(A),增强扫描动脉期有明显片状强化,静脉期呈明显均匀强化(B)

4.特别提示

MRI显示肿瘤信号,显示"渐进性强化"征象、定位和定性诊断优于CT。

(六)脉络膜黑色素瘤

1.病理和临床概述

脉络膜黑色素瘤是成年人中最常见的原发性恶性肿瘤,主要发生于40~50岁。多起自先天性黑痣,好发于脉络膜后1/3部位,肿瘤形成典型的蘑菇状肿物,伴有新生血管,可引起出血和渗血,常向玻璃体内扩展。肿瘤易侵犯血管,较早发生转移。临床表现与肿瘤位置和体积相关。

2.诊断要点

CT表现为眼环局限性增厚,肿瘤蘑菇状或半球形,同玻璃体相比为高密度,向球内或球外突出,增强扫描明显强化。(图10-10)

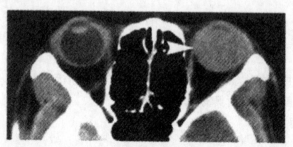

图 10-10　脉络膜黑色素瘤

男性,57岁,因视物变形3个月,加重2天来院就诊。CT平扫可见左眼球
内等密度球形肿块,密度均匀,边界清楚。手术病理为脉络膜黑色素瘤

如肿块内有坏死或囊变,则强化不均。典型脉络膜黑色素瘤表现为蘑菇状,基底宽,颈细。不典型可呈半球形或平盘状。

3.鉴别诊断

(1)脉络膜血管瘤,一般呈圆形,T_1WI同脑实质呈低信号或等信号,T_2WI与玻璃体相比呈等或略高信号,强化不明显。

(2)脉络膜转移瘤,主要根据眼底镜表现和有无原发肿瘤鉴别。

(3)脉络膜剥离出血,通过增强鉴别,无强化。

4.特别提示

由于黑色素瘤含有顺磁性物质,MRI表现为短T_1、短T_2信号,表现较具有特征性,可以首先选择MRI检查。增强扫描有助于清楚显示较小肿瘤,鉴别肿瘤与血肿、视网膜剥离,鉴别恶性黑色素瘤与黑色素细胞瘤。脂肪抑制技术与增强扫描联合运用可更好地显示较小肿瘤。

(七)转移性肿瘤

1.病理和临床概述

转移性肿瘤发生于眼眶、眼球、球后组织和视神经鞘,当侵犯软组织时可位于肌锥内或肌锥外。成人的转移一般多来自肺癌、乳腺癌、胃癌等,主要表现为眼球突出,疼痛,眼球运动障碍,视力减退等;儿童则多为肾脏恶性肿瘤或其他肉瘤类,如肾母细胞瘤、神经母细胞瘤、尤因肉瘤等,常转移至眼眶,表现为迅速发生的进行性眼球突出,伴有眼睑皮肤淤血。

2.诊断要点

转移瘤(图10-11)可发生在眶骨、肌锥内外、眼外肌,也可为弥漫性;CT通常表现为单发或多灶性不规则肿块,呈浸润性,与眼外肌等密度,增强后有不同程度强化;大多数有肿块效应,可引起突眼;大部分患者有眶骨破坏,为溶骨性改变,少数发生成骨性转移。

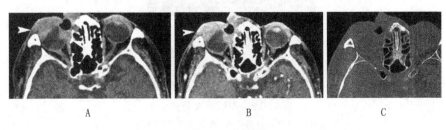

A　　　　　　　　B　　　　　　　　C

图 10-11　转移瘤

67岁男性患者,发现右眼视物不清伴肿块半年,3年前有结肠癌手术史。CT平扫可见右眼前部分、内直肌及鼻根部肿块影(A);增强扫描肿块有明显强化(B);鼻根部骨质有破坏吸收征象(C)

3.鉴别诊断

(1)眶内炎症性病变:应与眶骨骨髓炎鉴别,主要根据临床表现,鉴别困难者行活检。

(2)淋巴瘤:常发生于眼睑、结膜、泪腺,并沿肌锥外间隙向后延伸,肿块后缘锐利,常包绕眼球生长,转移瘤大多为多灶性,伴有眶骨改变,多有原发病史。

4.特别提示

CT和MRI均能清楚显示肿瘤,CT对显示眶骨骨质破坏有优势;MRI对侵犯眶骨的软组织肿块和颅内结构肿瘤侵犯显示较好。

(陈　翠)

第二节　耳部疾病

一、耳部外伤

(一)病理和临床概述

耳部外伤中颞骨外伤包括颞骨骨折和听小骨脱位,其中乳突部骨折为最多见,多因直接外伤所致,分为纵行骨折、横行骨折、粉碎性骨折。听小骨外伤表现为传导性耳聋,面神经管外伤则于外伤后出现延迟性面神经麻痹。

(二)诊断要点

颞骨外伤引起的骨折,须在 12 mm 薄层扫描观察,骨折可形成气颅,还可以显示乳突内积液或气液平。岩部骨折(图 10-12)分为纵行(平行于岩骨长轴,占 80%)、横行(垂直于岩骨长轴,占 10%～20%)及粉碎性骨折。骨折好发于上鼓室外侧,常累及上鼓室及面神经前膝。迷路骨折多为横行骨折,但累及岩部的纵行骨折亦可累及迷路,均致感音神经性聋。少见迷路出血机化,表现为膜迷路密度增高。

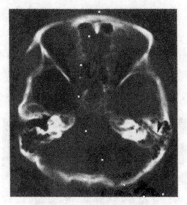

图 10-12　左侧乳突骨折

左侧乳突见斜行骨折线,乳突气房密度增高

听小骨外伤 HRCT 显示听小骨骨折或脱位,因结构细小容易漏诊,三维螺旋 CT 对显示听小骨有独特的优越性,锤砧关节脱位或砧镫关节脱位常见。

(三)鉴别诊断

正常耳部,有明确外伤史及乳突积液等情况。

(四)特别提示

临床怀疑颞骨部骨折时首选 HRCT,必要时应加扫冠状位;面神经管损伤者,MRI 显示较好。

二、耳部炎性病变

(一)中耳乳突炎

1.病理和临床概述

中耳乳突炎多见于儿童,为最常见的耳部感染性病变。急性渗出性者鼓膜充血、膨隆,慢性者鼓膜内陷或穿孔。临床常表现为听力减退、耳鸣、耳痛、耳瘘等症状。

2.诊断要点

CT 表现为中耳腔内水样密度增高影,黏膜增厚。部分病例转为慢性,中耳内肉芽组织形成,表现为中耳软组织样密度增高,鼓室、鼓窦开口扩大,乳突密度增高,硬化,听小骨破坏、消失。(图 10-13)

3.鉴别诊断

(1)胆脂瘤:边界清楚甚至硬化,而骨疡型乳突炎边缘模糊不整。

(2)耳部肿瘤:两者骨质破坏有时难以鉴别。

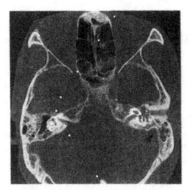

图 10-13 左侧中耳乳突炎

左侧中耳及乳突区密度增高,骨质未见破坏

4.特别提示

中耳炎检查可首选平片检查,怀疑骨疡型或颅内并发症者可选 CT 检查。

(二)胆脂瘤

1.病理和临床概述

胆脂瘤一般在慢性炎症基础上发生,上鼓室为好发部位,胆脂瘤的发展途径为上鼓室、鼓窦入口、鼓窦,随着角化碎片增多,肿块逐渐增大。由于膨胀压迫,慢性炎症活动导致骨质破坏,上述部位窦腔明显扩大。有长期流脓病史,鼓膜穿孔位于松弛部。

2.诊断要点

CT 表现为上鼓室、鼓窦入口、鼓窦骨质受压破坏,腔道扩大,边缘光滑伴有骨质硬化,扩大的腔道内为软组织密度,增强扫描无强化。CT 检查还在于发现并发症:鼓室盖骨质破坏;乙状窦壁破坏;内耳破坏;乳突外板破坏。(图 10-14)

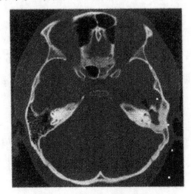

图 10-14 左侧胆脂瘤

上鼓室及乳突开口扩大,骨质破坏,边缘较光整

3.鉴别诊断

(1)慢性中耳炎:骨质破坏模糊不清,以此鉴别。

(2)中耳癌:中耳癌表现为鼓室内软组织肿块,周边骨壁破坏,增强 CT 见肿块向颅中窝或颅后窝侵犯。

(3)面神经瘤:MRI 增强扫描明显强化,而胆脂瘤扫描无强化。

4.特别提示

CT除能确定诊断外,还能清晰显示鼓室盖及乙状窦情况,为手术提供良好帮助。

三、耳部肿瘤

(一)颞骨血管瘤

1.病理和临床概述

颞骨血管瘤包括血管瘤和血管畸形,可发生于外耳道、中耳、面神经管前膝、内耳道底,少见于后膝。临床表现为进行性面肌力弱,搏动性耳鸣及听力障碍等。

2.诊断要点

(1)鼓室、上鼓室软组织肿块。

(2)肿块内钙化或骨针。

(3)骨质蜂窝状或珊瑚状结构和骨质膨大。

(4)面神经管前膝破坏或迷路扩大。

(5)内耳道壁破坏。

(6)岩骨广泛破坏,骨质破坏边缘不整。

3.鉴别诊断

(1)面神经肿瘤:首发面瘫,面神经管区占位,局部管腔扩大,骨破坏,CT鉴别困难者,DSA可帮助诊断。

(2)鼓室球瘤:CT增强明显强化,MRI特点为肿块内多数迂曲条状或点状血管流空影,DSA检查可确诊。

4.特别提示

CT为首选,MRI可确定肿瘤范围,DSA显示异常血管结构,有较大诊断价值。

(二)外中耳癌

1.病理和临床概述

外中耳癌少见,多见于中老年人,病理为鳞癌,常有慢性耳部感染或外耳道炎病史。少数为基底细胞癌及腺癌。临床表现早期为耳聋,耳道分泌物,或水样,或带血,或有臭味,多耳痛难忍,晚期常有面瘫。

2.诊断要点

CT示外耳道、鼓室内充满软组织肿块。外耳道骨壁侵蚀破坏边缘不整。肿块可累及外耳道骨壁、上鼓室、耳蜗、面神经管、颈静脉窝及岩骨尖,增强见肿块向颅中窝、颅后窝侵入破坏(图10-15)。

3.鉴别诊断

(1)恶性外耳道炎:鉴别困难,需活检。

(2)颞骨横纹肌肉瘤:多见于儿童,表现为颞骨广泛破坏,并有软组织肿块,增强有高度强化。

4.特别提示

CT增强扫描是目前常用检查方法。MRI显示肿瘤范围更佳,T_1加权呈中等稍低信号,T_2加权呈稍高信号,增强有强化。最后确诊需病理活检。

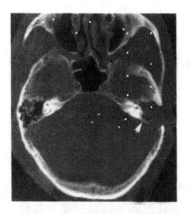

图 10-15　左外中耳中分化鳞癌

患者男性,78 岁,左耳部肿块 1 年余,CT 平扫可见外耳道、鼓室内充满软组织
肿块,外耳道、鼓室骨壁侵蚀破坏边缘不整。术后病理为外中耳中分化鳞癌

四、耳部先天性畸形

(一)病理和临床概述

外耳和中耳起源于第一、二鳃弓和鳃沟及第一咽囊,内耳由外胚层的听泡发育而来。这些结构的发育异常常可导致畸形单独发生或同时存在。外耳、中耳畸形临床上较多见。

(二)诊断要点

外耳道闭锁表现为骨性外耳道狭窄或缺如(图 10-16);中耳畸形可见鼓室狭小和听小骨排列紊乱或缺如;内耳畸形显示前庭、半规管和耳蜗结构发育不全或完全不发育,呈单纯的圆形膜性腔影或致密骨。

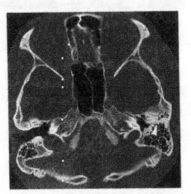

图 10-16　外耳道先天性骨性闭锁畸形

CT 高分辨率扫描可见左侧骨性外耳道缺如,但耳蜗、听小骨存在

(三)鉴别诊断

一般无须鉴别。

(四)特别提示

CT 为确定骨性畸形的首选,MRI 容易观察迷路,很好诊断内耳畸形。

（陈　翠）

第三节　鼻　部　疾　病

一、鼻窦炎

(一)病理和临床概述

鼻窦炎按病因分有化脓性、过敏性和特源性炎症,炎症可发生于单个窦腔,亦可多个。慢性期黏膜可以肥厚或萎缩,表现为息肉样肥厚、息肉、黏膜下囊肿等。化脓性炎症慢性期骨壁增厚、硬化。

(二)诊断要点

CT 表现为黏膜增厚和窦腔密度增高,长期慢性炎症可导致窦壁骨质增生肥厚和窦腔容积减小(图 10-17)。窦腔软组织影内见不规则钙化提示并发真菌感染。窦腔扩大,窦腔呈低密度影,增强后周边强化,窦壁膨胀性改变提示鼻窦黏液囊肿。

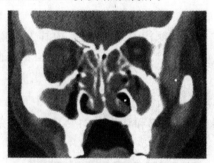

图 10-17　鼻窦炎
鼻窦炎,双侧上颌窦、筛窦黏膜不规则增厚

(三)鉴别诊断

(1)鼻窦内良性肿瘤,鼻窦内肿块密度较高,增强扫描轻中度强化。

(2)而鼻窦炎症积液不会发生强化。

(3)毛霉菌、曲霉菌等真菌感染时,窦腔内密度较高,可见钙化,部分引起骨质破坏,须与恶性病变鉴别。

(四)特别提示

鼻窦炎临床无明显症状而影像学检查可有阳性表现,X线平片发现率约 20%,CT 对鼻窦炎的分型及分期具有重要意义。MRI 检查 T_2WI 窦腔常为较高信号,增强后只有黏膜呈环形强化。

二、黏液囊肿

(一)病理和临床概述

鼻窦黏液囊肿系鼻窦自然开口受阻,窦腔内黏液潴留,长时间后形成囊肿。黏液囊肿多见于额窦、筛窦,蝶窦较少见。较大的囊肿可产生面部畸形或压迫症状,如头痛、眼球突出及移位等,囊肿继发感染则有红肿热痛等症状。

(二)诊断要点

CT 表现为窦腔内均质密度增高影,CT 值 20～30 HU,窦腔膨大,窦壁变薄。增强扫描囊壁可有线样强化。若经常继发感染,则出现窦壁骨质毛糙、增生。(图 10-18)

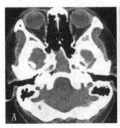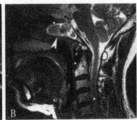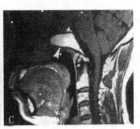

图 10-18 蝶窦黏液囊肿

A.CT 横断位平扫显示右侧蝶窦密度明显增高,边缘骨质压迫吸收(箭头)。B、C.MRI 矢状位
T_2、T_1WI 扫描,可见蝶窦内蛋白含量较高的囊液,T_2WI 图呈等低信号,T_1WI 图呈均匀高信号

(三)鉴别诊断

(1)鼻窦炎症,主要表现为黏膜肥厚和积液,而囊肿主要为局限性有张力的肿块,边界光整规则。

(2)良性肿瘤,根据有无强化鉴别。

(四)特别提示

X 线片观察以瓦氏位最佳,表现为窦腔内半球形软组织密度减低影,可见弧形边缘。

三、黏膜下囊肿

(一)病理和临床概述

黏膜下囊肿是鼻窦黏膜内腺体在炎症或变态反应后,腺体导管开口阻塞,黏液潴留,腺体扩大所致,或黏膜息肉囊性变,此类囊肿均位于黏膜下。上颌窦好发,额窦、蝶窦次之。

(二)诊断要点

CT 扫描见鼻窦内类圆形偏低密度影,边缘光滑,基底常位于上颌窦底壁、内壁或外侧壁。增强扫描无强化。(图 10-19)

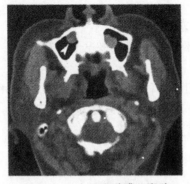

图 10-19 上颌窦黏膜下囊肿

上颌窦见小囊状高密度灶,边缘较光整

(三)鉴别诊断

鼻窦炎症,良性肿瘤。

（四）特别提示

X线片表现各异,基本表现为窦腔密度减低和窦腔膨大,窦壁受压改变。MRI扫描因黏液囊肿信号差异较大,应用不多。

四、鼻和鼻窦良性肿瘤

（一）病理和临床概述

最多见的是乳头状瘤。男性多见,多发生于40～50岁,主要临床表现有鼻塞、流涕、鼻出血、失嗅、溢泪等。常复发,2%～3%恶变。

（二）诊断要点

CT表现为鼻腔或筛窦软组织肿块,较小时呈乳头状,密度均匀,轻度强化。阻塞窦口引起继发性鼻窦炎改变,增强检查有助于区别肿瘤与继发炎性改变,肿瘤有强化。可侵入眼眶或前颅窝。（图10-20）

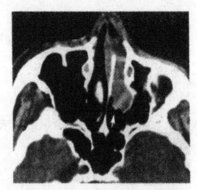

图10-20　左侧鼻腔乳头状瘤

患者男性,45岁,反复鼻塞、出血半年,CT显示左侧鼻腔内密度不均匀软

组织影,左侧上颌窦壁有受压变形,手术病理为乳头状瘤

（三）鉴别诊断

（1）慢性鼻窦炎、鼻息肉,一般骨质破坏不明显。

（2）血管瘤,可有明显强化。

（3）黏液囊肿,窦腔膨胀性扩大。

（4）恶性肿瘤有骨质明显破坏,定性诊断需要病理学检查。

（四）特别提示

鼻和鼻窦良性肿瘤少见,但组织学种类众多,准确鉴别比较困难,主要依靠病理检查。首先选择CT检查,对于手术后或放疗后纤维瘢痕与复发鉴别困难者,可辅以MRI检查。

肿瘤迅速增大,骨质破坏明显应考虑有恶变可能。

五、鼻窦恶性肿瘤

（一）病理和临床概述

鼻窦恶性肿瘤包括上皮性恶性肿瘤（鳞癌、腺癌和未分化癌等）和非上皮性恶性肿瘤（嗅神经母细胞瘤、横纹肌肉瘤、淋巴瘤和软骨肉瘤等）,鳞癌最常见。鼻窦恶性肿瘤较罕见,以上颌窦癌最常见,上颌窦癌大多数为鳞状上皮癌。早期肿瘤局限于窦腔内时,无窦壁骨质破坏,难以明确诊断,需组织学诊断定性。临床常表现血性鼻涕、鼻塞、牙齿疼痛及松动、面部隆起及麻木、眼球运动障碍、张口困难等。

(二)诊断要点

CT表现为鼻腔和/或鼻窦内软组织肿块,一般密度均匀。肿块较大时可有液化坏死,部分病例还可见钙化,如腺样囊性癌、软骨肉瘤、恶性脊索瘤等。肿物呈侵袭性生长,恶性上皮性肿瘤随肿瘤的发展直接侵及邻近结构如眼眶、翼腭窝、颞下窝、面部软组织甚至颅内等,绝大多数有明显的虫蚀状骨质破坏,中度或明显强化。

上颌窦癌向前侵犯时,前壁骨质破坏伴有皮下软组织增厚或肿块隆起;后壁破坏时可累及翼腭窝、颞下窝及翼内外板,翼腭窝见软组织肿块;向上侵犯时,肿瘤破坏眼眶底壁伴有肿块,下直肌和下斜肌可受累;向内上方侵犯时,可破坏筛窦,在鼻腔内形成肿块(图10-21)。

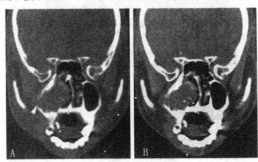

图 10-21　上颌窦癌

右侧上颌窦内见软组织肿块(B图箭头所指),内、外侧窦质破坏(A图箭头所指)

(三)鉴别诊断

(1)炎症,早期肿瘤局限于窦腔内时,无窦壁骨质破坏,与炎症难以鉴别,明确诊断需组织学诊断定性。

(2)转移瘤,有原发病史,骨质破坏一般范围较广泛。

(四)特别提示

不同部位恶性肿瘤的CT表现及诊断各具有一定特点。CT对定位诊断和定量诊断具有重要作用。CT检查对肿瘤侵犯的部位、范围、颈部淋巴结转移情况,以及放疗或手术后复查同样具有重要意义。

(陈　翠)

第四节　咽　部　疾　病

一、鼻咽腺样体增生

(一)病理和临床概述

腺样体(咽扁桃体)是位于鼻咽顶部的一团淋巴组织,在儿童期可呈生理性肥大,腺样体增生

5岁时最明显,以后逐渐缩小,15岁左右达成人状态。腺样体肥大可引起呼吸道不畅或反复性上呼吸道感染,临床主要表现有鼻塞、张口呼吸、打鼾,影响咽鼓管时导致分泌性中耳炎。

(二)诊断要点

CT表现为顶壁、后壁软组织对称性增厚,表面可不光滑,增强后均匀强化,两侧咽隐窝受压狭窄,咽旁间隙、颈长肌等结构形态密度正常,颅底无骨质破坏。(图10-22)

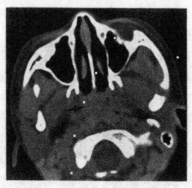

图10-22 腺样体肥大

患者男性,8岁,打鼾加重就诊,CT检查可见顶壁、后壁软
组织对称性增厚,表面光滑,两侧咽隐窝受压狭窄

(三)鉴别诊断

一般可明确诊断。

(四)特别提示

临床检查即可以明确诊断,做X线平片侧位检查有助于了解腺样体大小,CT检查可以明确显示腺样体情况,并有助于鉴别诊断。

二、鼻咽部纤维血管瘤

(一)病理和临床概述

纤维血管瘤是常见的良性肿瘤,多见于男性青少年。组织学上,肿瘤由结缔组织和扩张的血管组成,由于血管缺乏肌层,容易出血,随着年龄增长,病灶可纤维化,部分可自行消退。主要症状为鼻阻塞、鼻出血。

(二)诊断要点

肿瘤常位于鼻咽顶壁或后鼻孔,呈软组织密度,边界清晰,呈膨胀生长,周围骨质可压迫吸收,肿块有沿自然孔道、裂隙生长趋势,可经后鼻孔长入同侧鼻腔,蝶腭孔扩大,肿瘤长入翼腭窝、颞下窝,向上可破坏颅底骨质,侵入蝶窦或海绵窦,肿块境界清楚,密度一般均匀,肿瘤强化异常明显。(图10-23)

(三)鉴别诊断

1.鼻咽癌

一般年龄较大,临床常见回吸性涕血,咽旁间隙一般显示清晰,DSA检查肿块血管多显著,可作鉴别。

2.腺样体增生

多发生于婴幼儿,一般15岁后逐渐萎缩,无鼻出血症状。

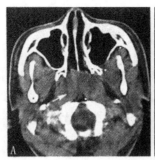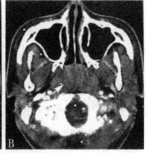

图 10-23　鼻咽部纤维血管瘤

A.鼻咽部顶后壁软组织肿块；B.增强扫描明显均匀强化

（四）特别提示

MRI T_1WI 呈低信号，T_2WI 呈明显高信号，强化明显，瘤内可见低信号条状或点状影，称为"椒盐征"。DSA 肿瘤富含血管，可明确肿瘤供血动脉及引流静脉，同时可进行介入治疗。

三、鼻咽癌

（一）病理和临床概述

鼻咽癌（NPC）占鼻咽部恶性肿瘤的 90%，以结节型多见。好发年龄 30～60 岁，男性较多见。临床常见回吸性涕血，单侧耳鸣及听力减退，不明原因的复视及偏头痛。

（二）诊断要点

鼻咽癌病灶较小时，CT 表现为咽隐窝变浅或咽鼓管变平；肿瘤较大时，向鼻咽腔生长，顶后壁或侧壁不规则肿块，咽鼓管隆起变厚，咽旁间隙变小。鼻咽癌常侵犯周围结构，颅底骨质破坏多表现为溶骨性，部分病例为成骨性。鼻咽癌淋巴转移常位于颈后三角、颈静脉二腹肌淋巴结等，常显示中央低密度，周围有增强。（图 10-24）

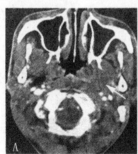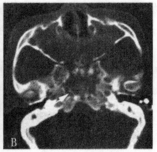

图 10-24　鼻咽癌

A.图示左侧咽隐窝变浅，鼻咽部左后壁、咽旁间隙见软组织肿块（箭头），颈部血管旁淋巴结肿大；B 图示颅底见骨质破坏吸收（箭头）

（三）鉴别诊断

需要与鼻咽部慢性炎症、淋巴瘤、颈部淋巴结结核等鉴别。

（四）特别提示

CT 能明确鼻咽癌的侵犯范围及有无转移，并用于放疗后随访。

四、咽部脓肿

(一)病理和临床概述

咽部脓肿为临床常见疾病。咽周为疏松结缔组织、肌肉、筋膜构成的间隙,这些间隙感染较易形成积脓。根据感染的部位又分为扁桃体周围脓肿、咽后脓肿、咽旁间隙感染或脓肿。急性脓肿多见于儿童,常因咽壁损伤、异物刺伤、耳部感染、化脓性淋巴结炎等引起。慢性脓肿多见于颈椎结核、淋巴结结核所致的脓肿。临床上急性脓肿有全身炎症症状,咽痛,吞咽及呼吸困难等,脓肿破坏血管可引起出血。

(二)诊断要点

CT 显示软组织肿胀,呈略低密度,结核脓肿有时见脓肿壁钙化。脓肿突向咽腔,导致气道变形,脓肿与深部组织分界清或不清。增强呈不规则环形强化。(图 10-25)

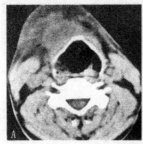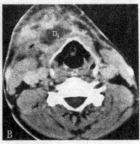

图 10-25 咽部脓肿

患者男性,12 岁,外伤后 10 天,发现右侧咽部肿胀,触之有波动感,CT 检查可见软组织明显肿胀,皮下脂肪间隙模糊,有低密度团块影,增强扫描低密度影呈环形强化,为脓肿

(三)鉴别诊断

包括外伤血肿、咽部囊性淋巴管瘤、鼻咽血管纤维瘤等。血肿 CT 呈高密度,MRI 示 T_1WI、T_2WI 呈高信号。囊性淋巴管瘤为儿童头颈部较常见疾病,范围较广,与脓肿改变不同。鼻咽纤维血管瘤见于男性青少年,DSA 检查呈富血管肿瘤,CT 和 MRI 强化明显。

(四)特别提示

CT 增强扫描有重要价值;MRI T_1WI 见脓肿呈不均匀低信号,T_2WI 呈高信号,脓肿范围显示清楚,压迫周围组织器官移位。增强后脓肿壁强化,脓腔无强化。

(孙　健)

第五节　喉部疾病

一、喉癌

(一)病理和临床概述

喉癌是喉部常见的恶性肿瘤,大多数为鳞状细胞癌。好发年龄 50～70 岁,喉癌按位置分为声门下区癌、声门癌、声门上区癌,所有肿瘤均可通过黏膜层、黏膜下层向深部组织扩散。临床上声门上癌早期表现异物感,晚期咳嗽、痰中带血、呼吸困难、声音嘶哑。声门癌早期出现声音嘶哑,逐渐加重。声门下癌早期无症状,晚期出现呼吸困难及颈部淋巴结转移。

(二)诊断要点

声门癌多数位于真声带前部,早期表现声带局限性增厚,中、晚期声带显著增厚变形,有软组织肿块,杓状软骨移位,周围软组织及软骨破坏。(图10-26)

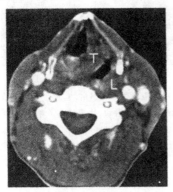

图 10-26　喉癌

左侧声带增厚,呈团块状高密度影,左侧梨状窝受累

(T),颈动脉旁淋巴结肿大(L)

(三)鉴别诊断

喉部息肉,呈小结节状,常见歌手及教师等用嗓子较多的人群,位于声带游离缘前、中 1/3 处,双侧多见。

(四)特别提示

CT 检查可以发现甲状软骨、环甲膜及会厌前间隙有无肿瘤侵犯。

二、甲状舌管囊肿

(一)病理和临床概述

甲状舌管囊肿(TDCs)是由于胚胎早期甲状腺舌导管未完全闭合,部分开放管壁所衬之上皮细胞发育成长,并分泌黏液而形成。因此,甲状舌管囊肿大多数位于颈中线,少数病例也可略为偏向一侧,是颈部常见无痛性肿块,可随伸舌运动而上下移动。

(二)诊断要点

表现为颈中线区或略偏一侧可见一囊性病灶,边界清楚,内部密度均匀,偶尔可因囊肿内少量出血或蛋白含量增高,可见密度较高。(图10-27)

(三)鉴别诊断

1.声门癌

多数位于真声带前部,早期表现声带局限性增厚,中、晚期声带显著增厚变形,有软组织肿块,杓状软骨移位,周围软组织及喉软骨破坏。

2.颈前部炎症

起病急,颈前部软组织肿胀,脓肿形成时可见积气及环状强化,实验室检查白细胞增高。

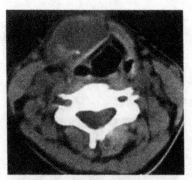

图 10-27　甲状舌管囊肿

男性,15 岁少年,3 年前发现颈中线区肿块,近 1 年来有增大并向右侧略偏
移。CT 可见中线偏右侧囊性肿块,边界清楚。手术病理为甲状舌管囊肿

(四)特别提示

CT 检查增强扫描囊性病变无强化及边界相对清晰者应该考虑本病。CT 检查可以发现甲状软骨有无侵犯,观察囊肿边缘是否光整及有无瘘管形成。

(孙　健)

第六节　甲状腺及甲状旁腺疾病

CT 检查能够清晰显示甲状腺形态、大小、密度的变化,正常甲状腺密度高于周围颈部组织,甲状腺病变时,病变组织含碘量降低,在 CT 上表现为低密度灶。临床上,影像学检查首先选择超声检查,CT 作为二线检查手段,主要应用于:①观察甲状腺肿大的程度并分析可能的原因;②检查甲状腺结节并鉴别良恶性;③对于甲状腺癌,检查有无周围结构侵犯、淋巴结转移或远处转移,治疗过程中有无复发或转移;④区别前上纵隔肿块是否与甲状腺相连;⑤颈部肿块是否为异位甲状腺组织。

一、弥漫性甲状腺肿大

(一)病理和临床概述

弥漫性甲状腺肿大又叫 Grave 病,其临床 3 个主要特点:高代谢、弥漫性甲状腺肿大、突眼。在甲状腺功能亢进患者中,Grave 病患者约占 85％,20～40 岁女性多见。临床症状有甲状腺肿大、突眼、心悸、神经质、易激动、畏热多汗、多食、体重减轻等。

(二)诊断要点

CT 检查时弥漫性甲状腺肿表现为甲状腺侧叶及峡部明显增大,边缘清楚,密度均匀或不均匀,与颈部肌肉密度相仿。增强扫描更明显。(图 10-28)

(三)鉴别诊断

结节性甲状腺肿,甲状腺轮廓呈结节状或波浪状,密度不均,见多发结节状低密度灶。

(四)特别提示

临床怀疑有甲状腺肿或甲状腺功能亢进时,慎行 CT 碘对比剂增强扫描。

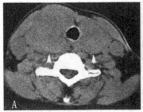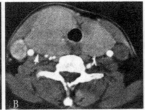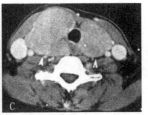

图 10-28 弥漫性甲状腺肿大
图 A～C 分别为平扫、动脉期、静脉期扫描图像,双侧甲状腺弥
漫性肿大,密度均匀,增强时呈均匀性强化

二、结节性甲状腺肿

(一)病理和临床概述

结节性甲状腺肿系甲状腺激素合成不足,刺激甲状腺滤泡上皮增生、肥大所致,病理分为弥漫性或结节性甲状腺肿。结节性甲状腺肿镜下可见胶体潴留性结节和腺瘤样结节,临床多无表现,较大者可出现压迫症状。

(二)诊断要点

CT 表现为低密度结节,较小时密度均匀,较大时密度不均匀,多结节甲状腺肿表现为多发低密度区,有时边缘可见钙化,腺瘤样增生结节可有轻度强化,一般不侵犯邻近器官或结构。有两种结节表现:①胶体潴留性结节表现为边界不清低密度结节,可有囊变或钙化,钙化为弧状或粗斑点状;②腺瘤样结节呈实性,可有轻度强化。(图 10-29)

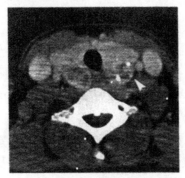

图 10-29 结节性甲状腺肿
双侧甲状腺增大,密度不均,见结节状低密度灶,边缘见小点状钙化

(三)鉴别诊断

甲状腺腺癌,临床上结节生长迅速,结节边缘不清,病灶侵犯周围结构,颈部淋巴结肿大。

(四)特别提示

临床怀疑有甲状腺肿或甲状腺功能亢进时,慎行对比剂增强扫描。MRI 表现为长 T_2 信号,T_1 信号强度则根据胶体中蛋白质含量而定,信号由低信号到高信号不等。

三、甲状腺腺瘤

(一)病理和临床概述

甲状腺腺瘤是最常见的甲状腺良性肿瘤,好发于 30～50 岁女性。病理上分为滤泡状和乳头状囊性腺瘤。临床上,患者常无症状,部分有颈部压迫和吞咽困难,通常生长缓慢,出血时明显增大。

(二)诊断要点

CT 检查腺瘤呈圆形或类圆形低密度灶,多数单发,直径 1～5 cm,边缘清晰、光整、锐利,密度均匀,部分病灶可有囊变,急性出血时呈高密度。增强扫描轻度强化,强化程度低于正常甲状腺组织。邻近甲状腺及气管受压、移位。(图 10-30)

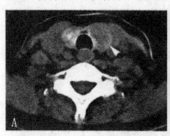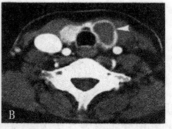

图 10-30　甲状腺腺瘤

A.CT 平扫显示左侧甲状腺见结节状低密度灶,边缘光整,密度较均匀;B.增强扫描可见结节无明显强化

(三)鉴别诊断

甲状腺癌,临床上结节生长迅速,结节边缘不清,病灶侵犯周围结构,颈部淋巴结肿大。

(四)特别提示

10％的甲状腺腺瘤有癌变危险,且可引起甲状腺功能亢进,一般应早期切除。

四、甲状腺癌

(一)病理和临床概述

甲状腺癌为内分泌系统中最常见的恶性肿瘤,女性多见。组织学上,甲状腺癌分为乳头状癌、滤泡癌、未分化癌和髓样癌。颈前或颈侧区肿块是其主要临床表现。

(二)诊断要点

CT 平扫甲状腺癌大小不一,2～5 cm,常单发,部分病例可累及一叶或双侧甲状腺,呈形态不规则、边界不清的不均匀低密度影,约半数可见细盐状钙化及更低密度坏死区,病变与周围组织分界不清,颈部淋巴结肿大。不均匀明显强化,转移淋巴结多呈环状强化。甲状腺肿块生长迅速或侵犯包膜和邻近组织、器官是恶性的较为可靠征象,可伴有局部淋巴结转移。增强扫描不均匀强化,强化程度低于正常组织,病灶边缘变清晰,边界模糊;甲状腺癌侵犯邻近组织包括肌肉、气管、食管及颈部血管。颈部淋巴结转移表现淋巴结肿大,密度不均,可呈环状强化。(图 10-31)

(三)鉴别诊断

结节性甲状腺肿、甲状腺腺瘤,当甲状腺癌较小时,鉴别诊断困难,需在 B 超引导下活检定性。

(四)特别提示

总体上,CT 对甲状腺癌的定性较超声没有明显优势,但 CT 可显示甲状腺癌对周围器官的侵犯、淋巴结转移情况及肿瘤同血管的关系较佳。MRI 能辨别肿瘤切除术后甲状腺内组织特征,将纤维化和肿瘤复发区别开来,利于随访。

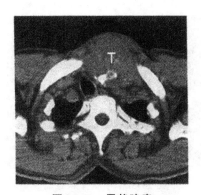

图 10-31 甲状腺癌
左侧甲状腺不规则肿块,肿块内见不定形钙化,周围间隙不清,气管受压右移

五、甲状旁腺疾病

甲状旁腺分泌的甲状旁腺激素(PTH)具有调节钙、磷代谢的作用,主要的疾病为甲状旁腺功能亢进和特发性甲状旁腺功能减退,以原发性甲状旁腺功能亢进最多见。甲状旁腺检查方法有 X 线平片、US、PET、CT、MRI 检查及血管造影和静脉取样等。

(一)病理和临床概述

甲状旁腺腺瘤是原发性甲状旁腺功能亢进最常见原因,常单发,肿瘤包膜完整,无分叶表现,与残存甲状旁腺分界明显。甲状旁腺腺瘤约 80% 位于颈部甲状腺区,常位于气管-食管旁沟内,呈软组织肿块,该区正常的脂肪密度消失。小部分甲状旁腺腺瘤位于甲状腺叶下极附近或稍下方。临床上主要有以下两点:①屡发活动性尿结石或肾钙盐沉着;②骨质吸收、脱钙,甚而囊肿形成,特别当累及上述好发部位时,应高度怀疑本病。

原发性甲状旁腺功能亢进的病因还有甲状旁腺增生、甲状旁腺癌等。原发性甲状旁腺功能亢进占 10%~30%,常为多个腺体增生肥大,程度不一。甲状旁腺增生病理表现分两型:主细胞型和亮细胞型,以主细胞型多见,表现为所有的腺体均增大,病变与正常组分界不清。

在原发性甲状旁腺功能亢进中,甲状旁腺癌少见,仅占 0.4%~3.2%。临床上,血钙及 PTH 明显增高,颈部见增长迅速的肿块,质地较硬,肿瘤细胞排列成小梁状,被厚的纤维束分隔,细胞核大、深染,易出血、纤维化,部分病灶内见显著钙化。

甲状旁腺功能减退是因甲状旁腺分泌不足或先天性肾小管和/或骨对甲状旁腺素反应不良而引起的疾病,临床常分 3 种:特发性、继发性、低镁血性。临床特点:手足搐搦,癫痫样发作,儿童常有智力低下、发育畸形、低钙血症、高磷血症。特发性甲状旁腺功能减退病因不明,多认为是自身免疫性疾病,可伴有其他自身免疫性疾病。多数有家族遗传性。

(二)诊断要点

(1)甲状旁腺腺瘤(图 10-32):CT 表现为类圆形软组织肿块,常 1~3 cm,边缘清晰,密度较均匀,CT 值 35~60 HU,少部分病灶内见囊变,常为陈旧性出血所致。较大肿瘤表现邻近甲状腺、气管受压或移位。增强扫描,肿瘤强化明显,CT 值 90~105 HU。

(2)增生的甲状旁腺通常很小,只有增生的甲状旁腺明显增大时,方能被影像学检查发现。CT 检查能发现的增生性显著增大的腺体的表现与甲状旁腺腺瘤相似,难以鉴别。

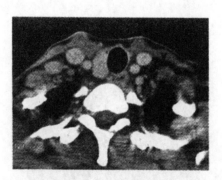

图 10-32　甲状旁腺腺瘤

患者有多次尿结石病史，血钙明显升高而行颈部 CT 检查，可
见右侧气管食管间腺结节，增强扫描有均匀强化

（3）CT 表现颈部甲状旁腺区较大的软组织肿块，常呈分叶状，肿块密度不均，常见坏死、出血、钙化，增强扫描瘤体实性部分明显强化。较大肿块可压迫或侵犯相邻结构如甲状腺、气管、食管和颈部血管。

（4）甲状旁腺功能减退（图 10-33）：甲状旁腺功能减退患者约 93％有脑内钙化，而临床症状一般在甲状旁腺素分泌减少到正常的 50％以下时出现。CT 表现：双侧基底节、丘脑、小脑、齿状核、皮质下及皮髓质交界区高密度钙化，钙化常对称性，多发，大小不等。其形态呈片状、点状、弯曲条状、条带状。钙化好发于基底节（苍白球、壳核、尾状核），常对称，其次是脑叶、丘脑、小脑、齿状核。脑叶深部钙化多发于额顶叶。

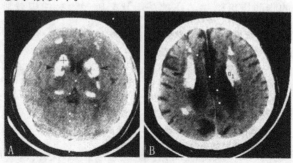

图 10-33　甲状旁腺功能减退

患者反复抽搐就诊，CT 检查可见苍白球、壳核、尾状核多发对
称性钙化，提示甲状腺功能减退，经血钙、磷检查证实

（三）鉴别诊断

需要与正常颈部血管和肿大淋巴结相鉴别：颈部血管呈连续性，多层面均可清晰显示，动态增强扫描，血管强化明显，腺瘤强化程度略低。颈部肿大淋巴结，常位于颈部血管旁，增强扫描轻度强化。

（四）特别提示

原发性甲状旁腺功能亢进患者行各种影像学检查时，发现甲状旁腺区结节或肿块影，除考虑腺瘤外，也需要想到甲状旁腺增生的可能性。因此，甲状旁腺功能亢进患者手术时，除切除影像学发现的增大腺体外，还需探查其余的腺体并行术中甲状旁腺激素（PTH）测定。在原发性甲状旁腺功能亢进者，如果甲状旁腺区 CT 检查未发现异常，需继续向上扫描至下颌水平、向下扫描至主动脉根部水平,以寻找移位的甲状旁腺腺瘤。

临床怀疑甲状旁腺功能减退,癫痫样发作或肢体功能障碍伴有低血钙或高血磷者,均应行颅脑CT检查。反之,CT上发现脑内多发钙化的,应结合临床表现,血清钙、磷及甲状旁腺素的检查确定有无甲状腺功能减退。

（孙　健）

第十一章 胸部疾病CT诊断

第一节 先天性气管、支气管发育异常

一、先天性气管瘘

单纯的先天性气管瘘少见，多数为合并食管闭锁伴食管气管瘘。

（一）影像检查方法的选择

主要影像检查方法为胸部X线检查、支气管造影及CT检查。胸部X线检查是基本的检查方法，支气管镜或支气管造影可确诊，但均为有创性。螺旋CT为无创检查方法，应作为首选。

（二）影像与病理

气管瘘分先天性和后天性。先天性气管瘘病因不明，现多认为是正常气管发育受损所致，主要为气管食管瘘，且伴或不伴有食管闭锁。后天性气管瘘多为气管胸膜瘘，是因气管或肺部手术后造成。

（三）影像诊断要点及比较影像学

1.胸部X线检查

胸部X线检查不能显示气管瘘，但能发现肺部病变，表现为两肺不同程度的炎症。

2.支气管造影

转动患儿体位或呛咳时对比剂可通过瘘管到达气管外，可确诊。

3.CT表现

CT平扫后处理技术如表面重建和多平面重建（MPR）可显示气管瘘。

4.比较影像学

胸部X线检查可显示肺部病变，对本病确诊帮助不大。螺旋CT为首选检查方法，可通过多平面重建及仿真内镜直接显示气管瘘。

（四）影像与临床

患者表现为反复呛咳、吐沫、肺炎。食管闭锁患儿如果胃肠道充气，考虑有气管食管瘘存在。

二、先天性气管、支气管狭窄

先天性气管狭窄是因气管软骨发育异常或胚胎期前肠分隔气管与食管过程异常引起，常伴

有食管发育异常。病变可为气管纤维性狭窄形成隔膜,或是气管软骨环发育不全或畸形引起,亦可是大血管畸形所形成的血管环压迫气管引起局部狭窄。

(一)影像检查方法的选择

胸部 X 线检查尤其是 CR 和 DR 可显示气管大小和形态,但对支气管显示不够清楚,对先天性气管狭窄的诊断有一定价值,但对支气管狭窄诊断帮助不大;同时可发现肺部的继发改变如炎症、肺不张等。螺旋 CT 扫描及后处理技术如多平面重建、三维重建及仿真内镜能准确显示支气管气管狭窄的部位、程度、范围及与邻近组织的关系,可明确诊断,是本病首选影像学检查方法。

(二)影像与病理

气管狭窄可以是局限性的,或是弥漫性的。局限性气管狭窄多位于下 1/3 处,病变段管腔可呈漏斗状向心性狭窄,或呈新月形偏心性狭窄,也可为纤维索带。弥漫性气管狭窄累及整个气管,且由上向下逐渐加重,气管分叉位置偏低。先天性支气管狭窄原因不明,常见发生于主支气管,也可仅发生在肺叶支气管。

(三)影像诊断要点及比较影像学

1.胸部 X 线检查

(1)先天性气管狭窄,表现为两肺程度不等肺气肿,如肺部感染,则肺内有斑片状致密影,缺乏特征性。侧位片可显示狭窄段的气管,严重者管腔直径可小于 5 mm。

(2)先天性主支气管狭窄,患侧肺呈气肿表现;肺叶支气管狭窄引起相应肺叶炎性病变,且反复出现,或持续存在肺不张。

2.CT 表现

轴位上可见病变段气管内径变小,<10 mm,甚至于不到 5 mm,新生儿<3 mm。气管环完整,管壁通常无增厚。应当注意气管纤维性狭窄或闭锁形成气管内隔膜,CT 平扫轴位有时也难以显示,应结合仿真内镜,判断管腔是否阻塞。

3.比较影像学

胸部 X 线片简便易行,较为清晰显示气管,但对支气管显示欠佳,对肺部病变显示较好。CT 扫描能直接显示气管支气管形态,准确测量冠状径及矢状径,多平面重建及表面遮盖法重建可清楚显示狭窄气管、支气管的程度、范围及与邻近组织的关系。

(四)影像与临床

临床表现差异较大,轻者常无临床症状。严重的气管狭窄表现为出生后呼吸困难、持续性喘憋及上呼吸道反复感染;支气管狭窄重者则表现为呼气和吸气时喘息,下呼吸道反复感染。

(五)鉴别诊断

(1)气管外肿物及血管畸形压迫引起的气管狭窄,CT 平扫及增强可明确诊断。

(2)结核性支气管狭窄患者年龄较小,结核菌素试验阴性可排除结核病。

(3)其他病因所致的气管狭窄,如白喉感染引起炎症后纤维化、化学腐蚀及气管切开引起肉芽组织增生和瘢痕挛缩,导致气管狭窄。CT 扫描显示此类狭窄病变范围较广,且管腔宽窄不一。

三、气管性支气管

气管性支气管为气管分支发生异常,被认为起源于气管的右上叶支气管,发病率为 0.1%～2.0%。

（一）影像检查方法的选择

螺旋CT扫描是首选检查方法,其后处理技术即多平面重建、最小密度投影、容积重组、表面阴影成像和CT仿真内镜可清楚显示气管及两侧主支气管的形态及分支。而胸部X线检查虽可显示气管及主支气管及肺部改变,但难以发现气管性支气管。

（二）影像与病理

病因目前尚无定论,假设性理论有复位学说、迁移学说和选择学说,分成额外型和移位型,额外型为正常支气管分支都存在,移位型为正常的支气管分支部分缺如。

（三）影像诊断要点及比较影像学

1.CT表现

CT表现为直接开口于气管侧壁,由内向外走行的低密度气管影,部分可伴气管狭窄。异常的支气管开口多在距气管隆嵴20 mm以内,右侧多见,常单独一支,也可双侧。

2.比较影像学

胸部X线检查对本病诊断无帮助。胸部CT气道后处理重建即最小密度重建、表面遮盖法重建、仿真内镜能较好地显示气管及两侧主支气管的形态,尤其是最小密度重建图像操作简单,不仅可显示支气管的形态,并可同时看到肺野情况,有无感染和/或肺不张等。

（四）影像与临床

临床上通常无症状,部分患儿可因反复性右上叶肺炎或支气管扩张而偶然发现。部分可有喘息、反复感染、气管插管并发症。

（五）鉴别诊断

本病需与支气管桥相鉴别,支气管桥与左主支气管形成的气管分叉常被误认为气管隆嵴。

四、气管、支气管软化症

气管、支气管软化是引起呼吸道阻塞的发育异常之一,为呼吸道管腔纵行弹性纤维的萎缩或气道软骨结构被破坏所致的管腔狭窄塌陷。

（一）影像检查方法的选择

CT能清楚显示气管、支气管形态和大小,尤其是动态呼气相CT扫描对本病诊断有重要意义,为本病首选影像学检查方法。胸部X线检查尤其是侧位片不仅能显示气道管径变化,而且能显示肺部病变,为本病最基本检查方法。支气管造影能显示气管支气管的形态及大小,但有较大危险性,且敏感性不高,一般不用于本病诊断。

（二）影像与病理

气管支气管软化主要表现为呼气时气管冠状径减小,是由呼吸道管腔纵行弹性纤维萎缩或气道软骨结构破坏引起管腔过度塌陷,中心气道膜部无力。本病病因不明,可以是先天性或获得性。病变可为部分或整个气管,也可累及主支气管。

（三）影像诊断要点及比较影像学

1.X线表现

肺部表现可正常、感染或肺不张,部分患儿有充气过度。透视下可有气道阻塞现象,即纵隔摆动或心影大小随呼吸改变反常,即吸气时心影增大,呼气时心影变小。

2.CT表现

呼气时气管过度塌陷,气管或支气管横断面积减少50%以上,气管可呈新月形、军刀状,管壁无增厚和钙化,内壁光整;肺内除炎性病变外,可有气体滞留。

3.比较影像学

胸部平片有时可直接显示气管管腔塌陷,同时显示继发的肺部表现。CT 扫描不仅能显示病变范围,还能直接显示气管、支气管和准确测量冠状径及矢状径,尤其是动态呼气相 CT 扫描可客观反映气道的改变,为临床提供确切的诊断依据。

(四)影像与临床表现

临床表现多种多样,取决于年龄和病变程度。先天性气管支气管软化症多在 6 个月内发病,表现为喘鸣、阵发性发绀和发作性呼吸困难,反复咳嗽,随活动增多而明显,或伴发感染时加重。年龄较大的患儿以慢性咳嗽为主,咳嗽呈突发的、较深的金属音样干咳或阵咳,多在夜间熟睡时突然发作。轻、中度患儿以喘息和咳嗽为主,重者以反复感染、肺不张和呼吸困难为主。

(五)鉴别诊断

本病需同喉软骨软化症鉴别,后者为喉软骨松弛引起吸气时喉腔狭窄,临床表现为吸气性喘鸣。CT 扫描显示管腔内径可以鉴别。

五、先天性支气管囊肿

先天性支气管囊肿属肺前肠发育畸形,是因胚胎期支气管由实心索状演变成中空管状组织过程中发生障碍所致,索状的支气管一段或多段与肺芽分离,分离的远端中空支气管形成盲囊,囊内细胞分泌黏液积聚形成囊肿。

(一)影像检查方法的选择

胸部 X 线检查简便、价格便宜,是本病诊断和鉴别诊断的重要依据。CT 检查不仅能显示病变的部位、形态、大小、密度及与周围组织器官的关系,而且可较准确测定 CT 值,对判断病变的性质有较大帮助,是较理想的检查方法。MR 对病变的定位较 CT 更准确,显示囊肿大小及周围脏器受压情况更加清楚,尤其是可更清楚地显示囊内的不同组织成分,应作为普通 X 线和 CT 检查的补充。

(二)影像与病理

本病一般分为纵隔型、肺内型和异位型。肺内型又称先天性肺囊肿,单侧多见,可单发,也可多发。组织学上囊壁含腺体、软骨和平滑肌,内衬呼吸上皮。囊肿可为单房或多房,一般不与支气管相通,感染后可与支气管连通,囊内液体可经支气管排出,并有气体进入囊内,使囊肿为含气/气液囊肿或活瓣性张力性气囊肿。

(三)影像诊断要点及比较影像学

1.胸部 X 线检查

含液囊肿表现为圆形或椭圆形致密影,密度均匀,边缘光滑、清晰。含气囊肿为薄壁圆形透亮影,内可有液平面,囊壁较薄,多为 1～2 mm,囊肿大小和形态可随呼吸改变。如与支气管相通,且呈活瓣性阻塞,则为张力性囊肿,此时囊肿体积较大,占位效应明显,压缩周围肺组织,纵隔向健侧移位。合并感染时囊壁增厚模糊,囊内液体增加,周围有炎性浸润病灶。感染控制后囊肿恢复原形态大小,或与周围肺组织粘连而形态不规则。

2.CT 表现

平扫病灶多为圆形,也可为葫芦状、长条状或不规则形,CT 值随着其成分不同而不同,含液囊肿如无感染,CT 值近似水样密度,较易诊断。若合并出血或囊内蛋白质胶冻样成分含量多,可呈软组织样密度,CT值为20～30 HU。囊壁可有点状或弧线状钙化,尤以弧线状最具特征性。病变周围可有局限性肺气肿。增强扫描示囊壁可轻到中度的强化,如合并感染,囊壁强化明显。

3.MRI表现

根据囊内成分不同,MRI可有3种信号。如囊肿内含有单纯液体,呈均匀一致 T_1WI 低信号, T_2WI 高信号;在 T_1WI 和 T_2WI 均呈高信号,表示囊内含有蛋白质或胆固醇成分,或合并囊内出血;如果反复感染和出血, T_1WI 和 T_2WI 信号则不均匀,有时可见气液平面。

4.比较影像学

胸部X线检查简便易行,但易误诊和漏诊,诊断价值有限,可用于病变的发现和随访。CT扫描有助于确定囊肿所在肺叶、段,显示其与气道关系,通过测定CT值进一步明确性质。MRI也可根据囊内信号不同,进一步提示囊内组成。

(四)影像与临床

多数在婴儿期发病,临床症状的轻重与囊肿大小、位置和继发感染有关。小的囊肿可无临床症状,较大的囊肿可出现相应的压迫症状,如呼吸困难或喘鸣。合并继发感染则有发热、咳嗽、脓痰等症状。张力性囊肿一旦破裂,可出现胸痛、胸闷、气急等自发性气胸征象,少数患者有咯血。

(五)鉴别诊断

肺部的囊性病变种类较多,包括先天性和获得性。

1.肺大疱

肺大疱多见于慢性支气管炎的患者,少数为先天性的。肺大疱多发生于肺尖、肺底及肺外带胸膜下,壁菲薄,一般无气液平面,有感染病史。有时两者很难区别。

2.先天性肺囊性腺瘤样畸形

先天性肺囊性腺瘤样畸形呈多发囊状或囊实性改变,也可见单发薄壁囊肿,也无异常血供,与支气管囊肿有时难以鉴别。

3.张力性气胸

单发巨大张力性肺囊肿胸部X线检查难以显示菲薄囊壁,两者均为肺野透亮度增高,内无肺纹理影,需要鉴别。后者为胸腔积气,以压缩肺移向肺门为特点。

4.肺脓肿

支气管囊肿继发感染时,囊壁变厚,边缘模糊,腔内有液气平,周围有炎性病灶,类似肺脓肿。但后者壁更厚,周围的炎性病变更明显,内壁不光整,如及时治疗肺脓肿病灶逐渐缩小完全吸收消散,而支气管囊肿感染好转后含气空腔仍存在。

(范家韶)

第二节　获得性气管、支气管异常

一、气管插管后狭窄

气管插管后狭窄为气管插管后发生的并发症,是气管狭窄最常见的原因。

（一）影像检查方法的选择

X线平片尤其是颈部侧位片可作为本病的筛选方法。多层螺旋CT气管、支气管三维重建可显示气管插管后引起狭窄的部位、形态、范围及内部特征,是较准确的无创性的诊断方法。

（二）影像与病理

气管切开位置一般位于第2～3软骨环。插管后可因压迫血管导致气管软骨缺血性坏死,48小时组织学有炎症反应,7天后有浅表气管炎及黏膜溃疡,1～2周可有深溃疡及软骨暴露,进一步发展软骨遭受破坏。愈合期肉芽组织及纤维组织增生导致气管狭窄。

（三）影像诊断要点及比较影像学

1.X线检查

颈侧位片可显示颈段局部气管前壁内陷,气管狭窄。

2.CT检查

气管前壁和/或两侧壁内陷使管腔呈三角形或漏斗状,狭窄部位常在声门下区,狭窄段一般长1～4 cm,管壁轻度到显著的增厚。

3.比较影像学

颈部侧位片可显示气管狭窄,CT检查可更好的显示狭窄范围。

（四）影像与临床

临床症状与气管狭窄程度成正比,患儿有气管插管的病史,在拔除气管插管后出现上呼吸道阻塞症状,表现为气促、喘鸣、进行性呼吸困难,可有反复肺部感染。

（五）鉴别诊断

气管插管后狭窄有明确的病史,病变常位于颈段气管,与其他原因导致的气管狭窄较易鉴别。若仅从影像学上观察,需与气管肿瘤相鉴别,气管肿瘤造成的管腔狭窄常为偏心性的,腔内可见软组织肿块。

二、急性支气管炎

急性支气管炎是支气管黏膜的急性炎症,病原体是各种病毒或细菌或其合并感染。

（一）影像检查方法的选择

急性支气管炎一般不需要影像学检查,胸部X线检查是为观察肺部有无并发炎症,或有无肺气肿、肺不张等继发改变。

（二）影像与病理

病变的气管、主支气管和肺叶支气管黏膜充血、水肿及渗出,泌物增多且黏度增高,妨碍黏膜上纤毛运动,继而纤毛上皮细胞脱落,黏膜下层白细胞浸润。

（三）影像诊断要点及比较影像学

1.X线表现

胸部X线检查可无阳性发现,或两肺纹理增多、增粗、模糊,肺门影浓密,结构模糊,小儿常伴有肺气肿或肺不张。

2.比较影像学

胸部X线检查为本病基本检查方法,主要是了观察肺部并发症。

（四）影像与临床

本病是小儿最常见的呼吸道疾病之一。起病前有上呼吸道感染的症状如鼻塞、喷嚏,部分有咳嗽、咳痰、胸痛,发热。一般无肺部体征,肺部听诊偶有干、湿啰音。

三、支气管哮喘

支气管哮喘是由多种细胞(包括炎性细胞、气道结构细胞)和细胞组分参与的气道慢性炎症性疾病,为儿童期最常见的慢性疾病,且近年来有明显上升趋势。

(一)影像检查方法的选择

首次因喘息就诊的患儿应行胸部 X 线检查检查,以除外肺部先天性或感染性疾病,如需要可行 CT 检查,明确病变性质。对已确诊支气管哮喘的患儿无需进行 X 线检查。长期哮喘的儿童应行 HRCT 扫描,观察肺间质病变情况,评估预后。

(二)影像与病理

哮喘发作期气道黏膜中有大量炎症细胞浸润,以嗜酸性粒细胞浸润为主。气道上皮损伤、脱落,纤毛细胞损伤脱落,甚至坏死。气道壁增厚,黏膜水肿,胶原蛋白沉着。支气管黏膜下黏液腺增生,杯状细胞肥大、增生,气道黏液栓形成。

(三)影像诊断要点及比较影像学

1.X 线检查

大多数缓解期哮喘儿童胸部 X 线检查正常,少数为肺纹理增多。哮喘发作期,多表现为肺纹理增多和肺气肿,部分病例肺内可见片状致密影,如黏液嵌塞支气管可引起肺不张,少数严重者可并发纵隔气肿。

2.比较影像学

胸部 X 线检查检查可了解肺部病变及并发症,CT 检查尤其是 HRCT 可进一步明确肺间质性改变。

(四)影像与临床

反复发作喘息、咳嗽、气促、胸闷,多与接触变应源、冷空气、物理、化学性刺激、呼吸道感染及运动等有关,肺部可闻及哮鸣音。

(五)鉴别诊断

(1)气道异物:患者异物吸入史,有纵隔摆动。

(2)气管狭窄、软化临床易与支气管哮喘相混淆。两者胸部 X 线检查表现相似,如均可正常或肺气肿、肺不张,CT 检查可鉴别。

(3)支气管淋巴结结核

常易与支气管哮喘相混淆。前者临床上有结核中毒症状,胸部 X 线检查可发现肺内原发病灶或肺门淋巴结肿大,CT 检查可显示纵隔内肿大淋巴结及其钙化。

四、气道异物

气道异物好发于 3 岁以下幼儿。异物按是否透 X 线分为不透X 线异物和透 X 线异物。

(一)影像检查方法的选择

胸部 X 线检查与透视相结合,是诊断和随访气道异物最简便、快捷的方法,胸部 X 线检查应包括呼、吸两相。透视可动态反复观察,对判断纵隔摆动有重要价值。CT 扫描横断面及后处理技术如 MPR、仿真内镜可直接显示气道内的异物影,明确诊断,且定位准确,对支气管镜检查具有重要指导价值,是首选检查方法。应当注意的是必须同时用肺窗和纵隔窗仔细观察,因对于植物类的异物肺窗显示清楚,纵隔窗易漏诊;高密度异物如骨块、金属异物纵隔窗显示清楚,肺窗易漏诊。

(二)影像与病理

异物进入气道引起不同程度的气道阻塞,同时损伤和刺激局部黏膜,引起充血、水肿、渗出、肉芽组织及纤维组织增生,加重气道阻塞和损伤,12～48小时后可发生较重的炎性改变。异物引起气道不全阻塞时,吸气时气道增宽,气体通过,呼气时气道变窄,异物将气道完全阻塞,产生气流能进不能出,引起阻塞性肺气肿。异物如在吸气时随气流向下移动,阻塞气道,呼气时异物上移,气流能出不能进,引起阻塞性肺不张。异物将气道完全阻塞,肺内气体吸收发生肺不张。

(三)影像诊断要点及比较影像学

1.X线表现

(1)直接征象:对金属或碎骨头、鱼刺类不透X线的异物,通过胸部正侧位呼吸两相检查或透视能够准确定位。如异物在气管内,且为片状可扁平状时,正侧位胸部X线检查上分别呈矢状面和冠状面,与食管异物相反。

(2)间接征象:X线不能直接显示透X线异物,只能根据异物引起气道阻塞的间接X线征象推断异物部位以确定诊断。①气管异物:主要嵌于声门下,侧位片可直接显示颈段气管内声门异物轮廓,相应气管变窄。透视下心影大小随呼吸变化异常是诊断气管异物最重要的间接征象,表现为吸气相心影增大呼气相心影缩小。②支气管异物:阻塞性肺气肿最为常见。肺气肿范围有助于异物定位诊断,单侧性肺气肿应警惕存在支气管异物。肺不张,患侧全肺、肺叶或段密度增高,严重者纵隔向患侧移位。纵隔摆动为单侧支气管异物最重要、最常见的X线征象。不论是吸气性活瓣阻塞还是呼气性活瓣阻塞,吸气时纵隔均向患侧移位,即吸气时纵隔向哪侧移位,异物就在哪侧。必须注意纵隔摆动征象无特异性,凡是气道阻塞造成两侧胸腔内压差加大者均可出现此征象,如气道炎症分泌物淤积、肺门淋巴结肿大压迫相应支气管等。肺部感染,表现为密度不均匀的斑片影。对于难治的肺部感染,特别是合并局部肺气肿,应考虑有气道异物的可能,必须透视观察有无纵隔摆动。

部分患者可有患侧胸腔积液、纵隔疝,少数有气胸、纵隔气肿及皮下气肿。

2.CT表现

(1)直接征象:显示异物及其所在位置,异物呈不同形状的软组织密度影,所在管腔气柱中断或狭窄,仿真内镜见局部管腔变窄或完全闭塞。

(2)间接征象:包括阻塞性肺气肿、阻塞性肺炎、肺不张、横膈双边征、纵隔双边影。横膈双边征表现为横膈影上方另有一与其平行的浅淡条带影,在冠状位上易于观察。纵隔双边影表现为纵隔影外缘另有一与其平行的浅淡条带影,左侧较明显,是纵隔摆动在CT上的表现。

3.比较影像学

胸部X线检查可直接显示不透X线异物,但对于气管内或较小的不透光异物可能漏诊。透X线异物通过气道阻塞的间接征象基本判断病变部位,应重视透视下观察心、肺、横膈的动态变化。对轻度纵隔摆动有时难以发现,常需要让患儿做深呼吸(或哭泣)及仔细观察才能发现。CT检查对本病诊断非常重要,可直接显示不同密度的异物,定位准确,确诊率高。

(四)影像与临床表现

临床表现取决于异物的性质、部位和气道阻塞程度。异物吸入气管时首先引起刺激性呛咳、喘鸣、发绀及呼吸困难等。异物可随呼气向上移动撞击声门下部,环甲区触诊有撞击感,听诊有气管拍击声。异物进入支气管后症状有所缓解,伴发支气管炎或肺炎时有咳嗽、发热等感染表现。

(五)鉴别诊断

患儿有明确异物吸入史及典型临床症状,通过X线和CT检查,可及时确诊及定位。对于异物史不明确而出现上述气道异物的间接X线征象者,需与各种气管、支气管疾病相鉴别。

五、支气管扩张

支气管扩张是指各种因素引起支气管内径持久不可逆的增宽和变形,少数为先天性的,多数为继发性的。先天支气管发育障碍是由于软骨发育不全或弹力纤维不足,局部管壁较薄或弹性较差,生后受呼吸活动影响形成支气管扩张。继发性的主要原因是肺部的感染、阻塞和牵拉,且互相影响,促使支气管扩张的发生和发展。

(一)影像检查方法的选择

胸部X线检查可显示支气管扩张所引起的肺部改变,如肺纹理增粗、轨道征或囊状影,但特异性不高。支气管造影对支气管显示好,属侵入性检查,对比剂不易排除,滞留肺泡内可形成机化性病灶。CT可显示胸部X线检查的"盲区",清楚显示支气管,尤其是HRCT,可显示支气管扩张的部位、范围及程度,还能显示肺小叶中央终末细支气管扩张及周围小叶实质炎变等细节,取代传统支气管造影,是筛查和诊断支气管扩张首选的检查方法。

(二)影像与病理

支气管扩张根据形态分为3种。

1.柱状型

扩张的支气管失去正常由粗逐渐变细的移行过程,远端支气管管径与近端相似,甚至比近端还粗。

2.静脉曲张状型

支气管管壁有局限性收缩,呈不规则串珠状。

3.囊状型

支气管末端明显扩张呈囊状,多个扩张的囊腔似葡萄串,是最严重的一种类型。

(三)影像诊断要点及比较影像学

1.胸部X线检查

(1)正常或肺纹理增多、增粗、紊乱、模糊。柱状型可见管状透明影呈双轨征或环状影,粗细不规则,如有分泌物潴留,表现为杵状增粗致密影。囊状型显示为多个圆形或卵圆形壁薄囊状影,直径为5～30 mm,分布不均匀,可呈蜂窝状。如囊腔内有液气平常提示合并感染。

(2)继发肺部感染:多呈斑片状密度增深影,边缘模糊。病变吸收缓慢,有时可在同一区域反复出现。

(3)肺不张:往往与支气管扩张同时存在,互为因果。肺不张可以出现在肺叶、肺段或肺亚段,表现为三角形、线样或盘状密度增深影,邻近的肺组织有代偿性肺气肿。

2.支气管造影

(1)柱状型:表现为病变的支气管呈柱状增粗,失去正常由粗逐渐变细的移行过程,或远端反较近端粗。

(2)静脉曲张型:支气管管腔形态不规则,粗细不一呈串珠状,似曲张的静脉。

（3）囊状型呈囊状，大小不一，对比剂可进入囊内，囊内形成液平面，较多的囊聚集在一起呈葡萄串或蜂窝状。

3.CT 表现

CT 表现取决于支气管的走行方向与扫描层面的关系、支气管内有无黏液栓、支气管扩张的类型和是否合并感染。

（1）柱状型：扩张的支气管增粗，胸膜下 30 mm 的肺周部内可见到支气管，比相伴行的动脉影粗，可见"印戒征"，即环状的支气管断面与相邻的圆形血管影形成特征性征象。

（2）静脉曲张状型：管壁局限性收缩造成边缘不规则呈串珠状。

（3）囊状型：呈多发环状含气的空腔，边缘光滑，呈散在或簇状分布的葡萄串样排列，腔内可有液气平面。

（4）其他征象：包括病变部位的支气管聚拢及扭曲，管壁增厚，管腔增宽，可有肺不张或反复同一部位的肺实变或浸润。

4.比较影像学

胸部 X 线检查对本病的诊断价值有限，确诊需支气管造影或 CT 检查尤其是 HRCT。HRCT 能取代大部分支气管造影检查或作为支气管造影前的筛选，其敏感性接近支气管造影。

（四）影像与临床

主要表现为慢性咳嗽和咳痰，痰液呈黏液或脓性，可痰中带血或有咯血。咯血多为成人，小儿少见。呼吸道反复感染，发生急性感染时有发热、咳嗽加剧、痰量增加。早期体征多不明显，继发感染时病变部位叩诊可呈浊音，肺底常有湿哕音，或有呼吸音减低或管状呼吸音，部分有杵状指。

（五）鉴别诊断

当患者有反复咳嗽、咳痰、肺部感染的病史，通过 CT 检查，一般可得出诊断，诊断时需判断是否为继发性支气管扩张，并且判断病因。

六、闭塞性细支气管炎

闭塞性细支气管炎是由小气道炎症病变引起的慢性气流阻塞的临床综合征。病变部位累及细支气管和肺泡小管，肺实质几乎不受累。

（一）影像检查方法的选择

胸部 X 线检查可观察肺内的改变如透明肺等，是最基本的影像检查方法。薄层 CT 或 HRCT 比胸部 X 线检查更具有特征性，是进一步检查的首选方法。

（二）影像与病理

本病主要累及终末或呼吸性细支气管，病理学特征为细支气管及其周围炎症和纤维化，小气道的破坏和瘢痕形成，导致管腔狭窄、闭塞，管腔内无肉芽组织，肺泡正常。

（三）影像诊断要点及比较影像学

1.胸部 X 线检查

无明显特异性改变，可为：①表现正常；②肺透光度增加，肺纹理增多，模糊；③病变肺段的实变或不张；④斑片状肺泡浸润影，呈磨玻璃样，边缘不清；⑤正常或体积较小的单侧透明肺。

2.HRCT

（1）支气管壁增厚和/或支气管扩张，前者为本病的直接表现，后者出现于病程稍晚阶段。

（2）"马赛克灌注征"，表现为片状分布肺密度减低区域合并血管管径的减小，为间接表现。

（3）呼气时的气体滞留征，是间接表现。

（4）肺实变或肺不张。

（5）黏液栓。

3.比较影像学

本病的X线表现多数无特异性，诊断不敏感。薄层CT或HRCT在病变密度、范围、分布明显优于胸部X线检查，可提示本病的诊断。

（四）影像与临床

急性感染或急性肺损伤患者6周后出现反复或持续气促、喘息或咳嗽、喘鸣，运动耐受性差，重者可有三凹征，对支气管扩张剂无反应，可闻及喘鸣音和湿啰音。

（五）鉴别诊断

闭塞性细支气管炎初期的影像学表现与普通毛细支气管炎或病毒性肺炎难以区别，但前者影像学表现迁延不愈，且随呼吸道感染而加重。

（范家韶）

第三节　肺　气　肿

肺气肿是常见病，在成人尸检中几乎都能见到。在生前取得肺组织做病理检查有困难，只能依赖胸部X线检查和肺功能检查做出间接的诊断，但除非是严重的患者，这两者对肺气肿的诊断均不很敏感。CT特别是HRCT能在肺小叶水平上显示肺气肿的病理解剖，为生前诊断肺气肿创造了非常有利的条件。

虽然肺气肿是慢性阻塞性肺疾病（COPD）中的一种常见病因，但它的定义是根据其形态学表现而不是其功能异常。肺气肿的定义是终末细支气管远端气腔的持久性异常增大，并伴有壁的破坏。所谓的气腔增大是指与正常肺的气腔大小比较而言。肺气肿患者中的气道阻塞性功能异常是呼气时气道萎陷所致，而后者在很大程度上是肺实质破坏，气道失去支持的结果。

一、病理表现

根据肺破坏区的解剖分布，通常把肺气肿从病理上分为以下4型。

（一）小叶中心型肺气肿

此病也有人称之为腺泡中心型肺气肿或近侧腺泡肺气肿，但以小叶中心型肺气肿最为普遍接受。本型肺气肿早期改变为位于小叶中央的2、3级呼吸细支气管扩张，而小叶的周围部分肺泡囊、肺泡管和肺泡不受累。这种选择性的肺破坏导致正常肺和肺气肿样肺呈特征性的并列状，即破坏区周围常常绕以正常肺，形成病理标本上肉眼可见的"气肿腔"。当病变进展时，病灶互相融合，累及全小叶甚至肺段，此时很难与全小叶肺气肿区分。但是，除非是最严重的病例，小叶中心型肺气肿在肺内是不均匀的，除了较大范围已融合的病灶外，常可以发现还有早期的局灶性气肿腔存在。小叶中心型肺气肿是最常见的肺气肿，病变多发生于两肺上、中部，特别是上叶尖、后段和下叶背段。大部分患者均有长期、大量的吸烟史并合并慢性支气管炎。在成人吸烟者的尸检中半数都可发现有小叶中心型肺气肿。

(二)全小叶型肺气肿

本型也称为非选择性肺气肿,因为病变是均匀的,无选择地累及整个肺小叶,即病变涉及终末细支气管以下的全部气道。扩张的气道使原来较大的肺泡管和肺泡之间的正常区别消失了。全小叶型肺气肿是肺气肿中最重要的类型,因为它常较严重,在肺内分布范围较广而导致患者的肺功能丧失。虽然病变在两肺内弥漫分布,但以下叶及前部为多。有的患者有家族史,并有α1-抗胰蛋白酶缺乏,导致由白细胞携带的蛋白水解酶逐渐破坏肺组织,由于下叶血流量较多,故本型肺气肿亦以下叶为最多见。

(三)间隔旁肺气肿

本型也称远侧腺泡肺气肿、局限性肺气肿等。病变选择性地累及小叶的远侧部分,因此特征性地位于胸膜下区、肺周围部的小叶间隔旁。本型肺气肿的病理过程还不清楚。通常把直径超过1~2 cm的间隔旁肺气肿称作肺大疱,它们常位于肺尖,但也可位于肺内其他部位,可逐渐增大,并可形成自发性气胸。但肺大疱并不是间隔旁肺气肿的同义词,其他各型肺气肿也可见到肺大疱。偶尔,间隔旁肺气肿可十分大,造成邻近的肺不张,而产生呼吸困难等症状。

(四)瘢痕旁型或不规则型肺气肿

本型肺气肿指在肺瘢痕区周围发生的气腔增大和肺破坏,如见于肺结核、弥漫性肺纤维化、肺尘埃沉着病尤其是发生团块和进行性大块纤维化时。不规则型肺气肿一词强调了本型肺气肿的病变和肺小叶或腺泡的任何部分没有肯定的关系。在肺纤维化区域,本型肺气肿常和细支气管扩张共存,形成所谓"蜂窝肺"。

在病理标本上可用计点法或与标准片比较来估计肺气肿的范围,病变占全肺的1%~5%者为极轻度,5%~25%者为轻度,25%~50%者为中度,大于50%者为重度。病变范围小于25%者常无症状,大于25%者有COPD的临床症状。

二、临床及肺功能表现

早期病例其临床症状和体征可不明显,典型者有咳嗽、咳痰、气短,在发病过程中常有反复呼吸道感染并逐渐加重,后期发生低氧血症和高碳酸血症,并可发生肺源性心脏病。

肺功能检查对估计病变的严重程度及预后有很大意义。一般通过第一秒用力呼气容积(FEV_1)和FEV_1与肺活量(FVC)或用力肺活量的比例减少来确定有无气道阻塞性异常。

三、影像学表现

(一)胸部X线检查

胸部X线检查是肺气肿诊断重要的方法,早在20世纪30年代中期即已完整地叙述了肺气肿在胸部X线检查上的表现:主要为肺膨胀过度和血管改变。

1.提示为肺膨胀过度的征象

(1)正位片上从右膈顶至第一肋骨结节间的距离,若大于29.9 cm,则70%病例的肺功能有异常改变。

(2)膈肌低位,右膈位于或低于第7前肋。

(3)膈肌变平,若正位片上右膈顶至右肋膈角和右心肋角连线的最大垂直距离大小于2.7 cm,则2/3病例的肺功能有阻塞性改变,其中80%皆为中至重度异常。侧位上则可见前肋膈角大于

90°,膈顶至前、后肋膈角连线的最大垂直距离小于1.5 cm或膈肌翻转。

(4)胸骨后间隙增宽,侧位片上从胸骨角下3 cm至升主动脉前缘的水平间距大于2.5 cm。

2.血管改变

血管改变包括周围血管纹理变细和减少,由于肺大疱或肺气肿区所致的肺血管移位,血管分支角度增宽,边支减少及血流再分配(表现为由气肿区血管减少而非气肿区代偿性血管增粗和增多)。肺血管纹理稀疏、变细虽也反映了肺组织的破坏,但无特异性,且在诊断中的主观性较强。此时还要注意胸部X线检查的投照质量,在过度曝光胸部X线检查上的肺纹理稀少可被误解为肺气肿表现。此外,肺血栓栓塞、心源性肺动脉高压、伴空气潴留的支气管内黏液嵌塞等都可在胸部X线检查上呈现肺血管纹理减少,但它们常无肺气肿时肺大小和形态的改变。

上述征象中以肺高和膈肌变平最有用。将上述两大改变结合起来要比仅用其中一项征象来诊断的正确性高。但上述各种征象都是肺气肿的间接征象,也无特异性,也并不能在每例肺气肿患者中都出现。轻度的小叶中心型或全小叶型肺气肿很少能在胸部X线检查上被认识。在胸部X线检查上出现肺大疱是肺气肿诊断中仅有的特征性征象,它表现为增大的气腔,直径在1 cm以上,内无肺纹理,和周围肺实质间有细而锐利的细线,它常见于肺气肿,代表了肺组织的破坏,但它并不能反映肺内全面的肺气肿改变,而且肺大疱也可出现在和肺气肿无关的病例中,此时,肺内无其他肺气肿的影像表现。胸部X线检查表现很难区分是小叶中心型还是全小叶型肺气肿。但若在肺水肿、肺炎或肺出血患者的致密影区内出现散在的透亮区时要考虑合并有小叶中心型肺气肿,若患者系成年吸烟者,可能性更大。此外,也曾提出有的患者表现为肺纹理增加、边缘模糊,而肺过度膨胀并不明显,也很少有肺大疱者,病理证实此种肺纹理增加型肺气肿的表现是支气管壁增厚和血管增粗及血流再分配混合所致,同时也常有严重的小叶中心型肺气肿。

(二)CT

CT的出现戏剧性地改变了肺气肿的诊断,使得可以在任何临床表现出现以前检出解剖性的肺气肿。在CT和HRCT上肺气肿的特征是出现无壁的异常低密度区。HRCT由于较高的分辨率可以显示常规CT所不能发现的肺气肿,从而可以更好地评定病变的范围和严重程度。根据病变无明显的壁,可以与淋巴管肌瘤病中的含气囊肿或纤维化中的蜂窝鉴别。

1.各型肺气肿在HRCT上的表现

(1)小叶中心型肺气肿:直径大于1 cm、周围为正常或几乎正常肺的低密度区为本型肺气肿在常规CT上的主要表现。这种局灶性低密度区多位于肺的非周围部,除非病变进展,才见于肺的周围部。轻度至中度的小叶中心型肺气肿在HRCT上的特征性表现是直径几毫米的小圆形低密度区,无可见的壁,聚集在小叶中心附近。病理证实这种低密度区相当于小叶中心处的肺破坏区,它的这种小叶中心分布在常规CT上是不能辨认的。当病变进展到重度肺气肿时,破坏区发生融合,这种病灶在小叶中心分布,不再能从HRCT或病理上辨认,有时称此种肺气肿为融合性肺气肿。在弥漫性融合性小叶中心型肺气肿中,由于周围缺乏并列的正常肺作密度上的对比,而使得病灶显得不那样低密度。此时,肺血管纹理稀疏形成小叶中心型肺气肿的另一种CT征象。

(2)全小叶型肺气肿:本型肺气肿的特征是肺小叶的一致性破坏,导致较大范围的异常低密度区,如小叶中心型肺气肿那样的直径几毫米的小圆形低密度区在全小叶肺气肿中未见到过。在严重的全小叶型肺气肿中,由于广泛的肺破坏,表现为病变区内血管纹理变形、稀疏,形成弥漫性的"简化肺结构",即肺野内仅剩下由血管、小叶间隔和支气管等组成的肺内支持性结构,是容易和正常肺实质区分的。这种血管异常改变仅在肺组织有明显破坏时才有明确的表现。因此，轻度甚至中度的本型肺气肿常难以在 CT 上被确认。如前所述，全小叶型肺气肿在下叶最严重。

（3）间隔旁型肺气肿：由于本型肺气肿多发生于胸膜下、小叶间隔旁及血管和支气管周围，故特别适用 CT 诊断，它的典型 CT 表现为肺周围部局限性低密度区。HRCT 可检出位于胸膜下的直径 0.5～1.0 cm 的小的间隔旁型肺气肿，对检出位于肺实质深部的直径 2 cm 的局限性肺气肿也有满意的对比度。间隔旁型肺气肿可散在分布于其他为正常的肺野内，也可与全小叶型或小叶中心型肺气肿共存。特别是小叶中心型肺气肿也可向脏胸膜方向延伸，因此，当在其他层面上的非周围部肺野内有小叶中心型的小圆形低密度区存在时，则此时的肺周围部的局限性低密度区很可能就是小叶中心型肺气肿的一部分。

（4）瘢痕旁型或不规则型肺气肿：本型肺气肿常见于局灶性瘢痕附近、弥漫性肺纤维化及肺尘埃沉着病特别是在融合性团块和进行性大块纤维化中。当 CT 上有可见的肺内纤维灶时，认识本型肺气肿是容易的，常规 CT 上就可发现纤维化周围直径 1.5 cm 的本型肺气肿，但当它与仅在显微镜下才能见到的肺纤维化共存时，其 CT 表现难以和小叶中心型肺气肿区别。

2.根据 HRCT 上肺气肿的严重度和支气管壁表现的 COPD 分型

COPD 是一种综合征，包含了以慢性气流阻塞为共同特征的不同的肺气肿、小气道病变和细支气管炎等的一组疾病。文献上还有根据它们的 HRCT 表现分为下列 3 型。

（1）气道型：无或仅有少许肺气肿[CT 上的肺部低衰减区（LAA）<25%]，有或无支气管壁增厚。

（2）肺气肿型：有肺气肿（LAA>50%），无支气管壁增厚。

（3）混合型：有肺气肿及支气管壁增厚。气道型和肺气肿型比较：前者多为不吸烟者，弥散能力高，肺过度充气少，对支气管扩张剂有较大的可恢复性。

（三）CT 和病理、胸部 X 线检查的比较

应用以上叙述的诊断标准做出肺气肿的 CT 诊断是可靠的。HRCT 表现和病理表现的对照研究证实在肺气肿的范围上两者间的相关系数为 0.85～0.91，是较为理想的。Foster 等的小叶中心型肺气肿的常规 CT 和病理比较中发现两者诊断一致者为 84%，CT 的假阴、阳性各为 8%，较胸部 X 线检查和病理对照的结果有显著的提高。当应用 HRCT 后，它与病理的符合率又有进一步提高，在 Hruban 的 20 例尸检材料的 HRCT 和病理比较中，15 例病理为小叶中心型肺气肿者，HRCT 均做出同样诊断，其中包括 4 例病理上为轻度肺气肿者，在 5 例病理上无小叶中心型肺气肿者中 HRCT 上 4 例正常，1 例将肺尖部陈旧性结核灶周围的瘢痕性肺气肿误为小叶中心型肺气肿。Kuwano 等发现在 HRCT 中，层厚 1 mm 的 CT 图像对检出肺气肿的低密度区效果好，它更正确地反映了肺气肿的病理，而层厚 5 mm 的图像对评价血管纹理的分布较好，但在早期肺气肿的诊断中检出低密度区要比评价血管纹理的分布重要得多。因此，做层厚 1～2 mm 的 CT 扫描在早期肺气肿的诊断上是很重要的。胸部 X 线检查和尸检的对照结果表明，轻度肺气肿时胸部 X 线检查常正常，中度和重度肺气肿也分别仅 41% 和 67% 可从胸部 X 线检查上加以诊断。因此，可以认为胸部 X 线检查在肺气肿的诊断上是不敏感的。当比较胸部 X 线检查和 CT 在肺气肿诊断上的价值时，可以发现 CT 不仅较胸部 X 线检查的诊断敏感性为高（CT 能较胸部 X 线检查提高 28%～38% 的肺气肿检出率），还较胸部 X 线检查有更高的诊断特异性，HRCT 在正常人和因其他原因在胸部 X 线检查上呈现肺过度充气的患者中也较少出现假阳性。CT 对检出位于肺尖、膈上或较小的肺大疱较胸部 X 线检查有较大的优越性。

(四)CT和肺功能的比较

肺气肿患者的肺功能改变表现为气道阻塞和弥散功能降低,较胸部X线检查要敏感。但上述改变在其他病因引起的COPD中也可存在,不能加以鉴别,而且据估计肺组织要破坏达30%以上时,才能出现肺功能改变,因此,肺功能正常时也不能除外肺气肿。虽然肺功能检查较胸部X线检查在肺气肿的诊断上有较高的敏感性,但不少报告研究了CT和肺功能检查在肺气肿定性和定量诊断上的关系,几乎一致肯定它们之间存在相当密切的关系。在肺功能检查中依赖FEV_1/FVC来反映气道有无阻塞,用一氧化碳弥散功能(DLCO)来反映肺泡毛细血管膜表面区域的减少程度。Goddard、Bergin、Sakai等先后报告CT上见到肺气肿严重程度和肺功能检查之间有密切的阳性关系。随着CT上肺气肿严重度的增加,DLCO和FEV_1均同步发生变化。Sanders和潘纪成等都曾报告在肺功能诊断为肺气肿的患者中,91%~96%CT上都有肺气肿的证据,说明CT在肺气肿的检出上至少和肺功能有相似的敏感性。更加重要的是在无肺功能改变的患者中,66.7%~69.0%在CT上发现有肺气肿的征象。Omori等也曾对615例40~69岁低剂量肺癌普查中的男性病例进行了CT和肺功能检出肺气肿的比较,在380例吸烟者中有116例在CT上显示有肺气肿,而其中91例(78%)的肺功能正常。因此,CT在检出轻度肺气肿上较肺功能检查有更大的敏感性。Gurney在比较HRCT和肺功能的结果中,也发现在肺功能正常者中40%在HRCT上有肺气肿。他还发现在这些病例中肺气肿多位于上肺部,因而认为上肺部是一沉默区,在该区可发生较广泛的肺破坏而无肺功能异常,也不出现症状。这使得好发于上肺部的小叶中心型肺气肿的临床诊断更为困难,对这些肺气肿的诊断目前只有依赖HRCT。

(五)CT诊断肺气肿的限度

虽然HRCT对肺气肿的诊断有很高的敏感性和特异性,但它仍有一定限度。Miller曾报告27例HRCT和病理的对照研究,在病理上4例小叶中心型肺气肿,2例轻至中度全小肺型肺气肿在CT上未见到肺气肿征象。在回顾性的对比研究中发现:直径小于0.5mm或面积小于$0.25mm^2$的局灶性破坏区无论在1.5mm或10mm层厚的CT上均不能被发现。因此,可以得出以下结论:CT特别是HRCT是当今诊断早期肺气肿的最敏感的无创性方法,但对最早期的肺气肿仍是不敏感的,也不能除外肺气肿。

(六)肺气肿的CT定量诊断

CT可对肺气肿做出定性诊断,还可对它的分布范围和严重度做出正确的定量诊断。

1.视觉定量

对CT上所见到的肺气肿区用一种简单的视觉(肉眼)分级系统加以定量。Bergin首先报告了32例肺气肿的视觉定量和病理所见的关系,结果显示在CT定量和病理估计之间有良好的相关,也和DLco、FEV_1、FEV_1/FVC等肺功能参数之间密切相关。计分时左右侧分别计分,每层面上的肺气肿区范围分为0~4级,0级为正常,1级为肺气肿区<25%,2级为肺气肿区占25%~50%,3级为肺气肿区占50%~75%,4级为肺气肿区>75%;严重度分为0级为无肺气肿,1级为有<5mm的低密度区,2级为<5mm和>5mm的低密度区共存,3级为弥漫性低密度区,无正常肺插入或呈融合性低密度区。各层面范围和严重度得分乘积的总和即为该例全肺肺气肿的得分,总分为120分,如除以层面数则为该例的肺气肿平均得分,<8分为轻度肺气肿,8.1~16.0分为中度肺气肿,16.1~24.0分为重度肺气肿。Sanders等用相似的方法对60例男性肺气肿者进行了胸部X线检查、CT、肺功能的比较,结果认为CT较胸部X线检查在肺气肿和肺功能参数之间有更好的相关。Eda曾用相似的方法于吸气末和呼气末CT上,并取得呼气末得

分和吸气末得分的比值(E/I),结果显示两者的得分和E/I比都和 FEV$_1$、FEV$_1$/FVC 和 VC 有良好的相关,而 E/I 比和 RV/TLC%有更好的相关,有学者认为肺气肿区得分反映的是肺气肿程度,而 E/I 比反映的是空气潴留,有利于区别在呼气 CT 上难以区分的肺气肿或空气潴留。

2.数字定量诊断

除上述用视觉读片方法来得出肺气肿的 CT 诊断外,还可以利用测量像素的 CT 值来做肺气肿的 CT 数字定量诊断。早先是测定每层层面的平均 CT 值,Rosenblum 报告正常人吸气末的全肺平均 CT 值为－813 HU±37 HU。我国正常成人为－816 HU±26 HU,其值由上肺区至下肺区形成一个下降的梯度。由于肺部 CT 值是由血液、组织和空气三者的衰减值综合形成的,因此,若局部或普遍的远端气腔增大和/或组织有破坏,如在肺气肿中那样,则空气和血液之比将增大,形成－1 000～－900 HU 范围内的 CT 值。由于在 10 mm 层厚的深吸气末的 CT 扫描上肺的平均衰减值为－850～－750 HU,在大于 2 个标准差以外的近－900 HU 处被视为是肺气肿的阈值。现在,大多数 CT 扫描机都具有选择性的使在一定范围内 CT 值的像素更明亮或用一种、多种假彩色的后处理软件,当把被选择的 CT 值限定在－1 000～－900 HU 内时即可将空气样密度的肺气肿区域检出。Müller 首先报告用称之为密度屏蔽的方法,使小于－910 HU像素增亮,从而将肺气肿区域画出来,并计算位于该阈值以下像素的面积及其所占全肺野面积的比例,即像素指数(PI)。通过每层层面上肺气肿区域和正常肺区的比例计算,可得到该患者肺气肿范围的定量诊断,其结果与肺气肿的病理级别间是密切相关的,这种方法得到不少学者的支持。

Kinsella 也证实了密度屏蔽定量诊断的结果与肺功能检查的结果也是密切相关的。但这种用手工方法计算的定量诊断太费时间,不实用。后来,Archer 在上述像素 CT 值分析的基础上,发展了一种在 CT 层面上自动计算肺容积和肺气肿所占百分比的系统,大大地缩短了所需时间,其结果与用手工计量者无显著差异。由于 CT 值的测定受多种因素影响,如扫描机型、扫描技术、层厚、呼吸状态等,究竟以何种阈值来分割有无肺气肿尚无一致的意见,其范围为－960～－900 HU,也曾提出了诊断不同严重度肺气肿的阈值,如阈值－960 HU 用于严重的肺气肿,而阈值－856 HU 则用于轻度肺气肿;用薄层 CT 和锐利算法重组时的阈值为－950 HU,在呼气 CT 上则以－910 HU 与病理的相关最好。目前似乎视－950 HU 为在 HRCT 上诊断肺气肿范围的有效阈值者较多,它和肺功能参数之间有良好的相关。如前所述,需要注意的是在用定量技术进行肺气肿的检出和定量时,选择作为肺气肿增亮区的肺密度值范围可能随 CT 扫描机而异,因此要首先决定每架 CT 机区分正常肺和气肿性肺之间的阈值。其次还要注意一些扫描技术包括层厚和是否用造影剂增强,都可以影响测量的 CT 值。如 Adams 等发现利用薄层 CT 扫描会使 CT 值为－1 000～－900 HU的区域从厚层的占平均 9.6%增加到 16.1%,而用造影剂增强后其面积从增强前的 8.9%降为3.3%。肺气肿的 CT 值定量诊断由于消除了在视觉读片时的主观解释上的差异,也解决了用不同窗条件时 CT 表现上的差异,在肺气肿的流行病学和纵向研究上是十分重要的。但 Stem 指出,在临床实践中,对 CT 图像直接观察进行视觉上的分级和上述较复杂的定量方法的结果几乎是同样正确的。

(七)HRCT 诊断肺气肿的临床适应证

虽然 CT 是最敏感的生前诊断肺气肿的方法,但由于其成本较高,在临床实践中结合病史、肺功能改变及胸部 X 线检查上的肺容积增加和肺破坏的表现,还是多利用胸部 X 线检查做出肺气肿的日常诊断。但在一些早期肺气肿的患者中,常无胸部 X 线检查及阻塞性肺功能改变,却可有气短或肺弥散功能异常,难以和间质性肺病或肺血管病区别,此时在 HRCT 上若可见有明显的肺气肿,则可避免做进一步的活检。由于 HRCT 在肺气肿的分型和定量诊断上的作用,它对肺移植术、肺大疱切除术及严重肺气肿患者的肺减容术的术前评定都有很大价值。

(范家韶)

第四节 中毒性肺水肿

中毒性肺水肿是由吸入高浓度刺激性气体所致的呼吸系统损害的疾病之一,其病理特征是肺间质和肺泡腔液体积聚过多。若不及时抢救或救治不当,可导致急性呼吸窘迫综合征 ARDS 和急性呼吸衰竭,是职业性中毒的常见急症之一。

一、作用机制

高浓度刺激性气体烟雾吸入后,直接损伤肺泡上皮细胞及表面活性物质,致肺泡表面张力增加,肺泡萎陷,液体渗出增加,肺泡壁通透性增加,水分进入肺泡。

毒物直接破坏肺毛细血管内皮细胞,致内皮细胞间裂隙增宽,液体渗出。此外进入血液循环中的毒物、炎症介质、缺氧、神经体液反射等因素,致毛细血管痉挛或扩张,使渗出增加,导致肺间质水肿,肺淋巴循环受阻,肺动脉高压和静脉回流受阻,影响肺内液体排出。

二、病理过程

由肺毛细血管渗出到肺组织的液体首先出现于肺间质,若程度较轻,则表现为间质性肺水肿。反之则逐渐扩展至肺泡,形成肺泡性肺水肿。可分为四个阶段:液体积聚于细支气管和小血管周围的结缔组织内;肺泡间隔肿胀;液体积聚于肺泡角;肺泡水肿。

三、临床过程与分期

临床上可分为四期。

(一)刺激期

吸入刺激性气体后短时间内发生呛咳、流涕、咽痛、胸闷、头晕、恶心、呕吐等。

(二)潜伏期

一般为 2～6 小时,病情越重者本期越短。本期内病情相对稳定,患者自觉症状减轻,但肺部病变可继续发展。

(三)肺水肿期

患者突然出现进行性加重的呼吸困难,咳嗽并咳出大量泡沫血痰,发绀、烦躁、大汗淋漓,双肺布满湿啰音,胸部影像学检查可见肺水肿表现。该期尚可并发自发性气胸、纵隔及皮下气肿及肝、肾、心等器官损害及酸中毒和继发肺部感染等。

(四)恢复期

经正确救治,无严重并发症,肺水肿可在 2～3 天内得到控制,症状、体征逐渐消失,肺部影像学表现约在一周恢复正常。

四、CT 表现

（一）潜伏期

在潜伏期末可无明显异常或仅见肺纹理增多模糊，双肺磨玻璃影。（图 11-1）

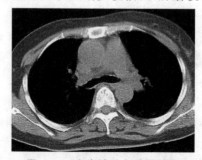

图 11-1　中毒性肺水肿潜伏期

患者为苯中毒潜伏期，双肺弥漫性磨玻璃影，密度较淡，边缘模糊

（二）肺水肿期

肺水肿期，可见双肺野内弥漫性成团、成片样絮状高密度影，边缘模糊，呈中央型分布，越往中央密度越高，越往周边密度越淡，病变以双中下肺野为主，而肺尖及外带较清晰。双侧胸腔可有少量积液。可有纵隔气肿和颈部及腋窝的皮下气肿。（图 11-2）

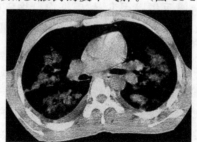

图 11-2　中毒性肺水肿的肺水肿期

双肺多发片样絮状高密度影，轮廓模糊。呈中央分布

（三）恢复期

双肺野内弥漫性成团、成片样絮状高密度影开始吸收，密度逐渐变淡，而渐变为密度极淡的毛玻璃影，一般 7 天左右基本消失。双侧少量胸腔积液、纵隔气肿和颈部及腋窝的皮下气肿一般需 10～15 天才能吸收。（图 11-3、图 11-4）

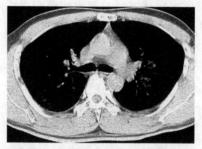

图 11-3　中毒性肺水肿恢复初期表现

中毒性肺水肿开始恢复，双肺呈团的絮状影变淡，周围呈磨玻璃影

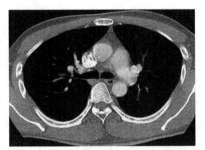

图 11-4　中毒性肺水肿恢复期

与图 11-4 为同一患者，双肺多发的絮状影已吸收，双肺表现为正常

（范家韶）

第五节　肺　　癌

一、发病率

肺癌是严重威胁人类健康和生命的恶性肿瘤，也是世界上发病最多的恶性肿瘤之一。2000 年全世界共有 120 万新发肺癌病例，约占世界癌症发病的 12.3%，其中 52% 的病例分布于发达国家；男性发病显著高于女性，分别为 34.9/10 万和 11.1/10 万。根据卫健委《2006 年中国卫生统计提要》的资料显示，1990－1992 年期间，中国的肺肿瘤死亡率为 17.54/10 万，男性和女性分别为 20.03/10 万和 10.66/10 万，位居所有肿瘤死亡率的第三位。

自 1990 年以来，全世界肺癌病例以 20% 的速度递增（男性为 17%，女性为 27%）。肺癌发病的趋势与地区内吸烟人数的趋势密切相关，美国和北欧、西欧地区男性吸烟人数已经从高峰下降，其男性肺癌发病也呈减缓趋势；发达国家女性因吸烟导致肺癌发病率和死亡率增高，而发展中国家因为女性吸烟稀少，故发病率低。受环境污染和国人吸烟人群庞大等肺癌危险因素和人口增长与老龄化的双重因素的影响，中国肺癌发病率显著增加，2000－2005 年，我国肺癌死亡率从 32.7 万增加到 42.8 万，患者数从 38.1 万增加到 49.7 万，成为中国最常见、增幅最大的恶性肿瘤之一。

导致肺癌发生有两大危险因素——吸烟和空气污染。75%～90% 肺癌和吸烟相关，烟叶中含有多种致癌物。吸烟与肺鳞状细胞癌、小细胞癌的相关性比与肺腺癌的相关性更强，而暴露在香烟环境中，即吸二手烟者承担的肺癌患病风险也和低剂量吸烟者相当。1996 年的调查显示：国人吸烟率为 37.62%，其中男性吸烟率更高达 66.94%。既然三分之一以上的中国人吸烟，也就不难理解何以近年来国内肺癌发病率和死亡率有如此大的增长幅度。空气污染是导致肺癌的第二个危险因素，空气污染主要存在于室内，由建筑物内部逐渐释放而出，包括一些放射性物质。室内空气污染作为肺癌危险因素和吸烟具有协同作用。

二、病理学分类

按照组织解剖学对肺癌分类，能更方便临床诊断和治疗的需要。

（一）按解剖部位分

1.中央型肺癌

中央型肺癌指发生于肺段和肺段以上支气管的肺癌，约占所有肺癌的 3/4，以鳞状上皮细胞癌和小细胞癌多见。

2.周围型肺癌

周围型肺癌指发生在段支气管以下的肺癌，约占肺癌的 1/4，以腺癌多见。

3.弥漫型肺癌

癌组织沿肺泡管、肺泡弥漫浸润生长，累及部分肺叶或在肺内呈散在分布的多发结节。

（二）按组织学分

肺癌组织学分类有两大类：小细胞肺癌（small cell lung cancer，SCLC）和非小细胞肺癌（non small cell lung cancer，NSCLC），后者包括鳞状上皮细胞癌、腺癌、大细胞癌和鳞腺癌。

1.非小细胞肺癌

非小细胞肺癌占肺癌总数的 75% 左右，各型细胞分期、治疗相似，但是组织类型和临床表现各有差异。

（1）鳞癌：最常见的肺癌，占整个肺癌的 30%，好发于 50 岁以上的男性，一般有吸烟史，血行转移发生晚，因而手术切除效果好，约占肺癌手术切除病例的 60%。肿瘤多数起源于段和亚段支气管黏膜，形成肿块，堵塞管腔，肿块中央易发生坏死，空洞多见。多数鳞癌为中等分化或低分化。

（2）腺癌：第二常见肺癌，占整个肺癌的 25%，女性多于男性，早期就可以侵犯血管和淋巴管，引起远处转移，累及胸膜。腺癌主要起源于小支气管的黏液腺体，因此，3/4 以上的腺癌发生于肺的周边，生长速度比较缓慢，约 50% 为孤立性肺结节，空洞少见。

在诊断上，肺腺癌常常需要与来自其他脏器（如肠道、乳腺、甲状腺和肾脏）的转移性腺癌相鉴别。肺腺癌也常发生于原先肺有损伤的区域，即所谓的瘢痕癌。

（3）大细胞癌：一种高度恶性的上皮肿瘤，多位于肺的周边实质，占整个肺癌的 15%。大细胞癌中有 10% 左右鳞状分化，80% 左右腺样分化，而与鳞癌和腺癌难以区分。

（4）腺鳞癌：明确的腺癌和鳞癌结构混杂或分别存在于同一肿块内。

2.小细胞肺癌

小细胞肺癌常见于较为年轻的男性，是肺癌中恶性程度最高的。肿瘤早期就发生血行和淋巴转移，肿瘤浸润性强，生长速度快，多数位于大的支气管，表现为中央型肺癌，在支气管黏膜下层呈浸润性生长，引起管腔狭窄。小细胞肺癌对放、化疗敏感。

三、临床表现

除定期查体发现的肺癌者外，大多数肺癌患者在就诊时已经出现临床表现。其临床表现有肺癌原发肿瘤引起的刺激性咳嗽、持续性咳嗽、肺不张、咯血、胸闷、气促等；肿瘤在胸内蔓延可导致的胸痛、呼吸困难、声音嘶哑、上腔静脉阻塞、心包积液、胸腔积液等；肺癌远处转移导致的相应表现及非转移性肺外表现（包括内分泌异常、神经肌肉疾病、皮肤病变和全身性症状等）。

四、肺癌分期

肺癌的分期和患者的治疗方案选择、预后密切相关。无论临床诊断还是影像学诊断，都必须把分期诊断涵盖其中,才是完整的诊断。目前普遍采用的是 1997 年国际抗癌联盟(UICC)公布的肺癌国际分期标准,肺癌国际分期标准主要适用于非小细胞肺癌。小细胞肺癌由于通常不以手术作为首选,较多采用放疗,因此,以癌症是否局限于一个放疗照射野,分为局限期和广泛期。

五、治疗和预后

肺癌的治疗方法和其他实体肿瘤一样,包括手术治疗、放疗、化疗,近年来还有生物靶点治疗。

(一)非小细胞肺癌的治疗

(1)外科治疗,对肺癌根治治疗,目前主要采用以手术为主的综合治疗。对 T_1N_0、T_2N_0 肺癌采用外科根治术,5 年生存期可达到 80%;对 T_1N_1 和 T_2N_1 期采用根治性切除并纵隔淋巴结清扫,5 年生存率为 15%～20%;T_3N_0 期肺癌的 5 年生存率为 30%～50%;如果术前已经明确是 N_2 期或 N_3 期患者,不主张手术。

(2)对于不能外科治疗的行化疗、放疗、分子靶向治疗等,对于局部广泛期肺癌患者,放化疗联合已经成为规范治疗方案。

(二)小细胞肺癌

小细胞肺癌是一种恶性程度较高的肿瘤,绝大多数患者于确诊时已伴有淋巴结或远处转移,且无手术治疗的指征。不利的预后因素包括广泛期疾病、LDH 值升高、不良的行为状态评分、体重下降与男性性别。局限期小细胞肺癌的治疗应采用化疗联合同期胸部放射的治疗方案,广泛期疾病以全身化疗为主,即便对于老年或行为状态评分较差的患者,联合化疗仍值得推荐。治疗后肿瘤达完全缓解者应接受预防性全颅放疗,以降低颅脑转移率。

六、原发性肺癌 CT 表现

按原发性支气管肺癌的 CT 表现可分为周围型肿瘤(起自肺门以远的支气管肿瘤)和位于中央支气管树的中央型肿瘤(起自与肺门密切相关的支气管)两种。

(一)周围型肺癌

约 40% 支气管肺癌起源于段以后的支气管,其大小各异,但如小于 1 cm 时,胸部 X 线检查上不易发现,而 CT 因其分辨率较高,可检出较小的病灶,并可准确评价其大小和形态。

1.大小、形态和边缘

除了某些肺泡细胞癌或发生于间质纤维化区的周围性肺癌外,一般都表现为圆形或卵圆形,是影像学上成人孤立性肺结节诊断中的难题之一。在大于 20 mm 的孤立性肺结节中,恶性肿瘤的患病率达到85%,如小于 5 mm 则恶性肿瘤的机会小于 1%,6～10 mm 的结节 24% 为恶性结节,而 11～20 mm 的结节,33% 为恶性结节。由于肿瘤各部分的生长速度不一,可出现分叶状边缘,在生长较慢处呈脐样切迹或凹陷,曾有学者把无钙化的孤立性肺结节的边缘形态在 CT 上分为 4 类:1 型为边缘锐利、光滑;2 型为中度光滑伴有一些分叶状;3 型为不规则起伏或轻度毛刺状;4 型为明显的不规则和毛刺状。

CT 上的结节-肺界面对良、恶性的区别也有帮助。88%～94% 的原发性肺癌可见到毛刺状边缘,表现为自结节向周围放射的无分支的细短线影,近结节端略粗,以在 HRCT 上所见最好。病理上,为结节中的促结缔组织增生反应引起的向周围肺野内放射的纤维性线条。在恶性结节中它也可以是肿瘤直接向邻近支气管血管鞘内浸润或局部淋巴管扩张的结果,但它在 HRCT 上

难以和由纤维性反应引起的毛刺区别,毛刺状边缘无完全的特异性,因为在慢性肺炎或肉芽肿中有时也能见到。(图 11-5)

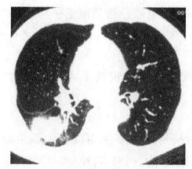

图 11-5　肺癌患者的横断面 CT(一)

患者男性,67 岁,右下叶腺癌。肿瘤边缘呈分叶状,有细毛刺,为 4 型边缘

2.密度

在 Zuirewich 等报道的 68 例恶性结节中,80％呈不均匀密度,CT 上表现为钙化、磨玻璃影、小泡样低密度区、空气支气管征、明显的空洞或无空洞的肿瘤坏死。

(1)钙化:在病理上,肺癌内可见钙化,钙化可由于肿瘤坏死区的营养不良或肿瘤本身的原因而致,后者可见于黏液性腺癌。但除了在肺标本上,肺癌中的钙化很少能在胸部 X 线检查上检出,而薄层 CT 在钙化的检出上较标准胸部 X 线检查敏感。据报告胸部 X 线检查在恶性结节中钙化的检出率仅 0.6％～1.3％,但在 CT 上其钙化检出率可达 13.4％,几乎为胸部 X 线检查的10 倍。6％～10％的肺癌在 CT 上可仅用肉眼即见到其内部的钙化,在有疑问者中则可用测量结节或肿块内的衰减值,以确定其有无钙化,许多学者采用的区分钙化和非钙化的衰减值为 200 HU。

肺癌中的钙化多数表现为结节或肿块内偏心性的针尖状或云雾状钙化,不常出现大块钙化区,钙化仅占据结节的一小部分,常在 10％以下。(图 11-6)非小细胞肺癌或小细胞肺癌都可发生钙化,钙化与细胞类型也无关,虽然小的周围型肺癌可发生针尖状钙化,但大多数发生钙化的肺癌直径都大于 5 cm。

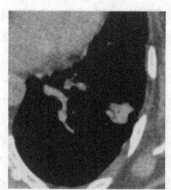

图 11-6　肺癌患者的横断面 CT(二)

患者男性,56 岁,鳞腺癌。CT 纵隔窗,肿瘤内可见支
气管充气征、空泡征及小于 10％面积的钙化

(2)磨玻璃影成分:虽然大部分非钙化的周围型肺癌是实心的,即肿瘤表现为软组织密度,但有些可出现全部或局灶性磨玻璃影密度,前者称为非实心结节,后者为部分实心结节。在一项

233例孤立性肺结节的研究中,19%结节内有磨玻璃影成分,其中34%为恶性结节,而实心结节中仅7%为恶性结节。部分实心结节中的恶性率为63%,非实心结节中的恶性率为18%,大于1 cm的部分实心结节中的恶性率很高。1996年Jang正式报道4例有磨玻璃影的肺泡细胞癌,在病理上磨玻璃影处为非黏蛋白性肺泡细胞癌,而在实心处为黏蛋白性肺泡细胞癌。其中2例正电子发射断层显像(PET)阴性,可能与肺泡细胞癌中有新陈代谢活力的肿瘤细胞较少有关。此种磨玻璃影中多伴支气管充气征,据此可和其他呈磨玻璃影病变区别。在肺泡细胞癌中磨玻璃影范围越大则生长越慢、预后越好。2001年Kim报道了有磨玻璃影的132例肺泡细胞癌和92例腺癌,肺泡细胞癌的磨玻璃影范围比腺癌大,无淋巴结或远处转移者的磨玻璃影范围大,提示磨玻璃影范围越大预后越好。(图11-7)

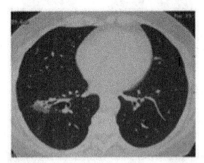

图11-7　肺癌患者的横断面CT(三)

患者女性,70岁,右下叶结节。边缘有分叶,80%为磨玻璃
影组成,并牵拉斜裂,手术病理为细支气管肺泡癌

(3)空泡征:空泡征表现为结节内1~2 mm的点状低密度透亮影。病理上,小泡样低密度区在有些病例中为小的未闭合的含气支气管,在细支气管肺泡癌中也可为伴有乳头状肿瘤结构的小含气囊样间隙。小泡样低密度区可见于50%的细支气管肺泡癌病例中,较其他恶性病变多见,也可偶见于良性结节中。

(4)空气支气管征:当在CT上见到一支气管直接进入结节或在结节内包含有支气管时称为支气管征或支气管充气征。表现为上、下层连续的长条状或分支状小透亮影。Kuriyama曾对良、恶性结节各20个的HRCT表现进行了这方面的观察,结果发现65%的恶性结节内均可见通畅的支气管或细支气管,管径正常或稍扩张;而良性结节中仅1例(5%)有支气管征。但局限性机化性肺炎可能是一个例外,因为其中50%的病灶可见支气管征。在恶性结节中,则以腺癌出现支气管征的病例为多。

(5)空洞(图11-8、图11-9):指在结节内有较大而无管状形态的低密度透亮影,在CT图像上应大于5 mm或相应支气管的2倍,而且与上、下层面支气管不相连的圆形或类圆形低密度透亮影;病理上为结节内坏死液化并已排出;肿瘤性空洞多为厚壁空洞,壁不规则,可有壁结节;壁厚≤4 mm者倾向于良性,≥15 mm者倾向于恶性。在HRCT上见到有明显的空洞的结节或肿块者,几乎都是恶性的,其中腺癌要较鳞状细胞癌为多。

3.结节和胸膜的关系

位于肺周围的孤立性肺结节和邻近的胸膜之间可见所谓"胸膜尾征",它表现为从结节外缘走向胸膜的三角形或放射状线条影,也称"兔耳征"或胸膜皱缩。在病理上,是结节的一种促结缔组织反应而形成的结缔组织带牵扯胸膜向内(图11-10);"胸膜尾征"最常见于恶性结节中。在

Zwirewich 的85个恶性结节中,58%(49 个)可见,而 Kuriyama 的 18 例周围型小肺癌中 78%(14 例)可见。它们绝大多数见于腺癌和细支气管肺泡癌(63.3%~78.6%)中,少数见于鳞状细胞癌和类癌中,但从未见于转移瘤中。要注意 27% 的良性结节也可见到"胸膜尾征",特别是结核和机化性炎症,这说明在 HRCT 上见到的该种征象对恶性结节来说并不是特异性的;如仅见局部胸膜增厚、粘连,也有结节和胸膜间的条状连接,但无胸膜皱缩是为胸膜反应,可为炎症纤维化或肺肿瘤对胸膜的侵犯。

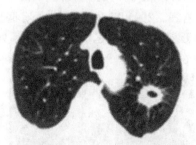

图 11-8　肺癌患者的横断面 CT(四)

患者男,66 岁,左上叶鳞状细胞癌。边缘呈分叶状,有较长的毛刺,内有空洞,本例还有弥漫性肺小叶型肺气肿

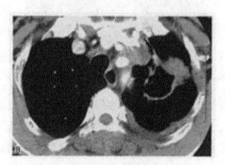

图 11-9　肺癌患者的横断面 CT(五)

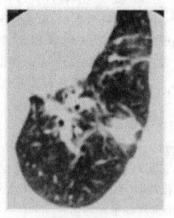

图 11-10　肺癌患者的横断面 CT(六)

肺窗图像,结节外缘和胸膜之间可见胸膜尾征,还有血管向肿瘤集中征

4.生长速度

大多数肺癌的体积倍增(或直径增加 26%)的时间为 1~18 个月,其中细支气管肺泡癌、黏

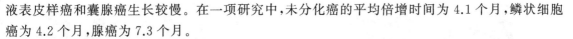

液表皮样癌和囊腺癌生长较慢。在一项研究中,未分化癌的平均倍增时间为 4.1 个月,鳞状细胞癌为 4.2 个月,腺癌为 7.3 个月。

5.增强扫描

对无钙化的肺内孤立性结节的增强扫描研究中,注射对比剂前后结节 CT 衰减值和密度形态学上的改变对鉴别结节的良、恶性上有重要价值。

(1)增强后 CT 衰减值的改变:Swensen 等曾报告对 163 例肺内孤立性结节的测量结果,111 例恶性结节注射对比剂前后 CT 衰减值均较平扫时增加 20～108 HU,中位数为 40 HU,而43 例肉芽肿和 9 例良性病变仅增加 4～58 HU,中位数为 12 HU。Yamashita 等报告对 32 例孤立性肺结节的增强结果,平扫时恶性结节和结核球的 CT 值均在 18～20 HU,无明显区别,而错构瘤仅在 1 HU 左右。注射对比剂后恶性结节 CT 值增加 25～56 HU,平均 40 HU±10 HU,而结核球 CT 值增加低于 12 HU,平均 3 HU±6 HU。4 例错构瘤中 3 例仅平均增加 2 HU±4 HU,但另 1 例却增加 71 HU,后者根据其 CT 值不能与癌区别。恶性结节注射对比剂后 CT 值逐渐升高,根据时间-衰减曲线大部分在注射后 2 分钟达到峰值。也有报告 61% 在注射后 5 分钟达到峰值者,若以注射对比剂后 CT 值增强 ≥20 HU 为诊断恶性结节的阈值,其灵敏度为 100%,特异性为 76.9%,阳性预期值为 90.2%,阴性预期值为 100%,正确性为 92.6%,这种阈值在肉芽肿疾病发生率较高的地区中更有价值。但在 Swensen 的资料中,也有 9%(15 例)的结节(6 例恶性,9 例良性)增强在 20 HU±5 HU 范围内,因此,增强在 20 HU 左右的病例其诊断可靠性减少,故他们认为若增强在 16～24 HU 时仍应视为不定性结节。若 ≥25 HU 时则可诊断为恶性结节,此时应进一步做经皮针吸活检,经支气管镜活检,直至开胸探查等有创性检查。若增加仅 ≤15 HU 则可在临床密切观察下做定期 X 线复查。

从增强后的时间-密度曲线研究中可知:恶性结节的曲线上升速率较快,达到峰值后曲线维持在较高值;炎性结节的曲线上升更快,峰值更高,但达峰值后下降较快;良性结节的曲线低平或无升高。目前,多数学者认为增强 ≤20 HU 者高度提示良性,20～60 HU 提示恶性,>60 HU 以炎症结节可能大。

(2)增强后的密度形态学改变:根据注射后肉眼观察到的密度改变,Yamashita 等把孤立性肺结节分为 4 型。中央增强型,增强位于占结节 60% 的中央部;周围增强型;完全增强型,结节的周围及中央部均见增强;包囊增强型,仅周围部的最外围增强,此型结节常在注射后早期表现无增强,而在延迟扫描中出现包囊增强。完全增强型多提示为肺癌,周围增强型和包囊增强型见于结核球及大的错构瘤,该两型在 CT 值的测量中常呈无或仅轻度增强,因为测量时多取结节中央部之故。肺癌有大面积坏死时也可呈周围增强型,此时其 CT 值增强可小于 20 HU。因此,直径大于 3 cm 的结节做增强扫描时可出现不规则增强的形态学表现。(图 11-11)

(二)中央型肺癌

中央型肺癌最常见的 CT 表现为病变侧伴支气管管腔变窄或阻塞的肺门部软组织肿块和肿块远侧的肺不张和实变。

1.肺门部肿块

肺门部肿块是中央型肺癌的直接征象,肿块可来自肿瘤本身、因转移而肿大的肺门淋巴结和肿瘤周围的实变或炎症。肿块的边缘不规则,与纵隔之间分界不清,如肺门部肿块的边缘分叶状愈明显,则愈可能有肿大的淋巴结。肿块的密度一般较均匀,呈软组织密度。(图 11-12)

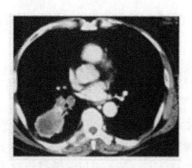

图 11-11　肺癌患者的横断面增强 CT(一)

患者男,62 岁,右下叶鳞癌。增强 CT 见肿瘤呈周围强化

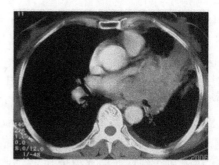

图 11-12　肺癌患者的横断面增强 CT(二)

　　早期病例在肿块内或其内侧的支气管管壁内缘呈不规则的高低不平,以后管壁增厚,发生不同程度的管腔狭窄,但导致管腔完全阻塞者不多。此时,多可见管壁周围有肿块形成。

　　中央型肺癌可直接侵犯纵隔胸膜及各种纵隔器官和组织,如心脏、大血管、气管、食管和脊柱。如仅见到上述器官的轮廓线中断,只能假定上述器官有侵犯,而仅有的较可靠的纵隔侵犯的诊断征象是由于肿瘤蔓延而致的纵隔脂肪线的消失。胸膜或心包积液并不是胸膜浸润的可靠征象,而完整的纵隔边缘也不足以除外早期的肿瘤浸润。CT 和手术对比的结果显示,在 CT 上肿瘤和纵隔面的接触未超过 3 cm 时常仍可切除,但这常需用薄层 CT 来证实。

　　2.肿块远侧的肺不张和实变

　　支气管狭窄、闭塞后将发生一系列继发性改变,如阻塞性肺气肿、阻塞性肺炎、阻塞性肺不张和支气管扩张等,它们并无特征性,是中央型肺癌的间接表现。

　　大支气管阻塞可导致肺不张和支气管和/或肺内分泌物的潴留,由于鳞状细胞癌较常见,并且起源于中央气道者也较多,因此是最容易发生肺不张和实变的肺癌类型。由于存在侧支通气,这种阻塞后的改变可以是完全的或不完全的,它们都在 CT 上形成致密影,呈斑片状或均匀性密度增高,常伴有肺容积缩小。虽然支气管充气征在胸部 X 线检查上不易见到,但在 CT 上的检出比胸部 X 线检查多,特别在治疗后,肿瘤有缩小时。在肿瘤远侧的气道可因黏液潴留而扩张,CT 上表现为致密的不张区内出现分支状、结节状的低密度结构,为支气管充液征,在增强扫描后更明显。

　　当中央型肺癌合并阻塞性肺不张或实变时,要明确肿瘤的大小有困难,在 CT 平扫时,肿瘤和非肿瘤的肺不张或实变的密度相似,要区别两者是困难的,而在初次诊断时了解肿瘤的位置和大小对肿瘤的处理又是很重要的。快速系列增强扫描有帮助,但要注意扫描的速度和时间,在肺动脉期扫描时肿瘤的强化程度小,而远端的肺不张则呈明显的均匀强化,从而可区分两者。

　　(三)肺门纵隔淋巴结转移

　　无论是中央性或周围性肺癌在发展过程中会发生肺门和/或纵隔淋巴结转移而致的淋巴结肿大。在初次诊断肺癌时,常已有肺门或纵隔淋巴结转移,特别在腺癌和小细胞癌中。肿瘤直径大于 3 cm(T_2)时淋巴结转移的发生率要比较小的肿瘤为多,原发肿瘤的位置越靠中央淋巴结受侵的机会也越多。淋巴结的转移常有一定的顺序,首先到同侧的段、叶间或叶淋巴结(N_1),以后到达同侧纵隔淋巴结(N_2);但 33% 病例可见转移到纵隔淋巴结,而无肺门淋巴结转移,跳跃转移到对侧纵隔淋巴结(N_3)者也不少见。

　　当肺癌尚局限于胸部时,有无纵隔淋巴结转移是决定大部分患者最后结果的最重要的指征。

如对侧纵隔淋巴结被累及（N₃），已不能手术；在有症状的同侧纵隔淋巴结被侵犯时（N₂），手术也可能是不合适的；在手术中发现有 N₂ 淋巴结的预后要比术前 CT 或纵隔镜已发现有 N₂ 者为佳，其 5 年生存率可达 30％。

七、转移性肺癌 CT 表现

直径大于 6mm 的血源性肺转移瘤可在胸部 X 线检查上发现，但 CT 的灵敏度更高，CT 可显示直径大于 2 mm 的胸膜下转移瘤，而在中央肺部则需要直径大于 4 mm 时才能检出。

(一)多发性血源性肺转移瘤

在一个有已知肿瘤病例中，CT 见到多发性软组织密度的肺结节时常表明为肺转移瘤。结节的大小不一，自几毫米至几厘米，位于肺周围部者较多。边缘多清楚、光滑（图 11-13），少数来自腺癌的转移瘤可表现为边缘不规则或边缘模糊。在一篇报告中，30％～75％的转移瘤可见肺血管直接进入转移瘤内，但在 CT 与病理的对照研究中，其检出率小于 20％，薄层 CT 在该征象的检出上较可靠。约 5％的肺转移瘤发生空洞，常见于来自宫颈癌、结肠癌和头颈部癌。（图 11-14）空洞和转移瘤的大小无关，可能和原发肿瘤的病理过程有关，如鳞状细胞癌中的角蛋白液化和腺癌中的黏蛋白/类黏蛋白变性。来自头颈部鳞癌的空洞性转移瘤可很小，壁很薄，可同时有实心结节。钙化见于成骨肉瘤和软骨肉瘤的病例中，偶见于来自产生黏液的肿瘤，如结肠或乳腺癌。

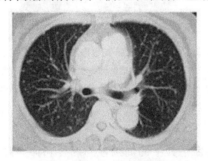

图 11-13　肺癌患者的横断面 CT(七)

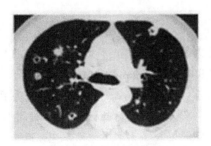

图 11-14　直肠癌肺转移患者的横断面 CT

患者男，70 岁，直肠癌患者的胸部 CT，见两肺血源性
转移瘤，大小不一，有空洞，也有实心结节

(二)孤立性肺转移瘤

在一项有胸外恶性肿瘤一年后肺内出现孤立性结节的报告中，63％为原发瘤，25％为转移瘤。65％鳞癌者、50％腺癌者的孤立性肺结节为原发瘤，而肉瘤者则几乎都为转移瘤。Quint 等报告在原发为头颈、膀胱、乳腺、宫颈、胆管、食管、卵巢、前列腺或胃等癌中的孤立性肺结节多为

原发瘤[转移：原发＝(25～26)：(3～8)]；在原发为涎腺、肾上腺、结肠、腮腺、肾、甲状腺、胸腺、子宫等癌中两者概率相似(转移：原发＝13：16)；而原发为黑色素瘤、肉瘤、睾丸癌者中则多为转移瘤(转移：原发＝23：9)。

孤立性肺转移瘤的 CT 表现和良性结节十分相似，多数为直径小于 2 cm、边缘光滑的圆形结节，有时可呈卵圆形。60％位于胸膜下，25％位于肺周围部，2/3 位于两侧下叶。有时可见到结节-血管征，即在转移性结节和相邻动脉分支之间有相连。(图 11-15)另一个有助于与良性结节区别的征象是转移性结节远侧的低密度区，这可能是由于转移瘤阻塞了肺血管造成了其远侧血流灌注不良，良性结节中无此征象。少数孤立性转移瘤的边缘有分叶和毛刺，多来自腺癌的转移，和原发性肺腺癌不易区别。

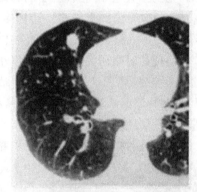

图 11-15　结肠癌肺转移患者的横断面 CT

患者男，60 岁，结肠癌病例肺内边缘光滑的孤立性转
移瘤，病理证实，在 HRCT 上，可见血管进入结节内

八、鉴别诊断

原发性肺癌的 CT 表现，特别是其中的周围性肺癌要和许多肺内孤立性肺结节鉴别，纵隔内的转移性淋巴结肿大要和各种肺门和/或纵隔淋巴结肿大的病变相鉴别。

(一)孤立性肺结节的鉴别

1.结核球

约 60％的孤立性肺结节是肉芽肿，可发生于任何年龄组的病例中。据统计，在年龄小于35 岁的患者的孤立性肺结节中 90％为肉芽肿。肉芽肿多由结核、组织胞浆菌病及球孢子菌病所致，在中国大多数的肉芽肿为结核性。直径≥2.0 cm 的类圆形纤维干酪灶称为结核球，≤2.0 cm者称为结核结节。结核球的内容物多为凝固状的干酪坏死，有时有钙化，周围有厚约 1 mm 的纤维包膜。

结核球或结核结节在 CT 平扫上显示直径为 0.5～4.0 cm，或更大些的圆形或卵圆形病变，大多位于上叶，右侧多于左侧。典型的结核球边缘光滑、锐利(图 11-16)，但少数也可模糊，甚至呈分叶状，90％的病例其周围可见到卫星灶，发生空洞者也不少见，空洞多呈偏心性、裂隙状或新月状。结核的重要特征是经常发生钙化，各种良性钙化形态如弥漫性、靶心性、点状、爆米花状及层状等，均可见于结核球中，尤其层状或全部钙化几乎是结核球的特征性表现，经常伴有肺门淋巴结钙化。

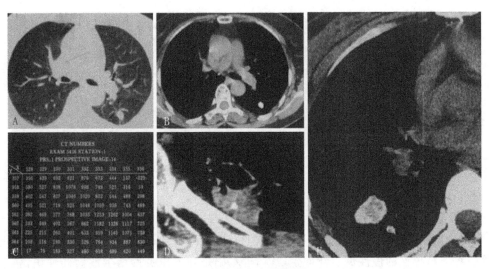

图 11-16 结核球患者的横断面 CT

A.左下叶背段结核球,CT 肺窗示病灶呈结节状,边缘较光滑;B.纵隔窗,结节呈弥漫性全钙化;C.为上述
病灶的像素 CT 值分析,多在 300 HU 以上;D.左下叶结核球,CT 平扫纵隔窗示病灶边缘不规则,内部见
靶心钙化;E.右下叶结核球,CT 平扫纵隔窗见病灶边缘呈环状钙化,周围有小的钙化卫星灶

此外,多数的结核球有胸膜粘连带,也是本病在 CT 上的另一重要特征。结核球在 CT 上可保持几个月或几年不变,偶有进行性增大者。通常,病变越大,其活动性可能越大。在增强扫描时结核球 CT 值增加常低于 12 HU,平均为 3 HU±6 HU。结核球在增强扫描后的形态学表现上也有较特征性的表现,Murayama 等曾对 12 例经手术切除的无钙化结核球进行了 CT 增强类型的观察,发现 7 例(58%)呈环状边缘增强,其中 2 例为不完全的环状增强;2 例(17%)于结节中央部可见弧线状增强;其余 3 例(25%)为无特异性的增强,其中 2 例呈部分增强,1 例为均匀增强。

结核球主要和周围型肺癌鉴别。周围型肺癌的形态不规则,边缘毛糙,有分叶,而且多为深分叶,并可见毛刺,可有空泡征和支气管充气征,但钙化少见;而结核球边缘多光整,空洞多呈偏心性,钙化常见,周围多有卫星灶等可资鉴别,如有困难可做增强扫描,结核球多无强化或呈边缘强化,而肺癌多为均匀或不均匀强化,强化幅度多在 20 HU 以上。

2.错构瘤

错构瘤是最常见的肺部良性肿瘤,占手术切除的肺结节病例中的 6%~8%,仅次于肺癌和肉芽肿病(结核球)。起源于支气管的未分化间质细胞,由间质和上皮组织混合组成,有不同程度钙化和骨化的软骨、脂肪或黏液瘤样结缔组织。

CT 表现为肺内结节或肿块,呈圆形或类圆形,77%的直径在 3 cm 以下,但也可达到 10 cm以上,边缘光滑,可有分叶,密度均匀,内部可有钙化或代表脂肪的低密度区。CT 诊断标准:①结节直径小于2.5 cm;②边缘光滑;③结节内含有 CT 值在－140~－40 HU 的局灶性脂肪区,或有与脂肪共存的 CT 值大于 170 HU 的钙化。(图 11-17)有时分叶较深,可误诊为肺癌,但后者除有分叶外,常有细短毛刺和棘状突起,胸膜凹陷,结节内有时有支气管充气征或空泡,有利于鉴别诊断。

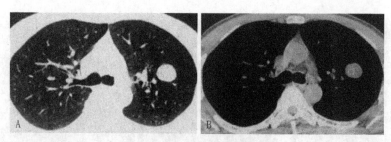

图 11-17　错构瘤患者的横断面 CT

患者男,45 岁,无症状。图 A 为左肺上叶直径 2 cm 结节,边缘光滑;图 B 为纵隔窗,
见结节密度均匀,取小区域为兴趣区,测量其内部像素的 CT 值

3.炎性假瘤

本病的细胞成分多样,病程长短不一,临床上有多种不同的命名,但本质上并非是真正的肿瘤,而是一种非特异性的慢性炎症性增生,其病理基础是肺实质炎性增生性瘤样肿块,属于不吸收或延迟吸收的肺炎。

在 CT 表现上具有良性病变的征象,但无特征性。大多呈圆形或类圆形的结节或肿块,直径 2～6 cm,多在 3 cm 以内,但少数可达 10 cm 以上,多位于肺周围部或紧贴胸膜,并可与其发生粘连,边缘较清楚或毛糙,分叶少见,邻近胸膜常有尖角样胸膜反应。密度较均匀,偶有钙化,少数病例可出现洞壁光滑的空洞或支气管充气征。平扫时 CT 值略高,增强时呈不均匀的明显增强,部分病例不强化或仅有边缘强化。纵隔内多无淋巴结肿大,此点有助于良性病变的诊断。

随访中肿瘤可长期无变化或缓慢增大,如边缘出现分叶、毛刺等征象时要想到恶变的可能。

4.局限性机化性肺炎

本病为不吸收或延迟吸收的肺炎,占全部肺炎的 5%～10%。病理上可见肺泡和呼吸细支气管内的炎性渗出物机化,并有炎性细胞浸润,是不可逆的病变。

根据 Kokno 的经验,本病变位于肺周围部,39% 和胸膜相接,44% 直径小于 2 cm,大部分(72%)呈卵圆形、梭形或梯形,呈圆形者仅 28%,94% 边缘清楚而不规则,50% 病例可见胸膜尾征和空气支气管征,56% 病灶周围有卫星灶,在随访中 3/4 病例病灶有缩小、密度减低或消失。(图 11-18)

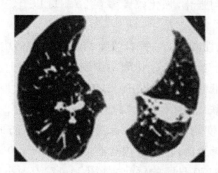

图 11-18　机化性肺炎患者的横断面 CT

患者男,45 岁,左肺下叶内前基底段,斜裂下梭形结节,内有大小不等的
低密度影,并可见胸膜尾征。手术证实为机化性肺炎

本病病灶边缘不规则,病灶内有空气支气管征等常难以与肺癌鉴别,但本病位于肺周围部胸

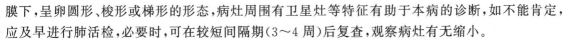

膜下，呈卵圆形、梭形或梯形的形态，病灶周围有卫星灶等特征有助于本病的诊断，如不能肯定，应及早进行肺活检，必要时，可在较短间隔期(3～4周)后复查，观察病灶有无缩小。

5.真菌病

多种真菌可在肺部形成病灶，其中较常见的有曲霉菌、毛霉菌、白色念珠菌、隐球菌和组织胞浆菌等。它们大多是继发在全身性疾病、机体免疫力下降的基础上，导致肺部真菌病的发生。

各种肺部真菌感染在CT上多无特征性表现，不能加以区分，也难以和其他病因所致的肺炎、结核、肿瘤或脓肿相鉴别。常见的CT表现有呈累及多个肺段或肺叶的炎症性改变，边缘模糊，内可有空洞形成；肺内单个或多个结节也不少见，大小不一，多位于肺的中外带，边缘多较模糊，有的结节边缘围绕以磨玻璃影，出现所谓"晕征"，是病变累及小肺动脉导致出血性梗死的结果；当多个结节增大融合时可形成肿块，其边缘可呈分叶状，有的周围也有"晕征"，肿块内部密度均匀或不均匀，有坏死液化时出现空洞，一般空洞内壁较光滑，厚薄不一。真菌感染还可引起肺门和/或纵隔淋巴结肿大、胸腔积液、胸膜增厚，甚至肋骨破坏等。

孤立性真菌感染所致的结节或肿块须与周围型肺癌、结核球、炎性假瘤等鉴别。周围型肺癌多有分叶或毛刺的边缘，一般周围无"晕征"，有胸膜尾征等，较易鉴别。结核球的边缘清晰，较光滑，周围有卫星灶，内部密度较高，多有钙化等也常可与之鉴别。

(二)肺门和/或纵隔淋巴结肿大的鉴别

许多其他疾病，包括肺癌以外的肿瘤、感染、结节病和反应性增生等都可引起纵隔和肺门淋巴结肿大，需要和肺癌转移所致的肿大淋巴结鉴别。在肿瘤中包括恶性淋巴瘤、转移瘤、白血病等。转移瘤常来自支气管、食管和乳腺，如原发肿瘤位于胸外时，则多来自肾、睾丸和头颈部。感染中最常见者为结核和真菌，后者常见者为组织胞浆菌病和球孢子菌病；结节病是又一种经常引起淋巴结肿大的原因。淋巴结肿大还可见于其他各种疾病：硅沉着病、肺尘埃沉着症、石棉沉着病、巨大淋巴结增生症、淀粉样变、慢性肺铍沉积症、坏死性肉芽肿性血管炎、多发性骨髓瘤、组织细胞增生症、严重的肺静脉压力增高和药物引起的淋巴结病等。反应性过度增生是淋巴结对肺感染、细胞碎屑和异物反应性改变，是一种急或慢性、非特异性的炎症过程，产生了淋巴结的炎症和过度增生。它们见于肺感染、支气管扩张和各种急、慢性间质性肺病等的淋巴引流区。

1.淋巴瘤

恶性淋巴瘤是淋巴过度增生病中的一部分，现在一般把恶性淋巴瘤分为霍奇金淋巴瘤(HD)和非霍奇金淋巴瘤(NHL)两种，它们在临床、病理和预后上均有所不同，在HD中可见到Reed-Sternberg细胞，而NHL中没有，而且恶性程度较HD高，预后差。每种又根据组织学改变分为几个型，它们都可累及胸部。

上纵隔淋巴结肿大是HD的标志，最易累及上纵隔和气管旁淋巴结链，不累及肺门淋巴结者也很少见，其他区的淋巴结——隆突下、膈上、食管旁和乳内等区的发生率依次下降。在治疗前淋巴结很少钙化，在治疗后则可发生钙化。

广泛的纵隔淋巴结肿大可造成上腔静脉阻塞，对食管或气管的压迫。病变还可累及肺部及胸膜，但检出率要较淋巴结者为少。NHL的临床表现和病理特征都较HD复杂。病变在全身较为广泛，仅40%累及胸部，在全部NHL中10%仅累及纵隔。

在病理上一般先根据病变的大体表现分为低、中、高三个等级，然后再分为10类，一般NHL在发现时要较HD为严重，但它不像HD那样，解剖部位的分期并不重要，而是其病理组织学改变和肿瘤的大小更重要。

在 CT 表现上,虽然两种淋巴瘤在全身分布可不一样,但在胸内淋巴结的表现是相似的。典型表现为两侧但不一定是对称的肺门淋巴结肿大,一侧肺门淋巴结肿大者非常少见。纵隔中气管旁淋巴结和隆突下淋巴结受累者至少和气管支气管淋巴结一样多或还要多,累及前纵隔和胸骨后淋巴结者也不少,当它们很大时,甚至可直接破坏胸骨,当肺部有病变时都有纵隔淋巴结肿大,但在 NHL 的组织细胞亚型可仅有肺部改变而无淋巴结肿大。在淋巴瘤中增大的淋巴结可呈散在状或融合成块,边缘清楚或模糊,大多数病例中增大的淋巴结在增强扫描中有增强,大部分为轻度或中度增强,小部分可增强达 50 HU 以上,后者多为霍奇金淋巴瘤,但也有不增强者。

20％病例的淋巴结内有低密度囊状坏死区,在治疗后淋巴结有缩小时,囊状坏死区可继续存在。治疗前淋巴结内有钙化者很少见,在经化疗或放疗后淋巴结内可发生钙化,呈不规则、蛋壳状或弥漫性。

在与肺癌转移而致的肺门和/或纵隔淋巴结肿大的鉴别上肿大淋巴结的位置很重要,肺癌转移而致的肿大淋巴结的分布位置多沿原发肺癌的淋巴转移的途径发生,常有肺门淋巴结肿大,至晚期才有对侧纵隔或肺门淋巴结肿大,而此时肺内的原发病灶多已较明显;而淋巴瘤者肺内可无原发病灶,其肿大的淋巴结多为两侧对称,好融合成片,淋巴结之间的界线消失,不易分出该组中的每个淋巴结,增强扫描时为中度增强,较肺癌所致者为低,这些均有助于鉴别。

2.结节病

结节病也是一种常引起肺门和纵隔淋巴结肿大的全身疾病,淋巴结肿大是结节病最常见的胸部表现,发生于 75％～80％的患者中。

两侧对称的肺门淋巴结肿大伴有气管旁淋巴结肿大是结节病的典型表现,右侧气管旁淋巴结比左侧者发生率高。病变淋巴结的大小各异,肿大的肺门淋巴结的边缘清楚,常呈分叶状。两侧对称分布是结节病的又一大特点(图 11-19),因为在其他淋巴结肿大的病变,如结核、淋巴瘤和转移瘤中很少是两侧对称的。纵隔内的肿大淋巴结常多区同时发生,可累及前、中和后纵隔等各区淋巴结,在 CT 上 25％～66％累及前纵隔,但都伴有其他区的淋巴结肿大,如仅为前纵隔淋巴结肿大,强烈提示为结节病以外的疾病,特别是淋巴瘤;结节病的淋巴结可发生钙化,在 CT 上的检出率为 44％～53％,钙化仅发生在有病变的淋巴结内,是纤维组织营养不良的表现,而与高钙血症或合并结核无关。钙化可发生于任何区的淋巴结中,但以肺门和气管旁为多见。钙化的形态也无特异性,但有的表现为蛋壳状钙化较有特异性,因为它仅见于结节病和硅沉着病中,偶见于结核中。在增强扫描中淋巴结多为中度的弥漫性增强,很少有呈环状强化者。

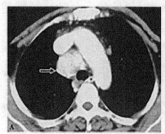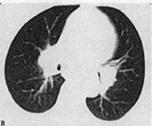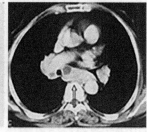

图 11-19　结节病横断面 CT

患者女,53 岁,结节病。增强 CT 纵隔窗见右气管旁(4R 区)淋巴结肿大(图 A 箭头),增强后呈弥漫性强化,CT 值较高,达 80 HU。图 B 为图 A 的向下层面,见两侧叶间区(11 区)淋巴结肿大,气管旁＋两侧肺门淋巴结肿大是结节病的典型表现。图 C 为图 B 的增强 CT 纵隔窗,除 11 区淋巴结肿大外,还可见隆突下(7 区)淋巴结肿大,并有囊变(箭头)

在与肺癌转移而致淋巴结肿大的鉴别上,淋巴结的位置仍很重要,虽然有些结节病病例肺内可见到大小不等的结节或肿块,但其肿大淋巴结的位置和肺内病变无肯定的关系;结节病中的肿大淋巴结虽然也可以长得很大,但常仍可见到各个淋巴结的边缘,肿大淋巴结可发生钙化,增强扫描时多为中、高度增强,较肺癌转移者稍高;而肺癌转移所致的淋巴结肿大可发生融合,并很少发生钙化;大多数结节病患者在第一次检查时淋巴结已达最大的大小,在以后的3~6个月内减小,2/3在1年后不再可见,仅6%在2年后仍可见但也减小,淋巴结逐渐缩小,这也有助于和纵隔淋巴瘤或转移瘤鉴别。

3.纵隔淋巴结结核和真菌感染

纵隔和/或淋巴结结核多见于儿童的原发性结核中,近年来随着抗结核药物的滥用和艾滋病的流行,成人中继发结核性纵隔淋巴结炎也不少见,以中老年人和免疫损害者为多见患者多无症状或有因肿大的淋巴结压迫邻近纵隔组织而引起相应的症状。

在CT上,几乎各区的淋巴结都可以被累及,但60%左右位于右气管旁上区(2R区),20%左右位于右气管旁下区(4R区)和主-肺动脉窗区(5区)内。淋巴结的大小对判断病变的活动性上有一定意义,Moon等认为活动性者和非活动性者的平均长径分别为2.8 cm和2.1 cm。平扫时淋巴结的密度对诊断也有重要意义,有学者认为直径大于2 cm的淋巴结在平扫上呈中央相对低密度区时表明病变为干酪坏死期。增强CT扫描对本病的诊断和鉴别诊断有决定性意义。在增强时,85%~100%的活动性者的淋巴结呈明显环形强化(CT值101~157 HU),而中央区密度较低(CT值40~50 HU),当有液化时CT值将更低,有的淋巴结的边缘较模糊也提示病变有淋巴结外蔓延。上述表现经抗结核治疗后有明显好转或完全消失,证实为活动性病变。非活动性者则在增强扫描时呈均匀状,而无边缘环状强化、中央低密度的表现。

本病虽然肺内常无实质性活动病变,但67%可见肺内有陈旧性结核病变。

在纵隔淋巴结结核与肺癌转移而致的淋巴结肿大的鉴别上,平扫时淋巴结中央低密度和增强扫描时典型的边缘环形增强有重要意义。特别是边缘环形增强在肺癌转移而致者中不多见,但CT并不是经常都能区别它们。MRI可能有用,如肿大淋巴结在MRI的 T_1 和 T_2 权重像上都呈低信号强度而考虑为炎性肿块时,必须考虑纵隔淋巴结结核的可能。

真菌感染中常见者为组织胞浆菌病和球孢子菌病,它们在我国较少见,当组织胞浆菌病累及肺和/或纵隔及胸外组织时,常见纵隔淋巴结肿大,表现为伴或不伴有肺部改变的一侧或两侧肺门淋巴结、纵隔淋巴结或肺内淋巴结肿大。肺部改变可表现为局灶性肺炎、一个或多个结节,可出现空洞或钙化,在无肺部改变的本病中,诊断需结合流行病学、临床材料和实验室资料。

4.肺癌以外的其他胸部恶性肿瘤的纵隔淋巴结转移

(1)食管癌:食管淋巴管构成围绕食管的不间断的致密的黏膜下丛,上2/3食管淋巴管向头侧引流,下1/3的淋巴管向下引流至腹部,也可在多水平上直接和邻近的胸导管交通,作为这种广泛引流系统的结果,常发生跳跃性转移,在远处发生淋巴结转移,而不累及中间的淋巴结。上中部食管的播散常累及气管旁淋巴结,下部食管癌转移的最常见淋巴结为胃小弯和胃左动脉淋巴结(胃肝韧带淋巴结)。

食管癌因纵隔淋巴结转移而出现肿大时,其肿大程度可能较因肺癌而转移者为小,Schroder对1 196个因食管癌而切除的淋巴结的研究中表明,129个(10.8%)为恶性,其大小和转移无明显相关。无转移淋巴结平均直径为5 mm,转移淋巴结平均直径为6.7 mm,仅12%转移淋巴结直径大于10 mm。但Dhar报告直径小于10 mm的转移淋巴结的预后要较大于10 mm者为好。

由于食管癌病例发现有纵隔淋巴结肿大时,其进食困难的症状多已较明显,在临床上和肺癌淋巴结转移的区别一般不困难。

(2)恶性胸膜间皮瘤:恶性胸膜间皮瘤起自脏层和膈肌胸膜,其自然的播散是通过脏层胸膜到肺,局部扩张到胸壁和膈肌。上中部前胸膜淋巴引流到内乳淋巴结,下部胸膜淋巴引流到膈肌周围淋巴结。后胸膜淋巴引流到胸膜外淋巴结,后者位于脊柱旁邻近肋骨头的胸膜外脂肪内。膈肌胸膜有丰富的淋巴管网络,沟通胸腔和腹腔。膈肌的前部和侧方淋巴管引流入内乳和前纵隔淋巴结,后部膈肌淋巴管引流到主动脉旁和后纵隔淋巴结。后纵隔淋巴管再向上引流和中纵隔淋巴管交通,也可向下引流到胃肝韧带和腹腔动脉淋巴管。

恶性胸膜间皮瘤的纵隔淋巴结转移可表现为累及一侧肺门或支气管肺淋巴结,也可累及隆突下和同侧纵隔淋巴结,严重时累及对侧纵隔或内乳淋巴结。此时胸膜间皮瘤的结节或肿块多已十分明显。(图 11-20)

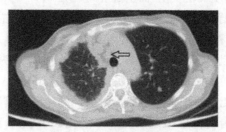

图 11-20　胸膜间皮瘤

患者女,58 岁,胸膜间皮瘤。右侧胸膜呈典型的环状增厚,表面
高低不平。纵隔内可见右下气管区(4R 区)淋巴结肿大(箭头)

5.肺尘埃沉着病

在长期吸入生产性粉尘的工人中也会发生肺门和纵隔淋巴结的变化,表现为淋巴结的肿大和/或钙化(图 11-21)。有学者报告的 100 例煤工肺尘埃沉着病的 CT 检查中,83%淋巴结有肿大,88%有淋巴结钙化。在有大块纤维化的Ⅲ期肺尘埃沉着病患者中的肿大淋巴结检出率较无大块纤维化的Ⅰ、Ⅱ期肺尘埃沉着病明显增多。此时,要和肺癌所致者鉴别,除肺尘埃沉着病的大块纤维化的 CT 表现和肺癌有不同外,肺尘埃沉着病中的肿大淋巴结较小,以直径在 1.5 cm以下者为多,而且钙化的发生率高,有助于鉴别。

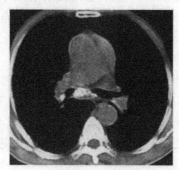

图 11-21　肺尘埃沉着病患者横断面 CT

隆突下(7 区)淋巴结肿大,并有大量钙化

6.巨大淋巴结增生症

本病原因不明,在青年人(平均 33 岁)中多见。它也可为多灶性累及胸内、外淋巴结,以在纵

隔内最多见。

在组织学上,它分为两型:透明血管型(90%)和浆细胞型。前者的CT表现为纵隔或肺门部有一侧或两侧软组织密度肿块,边缘清楚,可有分叶,有时可十分巨大,并发生钙化,肿块可延伸至颈部或腹膜后。平扫时的CT值为43~55 HU,平均47 HU,在增强扫描时肿块有非常明显的增强,CT值可达125 HU,平均90 HU,在动态扫描中可见从周边到中央的逐渐强化,这有助于鉴别诊断。鉴别诊断中要包括各种在增强扫描中有强化的病变,如结节病、结核病、血管成免疫性淋巴结病和血管性转移瘤,特别是来自肾细胞癌、甲状腺乳头状癌和小细胞肺癌者。

(范家韶)

第六节　胸壁疾病

胸壁由皮肤、浅筋膜、深筋膜、胸上肢肌、胸廓、肋间组织及胸内筋膜等共同构成,因此胸壁主要包含皮肤、脂肪、肌肉、血管、神经等软组织及肋骨、胸骨的骨性结构。胸壁疾病包括畸形、外伤、感染、肿瘤及术后改变等。

一、畸形

胸壁畸形主要由胸廓的骨性结构畸形所致,如鸡胸、桶状胸及胸廓不对称等,其病因可为先天性,亦可为后天各种原因所致,一般轻度的胸廓畸形对人体的生理功能影响不大,但严重胸廓畸形可不同程度影响心、肺功能。以下简略介绍与临床相关的畸形。

(一)鸡胸和漏斗胸

1.病因及病理

造成鸡胸、漏斗胸这两种畸形原因:先天发育异常、营养不良及继发于胸腔内的疾病。严重的鸡胸、漏斗胸可引起心、肺受到不同程度的压迫,引起心脏移位,影响肺通气功能,还易发生呼吸道感染等病症。

2.CT表现

鸡胸在CT上表现胸骨前突,可合并相连接的前肋呈反弓形,胸前壁呈楔状凸起,胸廓的前后径比左右径还长,状如禽类胸廓。漏斗胸在CT上表现为胸骨凹陷畸形,相连接的肋骨弓形程度增大,状如漏斗。

(二)桶状胸和扁平胸

1.病因

桶状胸可由慢性支气管炎、哮喘等疾病形成的肺气肿所致,扁平胸可因先天发育形成,也可为慢性消耗性疾病所致,如肺结核等。

2.CT表现

桶状胸表现为胸廓的前后径增长,有时超过左右径,以中下前肋为主的肋间隙加宽,整个胸廓呈圆桶形。(图11-22)扁平胸表现为胸部的前后径不到左右径的一半,呈扁平状,且颈部细长、锁骨突出。

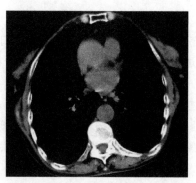

图 11-22　桶状胸

前后径明显增大,前后径大于左右径,胸似桶状

　　胸廓畸形常伴有其他疾病,因此在通过 CT 发现胸廓畸形的同时,还应密切注意肺、心脏等部位表现。另外,胸廓为肋骨、胸骨和胸椎之间的连接共同构成的统一体,当其中某一骨性结构畸形时,常伴有其他骨性结构改变,因此,观察 CT 表现时,需结合 X 线平片进行全面观察。

二、外伤

　　胸部损伤根据是否穿破胸膜分为闭合性和开放性两类,而表现在胸壁损伤主要为骨性结构和软组织损伤,如肋骨、胸骨骨折及软组织血肿等。临床上无论是闭合性损伤还是开放性损伤,胸腔内、纵隔内脏器受损及合并腹部脏器损伤形成胸腹联合伤时都是临床急症。因此 CT 观察胸壁外伤的同时必须注意肺内、纵隔及腹腔等变化,如皮下积气、胸腔积液、气胸、间质性肺气肿、心包积液、腹内游离气体等征象。CT 还可有发现因外伤残留在胸壁的异物,并且可有观察到异物是否损伤纵隔内重要脏器。(图 11-23)另外,应用 CT,特别是螺旋 CT 的重建技术对诊断胸骨骨折、细微的肋骨骨折及肋软骨骨折较 X 线平片有明显优势。(图 11-24)

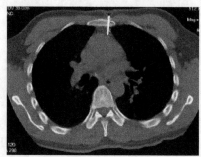

图 11-23　胸壁异物

高密度条形异物穿过胸骨,进入前纵隔,紧贴升主动脉

三、感染

　　胸壁感染包括非特异性感染和特异性感染,特异性感染包含结核、真菌感染,非特异性感染为一般统称的化脓性感染。

　　(一)胸壁结核

　　胸壁结核是胸壁常见疾病,根据中华医学分会结核病学会最新分类法,胸壁结核归类于肺外结核。

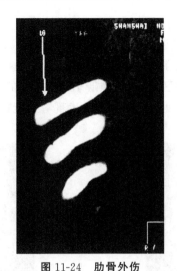

图 11-24　肋骨外伤

CT 矢状面重建可有清楚地看到肋骨的骨折线

1.病因

胸壁结核原发少见,主要继发于肺、胸膜及纵隔淋巴结等结核,但胸壁结核并非和肺、胸膜及纵隔淋巴结结核呈同步性,有相当一部分胸壁结核患者其肺内病灶已吸收或趋于吸收。其主要感染途径如下。

(1)淋巴道播散:为最常见的感染途径,结核菌由肺、胸膜及纵隔淋巴结等原发灶经淋巴道感染胸壁组织,以胸骨旁、肋间为主的淋巴丰富区最易累及。早期病变局限于胸壁淋巴结,以后可蔓延侵犯周围软组织、骨质。

(2)血行播散:体内原发病灶的结核菌播散至胸壁上血供丰富的胸骨、肋骨骨松质内,导致结核性骨髓炎,而后引起骨质破坏,病灶破溃侵入软组织。

(3)直接侵犯:肺、纵隔结核病灶穿破胸膜后直接侵犯胸壁,或是结核性脓胸破溃,病灶累及胸壁,此种形式常有肺、纵隔、胸腔结核病灶与胸壁病灶的相互连接。

2.病理

胸内结核以淋巴、血行播散和直接侵犯累及胸壁淋巴结及胸壁各层组织,包括骨骼和软组织,形成无痛性冷脓肿并可导致骨质破坏;胸壁结核脓肿以起源于胸壁深处的淋巴结较多,经穿透肋间肌蔓延至胸壁浅部皮下层,往往在肋间肌层里外各有一个脓腔,中间有孔道相通,形成葫芦状。有的脓肿穿透肌间隙之后,因重力坠积作用,逐渐向外向下沉降至胸壁侧面或上腹壁,脓肿穿透皮肤可形成窦道。

3.临床表现

本病常见于 35 岁以下的青年人,以男性为多。大多患者全身症状不明显,若原发结核病灶尚有活动,则可有低热、盗汗等低毒症状。早期,患者只有不痛、不热、不红的冷脓肿,因此又称为无痛性寒性脓肿,按之有波动,少数患者可出现轻微疼痛。随着病灶继续发展,脓肿穿破皮肤,排出水样混浊脓液,无臭,可伴有干酪样物质,如经久不愈,可形成溃疡、窦道。如合并非特异性感染时,可出现急性炎症症状。

4.CT 表现

(1)病变早期可只显示软组织增厚,后可形成软组织肿块,提示冷脓肿形成。淋巴道播散是其主要的感染方式,因此肿块常位于肋间及胸骨旁,其形态各异,常表现为梭形、圆形及椭圆形,内可伴钙化。(图 11-25、11-26)淋巴道播散形成的冷脓肿,边缘较光整,但也可侵及胸腔、周围骨质而边缘模糊;血行播散和直接侵犯形成的冷脓肿,软组织肿块常边缘模糊。(图 11-27)平扫 CT 可示肿块中心区为低密度液化区,周围为稍低于肌肉密度的软组织块影。增强 CT 见周围软组织密度可强化,中心区的液性密度不强化。这种表现有一定特征性,但亦见于真菌感染或肿瘤伴坏死改变。

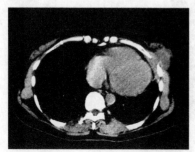

图 11-25　冷脓肿(一)

左侧胸壁包块影,与胸腔相通,局部的胸膜增厚

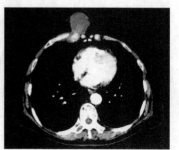

图 11-26　冷脓肿(二)

右侧胸壁包块影,密度不均,边缘光整

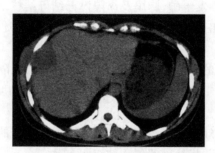

图 11-27　胸壁结核

右侧胸壁受结核直接侵犯,肿胀,肌间隙模糊

(2)胸壁结核通常可伴脓肿相邻的骨质呈溶骨性改变,病变部位一般在肋软骨处、肋骨或胸骨肋骨连接处。淋巴道播散形成的冷脓肿常为先出现肿块,后有骨质破坏;血行播散者先出现骨质破坏,后出现肿块;直接侵犯者,一般先出现肿块,后有骨质破坏,但亦可软组织肿块及骨质破坏同时出现。

(3)发现胸壁结核的同时,应密切注意肺、胸膜及肺门纵隔淋巴结情况。胸壁结核患者肺内、胸膜病变常常较轻,常可表现为肺内趋于陈旧性的条索影、钙化等病变,胸膜上常只表现为胸膜增厚粘连,伴部分钙化。如为直接侵犯形成的胸壁结核,肺内、胸膜病灶较严重,并清晰可见与胸壁病灶相连。胸壁结核常合并淋巴结结核,因此肺门纵隔、腋窝、锁骨上窝、颈部等部位淋巴结肿大情况需密切关注。

(二)其他胸壁感染

胸壁其他感染形成的脓肿主要包括化脓性感染和真菌感染,CT 表现与胸壁结核类同,结合临床病史后一般可明确诊断。胸壁化脓性软组织脓肿多为胸部手术继发,原发性胸壁化脓性软组织脓肿有典型的红、肿、热、痛及全身中毒症状。胸壁真菌感染少见,临床上常有明显的免疫缺陷提示。

四、肿瘤

胸壁肿瘤包括原发性和继发性,其中以继发性多见,包括各类恶性肿瘤经血行、淋巴道转移至胸壁及肺癌、乳癌、胸膜间皮瘤等胸部恶性肿瘤直接侵犯胸壁。胸壁肿瘤按组织成分不同又可分为软组织源性肿瘤和骨源性肿瘤。

(一)原发性软组织肿瘤

按组织不同可分为:①脂肪组织肿瘤;②纤维组织肿瘤;③肌肉组织肿瘤;④脉管组织肿瘤;⑤神经组织肿瘤;⑥其他肿瘤。

1.脂肪组织肿瘤

胸壁常见脂肪组织肿瘤主要为良性的脂肪瘤及恶性的脂肪肉瘤。

(1)脂肪瘤:一种由成熟脂肪细胞组成的良性肿瘤,是最常见的良性脂肪组织肿瘤,也是最常见的胸壁原发性软组织肿瘤。

病理:外观为扁圆形或分叶状,有包膜,质地柔软,切面色淡黄,似正常的脂肪组织。肿瘤大小不一,直径由数厘米至数十厘米不等,常为单发,亦可为多发。镜下结构与正常脂肪组织的主要区别在于有包膜。瘤组织分叶、大小、形态不规则,并可有不均等的纤维组织间隔存在。

临床表现:脂肪瘤可发生于任何年龄,但以中青年好发,男性居多。在胸壁常见的部位为前胸壁皮下组织,亦可发生于肌间内及胸膜外。临床上生长缓慢,一般无明显症状,但也有引起局部疼痛者,肿块质地柔软,似面团状,深部脂肪瘤体积增大时,可压迫神经产生相应的症状。肿瘤很少恶变,手术易切除。

CT表现:胸壁脂肪瘤在CT上表现典型,多呈均匀低密度影,CT值常在－50 HU以下,部分肿瘤内可见少许线网状纤维分隔,少数肿瘤内可见钙化。发生于皮下的脂肪瘤由于相邻组织的关系,肿瘤常可见边界锐利清晰的薄层包膜,CT增强后包膜可有强化,肿瘤较大时可引起相邻骨质吸收。肿瘤形态上可因发生部位不同有所差异:发生于皮下者病灶较小时常呈圆形,肿瘤增大时因胸廓受限常呈扁圆形(图11-28);发生于胸膜外者在CT横断面可呈上下肋骨间隙中的哑铃形、葫芦形的脂肪密度肿块,一部分在肋间肌下,另一部分突向胸腔,肋间隙可扩大,这一点与胸膜脂肪瘤有不同,胸膜脂肪瘤很少突向胸壁(图11-29);发生于肌内的胸壁脂肪瘤形态各异,因胸壁的肌肉多为阔肌,其在CT横断面上多呈条棱形(图11-30)。

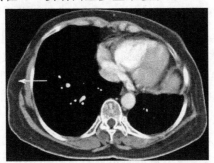

图11-28　胸壁脂肪瘤(一)

右侧胸壁皮下内见扁圆形低密度影,密度均匀,边缘清晰,外缘可见薄层包膜(箭头所指)

(2)脂肪肉瘤:一种由不同分化程度和异型性的脂肪细胞组成的恶性肿瘤,是最常见软组织肉肿瘤之一。

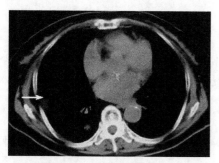

图 11-29　胸壁脂肪瘤(二)

右侧肋间肌内侧脂肪膨鼓,呈葫芦状,部分病灶
突入胸腔(箭头所指)

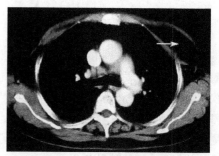

图 11-30　胸壁脂肪瘤(三)

左侧胸壁梭形低密度影,位于胸大肌与胸小肌
之间(箭头所指)

病理:肿瘤呈结节状或分叶状,肿瘤境界清楚,可有假包膜,发生在胸壁的脂肪肉瘤体积常不大。肿瘤切面观因组织学类型不同有较大差异。分化良好的脂肪肉瘤可类似脂肪瘤;黏液脂肪肉瘤则呈黏液样或胶样;分化差的脂肪肉瘤可呈鱼肉样或脑髓样,常伴出血、坏死和囊性变。镜下脂肪肉瘤形态多种多样,最主要的是在肿瘤组织中有胞浆空泡的脂肪母细胞。

临床表现:脂肪肉瘤主要发生于成年人,发病高峰年龄在 40～60 岁,很少发生在儿童,男性稍多于女性。主要发生在大腿及腹膜后,位于胸壁的发生率较低。胸壁脂肪肉瘤临床表现主要为病灶压迫、浸润周围组织引起的疼痛、触痛或功能障碍。

CT 表现:胸壁脂肪肉瘤在 CT 典型表现为肿瘤内部密度显著不均匀,可见低密度的脂肪密度组织和不规则的软组织密度影混合存在,如软组织成分较多时,CT 上很难显示脂肪组织密度。肿瘤较大时,肿瘤内部出现出血、坏死或囊变时,软组织密度内可见液性坏死区。肿瘤包膜不清,边界毛糙模糊,相邻骨质可有侵犯破坏。增强 CT 扫描可见肿瘤内的软组织成分有强化。一般,脂肪肉瘤与脂肪瘤 CT 图像鉴别较容易,而且胸壁脂肪肉瘤肿瘤生长部位较深,很少发生在皮下,临床上肿瘤增大相对较快,但部分分化良好的脂肪肉瘤与脂肪瘤非常相似,需通过组织病理学检查确诊。

2.纤维组织肿瘤

纤维组织主要由细胞(成纤维细胞、脂肪细胞及未分化间充质细胞等)、纤维(胶原纤维、弹性纤维及网状纤维)和基质组成,它们在多种因素作用下,可发生多种增生性瘤样病变及肿瘤,根据细胞分化和成熟程度、肿瘤的生物学行为,可分为良性、纤维瘤病和恶性三类。良性病变主要包括纤维瘤、瘢痕疙瘩及弹性纤维瘤等;恶性病变包括纤维肉瘤、黏液纤维肉瘤及炎症型纤维肉瘤等;纤维瘤病生物学特性介于良、恶性之间,其常成浸润性生长,具有低度恶性,但极少转移。

胸壁纤维组织肿瘤主要来源于胸壁皮下组织、筋膜、肌腱和韧带等,发生在胸壁的纤维瘤病少见,以下简述较常见的几种肿瘤。

(1)纤维瘤和纤维肉瘤。①病理:纤维瘤镜下主要有分化成熟的成纤维细胞、纤维细胞及数量不等的胶原纤维构成。纤维肉瘤镜下可见有不同程度核分裂的瘤细胞及胶原纤维组成,肿瘤内瘤细胞和胶原纤维的比例决定其恶性程度,胶原纤维成分越少,肿瘤恶性程度越高。②临床表现:胸壁纤维瘤男女均可发病,可发生于成人和儿童,临床多表现为胸壁深部单个或多个圆形、椭圆形无痛结节或肿块,生长缓慢,如短期增大明显,应考虑恶变。纤维肉瘤多发生于四肢,发生于胸壁少见,其发生年龄多见于成年,男性多见,临床上早期生长缓慢,肿瘤较小呈结节状,一般无症状,后肿瘤可迅速增大,可出现疼痛、皮肤溃疡等,肿瘤术后易复发,较少有转移。③CT表现:纤维瘤和纤维肉瘤CT平扫病灶密度均可与肌肉密度相同或稍高或稍低于肌肉密度(图11-31)。纤维瘤密度多均匀,少数不均匀,内少见坏死、钙化、囊变及出血,而纤维肉瘤密度多不均匀,内可见斑点样钙化、坏死、囊变及出血。纤维瘤边缘多光整,境界多较清,而纤维肉瘤边缘多不光整,境界模糊。纤维瘤增强CT可有轻度强化或不强化,而纤维肉瘤有不规则、不均匀强化。(图11-32)当肿瘤较大时,纤维瘤和纤维肉瘤均可引起周围组织受压、移位、变形及骨质破坏,但胸壁纤维肉瘤易侵犯胸腔、纵隔,CT上可伴随胸腔积液等征象,并且其骨质破坏呈浸润性,不同于纤维瘤的压迫性骨质吸收。

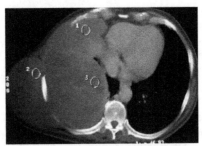

图11-31　胸壁纤维肉瘤(一)

右侧胸壁巨大包块影,占据胸腔内外,CT平扫,其密度与肌肉相同

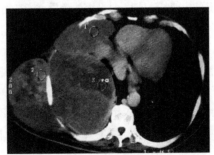

图11-32　胸壁纤维肉瘤(二)

与图11-31为同一患者,增强扫描,密度不均,内有不规则坏死灶

CT上纤维肉瘤常随肿瘤增大,肿瘤坏死、囊变及出血出现瘤内低密度区机会也增高,但部分纤维肉瘤基质内含黏液样物质的特殊类型,如黏液纤维肉瘤、低度恶性黏液纤维肉瘤,肿瘤一般密度不均,低于肌肉密度,肿瘤较小时内部便可出现低密度区。(图11-33)

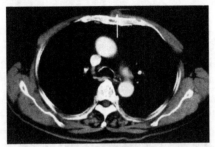

图11-33　胸壁黏液纤维肉瘤

胸骨前见一结节影,增强扫描密度不均,内可见低密度区

（2）弹性纤维瘤：弹性纤维瘤是一种富含大量弹性纤维的瘤样病变。绝大多数发生于50岁以上老年人，而且女性占大多数。本病有特征性发生部位，为背部肩胛下区及侧胸壁，因此胸壁弹性纤维瘤不少见。胸壁弹性纤维瘤CT多表现为侧胸壁上肌肉密度肿块影，边缘不光整，境界不清，内可出现条状脂肪密度影。

（3）瘢痕疙瘩：瘢痕疙瘩是真皮和皮下的纤维组织增生性病变，常在皮损后出现，如注射、手术、接种及昆虫叮咬等，瘢痕体质者容易出现，但少数患者无明显损伤史，而胸壁瘢痕疙瘩常出现于胸部手术后，其CT表现为胸壁表浅部形态不规则的肌肉密度影或稍高于肌肉密度，边缘不清，境界模糊，常伴有胸部手术痕迹。

3.纤维组织细胞肿瘤

纤维组织细胞肿瘤是以成纤维细胞和组织细胞为基本细胞成分，且可能起源于原始间叶细胞的一组软组织肿瘤，根据其细胞分化及生物学特性可分为良性、中间型及恶性三类，良性如纤维组织细胞瘤、网状组织细胞瘤及黄色瘤等，此类肿瘤细胞分化良好，手术切除后不复发也无转移；中间型如非典型纤维黄色瘤、巨细胞成纤维细胞瘤及丛状纤维组织细胞瘤等，它们具有局部浸润性，手术切除后易复发，但极少转移；恶性纤维组织细胞瘤恶性程度极高，手术切除后极易复发，转移常见。胸壁纤维组织细胞肿瘤CT表现类似于其他软组织肿瘤。以下简单阐述恶性纤维组织细胞瘤。

恶性纤维组织细胞瘤（malignant fibrous histiocytoma，MFH）：肿瘤呈结节状或分叶状鱼肉样肿块，大小差异较大，胸壁MFH一般不是很大，肿瘤境界较清，可有假包膜。镜下可见多形性和组织结构多样性特点的瘤细胞，主要包括成纤维细胞、组织细胞、巨细胞、黄色瘤细胞和炎症细胞，细胞形态复杂、奇异。

（1）病理：恶性纤维组织细胞瘤是中老年人最常见的多形性软组织肉瘤，其发病年龄大多数在40岁以上，男性多于女性，好发于四肢、躯干、腹膜后及头颈部。临床上主要表现为局部肿块，肿瘤一般生长较慢，有文献认为接触放射线史者可继发恶性纤维组织细胞肿瘤。MFH属于高度恶性肿瘤，术后复发率可达80%，转移常见，最主要为血行转移，因此胸壁恶性纤维组织细胞瘤肺内转移率很高。

（2）临床表现：胸壁恶性纤维组织细胞瘤可发生于胸壁任何部位，肿瘤形态不规则，可呈分叶状，边缘不光整，境界模糊，密度常为肌肉密度或稍高于肌肉密度，内密度不均匀，可见钙化、坏死、囊变及出血。增强CT可见肿瘤不规则强化。由于胸壁骨性组织密集及组织厚度不大，肿瘤常常早期侵犯骨质、胸腔及纵隔，（图11-34）肿瘤可早期转移至肺内，因此观察胸部CT时应密切注意肺部改变。

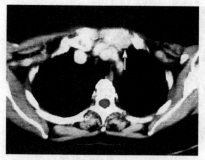

图11-34　胸壁恶性纤维组织细胞瘤
左侧胸锁关节见一肿块影，侵犯胸骨。箭头所指

4.神经组织肿瘤

胸壁神经组织肿瘤以良性的神经鞘瘤、神经纤维瘤、恶性神经鞘瘤和恶性神经纤维瘤为主，它们主要来源于肋间神经。另外，周围型神经纤维瘤病可出现胸壁多发软组织结节、肿块。

（1）神经鞘瘤、神经纤维瘤：神经鞘瘤由施万细胞发生，其可发生于颅神经、脊神经及周围神经，颅内主要发生于听神经。神经纤维瘤发生在颅内少见，主要发生在周围神经部位。胸壁神经鞘瘤和神经纤维瘤主要发生于胸壁周围神经中的肋间神经。神经鞘瘤和神经纤维瘤任何年龄均可发生，神经鞘瘤好发于30～50岁，神经纤维瘤好发于20～30岁，二者男性发病率均稍高于女性。胸壁神经鞘瘤和神经纤维瘤临床上多表现为胸壁上缓慢生长的无痛肿块，较表浅的肿瘤可见局部皮肤有少量色素沉着。

胸壁神经鞘瘤和神经纤维瘤CT平扫均可表现为边缘光整、境界清晰的稍低于肌肉密度肿块，增强CT软组织密度均可强化。（图11-35）神经鞘瘤易出现囊变、出血及坏死，因此常可表现为低密度肿块，肿瘤内可出现钙化，神经纤维瘤很少出现囊变、出血及坏死，一般不出现钙化，如肿瘤内出现低密度区，提示恶变可能。因胸壁神经鞘瘤和神经纤维瘤主要来源于肋间神经，CT表现上肿瘤大多生长于肋间，相邻肋骨可见压迫性骨质吸收，随着肿瘤体积增大易突入胸腔，（图11-36、图11-37）CT上常与胸膜、肺内肿块较难鉴别。

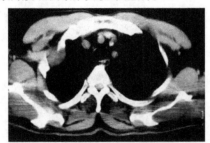

图11-35　胸壁神经鞘膜瘤
右侧胸壁肋间隙见一结节影，密度均匀，边缘光整

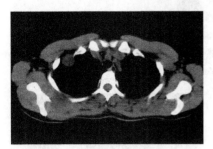

图11-36　胸壁神经纤维瘤（一）
右侧胸壁肋间隙见一结节影，突入胸腔，密度均匀，边缘光整

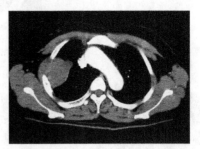

图11-37　胸壁神经纤维瘤（二）
右侧胸壁包块影，突入胸腔，并有胸壁肌肉增厚

（2）恶性神经鞘瘤（malignant peripheral nerve sheath tumor，MPNST）、恶性神经纤维瘤病理上肿瘤界限不清，没有包膜，浸润生长，或呈多结节状，伴有出血、坏死和囊性变。组织学上如见神经鞘瘤结构，诊断为恶性神经鞘瘤，如见神经纤维瘤结构，则诊断为恶性神经纤维瘤。

本病可以是原发或者是神经鞘瘤、神经纤维瘤恶变而来，有学者认为神经鞘瘤恶变少见，而神经纤维瘤恶变可达20%以上，任何年龄都可发生。此类肿瘤大多是低度恶性的肿瘤，局部浸润和复发，少数病例恶性程度高，浸润明显，可见远处转移。

　　胸壁恶性神经鞘瘤和恶性神经纤维瘤平扫 CT 可表现为胸壁单发或多发的等于或低于肌肉密度占位,境界大多较清,内可见坏死、囊变、出血及钙化,增强 CT 可见不规则强化。肿瘤可侵犯肋骨、胸腔,出现骨质破坏及胸腔积液等。

　　(3)神经纤维瘤病:神经纤维瘤病是一种人类常染色体显性遗传性疾病,30%～50%的病例有家族史,其特征为皮肤色素沉着和多发性神经纤维瘤。根据肿瘤发生部位可分三型:①中枢型,常并发神经胶质瘤和脑膜瘤;②周围型,以皮肤多发神经纤维瘤最突出;③内脏型,较少见,为内脏及自主神经系统的肿瘤。

　　本病是一种慢性进行性疾病,男性发病率约为女性 2 倍。在婴儿的早期患者除皮肤有咖啡斑外,其他症状很少;随着年龄增长症状逐渐增多,主要表现为皮肤色素斑和多发性神经纤维瘤,超过 20 岁的患者可恶变。临床上,咖啡斑为本病的一个重要体征,为有诊断意义的皮损之一;皮肤肿瘤,即发生于皮肤及皮下的多发性神经纤维瘤,在儿童期即可出现,到青春期后明显发展,好发于躯干、四肢及头部;50%的患者有神经系统的症状;骨、肾上腺、生殖系统及血管也可发生肿瘤而引起相应的症状,如骨质破坏、高血压等。

　　CT 平扫肿瘤可呈肌肉密度或低于肌肉密度、境界清晰的结节、肿块。增强 CT 肿瘤可轻度强化或不强化。该病可出现全身多发肿瘤,因此胸部 CT 发现胸壁肿瘤后,应行全身 CT 扫描,可发现其他部位肿瘤。如有恶变倾向时,肿瘤可侵犯肌群、骨质、胸腹膜及纵隔等,能发现多部位相应的改变。(图 11-38 至图 11-43)

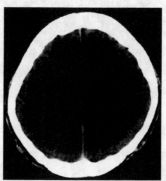

图 11-38　神经纤维瘤病(一)
头颅皮下多发小结节影

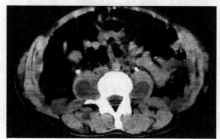

图 11-39　神经纤维瘤病(二)
与图 11-38 为同一患者,双侧腰大肌及双侧皮下多发结节影

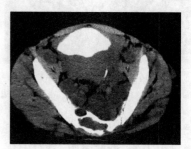

图 11-40　神经纤维瘤病(三)
与图 11-39 为同一患者,盆腔内多发包块,膀胱侵犯,骶骨骨质破坏,双侧皮下多发结节影

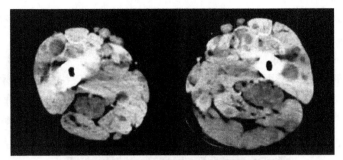

图 11-41 神经纤维瘤病(四)

与图 11-40 为同一患者,双侧大腿肌内多发不规则结节影

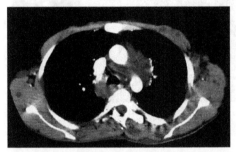

图 11-42 神经纤维瘤病(五)

与图 11-41 为同一患者,纵隔及双侧胸壁多发结节影

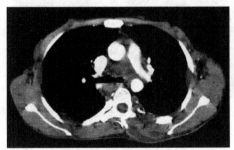

图 11-43 神经纤维瘤病(六)

与图 11-42 为同一患者,双侧胸壁多发结节、胸膜结节、纵隔结节影

5.脉管组织肿瘤

脉管组织包括血管和淋巴管,绝大多数脉管组织肿瘤起源于血管,以下简述起源于血管及血管周围组织的胸壁软组织肿瘤。

(1)分类:①起源于血管的肿瘤,临床类型常见有良性的毛细血管瘤和海绵状血管瘤,中间型的血管内皮瘤,恶性的血管肉瘤;②起源于血管周围组织的肿瘤,临床类型主要包括良性血管外皮瘤和球瘤及恶性血管外皮瘤和恶性球瘤。

(2)临床表现:毛细血管瘤和海绵状血管瘤好发于婴幼儿,浅表的肿瘤肤色上可有不同程度表现,触之一般柔软;深部的肿瘤多呈胸壁上皮下结节,触之较软。血管内皮瘤好发于中青年,多表现为胸壁皮下单发或多发结节,手术切除后可复发,但不转移。胸壁血管肉瘤,主要为皮肤血管肉瘤及乳腺血管肉瘤,好发于老年人,一般质地较硬。

起源于血管周围组织的肿瘤好发于成年人,一般处于胸壁深部,血管外皮瘤体积较大,而球瘤体积较小,生长缓慢或不生长,发生恶变时体积可明显增大,其中恶性血管外皮瘤恶性程度极高,早期可转移,而恶性球瘤恶性程度低,手术切除可治愈,一般不发生转移。

(3)CT 表现:一般胸壁浅部血管瘤形态各异,深部胸壁血管瘤多呈圆形、类圆形或不规则形,平扫 CT 密度多低于肌肉密度,内可见钙化。典型血管瘤特征性表现为增强 CT 可见明显强化或瘤内、瘤周可见明显增粗的血管影,但部分实质性血管瘤,特别是起源于血管周围组织的肿瘤强化不一定明显。(图 11-44)当病灶体积较大,边缘不光整,境界模糊,内呈实质性低密度,增强 CT 可见不规则强化,(图 11-45)病灶侵犯周围组织,应考虑恶性。

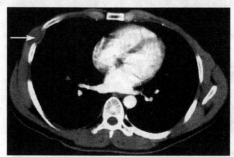

图 11-44　胸壁血管瘤
右侧胸壁结节影,增强扫描无明显强化,箭头所指

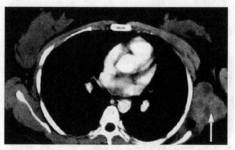

图 11-45　胸壁恶性血管外皮瘤
左侧腋窝肿块影,增强扫描密度不均匀,箭头所指

6.肌肉组织肿瘤

胸壁肌肉组织肿瘤主要分为起源于皮肤竖毛肌的平滑肌源性肿瘤和起源于骨骼肌的横纹肌源性肿瘤,发生于胸壁不多见。

良性肿瘤 CT 上一般呈边缘光整,境界清晰的圆形、类圆形结节,平扫 CT 密度一般低于肌肉密度,增强 CT 可有轻度强化。恶性肿瘤 CT 上一般呈边缘不光整、境界模糊、形态不规则的肿块,平扫 CT 密度呈不规则低密度肿块,内可见钙化、坏死等,增强后可有不规则强化,并常可见侵犯周围组织及远处转移表现。

7.其他肿瘤

(1)原发性软组织恶性淋巴瘤:本病指原发于结缔组织、脂肪及骨骼肌内的恶性淋巴瘤,少见,多发生于老年人,好发于四肢及胸腹壁。发生于胸壁的原发性软组织恶性淋巴瘤 CT 表现无明显特征性,(图 11-46)可侵犯胸腔及周围组织。(图 11-47)

(2)皮样囊肿:皮样囊肿好发于前下纵隔,胸壁皮样囊肿罕见。(图 11-48)

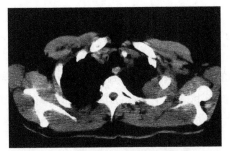

图 11-46　原发性软组织恶性淋巴瘤(一)

左侧胸壁结节影,边缘光整

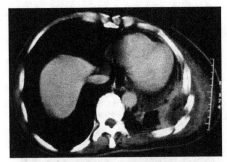

图 11-47　原发性软组织恶性淋巴瘤(二)

左侧胸壁包块影,密度不均,胸壁明显肿胀,并侵犯胸腔

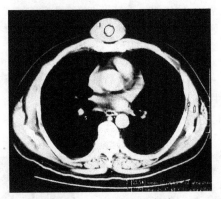

图 11-48　胸壁皮样囊肿

前胸壁圆形软组织密度影,密度均匀,边缘光整

(二)原发性骨源性肿瘤

胸壁骨性组织包括肋骨、胸骨及胸椎,一般胸椎归于脊椎部分讨论,在此只讨论肋骨和胸骨原发性肿瘤。胸壁骨性组织原发性肿瘤发生率远远低于转移性肿瘤,并且大部分发生于肋骨,而胸骨原发性肿瘤少见,但其大多数为恶性。以下简述几种胸壁原发性骨源性肿瘤。

1.骨软骨瘤

骨软骨瘤是最常见的良性骨肿瘤,又称外生骨疣,在胸壁常发生在肋骨上,常沿肋骨体的前、后侧面或近前端出现特征性骨疣,带蒂的骨疣可深入胸腔或胸壁软组织,CT检查对其定位及相邻组织的改变较 X 线检查有优势。

2.软骨瘤

软骨瘤根据发生部位可分为内生性、外生性和皮质旁三种类型,好发于四肢短骨,发生在肋骨和胸骨少见。

CT上肿瘤常呈边缘锐利的分叶状骨性肿瘤,CT检查对肿瘤内钙化提示较X线检查更加清晰,特别是内生性软骨瘤内的沙粒状钙化,外生性软骨瘤的特征性改变为软骨帽,CT可更清晰提示肿瘤恶变时的肿瘤内软组织成分增多及周围组织改变。

3.骨化性纤维瘤

骨化性纤维瘤的肿瘤结构如纤维瘤,内可有不同量的骨组织。青年人好发,为肋骨常见原发性骨肿瘤,常发生在肋骨前段。

CT上肿瘤可呈肋骨膨胀性改变,皮质变薄,边缘可锐利,亦可模糊,主要为低密度的软组织影,可伴条状、点状及网状致密影。(图11-49)

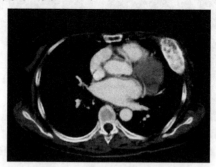

图11-49 胸壁骨化性纤维瘤
左侧肋骨明显膨胀性改变,骨皮质变薄,内小斑状影

4.骨囊肿

骨囊肿多发生于四肢长骨,发生在短骨及扁骨少见,多发生于青少年,常伴病理性骨折。本病多为单房性,但也可为多房性,在胸壁上常发生于肋骨前端。

CT上呈各种形状膨胀性改变,内可见液性密度区(图11-50),多房者内见分隔的骨嵴(图11-51)。

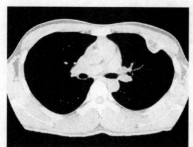

图11-50 胸壁骨囊肿(一)
双侧肋骨前端膨胀性改变,内有液性密度影

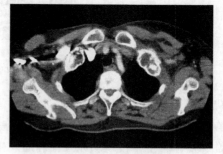

图11-51 胸壁骨囊肿(二)
双侧肋骨前端膨胀,其内结构不规则

5.骨髓瘤

骨髓瘤可多发,亦可单发,好发于成年人,男性较女性多见,多累及扁平骨,因此胸壁骨髓瘤受累较多见。临床上常继发贫血、消瘦、骨痛及全身衰竭,半数病例尿液中可见本周蛋白。CT

上可见胸骨、肋骨内多个囊性溶骨性破坏区,肿瘤较大时可突破骨皮质,产生病理性骨折。

6.尤文肉瘤

尤文肉瘤为一种圆细胞骨瘤,发病高峰在10～20岁,男性比女性多见,肋骨、胸骨可被累及。临床类似急性骨髓炎、多发性骨髓瘤。CT上主要呈溶骨性改变,在确定病变范围方面更有帮助。

7.骨肉瘤

骨肉瘤主要发生于青少年,男性居多,最多见于四肢长骨,发生在胸壁骨肉瘤罕见,CT上表现为浸润性骨破坏,伴有软组织肿块,与其他胸壁恶性肿瘤鉴别难,CT检查主要观察肿瘤范围、周围组织及胸部转移灶。

(三)继发性胸壁肿瘤

继发性胸壁肿瘤占胸壁肿瘤的大多数,包括软组织源性和骨源性,可有全身恶性肿瘤转移至胸壁,多见于肺癌、乳癌、甲状腺癌及前列腺癌,亦可由肺癌、乳癌、胸膜间皮瘤、纵隔恶性肿瘤及肝癌等直接侵犯胸壁。

继发性胸壁肿瘤 CT 表现多样,大多数与其他原发性肿瘤难以鉴别,需紧密结合临床病史,另需观察肿瘤范围、分布、周围组织及原发肿瘤等情况。继发性胸壁肿瘤,如为远处转移,可呈单发或多发大小不等结节、肿块,可分布于胸壁各层,若肿瘤较大时可侵犯周围骨质,形成溶骨性骨破坏;如为相邻部位的恶性肿瘤直接侵犯,形成软组织肿块常同时发生相邻骨质破坏。继发性胸壁骨源性肿瘤,以肋骨最为多见,可单发亦可多发,呈溶骨性、成骨性及混合性(,图 11-52)其中大多数为溶骨性和混合性,少数为成骨性如前列腺癌转移,转移瘤多伴软组织密度肿块,(图 11-53、图 11-54)肿瘤较大时与继发性胸壁软组织源性肿瘤难以鉴别。

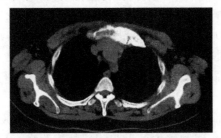

图 11-52　胸壁转移瘤(一)

胸骨及左侧肋软骨骨质增白,结构不规则

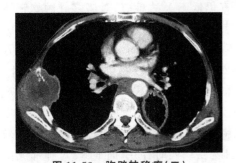

图 11-53　胸壁转移瘤(二)

胃癌术后右侧胸壁转移包块影,邻近肋骨骨质破坏

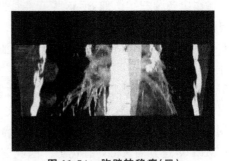

图 11-54　胸壁转移瘤(三)

与图 11-53 为同一患者,MIP 重建,右侧胸壁两个包块影,邻近肋骨骨质破坏

五、术后表现

肺、纵隔内脏器术后，CT可发现胸壁各组织不同程度改变。胸壁软组织可出现不同程度受损，但部分微创手术胸壁软组织受损不一定能发现，如胸腔镜下手术。骨组织受损，其中肺部手术常伴单个、多个肋骨体部缺损，手术相邻部位的部分肋骨可出现因手术引起的医源性骨折，纵隔各内脏手术常伴胸骨受损。肺部术后，常可见术侧胸廓畸形、缩小，部分可出现健侧胸廓因健肺代偿性气肿而扩大。在创伤较大的胸部手术，如胸改术、开窗术，以上改变更加明显，并可伴有其他表现，如胸改后胸壁上可见不同物质的填充物，开窗术后可见胸壁部分缺损，胸腔与外界相通。

六、皮下气肿

胸壁皮下气肿可为自发性，亦可为医源性。胸壁皮下气肿由各类气胸突破纵隔胸膜，或纵隔气肿破裂进入胸壁皮下引起，先累及颈面部，接着累及双侧腋窝，严重者可累及腹壁，CT表现为前上、侧胸壁皮下疏松组织内见弥漫的条状、线状及片状气影，一般为双侧对称。医源性及外伤性皮下气肿，为外伤、胸腔闭式引流术及肺穿刺术等致肺内气体进入胸壁皮下，皮下气肿一般较局限，CT上表现为局部皮下可见少许点状、条状气影。另外，高张性肺大疱误行胸腔闭式引流术或高压性气胸胸腔闭式引流不当，肺内高压的气体进入胸壁，皮下气肿范围可较大，甚至可表现如胸壁皮下气肿由各类气胸突破纵隔胸膜，或纵隔气肿破裂进入胸壁皮下引起的皮下气肿，但一般患侧较重。

七、CT在胸壁疾病诊断方面的优劣

CT对胸壁软组织的分辨率要远高于X线检查，通过测定病变的CT值可分辨气性、脂性、囊性、钙化及实质性等密度，另通过增强CT可提供病变血供情况，可初步对病变进行定性。与MRI比较，CT对组织分辨率要差，除脂肪源性、血管性等少数表现典型的软组织病变有直接定性能力，对其他很多软组织肿瘤性质较难确定，需通过组织活检进行确诊，但对钙化的检出，CT效果优于MRI。

CT对胸壁骨性病变的诊断能力是MRI无法比拟的。CT较X线检查图像更加清晰，内部结构观察得更加细致。胸壁软组织肿瘤均可引起相邻骨质改变，而CT可分辨出大部分骨质改变为受压吸收还是侵犯、破坏。CT对胸骨、胸锁关节显示要明显优于X线检查。虽然目前螺旋CT可制作出各种三维图像，但这些三维骨性图像分辨率仍低于X线检查，对诸多骨肿瘤定性能力低于X线平片。

CT横断面图像可清晰将胸壁各组织清晰分开，不产生组织重叠现象，对病变定位能力较X线平片有优势，MRI可显示各方位图像，其对胸壁组织的定位能力较CT更有优势。另外，常规CT对肋骨扫描表现为分节性，还可因为容积效应出现各种伪影，不利于观察，只有通过对病变肋骨行倾斜角度扫描，才能使同一肋骨在同一平面显示。

对胸壁软组织是否侵犯胸腔或肺内肿瘤是否侵犯胸壁，常仅凭胸膜外脂肪线改变情况来判断，而MRI对这方面较CT有优势。因胸壁疾病常和肺部疾病同时存在，而MRI对肺部成像有明显缺陷，因此CT对全面观察病变较MRI有优势。

综上所述，对胸壁疾病的影像学检查方法除CT、X线检查和MRI外，还包括超声检查和放射性核素检查，它们各有优缺点，在胸壁疾病影像学诊断上应进行综合评估。 （王兴宽）

第七节　胸　膜　肿　瘤

一、胸膜脂肪瘤

胸膜脂肪瘤是一种少见的胸膜肿瘤,CT 表现有特征,一般诊断并不难。起于胸膜间皮层下,部位较局限,生长缓慢,突入胸膜腔内。

(一)临床表现

患者常无明显的临床表现,通常是因胸部其他疾病做检查时无意中发现。

(二)CT 表现

胸壁弧形影向胸腔内突出,椭圆形阴影,密度较淡、均匀、边锐,紧贴于胸壁,边界清晰锐利,纵隔窗上可能见不到。肺窗示胸膜下见梭形影,以宽基底部与胸膜相贴,(图 11-55A)边缘锐利,CT 值可为－100 HU左右;病灶密度均匀,与胸部皮下脂肪密度相等。(图 11-55B)CT 因有良好的密度分辨率可直接测出其脂肪密度,结合常规纵隔窗无异常发现,而肺窗病灶明显,一般可做出诊断。(图 11-56)

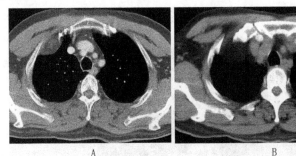

图 11-55　右侧胸膜脂肪瘤

A.右前上胸膜见一梭形包块影,宽基底与胸膜相连,肺野侧边缘光整,密度低;B.右侧前上胸膜包块影,胸壁弧形影向胸腔内突出,椭圆形阴影,密度较淡、均匀,紧贴于胸壁,边界清晰锐利

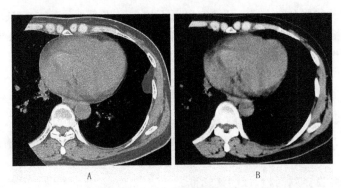

图 11-56　左侧胸膜脂肪瘤

A.肺窗可见左侧胸壁宽基底与胸膜相连的结节影,跨斜裂;B.纵隔窗见包块密度低,而且均匀

CT 检查胸膜脂肪瘤几乎不必与其他疾病鉴别。

二、局限性胸膜纤维瘤

局限性胸膜纤维瘤是胸膜较为常见的肿瘤之一,有别于弥漫性胸膜间皮瘤。

(一)病理表现

局限性胸膜纤维瘤起源于间皮下纤维组织,多源于脏层胸膜,突入胸膜腔生长,也有学者认为多数来源于小叶间隔的间质细胞或来源于肺组织。50%以上的肿瘤带蒂,也有无蒂而附着于胸膜表面者。

局限性胸膜纤维瘤患者可有 Poland 综合征,Poland 综合征在临床上表现为胸大肌缺损及同侧短指(趾)并指(趾)畸形,有学者认为同时出现局限性胸膜纤维瘤和 Poland 综合征可能与中胚层发育异常有关。

部分学者认为有良、恶性之分,但是并未得到多数人的认可。

(二)临床表现

局限型胸膜纤维性肿瘤可发生于任何年龄,男女发病机会相当。本病发病率低,无特异症状,术前易误诊。临床症状有胸痛、胸闷、咳嗽,肿瘤增大到一定程度压迫周围组织器官引起相应症状,少数可伴肺源性骨关节病、杵状指、低血糖。

(三)CT 表现

CT 平扫多表现为密度均匀、边界光整、紧临胸壁的孤立性椭圆形肿块。肿块边缘与胸壁交角多数为钝角(图 11-57)。

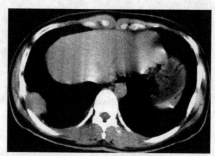

图 11-57 右侧胸膜纤维瘤
右侧胸膜紧贴胸壁的包块影,边缘光整,密度均匀

CT 增强扫描示肿块强化较显著,可均匀也可不均匀,CT 值为 35~65 HU,肿块内可见簇状小血管影,向外压迫推移周围组织结构。部分病例可见肿瘤与胸膜之间的蒂,为位于肿瘤与胸膜之间的小结节影,强化较肿瘤组织更明显。(图 11-58)

(四)鉴别诊断

(1)有胸大肌缺损及同侧短指(趾)并指(趾)畸形,高度支持局限性胸膜纤维瘤的诊断。

(2)CT 片上发现肿瘤与胸膜之间的蒂,有利于局限性胸膜纤维瘤的诊断。蒂内含有较粗的血管,CT 轴位图像上于肿瘤边缘可见一结节状影,增强扫描后结节影内有明显的血管强化表现。

(3)必要时需做胸膜穿刺活检,以明确诊断。

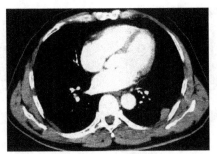

图 11-58　左侧胸膜纤维瘤

左侧胸膜包块影,增强扫描强化均匀,与胸膜为钝角相连

三、胸膜间皮瘤

胸膜间皮瘤为胸膜原发性肿瘤,是一种少见肿瘤,据报道占肿瘤的 0.04％ 左右,但近年其发病率有逐年增加趋势。其发病与石棉的关系已被证实,长期接触石棉的人比一般人的发病数高 300 倍,从接触石棉到发现间皮瘤长达 20～40 年。临床上分为弥漫型及局限型,弥漫性绝大多数是恶性。

(一)病理表现

纽约纪念医院 1939－1972 年共治疗胸膜间皮瘤,其中良性单发局限者 13％。世界卫生组织曾将弥漫性恶性间皮瘤分为上皮型、肉瘤型和混合型。Adams 等根据胸膜尸检材料将该瘤分为上皮样型、腺管乳头状型、肉瘤样型、黏液样型、硬纤维瘤样型及混合型。细胞学检查常查不到恶性瘤细胞,但可见到大量间皮细胞,胸液透明质酸酶常增高。超微检查瘤细胞表面及瘤细胞内腔面有细长的蓬发样微绒毛,胞浆内丰富的张力微丝及糖原颗粒,有双层或断续的基底膜,瘤细胞间有较多的桥粒为弥漫性胸膜间皮瘤的超微结构特征。

(二)临床表现

胸膜皮瘤发病年龄为 40～70 岁,男性 2 倍于女性,右胸腔比左胸腔常见。常见症状为咳嗽、胸痛、呼吸困难,部分患有可有杵状指、肺性肥大性骨关节病。50％的患者有大量胸腔积液,胸痛并不随胸腔积液的增多而减轻,胸液 50％为血性,较为黏稠,为渗出液,细胞总数和白细胞不多。

(三)CT 表现

(1)局限性胸膜间皮瘤表现为胸膜的局限性结节影,宽基底与胸膜相连,肿瘤与胸膜大多成钝角,密度均匀,边缘光整,(图 11-59A)少数有胸腔积液。局限性胸膜间皮瘤多位于侧胸膜,呈丘状或卵圆形软组织密度肿块,(图 11-59B)病灶边缘光整与胸膜外脂肪分界清楚。较大肿块内可有坏死、囊变或出血区。(图 11-59C)增强扫描,肿瘤呈均匀性显著强化,瘤体较大者可呈不均匀性强化或周边为均匀性强化,极少伴胸腔积液或胸膜增厚。

(2)弥漫性胸膜间皮瘤显示胸膜呈弥漫性增厚,并可见到有结节样肿块,比较多的累及横膈胸膜和纵隔胸膜面。肺容量明显缩小,(图 11-60)也可为多发的胸膜"D"字形结节影。常有胸腔积液,单侧弥漫性结节状胸膜肥厚伴大量胸腔积液,增厚的胸膜厚度在 1 mm 以上。纵隔固定使有病侧胸腔变小,也有的侵犯胸壁组织。(图 11-61)

(四)鉴别诊断

需要与恶性间皮瘤鉴别的病主要有以下几种。

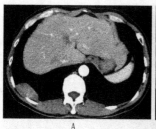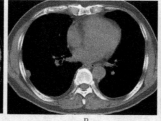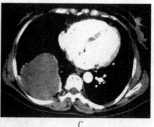

A   B   C

图 11-59　局限性胸膜间皮瘤

A.右侧胸膜包块影,宽基底与胸膜相连,密度均匀,边缘光整;B.右侧胸膜小结节影,边缘光整;C.右侧下部胸膜间皮瘤,呈囊性,且与胸膜为锐角相连

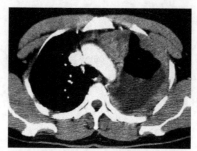

图 11-60　弥漫性胸膜间皮瘤

左侧胸膜弥漫性增厚,并成结节状,左侧胸腔积液

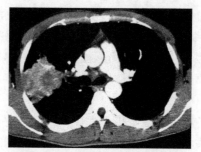

图 11-61　似肺癌的胸膜间皮瘤

右肺叶间裂胸膜间皮瘤,形态不规则,密度不均,容易与肺癌混淆

1.结核性胸膜炎

(1)临床表现:结核性胸膜炎患者常有少量胸液时可出现胸痛,当出现大量胸液时胸痛减轻,抗结核治疗胸痛可以消除,而间皮瘤患者有大量胸腔积液时,胸痛仍存在,胸膜增厚。

(2)CT 表现:结核性胸膜炎是以胸膜增厚为主,很少有胸膜结节影,陈旧性结核性胸膜炎还有胸廓塌陷,相邻肺组织有纤维条索状影。弥漫性胸膜间皮瘤以胸膜的结节包块多见,一般胸膜增厚较结核性胸膜炎更厚。不伴胸廓塌陷。

2.肺癌

(1)临床表现:出现咯血或痰中带血的症状支持肺癌的诊断,因为胸膜间皮瘤不侵犯肺内支气管。

(2)肺癌常可以找到肺内病灶支持。广泛胸膜增厚伴结节影胸膜间皮瘤较胸膜转移瘤多见。另外胸膜间皮瘤与胸膜多为广基底钝角接触,胸膜转移瘤多为锐角接触。弥漫性胸膜间皮瘤侵犯膈或纵隔胸膜多见。

3.间皮细胞增生

两者鉴别较困难,前者为良性过程,可达10年以上,少数病例可自愈,病理显示间皮细胞核仁不显著,染色质无过度染色,缺乏有丝分裂呈良性细胞表现。

与其他原因引起的恶性胸腔积液比较,几乎所有的恶性间皮瘤在首诊时均有症状(其他原因的恶性胸腔积液患者约25%在首诊时无症状),主要表现为胸痛、呼吸困难和咳嗽。

四、胸膜神经鞘膜瘤

神经鞘膜瘤好发于四肢及躯干等体表面,据报道发生在胸部占肿瘤的2.3%～6.6%,发生在胸膜神经鞘膜瘤发生率非常低,容易误诊。

(一)起源

胸膜神经鞘膜瘤多起源于脊神经,病灶多见于后纵隔脊椎旁区。少数来源于肋间神经、迷走神经和膈神经。

(二)CT表现

在后胸壁病灶呈孤立结节影,边界光滑、密度均匀、类圆形致密阴影。软组织肿块,紧贴外侧胸壁,平扫CT值为10～35 HU,肺组织明显受压。(图11-62)多发肿块型,一侧或双侧胸膜多发包块影,结节影,密度均匀,边缘不规则,常伴有胸腔积液。(图11-63)肺、支气管明显压迫。肺浸润,呈小斑状影或多发粟粒状影。肋骨受压变形,可伴骨质破坏,可有胸腔积液。病灶边缘较光整或边缘毛糙,病灶呈网格样强化,不均匀强化,内有不规则囊性区域。

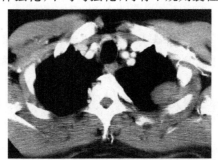

图11-62 孤立性胸膜神经鞘膜瘤
左侧胸腔靠近侧胸膜处结节影,边缘光整,密度不均

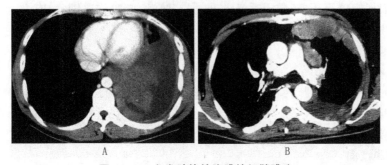

A   B

图11-63 多发肿块性胸膜神经鞘膜瘤
A.左侧胸腔见靠近胸膜处,尤其是靠近纵隔胸膜多发包块影,边缘不规则,左侧胸腔积液;B.左侧胸膜多发包块影,结节影,形态不规则。左侧胸腔积液

(三)鉴别诊断

1.与胸膜间皮瘤鉴别

(1)良性胸膜间皮瘤:病程进展慢,密度均匀,边缘光整,与良性胸膜神经鞘膜瘤难以鉴别。

(2)恶性胸膜间皮瘤:病程发展快,临床表现重。CT 表现一侧广泛胸膜增厚,一般厚度超过 1 cm,并有多发胸膜结节影。增强扫描密度不均,但是与胸膜神经鞘膜瘤的不规则强化有不同,胸膜间皮瘤的不规则强化多为条形,与胸膜面平行,而恶性胸膜神经鞘膜瘤的不规则强化多为其内的液性类圆形囊性低密度影。

2.胸膜转移瘤

(1)肺癌胸膜转移常可以找到肺癌的依据,肺内包块影或支气管阻塞,淋巴结增大等。

(2)胸膜转移瘤分为胸膜小结节转移和广泛胸膜转移,小结节胸膜转移容易与神经鞘膜瘤区别,仅仅为胸膜上的散在小结节影。广泛胸膜转移,表现为不规则增厚的胸膜与多发胸膜肿块影共存。

3.胸膜神经鞘膜瘤的良恶性鉴别

CT 鉴别胸膜神经鞘膜瘤的良恶性有很大的局限性,以下供鉴别时参考。

(1)增强扫描肿瘤内密度不均,有囊性低密度影多为恶性,密度均匀多为良性。

(2)有肺内浸润的多为恶性,恶性胸膜神经鞘膜瘤可以表现为,肺内小斑状影,多发粟粒状影浸润。

(3)有相邻肋骨骨质破坏的为恶性胸膜神经鞘膜瘤。

(4)出现胸腔中到大量积液的多为恶性胸膜神经鞘膜瘤。

五、胸膜淋巴瘤

胸膜淋巴瘤和淋巴瘤胸膜浸润并非十分少见的疾病,据报道淋巴瘤的胸膜侵犯占淋巴瘤的 7%～30%。其中原发于胸膜的淋巴瘤较少见,全身淋巴瘤尤其肺内淋巴瘤的胸膜浸润较多见。

(一)病理

最多累及脏层胸膜,也有部分累及到壁层胸膜。镜下见一些小型类圆恶性肿瘤细胞,细胞大小不均,核大,圆或不规则圆形,染色质组粒状,核仁显露不一,1～2 个,浆少,多淡蓝色,无颗粒,偶见少数小空泡。

(二)临床表现

胸痛,不规则高热,感到胸隐痛,经止痛治疗无缓解,数月后可以出现胸痛加重,呈刀割样,不规则高热,体温有时自降至正常,数天后又上升,偶有咳嗽,咳少许黏液痰,有大量胸腔积液时可有呼吸困难、端坐呼吸。

(三)CT 表现

1.原发胸膜淋巴瘤

主要表现为由胸膜突向肺内的结节或沿胸膜浸润生长的斑片影,或结节与斑片影共存(图 11-64A)。胸膜局限增厚,厚处均超过 1.0 cm,呈厚薄不均的饼状,胸腔积液,极少数还出现胸壁肿胀、肋骨破坏、心包积液。(图 11-64B)

2.淋巴瘤胸膜浸润

淋巴瘤胸膜浸润是有其他部位的淋巴瘤表现加胸膜增厚伴结节影,胸腔积液。如肺内淋巴瘤浸润胸膜,表现为肺内包块影、斑片状影、小点状影及纵隔双侧肺门淋巴结增大,同时伴有胸膜结节影、饼状影、胸腔积液。

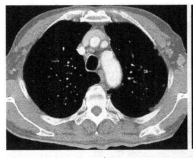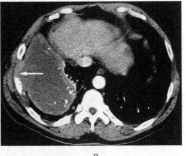

图 11-64　胸膜淋巴瘤

A.左侧胸膜多发小结节影,大小不均,边缘光整,双侧腋窝淋巴结增大;B.右
侧胸腔积液,胸膜有结节样增厚,并有右侧胸壁侵犯及肋骨破坏(箭头所指)

(四)鉴别诊断

1.与胸膜间皮瘤鉴别

胸膜间皮瘤可发生于任何部位的胸膜,以弥漫性病变多见,一般不伴纵隔及肺门淋巴结肿大。其CT表现为胸膜常普遍受累,脏、壁层胸膜彼此粘连,呈波浪状增厚及结节,患侧肺常被包裹,体积缩小。而胸膜淋巴瘤呈不均匀的局部胸膜增厚,伴有程度不等的占位效应,胸廓较少塌陷。受累的脏、壁层胸膜可为胸腔积液分离,且脏层胸膜受累更多见。

2.与胸膜转移瘤鉴别

胸膜转移瘤常发生在肺癌、乳癌或侵袭性胸腺瘤对胸膜的直接浸润,原发肿瘤易于确定。而远处肿瘤胸膜转移常伴有相邻的肋骨破坏,这与胸膜淋巴瘤不同。

3.与良性病变的胸膜增厚鉴别

良性病变的反应性胸膜炎常不累及纵隔胸膜。慢性胸膜炎症性改变往往出现胸膜的纤维性收缩,CT显示患侧胸膜增厚、胸腔狭小、胸廓塌陷。胸膜淋巴瘤不会导致显著的胸廓塌陷,相反,还可能有局部占位效应出现。

六、黏膜相关性淋巴瘤胸膜浸润

黏膜相关性淋巴瘤胸膜浸润是一种罕见疾病,属于非霍奇金淋巴瘤在胸膜上的一种侵犯。

(一)一般表现

黏膜相关性淋巴瘤属非霍奇金淋巴瘤的一个亚型,有病程长、进展慢、发病率低、全身症状少等特点,约占同期淋巴瘤的5%,据报道,肺部黏膜相关淋巴瘤占全部淋巴瘤的10%。自然病程4~6年,治疗后可达7~12年,对治疗敏感,但难以获得长期缓解及治愈。淋巴瘤累及胸膜多由淋巴管浸润。

(二)CT表现

胸膜局限性结节影,有的呈"D"型表现。边缘光整,密度均匀,也有少数表现为密度欠均匀。周围胸膜轻度增厚,胸腔积液少见,经随访观察变化不大。(图11-65)

(三)鉴别诊断

黏膜相关性淋巴瘤胸膜浸润依靠影像学诊断与鉴别诊断非常困难,一般结合临床表现及较长时间的CT随访观察,提出可能诊断。确诊依靠胸膜穿刺活检,甚至开胸行胸膜活检。

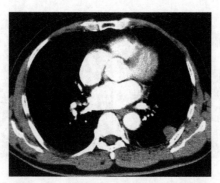

图 11-65　黏膜相关性淋巴瘤胸膜浸润

左侧胸膜见一"D"形结节影,密度不均,边缘清晰

七、胸膜转移瘤

胸膜转移瘤是较常见的胸膜病变,其中孤立性胸膜转移瘤是胸膜转移瘤中的一种表现形式,容易与胸膜的其他肿瘤混淆,有时还需要与肺部肿瘤鉴别。

(一)病因

乳腺癌和支气管癌最常引起胸膜转移性肿瘤。据报道乳腺癌占胸膜转移瘤的 20%~50%,支气管癌占胸膜转移瘤的 10%~45%。大约有 20% 的胸膜转移瘤不能寻找到原发癌的来源。

(二)CT 表现

1.胸膜包块影或结节影

CT 表现为孤立性椭圆形、圆形、扁丘状胸膜肿块(图 11-66A),CT 发现相邻肋骨破坏及胸壁深部软组织浸润,甚至出现巨大包块影,与肺内巨大包块影需要鉴别。(图 11-66B、C)

2.环绕性胸膜增厚

结节样胸膜增厚厚度>1 cm,瘤样胸膜增厚、纵隔胸膜受累及纵隔淋巴结肿大为恶性胸膜病变较具特征的征象。如果出现胸腔积液,在积液里看到壁层胸膜上结节影、饼状影是胸膜转移瘤的有力证据。(图 11-66D)

3.胸膜上小点状影

胸膜出现小点状影,分布不均,胸膜有粘连。部分合并有胸腔积液。(图 11-66E)

(三)鉴别诊断

1.与胸膜间皮瘤鉴别

对于胸膜转移与弥漫型胸膜间皮瘤,许多学者认为大多数病例在影像学上都不易鉴别。我们认为胸膜面上各自分离的多个小结节状阴影以转移瘤可能性大;单发胸膜肿瘤,伴胸壁软组织及肋骨受侵多见于转移瘤。胸膜弥漫性增厚呈驼峰样大结节状阴影提示为弥漫型胸膜间皮瘤。恶性胸膜间皮瘤远处转移较少见。

2.孤立性胸膜转移瘤的鉴别

孤立型胸膜转移瘤鉴别依据原发灶的帮助及恶性肿瘤的治疗病史,必要时需要胸膜穿刺。

3.与良性胸膜增厚的鉴别

线状粘连增厚和钙化,胸膜穿刺活检未见肿瘤细胞,CT 追踪观察胸膜增厚无明显变化,多为良性病所见。胸膜弥漫性增厚伴结节样或瘤样增厚提示恶性,而均匀性弥漫性增厚,厚度

<1 cm则不易鉴别良恶性。单纯胸腔积液而无胸膜增厚,不能除外恶性病变,应查找原发灶,或进一步做胸腔积液细胞学检查明确诊断。

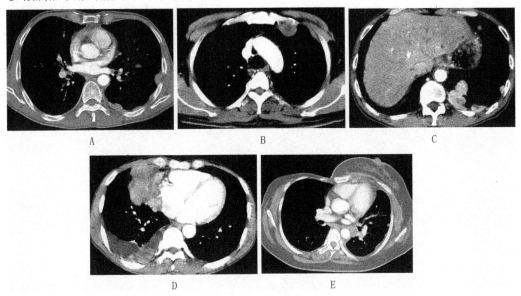

图 11-66　胸膜转移瘤

A.左侧胸膜多发小结节状影,呈椭圆形、圆形、扁丘状,与胸膜相交为钝角;B.左侧前胸膜见一结节影,扁丘状,与胸膜呈钝角;C.左侧胸膜包块影,形态不规则,大小不均,有强化;D.右侧胸膜饼状影、包块影,右侧胸腔少许积液;E.右侧乳腺癌术后,左侧胸膜小结节影转移

（王兴宽）

第十二章 腹部疾病CT诊断

第一节 胃十二指肠疾病

一、溃疡性疾病

(一)病理和临床概述

胃十二指肠溃疡是消化道常见疾病,十二指肠较胃多见,与胃酸水平及幽门螺杆菌感染有关。病理表现为胃壁溃烂缺损,形成壁龛。临床表现长期反复上腹疼痛。

(二)诊断要点

CT、MR 对胃十二指肠溃疡的诊断价值不大,尤其是良性溃疡;恶性溃疡较不典型时表现为胃壁不规则增厚或腔外软组织肿块。

(三)鉴别诊断

需活检与溃疡型胃癌鉴别。

(四)特别提示

溃疡性病变主要靠钡剂造影或胃镜诊断,CT在观察溃疡穿孔、恶变等方面有一定优势。

二、憩室

(一)病理和临床概述

十二指肠憩室占消化道憩室首位,胃憩室少见。病因不清,可能与先天性肠壁发育薄弱有关,病理为多层或单层肠壁向腔外呈囊袋状突出,多位于十二指肠内侧。单纯憩室无症状,合并憩室炎或溃疡可有上腹痛、恶心、呕吐等症状。

(二)诊断要点

本病表现为圆形或卵圆形囊袋状影,与肠腔关系密切,三维重组常见一窄颈与肠腔相连。其内密度混杂,含有气体、液体或高密度对比剂。十二指肠乳头旁憩室常引起胆管及胰管扩张(图 12-1)。

(三)鉴别诊断

胃十二指肠憩室具有典型表现,行钡剂造影检查一般可确诊。

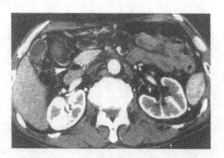

图 12-1　胃十二指肠球后憩室

CT 显示可见十二指肠降部前方类圆形空气集聚

(四)特别提示

对于胆管、胰管扩张患者,在排除结石及肿瘤后,应考虑到十二指肠壶腹部憩室可能。

三、胃淋巴瘤

(一)病理和临床概述

胃淋巴瘤(GL)原发性起源于胃黏膜下层淋巴组织,肿瘤局限于胃肠壁及其周围区域淋巴结;也可继发全身恶性淋巴瘤。临床症状除上腹痛、消瘦及食欲缺乏外,可有胃出血、低热等。

(二)诊断要点

胃壁广泛或节段性增厚,胃腔变形缩小,增厚胃壁密度较均匀。增强扫描增厚胃壁均匀强化,其强化程度较皮革样胃低。肾门上下淋巴结肿大或广泛主动脉旁淋巴结肿大,常侵犯胰腺。(图 12-2)

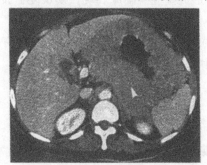

图 12-2　胃淋巴瘤

CT 检查显示胃体部胃壁弥漫性增厚,强化均一,胃腔狭窄

(三)鉴别诊断

需与胃癌鉴别,胃壁增厚、胃腔缩小不明显、较少侵犯胃周脂肪层及增强强化效应不及胃癌等征象有助于胃淋巴瘤诊断。

(四)特别提示

CT 对检出早期淋巴瘤比较困难,但能充分显示中晚期淋巴瘤的病变全貌。病变确诊依靠活检。

四、胃间质瘤

(一)病理和临床概述

胃间质瘤是一类独立来源于胃间叶组织的非定向分化肿瘤,以往将其诊断为平滑肌或神经源性肿瘤,多数间质瘤为恶性,好发胃体,以膨胀性、腔外性生长为主,肿瘤越大恶性可能性越大。临床表现进行性上腹疼痛,有呕血及柏油样便,可触及包块。

(二)诊断要点

肿瘤较大,常在 5 cm 以上,腔外肿块常向腹腔薄弱区域突出,肿块密度不均,有坏死囊变,增强扫描中等度不均质强化;肿块腔内部分凹凸不平,可见溃疡龛影。腔外肿块有向邻近结构浸润现象(图 12-3)。

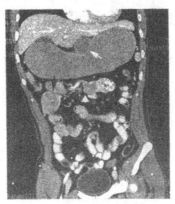

图 12-3 多发间质瘤

CT 显示胃小弯及十二指肠旁腔外肿块,密度不均,有坏死囊变,增强扫描中等度不均质强化

(三)鉴别诊断

同胃癌、肝肿瘤、淋巴瘤等鉴别,膨胀性、腔外性生长有助于间质瘤诊断。

(四)特别提示

CT 重建有助于判断肿瘤起源部位。要明确病理诊断必须进行光镜检查及免疫组化检测,包括c-KIT、PDGFRα 和 CD34。

五、胃癌

(一)病理和临床概述

胃癌在我国居消化道肿瘤首位。病因至今不明,好发年龄为 40～60 岁,可发生在胃任何部位,以胃窦、小弯、贲门常见。胃癌起于黏膜上皮细胞,都为腺癌。早期胃癌临床症状轻微,进行期胃癌表现为上腹痛、消瘦及食欲缺乏。

(二)诊断要点

胃壁局限或广泛增厚,胃腔狭窄,胃腔内形成不规则软组织肿块,表面凹凸不平,早期扫描肿瘤强化明显。周围组织受侵时表现为胃周脂肪层模糊消失,腹腔腹膜后淋巴结增大,常伴肝转移(图 12-4)。

(三)鉴别诊断

胃平滑肌瘤,边界光整规则,瘤内易出现出血坏死、囊变及钙化,有套叠征、胃溃疡。

(四)特别提示

胃肠造影检查只能观察胃腔内结构,CT 检查意义在于发现胃周结构侵犯情况,腹腔腹膜后有无淋巴结转移等,对临床分期有重要意义。

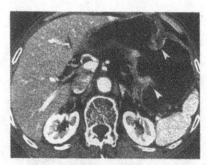

图 12-4　胃癌

CT 显示胃小弯侧前、后壁不规则增厚，后壁见浅大腔内溃疡，增强扫描动脉期明显强化

（王存社）

第二节　小肠与大肠疾病

一、肠梗阻

肠梗阻是临床最常见的急腹症之一，可见于各年龄段。肠梗阻的病因很多，其临床表现复杂多变且无特异性，不但引起肠管本身解剖和功能的改变，并且导致全身性正常生理功能紊乱。腹部 X 线平片对肠梗阻的诊断具有重要作用，但对 20%～52% 的病例尚不能做出肯定诊断，对梗阻原因、有无闭襻和绞窄的诊断价值十分有限。钡剂检查对明确结肠梗阻有一定的诊断价值，并对小儿肠套叠有重要治疗意义，但对不完全性小肠梗阻价值有限，并存在使完全性小肠梗阻患者梗阻程度加重的危险。螺旋 CT 作为一种先进的无创性检查技术具有良好的密度分辨率和时间分辨率，对气体和液体分辨均很敏感，将腹部 X 线平片上相互重叠的组织结构在横断面显示清晰，结合其强大的后处理功能，能全面显示和判断肠梗阻是否存在、梗阻部位及程度、梗阻原因，CT 发现有无闭襻和绞窄比出现临床症状、体征早数小时，并且对肿瘤引起梗阻的病灶性质判断、周围情况显示、分期等具有显著的优越性，越来越被广泛认可。

肠梗阻一般可以分为机械性、动力性（包括假性肠梗阻）、血运性梗阻三大类，其中大部分为机械性肠梗阻。机械性肠梗阻按照梗阻的病变位置可以分为肠壁、肠腔内和肠腔外 3 种，按照有无绞窄又可分为单纯性机械性肠梗阻和绞窄性机械性肠梗阻。以下简单介绍以下几种常见的和部分罕见但可能会导致严重并发症的机械性肠梗阻类型。

（一）肿瘤性肠梗阻

1.病理和临床概述

肠道肿瘤是引起肠梗阻重要原因之一，临床表现为腹痛、腹胀、呕吐、肛门停止排便、排气。

2.诊断要点

CT 可显示梗阻近、远段肠管情况，以阳性对比剂充盈肠管并追踪梗阻点，以重组分析梗阻段情况，常能显示肠腔或肠壁肿块，同时显示供血动脉及引流静脉。

以下 CT 表现支持肠道恶性肿瘤：①肠壁肿块局部僵硬，较明显强化，中央有坏死；②移行带

狭窄不规则,肠壁不规则增厚;③淋巴结肿大。(图 12-5)

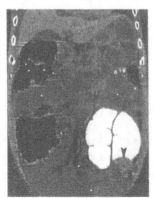

图 12-5　肿瘤性肠梗阻

三维重建显示降结肠腔内充盈缺损,手术病理为降结肠腺癌

3.鉴别诊断

炎症;粘连;粪石性肠梗阻,发现肠道内不均匀肿块和淋巴结肿大有助于肿瘤性肠梗阻的诊断。

4.特别提示

小肠是内镜检查盲区,螺旋 CT 应用使诊断肠梗阻发生了革命性变化,它能分析肠梗阻原因、明确梗阻部位。

(二)肠扭转

1.病理和临床概述

肠扭转是严重急腹症,以小肠多见,原因有先天发育异常、术后粘连、肠道肿瘤、胆道蛔虫及饱餐后运动等;另外小肠内疝(部分小肠疝入手术形成空隙内)实质上也是肠扭转。临床表现为急性完全性肠梗阻,常在体位改变后剧烈腹痛。

2.诊断要点

(1)漩涡征:为肠曲及肠系膜血管紧紧围绕某一中轴盘绕聚集。

(2)鸟嘴征:扭转开始后未被卷入"涡团"的近端肠管充气、充液而扩张,紧邻漩涡肠管呈鸟嘴样变尖。

(3)肠壁强化减弱、靶环征及腹水:为肠扭转时造成局部肠壁血运障碍所致,靶环征指肠壁环形增厚并出现分层改变,为黏膜下层水肿增厚所致。(图 12-6)

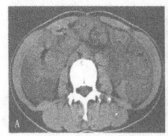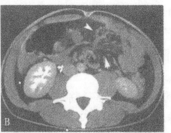

图 12-6　肠扭转

A.肠系膜血管 360°旋转,呈典型漩涡征,同时见肠管梗阻、肠壁水肿及腹水;B.可见附属肠系膜血管"漩涡征"

3.鉴别诊断

肠道肿瘤、其他原因肠梗阻。

4.特别提示

诊断肠扭转必须具备肠管及肠系膜血管走行改变,即肠管及血管漩涡征。CT 扫描结合后处理诊断肠扭转具有明显优势。

(三)肠套叠

1.病理和临床概述

肠套叠是一段肠管套入邻近肠管,并导致肠内容物通过障碍,常因系膜过长或肠道肿瘤所致,以回盲部或升结肠多见。婴幼儿表现为突然发生的阵发性剧烈腹痛、哭闹、果酱样血便。成人肠套叠常继发于肿瘤、炎症、粘连及坏死性肠炎等,最常见是脂肪瘤。临床表现为不全性肠梗阻或完全性肠梗阻,症状不典型,并可以因反复肠套叠,反复出现腹部包块。

2.诊断要点

肠套叠可以分 3 类:小肠-小肠型,小肠-结肠型和结肠-结肠型,以小肠-结肠型为最常见。

典型征象:出现 3 层肠壁,最外层为鞘部肠壁,第 2 层为套入之折叠层肠壁,第 3 层为中心套入部肠腔。鞘部及套入部均可有对比剂或气体,呈多层靶环状表现,即"同心圆征"或"肠内肠征"。原发病灶一般位于肠套叠的头端。(图 12-7)CT 重建可见肠系膜血管卷入征。

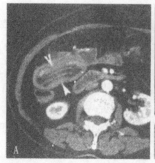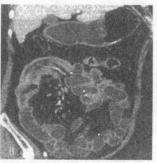

图 12-7　肠套叠

A、B.两图 CT 检查显示肠套叠的横断位增强扫描和冠状位重建,因套叠部长轴与扫描层面平行,表现为肾形或香肠状,并可见肠系膜动脉嵌入,即"肠内肠征"及"血管卷入征"

3.鉴别诊断

肠道肿瘤,CT 重建有助于鉴别。

4.特别提示

CT 扫描及重建对肠套叠有非常重要的价值,对原发病的检出也有重要意义。少部分坏死性肠炎所致及慢性肠套叠 CT 征象不典型,需密切结合临床。

(四)粘连性肠梗阻

1.病理和临床概述

粘连性肠梗阻的诊断与治疗是临床上一个棘手问题,而能否及时正确诊断,对患者治疗效果甚至预后有重大影响。以往,肠梗阻的诊断一般依赖于传统 X 线平片,但螺旋 CT 的应用显著提高了粘连性肠梗阻的定性定位诊断正确率。主要继发于腹部手术后,由于以不全性肠梗阻为主,大部分病例临床症状较轻,以反复腹痛为主。

2.诊断要点

(1)梗阻近段的肠管扩张和远端肠塌陷。

(2)在梗阻部位可见移行带光滑

(3)增强扫描肠壁局部延迟强化,但肠壁未见增厚

(4)局部见"鸟嘴征"、粘连束带及假肿瘤征(图12-8)。

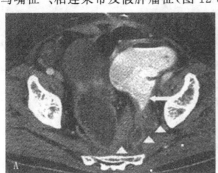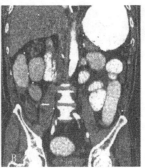

图12-8　粘连性肠梗阻

A.在梗阻部位可见移行带光滑,肠壁未见明显增厚,但局部后期强化更明显,近段肠管扩张,并可见局部粘连束带,后方见光整移行带及粘连束带,局部呈"鸟嘴征";B.在单纯回肠末段粘连性肠梗阻病例的 MPR 重建,可见回肠末段呈鸟嘴样改变,梗阻段肠管明显变细,其外可见束带影(白箭头)

3.鉴别诊断

其他原因所致肠梗阻,如肠道肿瘤、扭转等。

4.特别提示

一些有反复不全性肠梗阻症状患者,行螺旋 CT 扫描及各种方法重组,对肠梗阻定性、定位诊断具有重要临床价值。

(五)肠内疝

1.病理和临床概述

肠内疝、小肠内疝是罕见的肠梗阻原因之一,及时正确诊断并进行手术治疗对抢救患者生命具有重大意义,分先天性、后天性小肠内疝两种。胚胎发育期,中肠的旋转与固定不正常将导致内疝。腹腔内会有一些腹膜隐窝或裂孔形成如十二指肠旁隐窝、回盲肠隐窝、回结肠隐窝、小网膜孔(winslow 孔)、肠系膜裂孔等。后天性小肠内疝常见胃空肠吻合术后(如 Roux-en-Y),上提的空肠襻与后腹膜间可形成间隙,另外还有末端回肠与横结肠吻合后形成系膜阀隙等。一个正常的腹腔内并无压力差,肠管的各种运动(主要是蠕动)和肠内容物之重力作用及人体位突然改变,而致使肠管脱入隐窝、裂孔或间隙,由于肠管的蠕动,进入孔洞的肠曲增多,无法自行退回则会发生嵌闭、扭转、绞窄,甚至坏死。部分内疝由于肠管的运动,可自行退回复位,这就是间断出现发作性或慢性腹痛的原因。小肠内疝临床表现不典型,一直以来,正确的术前诊断是难点和重点。

2.诊断要点

(1)左侧十二指肠旁疝:①胃、胰腺之间囊性或囊袋状肿块,重建观察与其余腹内肠管相连,为移位、聚集的小肠;②肠系膜血管异常征,包括肠系膜血管聚集、牵拉、扭转与充盈,肠系膜血管干左移或右移,超过一个主动脉宽度,并可见粗大的肠系膜血管进入病灶内;③肠系膜脂肪延伸进入病灶内;STS-MIP 观察有时可见疝口;其他肠段移位,可见十二指肠第四段受压移位。(图12-9)

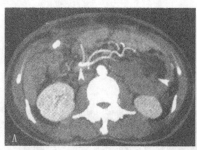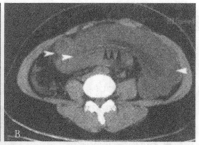

图 12-9　肠内疝

A.左侧十二指肠旁疝 STS-MIP 重建示,肠系膜上动脉主干移位,超过 1 个主动
脉宽度(上箭头),并可见肠系膜脂肪与病变内脂肪相连续;B 先天性肠系膜裂孔
所致的空、回肠内疝,部分肠襻经裂孔向左侧疝入(右向箭头),肠系膜血管受牵
拉(多个星号),所累肠管因水肿呈"靶环征"及少量腹水(左向箭头)

(2)经肠系膜疝的主要征象:①肠管或肠襻聚集、移位及拥挤、拉伸及"鸟嘴征",肠襻经肠系膜裂孔疝入后,继续蠕动进入更多肠襻,可以显示聚集拥挤的肠襻;②其附属肠系膜血管异常征,包括肠系膜血管聚集、牵拉、扭转与充盈等,上述征象在 STS-MIP 重建时可以观察到;③肠系膜脂肪延伸进入病灶内,可见附属于疝入肠襻的肠系膜脂肪受牵连进入;④其他肠段移位,原来位置的腹腔空虚及疝入小肠襻对该位置的肠管推移;⑤可见疝口;⑥并发肠扭转时,可以显示为肠管及附属肠系膜血管的"漩涡征"。

(3)其他继发性征象:①肠梗阻,位于疝口附近的近段肠管有梗阻扩张积液征象;②靶环征,为疝入肠管缺血水肿所致;③腹水,早期可较少,位于疝入侧的结肠隐窝内,后期可以明显增加,提示绞窄性梗阻甚至有坏死并弥漫性腹膜炎趋势。

3.鉴别诊断

与粘连性肠梗阻,肠扭转,左侧十二指肠旁疝和腔外型胃间质瘤,肠道肿瘤,其他原因肠梗阻进行鉴别。

4.特别提示

螺旋 CT 扫描及 MPR、STS-MIP 重建对小肠内疝的诊断具有重要价值,在检查急腹症或肠梗阻患者时,发现肠管或肠襻聚集、移位及拥挤、拉伸及"鸟嘴征",附属肠系膜血管有充盈、拥挤等异常征象,其他肠段移位等征象时,并且临床上有腹部手术史,尤其是 Roux-en-Y 术式,或有慢性间歇性腹痛史,应该考虑到此病的可能。

(六)胆石性肠梗阻

1.病理和临床概述

胆石性肠梗阻最早(1896 年)由 Bouveret 报道,以胃的幽门部梗阻为特征,主要是指由于胆结石(多数为较大的胆囊结石)通过胆肠瘘移行在胃的远侧部分或十二指肠近侧部分,所造成的胃肠输出段的梗阻石性肠梗阻是临床上极为少见的肠梗阻类型;已经发现许多较小的胆结石通过胆囊与十二指肠之间瘘管后,可以滑入小肠而引起小肠梗阻。患者有胆囊结石及慢性胆囊炎病史,临床症状和体征缺乏特异性,主要包括恶心、呕吐和上腹部疼痛等非特异性征象。

2.诊断要点

确诊胆石性肠梗阻的直接征象:①肠腔内胆结石;②胆囊与消化道之间瘘管。

有第一直接征象,以下任两种间接征象以上可以确诊为胆石性肠梗阻:①肠梗阻;②胆囊塌

陷及胆囊与十二指肠之间边界不清;③胆囊和胆管积气。(图 12-10)

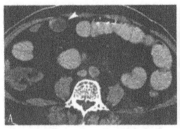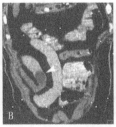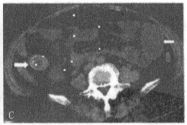

图 12-10 **肠石性肠梗阻**

A、B.阴性结石所致的肠梗阻,可见空回肠交界处低密度灶,局部肠壁有强化;C.为阳性结石
所致的肠梗阻,可见回肠近段同心圆样结石密度灶(大箭头),近段肠管扩张(小箭头)

3.鉴别诊断

与粪石性肠梗阻、肿瘤性肠梗阻、粘连性肠梗阻鉴别。

4.特别提示

胆石性肠梗阻是临床上极为少见的肠梗阻类型,由于胆石性肠梗阻发病年龄较大,并发症较多,手术的风险性也随之增加,据文献总结,其病死率可高达 33%。螺旋 CT 诊断胆石性肠梗阻上具有高度的敏感性和特异性。

(七)粪石性肠梗阻

1.病理和临床概述

粪石性肠梗阻的粪石的形成主要是因为某些食物中含有的鞣酸成分遇胃酸后形成胶状物质,胶状物质与蛋白质结合成为不溶于水的鞣酸蛋白,再有未消化的果皮、果核及植物纤维等相互凝集而成。粪石嵌入小肠引起粪石性肠梗阻,临床症状和体征同胆石性肠梗阻。

2.诊断要点

(1)大部分粪石 CT 上呈类圆形、相对低密度,有筛状结构及"气泡征",与大肠内容物根似,但小肠内容物一般无此形态,增强无强化。

(2)肠梗阻的一般 CT 征象(图 12-11)。

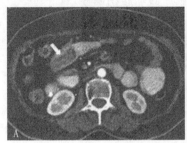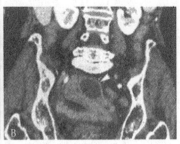

图 12-11 **粪石性肠梗阻**

A.空肠内粪石呈卵圆形低密度灶(箭头),内部有气泡征;B.为回肠粪石冠状位重建,
可见粪石呈低密度影(横箭头),内有气泡及筛孔结构,其远段肠管塌陷(下箭头)

3.鉴别诊断

与胆石性肠梗阻、肿瘤性肠梗阻、粘连性肠梗阻、肠套叠鉴别。

4.特别提示

结合临床病史,螺旋CT在粪石性肠梗阻的定位、定性上具有高度的敏感性和特异性,为临床正确诊断与治疗提供重要依据。

二、肠道炎症

(一)克罗恩病

1.病理和临床概述

小肠克罗恩病是一原因不明的疾病,多见于年轻人,表现为肉芽肿性病变,合并纤维化和溃疡。好发于末段回肠,同时常侵犯回肠和空肠,临床常表现为腹痛、慢性腹泻。

2.诊断要点

受累肠管的肠壁及肠系膜增厚,肠管狭窄,邻近淋巴结肿大和炎性软组织肿块,邻近腹腔内脓肿或瘘管形成(图12-12)。

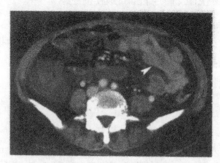

图12-12　小肠克罗恩病

CT检查显示左侧小肠肠壁增厚、强化,相应肠管狭窄,远段肠管正常(箭头)

3.鉴别诊断

(1)肠结核:其他部位有结核病灶者有助于诊断,鉴别困难可行抗结核药物试验性治疗。

(2)肠淋巴瘤:小肠多发病灶,有腹腔淋巴结肿大,临床表现更明显。

(3)慢性溃疡性空回肠炎:肠管狭窄和扩张,临床腹痛腹泻明显。

4.特别提示

小肠插管气钡双重造影是诊断克罗恩病的首选方法。CT扫描的作用在于显示病变侵入腹腔的情况,可明确腹部包块的性质和腹腔内病变范围。

(二)肠结核

1.病理和临床概述

肠结核好发于回盲部,也可见于空回肠和十二指肠,多见于青壮年人。以肠壁和相邻淋巴结的纤维化和炎症为特征。临床常表现为腹痛、腹泻和便秘交替、低热等。

2.诊断要点

病变肠管狭窄,肠壁增厚,邻近淋巴结肿大。若伴有结核性腹膜炎,则可显示腹水和腹膜增厚。

3.鉴别诊断

克罗恩病;肠淋巴瘤,增殖型肠结核同淋巴瘤有时鉴别困难,淋巴瘤范围广,淋巴结肿大,肠道受压移位,伴有肝、脾大。

4.特别提示

小肠钡剂造影是诊断肠结核的主要方法。

三、肠道肿瘤

(一)小肠腺癌

1.病理和临床概述

小肠腺癌肿瘤起源于肠黏膜上皮细胞,好发于十二指肠降段和空肠,多见于老年男性。病理上分肿块型和浸润狭窄型。肿瘤向腔内生长或沿肠壁浸润,产生梗阻症状。

2.诊断要点

肠壁局限性增厚或肿块形成,近段肠腔梗阻扩张,增强扫描病变不均质强化,可伴肠系膜淋巴结肿大。部分腺癌呈局部肠壁水肿增厚改变,但增强扫描有不均匀强化(图12-13)。

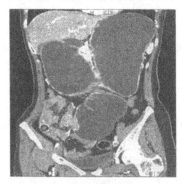

图12-13　空肠腺癌

CT冠状位重建可见局部肠管狭窄(箭头)、肠壁明显增厚,
增强扫描有不均匀强化,近段肠管明显扩张

3.鉴别诊断

(1)十二指肠布氏腺增生:增强扫描为均匀一致,同肠壁表现相仿。

(2)小肠淋巴瘤:病灶常呈多发改变。

4.特别提示

小肠造影是诊断小肠肿瘤的常用方法。CT有助于显示肿块大小、形态、范围及同周围器官的关系、转移情况。必要时可行CT引导下穿刺活检。

(二)小肠淋巴瘤

1.病理和临床概述

小肠淋巴瘤可原发于小肠,也可为全身淋巴瘤一部分。淋巴瘤起源于肠壁黏膜下层淋巴组织,向内浸润黏膜,使黏膜皱襞变平、僵硬,向外侵入浆膜层、系膜及淋巴结。临床常有高位肠梗阻症状。

2.诊断要点

肠壁增厚,肠腔狭窄,局部形成肿块,病变向肠腔内、外生长,增强扫描病变轻中度强化。肠系膜及后腹膜常受累。(图12-14)

3.鉴别诊断

同小肠腺癌、小肠克罗恩病等鉴别。

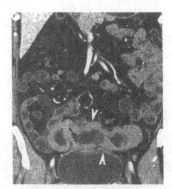

图 12-14 回肠淋巴瘤

CT 增强扫描后冠状位重建可见下腹部回肠肠壁明显增厚,范
围较广,肠腔未见明显狭窄,增强扫描呈中度均匀强化

4.特别提示

小肠造影是诊断小肠肿瘤的常用方法。CT 有助于显示肿块大小、形态、范围以及同周围器
官的关系、转移情况。必要时可行 CT 引导下穿刺活检。

(三)结肠癌

1.病理和临床概述

结肠癌为常见消化道肿瘤,好发直肠及乙状结肠。病理多为腺癌,分增生型、浸润型、溃疡
型。临床常有便血及肠梗阻症状。

2.诊断要点

结肠或直肠壁不规则增厚,累及部分或全周肠壁,肠腔内见分叶或菜花状肿块,晚期肠腔狭
窄并侵犯浆膜,肠外脂肪层密度增高,周围淋巴结肿大。增强扫描病灶强化较明显。(图 12-15)

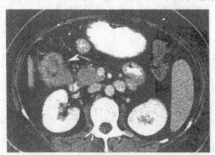

图 12-15 结肠肝曲癌

CT 检查示结肠肝曲肠壁不规则增厚,局部见
菜花状肿块突入肠腔,相应肠腔狭窄

3.鉴别诊断

(1)肠结核:病灶多同时累及盲肠、升结肠和回盲部,表现为管腔狭窄变形,三维重建有助于
诊断。

(2)溃疡性结肠炎:常先累及直肠和左半结肠,病变呈连续状态,无明显肿块。

4.特别提示

在日常工作中,部分肠梗阻患者因梗阻存在,临床不能行内镜检查,常不能明确梗阻原因,行
CT 检查,能较明确诊断结肠癌。

(孙清超)

第三节 肝 脏 疾 病

一、肝囊肿

(一)病理和临床概述

肝囊肿是比较常见的良性疾病,根据发病原因不同,可将其分为非寄生虫性和寄生虫性肝囊肿。非寄生虫性又分为先天性和后天性(如创伤、炎症性和肿瘤性,又称为假性囊肿),以先天性肝囊肿最常见,先天性起源于肝内迷走的胆管或因肝内胆管和淋巴管在胚胎期发育障碍所致。可单发或多发,肝内两个以上囊肿者称为多发性肝囊肿。有些病例两肝散在大小不等的囊肿,又称为多囊肝,通常并存有肾、胰腺、脾、卵巢及肺等部位囊肿。本节主要讨论先天性肝囊肿表现。临床一般无表现,巨大囊肿可压迫肝和邻近脏器产生相应症状。(图 12-16)

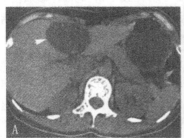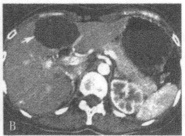

图 12-16　肝囊肿
A.CT 平扫可见左侧肝叶呈低密度囊性改变,呈张力较高;
B.CT 增强扫描可见左侧肝叶囊性病变未见强化

(二)诊断要点

CT 上表现为单个或多个、圆形或椭圆形、密度均匀、边缘光滑的低密度区,CT 值接近于水。合并出血或感染时密度可以增高。增强后囊肿不强化。

(三)鉴别诊断

囊性转移瘤;肝包虫囊肿;肝囊肿无强化,密度均匀可鉴别。

(四)特别提示

肝囊肿的诊断和随访应首选 B 超,其敏感度和特异性高。对于疑难病例,可选用 CT 或MR,其中 MR 对小囊肿的准确率最高,CT 因部分容积效应有时不易区分囊性或实质性。

二、肝内胆管结石

(一)病理和临床概述

我国肝内胆管结石发病率约 16.1%,几乎全是胆红素钙石,由胆红素、胆固醇、脂肪酸与钙盐组成,可为双侧肝内胆管结石,也可限于左肝或右肝。肝内胆管结石的形成与细菌感染、胆汁滞留有关。肝内胆管结石与肝内胆管狭窄、扩张并存较多见,因此有胆汁的滞留。狭窄于两侧肝管均可见到,以左侧多见,也可见于肝门左、右肝管汇合部。主要临床表现:患者疼痛不明显,发热、寒战明显，周期发作；放射至下胸部、右肩胛下方；黄疸；多发肝内胆管结石者易发生胆管炎，急性发作后恢复较慢；肝大、肝区叩击痛；多发肝内胆管结石者，多伴有低蛋白血症及明显贫血；肝内胆管结石广泛存在者，后期出现肝硬化、门静脉高压。

（二）诊断要点

（1）单纯肝内胆管结石或伴肝外胆管结石、胆囊结石，按结石成分 CT 表现可分 5 种类型。高密度结石；略高密度结石；等密度结石；低密度结石；环状结石。胆石的 CT 表现与其成分有关，所以，CT 可以提示结石的类型。肝内胆管结石主要 CT 表现为管状、不规则高密度影，典型者在胆管内形成铸型结石，密度与胆汁相比以等密度到高密度不等，以高密度为多见。结石位于远端较小分支时，肝内胆管扩张不明显；结石位于肝内较大胆管者，远端小分支扩张。

（2）肝内胆管结石伴感染，肝内胆管结石可以伴感染，主要有胆管炎、胆管周围脓肿形成等。CT 表现为胆管壁增厚，有强化；对胆管周围脓肿，CT 可以表现为胆管周围可见片状低密度影或呈环形强化及延迟强化等表现。

（3）肝内胆管结石伴胆管狭窄，CT 可以显示结石情况及逐渐变细的胆管形态。

（4）肝内胆管结石伴胆管细胞癌，CT 增强扫描可以在显示肝内胆管结石外及扩张胆管的同时，对肿块的位置、大小、形态及其对周围肝实质侵犯情况可以精确分析，动态增强扫描有特异性的表现。依表现分两型，肝门型和周围型。肝门型主要表现有，占位近侧胆管扩张，70% 以上可显示肿块，呈中度强化。局限于腔内的小结节时，可以显示胆管壁增厚和强化，腔内软组织影和显示中断的胆管。动态增强扫描其强化方式呈延迟强化，具有较高的特异性。周围型病灶一般较大，在平扫和增强扫描中，都表现为低密度多数病例有轻度到中度强化，以延迟强化为主，常伴有病灶内和/或周围区域胆管扩张。

（三）鉴别诊断

肝内胆管结石容易明确诊断，主要需要将肝内胆管结石伴间质性肝炎与胆管细胞癌相鉴别。

（四）特别提示

肝内胆管结石的影像学检查一般首选 B 超、CT 和 MR，由于单纯的胆管结石较少，伴有胆管炎、胆管狭窄的居多，所以，MRCP 因其可以完整显示胆管系统又成为一项重要的检查项目；但单纯 MRCP 对伴有胆管细胞癌或不伴胆管扩张的胆管结石显示效果不佳，CT 和 MR 及增强扫描的价值重大。（图 12-17）

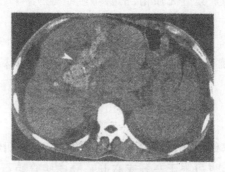

图 12-17　肝内胆管结石

CT 显示左肝内胆管内多发结节状高密度灶，肝内胆管扩张，肝脾周围少量积液

三、肝挫裂伤

(一)病理和临床概述

肝挫裂伤,肝脏由于体积大,肝实质脆性大,包膜薄等特点,在腹部受到外力撞击容易产生闭合伤,多由高处坠入、交通意外引起。临床表现为肝区疼痛,严重者失血性休克。

(二)诊断要点

1.肝包膜下血肿

包膜下镰状或新月状等低密度区,周围肝组织弧形受压。

2.肝实质血肿

肝内圆形、类圆形或星芒低密度灶。

3.肝撕裂

多条线状低密度影,边缘模糊。(图 12-18)

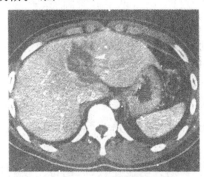

图 12-18　肝挫裂伤

CT 显示肝左叶内片状低密度灶,边缘模糊,增强扫描内部轻度不均质强化

(三)鉴别诊断

结合病史,容易诊断。

(四)特别提示

CT 检查能准确判断肝外伤的部位、范围、肝实质损伤和大血管的关系、腹腔积血的量,为外科决定手术或保守治疗提供重要依据。

四、肝脏炎性病变肝脓肿

(一)病理和临床概述

肝脓肿是肝内常见炎性病变,分细菌性、阿米巴性、真菌性、结核性等,以细菌性、阿米巴性肝脓肿多见。肝脓肿病理改变可分为 3 层结构,中心为组织液化坏死,中间为含胶原纤维的肉芽组织构成,外周为移行区域,为伴有细胞浸润及新生血管的肉芽组织。临床表现肝大、肝区疼痛、发热及白细胞升高等急性感染表现。

(二)诊断要点

平扫肝实质圆形或类圆形低密度病灶,中央为脓腔,密度均匀或不均匀,CT 值高于水低于肝,有时可见积气或液平面。脓腔壁为较高密度环状阴影,急性期可见壁外水肿带,边缘模糊。增强扫描脓肿壁明显环状强化,中央坏死区无强化,典型称"双环"征,代表强化脓肿壁及水肿带。

环征和脓肿内积气为肝脓肿特征性表现(图 12-19)。

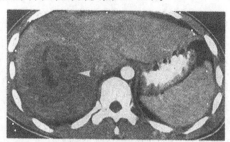

图 12-19　**肝脓肿**

CT 检查显示肝右叶类圆形混杂密度团块,增强扫描脓肿壁见
环状强化,外缘见晕征,中心区域低密度脓腔未见强化

(三)鉴别诊断

肝癌、肝转移瘤,典型病史及"双环"征有助于肝脓肿诊断。

(四)特别提示

临床起病急,进展快有助于肝脓肿诊断,不典型病例需随访观察。

五、肝硬化

(一)病理和临床概述

肝硬化是以肝脏广泛纤维结缔组织增生为特征的慢性肝病,正常肝小叶结构被取代,肝细胞坏死、纤维化,肝组织代偿增生形成再生结节,晚期肝脏体积缩小。引起肝硬化主要原因有乙肝、丙肝、酗酒、胆道疾病、寄生虫等。早期无明显症状,后期可出现腹胀、消化不良、消瘦、贫血及颈静脉怒张、肝脾大、腹水等症状。

(二)诊断要点

(1)肝叶比例失调,肝左叶尾叶常增大,右叶萎缩,肝裂增宽,肝表面凹凸不平,表面呈结节状,晚期肝硬化体积普遍萎缩。

(2)肝脏密度不均匀,肝硬化再生结节为相对高密度,动态增强扫描见强化。

(3)脾大(>5 个肋单位),脾静脉、门静脉扩张及侧支循环建立,出现胃短静脉、胃冠静脉及食管静脉曲张,部分患者见脾肾分流。

(4)腹水:表现为腹腔间隙水样密度灶。少量腹水常积聚于肝脾周围,大量腹水时肠管受压聚拢,肠壁浸泡水肿。(图 12-20)

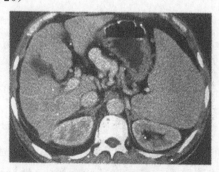

图 12-20　**肝硬化**

CT 检查显示肝脏体积缩小,肝叶比例失调,脾大,门静脉扩张伴侧支血管形成

(三)鉴别诊断

弥漫型肝癌:增强扫描动脉期肝内结节明显强化及门脉癌栓,AFP 显著升高等征象均有助于肝癌诊断。

(四)特别提示

CT 可直观显示肝脏形态和轮廓改变,观察肝密度改变,可初步判断肝硬化程度,同时可全方位显示肝内血管,为 TIPSS 手术的操作进行导向。

六、脂肪肝

(一)病理和临床概述

脂肪肝为肝内脂类代谢异常,诱发甘油三酯和脂肪酸在肝内聚积、浸润和变性,分局灶性脂肪浸润及弥漫性脂肪浸润两种。常见原因有肥胖、糖尿病、肝硬化、激素治疗及化疗后等。临床表现为肝大、高脂血症等症状。

(二)诊断要点

(1)局灶性脂肪浸润:表现为肝叶或肝段局部密度减低,密度低于脾脏,无占位效应,其内见血管纹理分布。

(2)弥漫性脂肪浸润:表现为全肝密度降低,肝内血管异常清晰。(图 12-21)

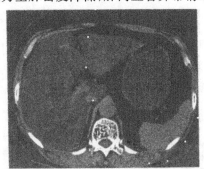

图 12-21 脂肪肝

CT 检查显示肝脏平扫密度均匀性减低,低于脾脏密度,肝内血管纹理异常清晰

(3)常把肝/脾 CT 比值作为脂肪肝治疗后的观察指标。

(三)鉴别诊断

肝癌;血管瘤;肝转移瘤;局限性脂肪肝或弥漫性脂肪肝中残存肝岛有时呈圆形或类圆形,易误诊为肿瘤或其他病变。增强扫描表现、无占位效应、无门脉肝静脉阻塞移位征象,可作为鉴别诊断依据。

(四)特别提示

对于肝岛、局灶性脂肪浸润及脂肪肝基础上伴有病变的检查,MRI 具有优势。

七、肝细胞腺瘤

(一)病因、病理及临床概述

肝细胞腺瘤与口服避孕药或合成激素有关,肿瘤由分化良好、形似正常的肝细胞组织构成,无胆管,表面光滑,有完整假包膜。主要见于年轻女性,多无症状,停用避孕药肿块可以缩小或消失。

（二）诊断要点

平扫为圆形低密度块影，边缘锐利。少数为等密度，增强扫描动脉期较明显强化。有时肿瘤周围可见脂肪密度包围环，为该肿瘤特征。

（三）鉴别诊断

1.肝癌

与肝细胞癌相比腺瘤强化较均匀，无结节中结节征象。

2.局灶性结节增生

中央瘢痕为其特征。

3.血管瘤

早出晚归，可多发。

（四）特别提示

肝腺瘤在 CT 上与其他实质性肿瘤表现相似，不易做出定性诊断。若有长期口服避孕药史，可供诊断参考。

八、肝脏局灶性结节增生

（一）病因病理及临床概述

肝脏局灶性结节增生（FNH），是一种相对少见的肝脏良性富血供占位。病变常为单发，易发生于肝包膜下，边界多清晰，但无包膜，其病理表现为实质部分由肝细胞、Kupffer 细胞、血管和胆管等组成，肝小叶的正常排列结构消失；肿块内部有放射性纤维瘢痕、瘢痕组织内包含一条或数条供血滋养动脉为其病理特征。临床多见于年轻女性，通常无临床症状。

（二）诊断要点

平扫表现为等或略低密度，中央瘢痕为更低密度；动态增强扫描 FNH 表现基本恒定，表现为动脉期明显均匀强化（中央瘢痕除外），程度强于肝细胞肝癌及海绵状血管瘤，门脉期强化程度降低，略高于正常肝组织，中央瘢痕一般延时强化。（图 12-22）

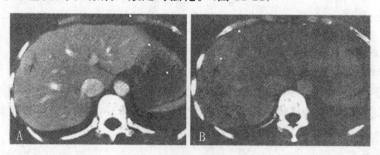

图 12-22　肝局灶性结节增生

CT 检查显示增强扫描肝右前叶类圆形团块强化，中央星芒瘢痕延迟期强化

（三）鉴别诊断

主要与肝细胞肝癌鉴别，FNH 无特殊临床症状，中央瘢痕为其特征。

（四）特别提示

CT 可动态反映病灶血供特点，定性能力强。对于不典型者，以放射性核素扫描和 MR 检查意义大。

九、肝脏血管平滑肌脂肪瘤

(一)病因、病理及临床概述

肝血管平滑肌脂肪瘤(AML),是一种较为少见的肝脏良性间叶性肿瘤,由血管、平滑肌和脂肪3种成分以不同比例组成。随着病理诊断水平的不断提高,近年来对其报道逐渐增多,但由于该瘤的形态学变异多样化,因此大多数病例易误诊为癌、肉瘤或其他间叶性肿瘤。

(二)诊断要点

HAML病理成分的多样化导致临床准确诊断HAML存在一定困难。根据3种组织成分的不同比例将肝血管平滑肌脂肪瘤分4种类型。

1.混合型

各种成分比例基本接近(脂肪10%~70%)。混合型HAML是HAML中常见的一种类型,CT平扫为含有脂肪的混杂密度,各种成分的比例相近,增强扫描动脉期软组织成分有明显强化,多数能持续到门静脉期,病灶中心或边缘可见高密度血管影(图12-23A~B)。

2.平滑肌型

脂肪<10%,根据其形态分为上皮样型、梭形细胞型等。平滑肌型HAML中脂肪含量<10%,动脉期及门静脉期强化都略高于周围肝组织,但术前准确诊断困难(图12-23C~E)。

3.脂肪型

脂肪型(脂肪≥70%)HAML影像学表现相对有特征性,脂肪影是其特征性CT表现之一。其他成分的比例相对较少。因此在CT扫描时发现有低密度脂肪占位则高度怀疑HAML(图12-23F)。

4.血管型

血管型HAML诊断依靠动态增强扫描。发现大多数此类的HAML在注射对比剂后40秒,病灶达到增强峰值,延迟期(>4分钟)病灶仍然强化,强化方式酷似血管瘤,造成鉴别诊断困难,主要靠病灶内含有脂肪及中心高密度点状血管影加以区分。

(三)鉴别诊断

(1)脂肪型HAML首先要与肝脏含脂肪组织的肿瘤鉴别。①脂肪瘤及脂肪肉瘤:CT值多在−60HU以下,而且无异常血管及强化组织,脂肪肉瘤形态不规则,边缘不光滑;②肝局灶性脂肪浸润:常呈扇形或楔形,无占位表现,其内有正常血管穿过;③肝癌病灶内脂肪变性:分布弥散,界限不清,伴有液化坏死和血管侵犯,有肝硬化和甲胎蛋白升高;④髓源性脂肪瘤:由于缺乏血供,血管造影呈乏血供或少血供。

(2)平滑肌型HAML需要与肝癌、血管瘤、腺瘤等相鉴别。①肝细胞癌:增强扫描"早进早出",动脉期多为明显强化,呈高密度,但门静脉期及平衡期强化不明显,密度相对低于周围正常肝组织。肝血管平滑肌脂肪瘤的软组织成分在门静脉期仍呈稍高密度,尤其对于脂肪成分少的HAML容易误诊为肝癌。②肝脏转移瘤或腺瘤:鉴别诊断主要依赖于病史,瘤内出血、坏死有助于鉴别肝腺瘤。③血管型平滑肌脂肪瘤的强化方式和血管瘤的强化方式相似,在平衡期仍然为较高密度。肝血管瘤由扩张的血管及血窦组成,血窦内衬内皮细胞,有厚薄不一的纤维隔,其血供特点为"快进慢出",在增强扫描时强化密度与肝动脉相近,动脉期、门静脉期均多为明显强化,而平衡期多为稍高密度。较大的肝血管瘤内可有纤维化,呈低密度,与肝血管平滑肌脂肪瘤内含脂肪的低密度明显不同,因而鉴别诊断主要依靠HAML内有脂肪成分及中心血管影。

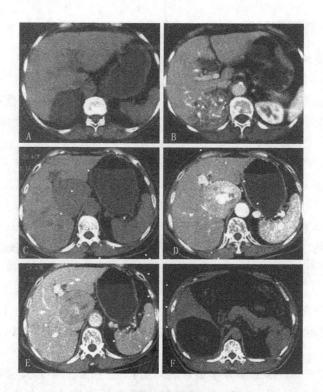

图 12-23　肝脏血管平滑肌脂肪瘤

A~B.为混合型；可见脂肪低密度及软组织影、增强的血管影；C~E.为上皮样型；实质内未见明显脂肪
密度，中央可见粗大畸形的血管影，增强扫描为"快进快出"模式；F.为脂肪型，大部分为脂肪密度

(四)特别提示

动态增强多期扫描可充分反映 HAML 的强化特征，有助于提高 HAML 诊断的准确性，但是对不典型病灶必须结合临床病史和其他影像检查方法，CT 引导下细针抽吸活检对肝脏HAML 诊断很有帮助。少脂肪的 HAML 可以行 MR 同相位、反相位扫描。

十、肝脏恶性肿瘤

(一)肝癌

1.病因、病理及临床概述

肝癌是成人最常见的恶性肿瘤之一，肝癌患者大多具有肝硬化背景。有 3 种组织学类型：肝细胞型、胆管细胞型、混合细胞型。肿瘤主要由肝动脉供血，易发生出血、坏死、胆汁淤积。肿块＞5 cm 为巨块型；＜5 cm 为结节型；细小癌灶广泛分布为弥漫型。纤维板层样肝细胞癌为一种特殊类型肝癌，以膨胀性生长并较厚包膜及瘤内钙化为特征，多好发青年人，无乙型肝炎、肝硬化背景。

2.诊断要点

(1)肝细胞型肝癌，表现为或大或小、数目不定低密度灶。CT 值低于正常肝组织 20 HU 左右。有包膜者边缘清晰；边缘模糊不清，表明浸润性生长特征，常侵犯门静脉及肝静脉。有些肿瘤分化良好平扫呈等密度，增强扫描表现多种多样，通常动脉期癌灶明显不均匀强化，门静脉期及延迟期快速消退，即所谓"快进快出"强化模式。(图 12-24)

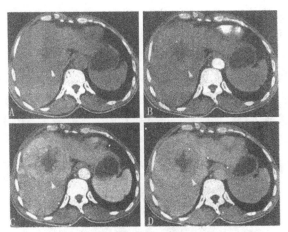

图 12-24　肝癌的平扫、动脉期、静脉期及延迟扫描

CT 显示动脉期扫描肝脏右叶病灶明显强化,见条状供血血管影。
静脉期及延迟期扫描病灶强化程度降低,见假包膜强化

(2)胆管细胞型肝癌,平扫为低密度肿块,增强动脉期无明显强化,门静脉期及延迟期边缘强化、并向中央扩展。发生在较大胆管者,可见肿瘤近端胆管呈节段性扩张。(图 12-25)

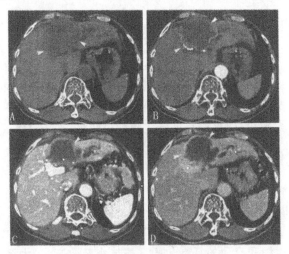

图 12-25　左肝外叶胆管细胞癌

A.左肝外叶萎缩,平扫可见肝内低密度肿块;B~D.左肝肿块逐渐强化,边缘不规则

3.鉴别诊断

同肝血管瘤、肝硬化再生结节、肝转移瘤等区别,乙型肝炎病史、AFP升高、并肝内胆管结石及门脉癌栓等均有助于肝癌诊断。

4.特别提示

一般肝癌通过典型 CT 表现、慢性肝病史、AFP 升高可确诊。部分不典型者可通过影像引导下穿刺活检明确诊断。

(二)肝转移瘤

1.病因、病理及临床概述

肝转移瘤,由于肝脏为双重供血,其他脏器恶性肿瘤容易转移至肝脏,尤以门静脉为多,故消

化系统肿瘤转移占首位,其次为肺、乳腺等肿瘤。肝转移性肿瘤多为结节或圆形团块状,中心易发生坏死、出血和囊变,钙化较常见。

2.诊断要点

可发现90％以上肿瘤,表现为单发或多发圆形低密度灶,大部分病灶边缘较清晰,密度均匀,CT值15～45 HU,若中心坏死、囊变密度则更低,若有出血、钙化则局部为高密度。增强扫描瘤灶边缘变清晰,呈花环状强化,称"环靶征",部分病灶中央延时强化,称"牛眼征"。(图12-26)

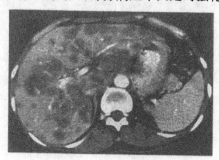

图 12-26　乳腺癌肝转移

CT检查显示肝内见广泛低密度结节及团块状转移瘤,境界较清,增强扫描边缘环状强化

3.鉴别诊断

同肝癌、肝血管瘤、肝硬化再生结节、局灶性脂肪浸润等鉴别,结合原发病灶,一般诊断不难。

4.特别提示

结合原发病灶,一般诊断不难。多血供肿瘤有平滑肌肉瘤、肾癌、甲状腺癌、胰岛细胞瘤;少血供肿瘤有胃癌、胰腺癌及恶性淋巴瘤;黏液腺瘤易产生钙化;结肠癌、平滑肌肉瘤易发生出血、坏死;直肠癌可为单发巨大肿块;卵巢癌常见肝包膜种植转移。

十一、肝脏血管性病变

(一)肝海绵状血管瘤

1.病因、病理及临床概述

海绵状血管瘤,起源于中胚叶,为中心静脉和门静脉发育异常所致,由大小不等血窦组成,血窦内充满血液,与正常肝组织间有薄的纤维包膜。瘤体小至数毫米,大至数十厘米,直径＞4 cm称巨大血管瘤,小血管瘤无症状,巨大血管瘤引起压迫症状,血管瘤破裂致肝内或腹腔出血。

2.诊断要点

平扫为圆形或类圆形低密度灶,边缘清晰,密度均匀。动态增强扫描动脉期病灶周边结节或环状强化,门静脉期逐渐向中心充填,延迟期(5～10分钟)病灶大部或全部强化。整个强化过程称"早出晚归"为血管瘤特征性征象。巨大血管瘤可见分隔或钙化,大血管瘤内部多有纤维、血栓及分隔而不强化。(图12-27)

3.鉴别诊断

肝细胞癌;肝转移瘤;肝细胞癌的"快进快出"强化模式与血管瘤容易鉴别,转移瘤一般有原发病史,且呈环状强化。

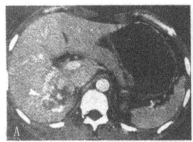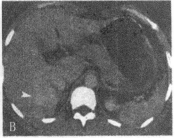

图 12-27 肝海绵状血管

A、B.两图为CT检查显示增强扫描示右肝病灶边缘结节环状强化,平衡期病灶被充填呈高密度改变

4.特别提示

CT是诊断血管瘤主要手段,但若未做延迟扫描或时间掌握不好,可能会误诊;特别是伴有脂肪肝的患者,CT诊断较困难,可选用MR检查,MR诊断血管瘤有特征表现。

(二)布加综合征

1.病因、病理及临床概述

布加综合征是指肝静脉流出道阻塞和由此引起的相应表现,阻塞可以发生于肝与右心房之间的肝静脉或下腔静脉内。BCS是一全球性疾病,其发病率、病因、病变类型及临床表现具有一定地域性。在亚洲,BCS多由下腔静脉膜性闭塞所致,多无明确病因。临床主要表现为下腔静脉梗阻和门静脉高压症状,发病年龄以20～40岁为多见,男性略高于女性,如诊断不及时可以导致肝实质纤维化、肝硬化,甚至肝衰竭而死亡。BCS依据其病变类型和阻塞部位临床分为肝静脉阻塞型、下腔静脉阻塞型及肝静脉下腔静脉均阻塞型。

2.诊断要点

CT表现有以下特征。

(1)肝静脉和/或下腔静脉明显狭窄或闭塞。CT可以直接显示肝静脉和下腔静脉的情况。

(2)肝实质内呈网格状改变或局部低密度影,增强扫描时呈渐进式强化,为肝淤血所致的局部区域有相对减弱的动脉血流,窦后压力增高,门静脉血流减慢所致。显示门静脉高压征象包括腹水、胆囊水肿、胆囊静脉显示及侧支循环形成等。

(3)肝内侧支血管,在CT增强上表现多发"逗点状"异常强化灶,为扭曲襻状血管,尤其在延迟期扫描可以显示肝内迂曲高密度影。

(4)肝硬化改变,伴或不伴轻度脾大。

(5)肝脏再生结节,病理检查中,60%～80%的BCS患者肝内可见到>5 mm的多发的再生结节,也称腺瘤性增生结节或结节样再生性增生。通常为散在多发,圆形或类圆形,边界清楚,大小不等,通常直径为0.2～4.0 cm,少数可达7～10 cm。部分位于周边的结节可引起肝轮廓改变(图12-28)。

3.鉴别诊断

(1)多发性肝转移瘤,其强化多为边缘强化,多个转移结节呈明显均一强化者少见,与BCS再生结节不同,结合其他影像学表现及临床资料不难鉴别。

(2)与可能合并的肝细胞癌进行鉴别,肝细胞癌有其特征性的"快进快出"强化模式,血浆甲胎蛋白浓度的升高可提示肝细胞癌的发生。

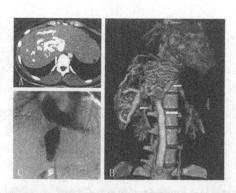
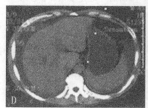
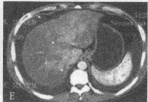
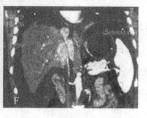

图 12-28　布加综合征

A、B.为 CT 增强延迟扫描和 VRT 重建,可见肝中、右静脉造影剂滞留,下腔静脉内造影剂滞留明显;C.DSA 下腔静脉造影可见膜状物;D～F.为另一例患者,男,45 岁,平扫肝脏密度不均匀,有腹水;增强扫描可见肝实质明显不均匀强化;冠状位重建可见下腔静脉肝内段明显受压

(3)局灶性结节增生(FNH):FNH 在延迟扫描可以有进一步强化,但鉴别意义不大,因为两者都是属于肝细胞及血管等间质过度增殖形成的良性结节。

4.特别提示

MR 和 CT 能很好地显示肝脏实质信号或密度的改变,增强以后能清楚地显示血管结构及血供变化情况。另外,MR 可以多方位做肝血管成像,最大限度显示血管结构而不用静脉注射造影剂,特别对于那些因血管病变严重或肝静脉开口闭塞即使行血管造影也难以显示的血管结构,能够清楚地显示。相位敏感技术及 MR 血管造影有助于评价门静脉通畅度和血流方向。超声检查是诊断 BCS 的首选检查方法可为临床病变的定位、分型提供可靠的诊断,但 US 的局限性在于不能全面评价凝血块或肿瘤累及下腔静脉或肝静脉的情况。静脉造影是诊断的金标准,目前采用介入方法治疗 BCS 已十分普遍。

(三)肝小静脉闭塞病

1.病因、病理及临床概述

肝小静脉闭塞病(VOD)是指肝小叶中央静脉和小叶下静脉损伤导致管腔狭窄或闭塞产生的肝内窦后性门静脉高压症。本病的致病原因据目前所知有两大类,一是食用含吡咯双烷生物碱植物或被其污染的谷类;二是癌肿化疗药物和免疫抑制药的应用。另有文献认为,肝区放疗3～4周内,对肝照射区照射剂量超过 35 Gy 时也可发生本病。含吡咯双烷生物碱的植物与草药有野百合碱、猪屎豆、千里光(又名狗舌草)、"土三七"等。

病理表现:急性期肝小叶中央区肝细胞由于静脉回流不畅致出血坏死,无炎细胞浸润;亚急性期肝小叶、肝小静脉支内皮增生、纤维化致管腔狭窄,出现血液回流障碍。周围有广泛的纤维组织增生;慢性期呈同心源性肝硬化的表现。

急性期起病急骤,上腹剧痛、腹胀、腹水;黄疸、下肢水肿少见,有肝功能异常;亚急性的特点是持久性的肝大,反复出现腹水;慢性期表现以门脉高压为主。

2.诊断要点

(1)CT平扫:肝大,密度降低,严重者呈"地图状"、斑片状低密度,呈中到大量腹水。

(2)增强动脉期:肝动脉呈代偿改变,血管增粗、扭曲,肝脏可有轻度的不均匀强化。

(3)门静脉期:特征性的"地图状"、斑片状强化和低灌注区;肝静脉显示不清,下腔静脉肝段明显变扁,远端不扩张亦无侧支循环,下腔静脉、门静脉周围"晕征"或"轨道征",胃肠道多无淤血表现(图12-29)。

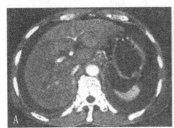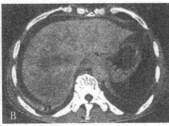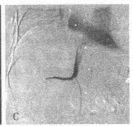

图 12-29　肝小静脉闭塞病

A、B、C三图为该患者服用"土三七"20天后出现腹水,肝功能损害。CT示肝淤血改变,肝静脉未显示,门静脉显示正常,侧支循环较少。造影见下腔静脉通畅,副肝静脉显示良好

(4)延迟期:肝内仍可有斑片、"地图状"的低密度区存在。

3.鉴别诊断

布加综合征:主要指慢性型约有60%的患者伴有躯干水肿、侧腹部及腰部静脉曲张薄下腔静脉梗阻的表现,而VOD无这种表现;CT平扫及增强可发现BCS的梗阻部位,肝内和肝外侧支血管形成等血流动力学改变等。

4.特别提示

对临床有明确病史、符合肝脏CT 3期增强表现特征者,可以提示VOD的诊断,并根据平扫和增强前后的肝实质密度改变程度和肝内血管的显示清晰程度,提供临床对肝脏损害程度的判断。明确诊断应行肝静脉造影和肝穿刺活检,临床无特异性治疗。

(四)肝血管畸形

1.病理和临床概述

肝血管畸形分为先天性和特发性两类,前者为遗传性出血性毛细血管扩张症(HHT)的肝血管异常表现的一部分,较为多见;后者为单纯肝血管畸形,而无其他部位或脏器的血管畸形。文献报道,HHT有4个特征:家族性,鼻咽部出血,脏器出血及内脏动、静脉畸形。一般认为如果上述症状出现3项即可诊断HHT,在肝脏的发生率占总发生率的8%,主要的临床表现为肝硬化,继而出现肝性脑病,食管静脉曲张及充血性心力衰竭等。HHT的病变主要累及毛细血管、小静脉及小中动脉,表现为毛细血管扩张,动、静脉畸形及动、静脉瘘。这种改变可累及皮肤、黏膜、肺、胃肠道、肝脏和中枢神经系统,肝脏受累概率为8%~31%,可形成肝硬化改变。特发性肝动脉畸形仅指肝动脉异常,而无其他脏器和部位相应血管畸形,但同HHT比较两者的肝动脉畸形改变是类似的。

2.诊断要点

CT 和增强造影示患者有典型的肝内动、静脉瘘、轻度门静脉、肝静脉瘘,肝血管畸形有许多伴发改变,如增粗肝动脉压迫局部胆管,可使胆管扩张,由于血流动力学改变致肝大、尾叶萎缩等。(图 12-30)

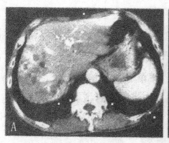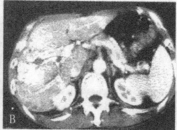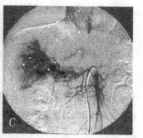

图 12-30　特发性肝血管畸形

CT 检查显示动脉期肝内异常强化灶,门静脉提前出现。造影见肝动脉杂乱,肝
静脉、门静脉提前出现。该患者给予两次 NBCA 栓塞畸形血管,肝功能良好

增强扫描动脉期肝实质灌注不均匀,可见斑片状强化区并其间夹杂散在点状强化,腹腔动脉干及肝内动脉明显增宽、扭曲改变,同时伴肝脏增大,动脉期全肝静脉清晰显影,门静脉期肝实质密度强化基本均匀,门静脉一般无明显异常改变。

3.鉴别诊断

肿瘤所致动、静脉瘘,可见肝脏肿块,有临床病史,一般可以鉴别。

4.特别提示

双期螺旋 CT、CTA、MRA 能特别有助于显示血管畸形的血流特征及空间关系,同时可以发现肝脏动、静脉畸形的其他伴发表现,这些很难被其他影像技术很好地显示,可以充分认识病灶的影像学特征,为诊治提供可靠的影像学信息。动态增强 MRA 也可以直观显示肝动脉畸形改变,是 US 和传统 CT 不可比拟的。肝动脉造影是诊断肝血管畸形的金标准。

（王存社）

第四节　胆　囊　疾　病

一、胆囊结石伴单纯性胆囊炎

(一)病理和临床概述

胆囊结石伴单纯性胆囊炎,急性胆囊炎病理改变是胆囊壁充血水肿及炎性渗出,严重者胆囊壁坏死或穿孔形成胆瘘,常合并结石。临床常有慢性胆囊炎或胆囊结石病史,症状为右上腹疼痛,放射至右肩,为持续性疼痛并阵发性绞痛,伴畏寒、呕吐。

(二)诊断要点

平扫示胆囊增大,直径＞15 mm,胆囊壁弥漫性增厚超过 3 mm,常见胆囊结石;增强扫描增厚胆囊壁明显均匀强化。胆囊窝可有积液,若胆囊壁坏死穿孔,可见液平面(图 12-31)。

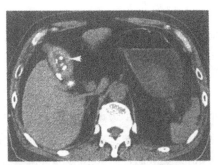

图 12-31　胆囊结石伴单纯性胆囊炎

CT 检查示胆囊壁明显增厚,胆囊内见多发小结节状高密度结石

(三)鉴别诊断

慢性胆囊炎;胆囊癌。胆囊癌常表现为胆囊壁不规则增厚,伴相邻肝脏浸润。

(四)特别提示

USO 为急性胆囊炎、胆囊结石最常用检查方法。CT 显示胆囊窝积液、胆囊穿孔及气肿性胆囊炎方面有较高价值。

二、黄色肉芽肿性胆囊炎

(一)病理和临床概述

黄色肉芽肿性胆囊炎(XGC)是一种以胆囊慢性炎症为基础,伴有胆汁肉芽肿形成,重度增生性纤维化,以及泡沫状组织细胞为特征的炎性疾病。常见于女性,患者常有慢性胆囊炎或结石病史,临床表现与普通胆囊炎相似。

(二)诊断要点

(1)不同程度胆囊壁增厚,弥漫性或局限性,胆囊增大。

(2)胆囊壁可见大小不一、数目不等的圆形或椭圆形低密度灶,病灶可融合,增强无明显强化,胆囊壁轻中度强化。

(3)可显示黏膜线。

(4)胆囊周围侵犯征象,胆囊结石或钙化。(图 12-32)

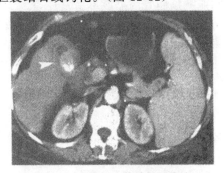

图 12-32　黄色肉芽肿性胆囊炎

CT 检查示胆囊壁弥漫性不均性增厚,中央层可见低密度,呈"夹心饼干"征。胆囊壁轻中度强化,胆囊腔内见高密度结石,胆囊窝模糊不清

(三)鉴别诊断

胆囊癌,急性水肿或坏死性胆囊炎,鉴别困难。

(四)特别提示

CT 常易误诊为胆囊癌伴周围侵犯。诊断需由切除的胆囊做病理检查后才能最终确诊。

三、胆囊癌

(一)病理和临床概述

胆囊癌病因不明,可能与胆囊结石及慢性胆囊炎长期刺激有关。多见于中老年,以女性多见,早期无明显症状,进展期表现为右上腹持续性疼痛、黄疸、消瘦、肝大及腹部包块。约 80% 合并胆囊结石,70%～90% 为腺癌,80% 呈浸润性生长。晚期肿瘤侵犯肝脏、十二指肠、结肠肝曲等周围器官,可通过肝动脉、门静脉及胆道远处转移。

(二)诊断要点

分胆囊壁增厚型、腔内型、肿块型和弥漫浸润型。表现为胆囊壁不规则性增厚或腔内肿块,增强扫描明显强化,常并胆管受压扩张,邻近肝组织受侵表现为低密度区。(图 12-33)

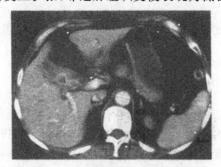

图 12-33　胆囊癌侵犯局部肝脏

CT 增强扫描可见胆囊正常结构消失,胆囊壁不规则增厚伴延迟不均匀强化,局部肝脏可见受累

(三)鉴别诊断

有时与慢性胆囊炎或胆囊腺肌增生症鉴别困难。

(四)特别提示

CT 虽然在诊断胆囊癌上很有价值,但有一定的局限性,如早期胆囊癌,CT 易漏诊;而晚期胆囊癌,CT 不易区分肿瘤来源;胆囊癌胆管内播散不易发现等。

(王存社)

第五节　胰　腺　疾　病

一、胰腺炎

胰腺炎分为急性、慢性胰腺炎。

(一)急性胰腺炎

1.病理和临床概述

急性胰腺炎为常见急腹症之一,多见于成年人,暴饮暴食及胆道疾病为常见诱因,分水肿型及出血坏死型两种。水肿型表现为胰腺大、间质充血水肿及炎症细胞浸润；出血坏死型表现为胰腺腺泡坏死、血管坏死性出血、脂肪坏死，伴胰周渗液及后期假性囊肿形成。临床起病急骤，持续性上腹部疼痛，放射胸背部，伴发热、呕吐，甚至低血压休克，血和尿淀粉酶升高。

2.诊断要点

(1)水肿型：轻型CT表现正常，多数表现为胰腺不同程度增大，密度正常或稍低，轮廓清或欠清，可有胰周渗液，增强后胰腺均匀性强化。

(2)出血坏死型：胰腺体积弥漫性增大、密度不均匀，常见高低混杂密度区，增强扫描见低密度坏死区，胰周脂肪层模糊消失，胰周见低密度渗液，肾前筋脉增厚。常并发胰腺蜂窝织炎及胰腺脓肿。(图 12-34)

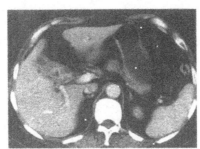

图 12-34　急性胰腺炎

CT 检查显示胰腺弥漫性肿胀、密度减低，胰周见低密度渗液，左侧肾前筋膜增厚

3.鉴别诊断

同胰腺癌、胰腺囊腺瘤鉴别，典型临床病史及实验室检查有助于胰腺炎诊断。

4.特别提示

部分患者早期CT表现正常，复查时才出现胰腺增大，胰周渗液等征象。CT对出血坏死性胰腺炎诊断有重要作用，因此临床怀疑急性胰腺炎时应及时行 CT 检查及复查。

(二)慢性胰腺炎

1.病因、病理及临床概述

慢性胰腺炎在我国以胆道疾病的长期存在为主要原因。病理特征是胰间质纤维组织增生或胰腺腺泡广泛进行性纤维化和胰腺实质破坏，以及有不同程度炎症性改变。临床视其功能受损不同而有不同表现，常有反复上腹痛及消化障碍。

2.诊断要点

(1)胰腺轮廓改变，外形可表现为正常、弥漫性增大或萎缩，或局限性增大，弥漫性增大常见于慢性胰腺炎急性发作者。

(2)主胰管扩张，直径＞3 mm，常伴导管内结石或导管狭窄。

(3)胰腺密度改变，钙化是慢性胰腺炎特征，胰腺实质坏死区表现为不均质边界不清低密度区，增强扫描早期可见强化。

(4)假囊肿形成。

(5)肾前筋膜增厚(图 12-35)。

3.鉴别诊断

胰腺癌，慢性胰腺炎常表现为胰管不规则扩张、胰周血管受压，而胰腺癌常表现为胰管中断、胰周血管侵犯。

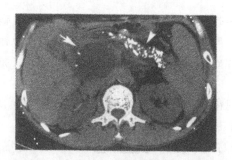

图 12-35　慢性胰腺炎

CT 检查显示胰腺萎缩,广泛钙化,胰管局部扩张,胰头后方区域见假性囊肿形成

4.特别提示

CT 诊断慢性胰腺炎时,最关键就是要排除胰腺癌或是否合并胰腺癌,行 MRCP 检查观察病变区胰管是否贯穿或中断,有助于提高诊断正确性。

二、胰腺良性肿瘤或低度恶性肿瘤

(一)胰岛细胞瘤

1.病因、病理及临床概述

胰岛细胞瘤起源于胰腺内分泌细胞,根据有无激素分泌活性,分功能性和非功能性两大类。90%功能性胰岛细胞瘤直径不超过 2 cm,85%为良性;非功能性胰岛细胞瘤瘤体总是很大。不同肿瘤其临床表现不一样,无功能胰岛细胞瘤小者无症状,大者以腹部肿块为主诉;功能性胰岛细胞瘤因分泌不同激素而症状不同,如胰岛素瘤表现为持续性低血糖,促胃液素(胃泌素)瘤表现为胰源性溃疡等。

2.诊断要点

动态增强扫描因肿瘤血管丰富而增强显示。非功能性胰岛细胞瘤瘤体很大,平扫呈等或低密度,肿块呈椭圆形或分叶状,可出现囊变坏死,少数有钙化,邻近器官受压改变。增强扫描实质部明显强化,肿瘤不侵犯腹腔干及肠系膜血管根部周围脂肪层。(图 12-36)

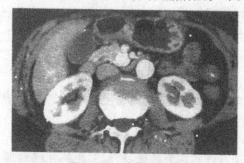

图 12-36　胰岛细胞瘤

CT 检查显示胰腺钩突旁明显强化结节,边缘规则,与周围血管界清

3.鉴别诊断

无功能胰岛细胞瘤需与胰腺癌鉴别,瘤体大、富血管、瘤体内钙化及无胰腺后方血管侵犯等征象有助于诊断胰岛细胞瘤。

4.特别提示

功能性胰岛细胞瘤由于肿瘤小,常规 CT 检出的敏感性不高。判断胰岛细胞瘤良、恶性影像学检查不可靠,需应用免疫化学检查和内分泌标识来分类。

(二)胰腺囊性肿瘤

1.病因、病理及临床概述

胰腺囊性肿瘤比较少见,病理上分为大囊及小囊型。好发于胰体、尾部,高龄女性多见,一般无明显临床症状,肿瘤较大时可触及腹部包块,胃肠道可有不适症状。

2.诊断要点

胰腺内壁较厚的囊性肿块,大囊型直径＞2 cm,小囊型直径＜2 cm,囊壁可见向腔内突出乳头状肿瘤,或表现为多个小囊状肿物,中心呈放射状间隔。增强扫描较明显强化。(图 12-37)

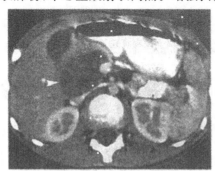

图 12-37　胰头囊腺瘤

CT 检查显示胰头区囊性占位,前缘见受压推移正常胰腺组织,增强扫描病灶内部环状强化

3.鉴别诊断

囊性腺瘤与囊性腺癌很难鉴别,血管造影有利于鉴别。

4.特别提示

发现胰腺小囊性占位,特别发生在体尾部,不要轻易诊断胰腺囊肿或囊性瘤,一定要密切随访。

三、胰腺癌

(一)病因、病理及临床概述

胰腺癌主要源于导管细胞,无明确诱发因素,慢性胰腺炎是个重要因素。多见于 60～80 岁,男性好发。按临床表现为胰头癌、胰体尾部癌及全胰腺癌。腹痛、消瘦和乏力为胰腺癌共同症状,黄疸是胰头癌突出表现。

(二)诊断要点

(1)胰腺局限或弥漫性增大,肿块形成。

(2)胰腺内不均质低密度肿块,内部可有液化坏死区,增强扫描病灶轻度强化(图 12-38)。

(3)病变处胰管中断,远侧胰管扩张、周围腺体萎缩,胰头癌可出现"双管"征。

(4)胰周脂肪层模糊消失伴条索状影,血管(腹腔干、肠系膜上动静脉多见)被包埋。

(5)腹膜后淋巴结增大及远处转移,以肝脏多见。

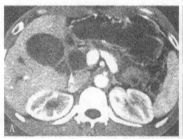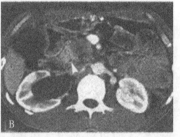

图 12-38　胰头癌

A、B.两图 CT 显示胆道胰管扩张呈"双管征"。胰头区见低密度肿块,增强扫描轻度
不均质强化,正常胰腺实质仍明显强化(箭头),右肾盂积水

(三)鉴别诊断

主要与囊腺瘤、胰岛细胞瘤及慢性胰腺炎鉴别,胰管中断征象是胰腺癌特征征象。囊腺瘤表现为大小不等囊腔,胰岛细胞瘤为富血供肿瘤,强化明显,慢性胰腺炎一般有典型病史。

(四)特别提示

CT 是诊断胰腺癌的金标准,胰周侵犯及胰周血管包绕是胰腺癌不可切除的可靠征象。

（王存社）

第六节　脾脏疾病

一、脾梗死及外伤

(一)脾梗死

1.病因、病理及临床概述

脾脏梗死指脾内动脉分支阻塞,造成脾组织缺血坏死所致。风湿性心脏病二尖瓣病变和肝硬化是引起脾梗死常见原因。临床多无症状,有时可有上腹痛、发热、左侧胸腔积液等。

2.诊断要点

平扫表现为脾内三角形或楔形低密度区,多发于脾前缘近脾门方向。增强扫描周围脾组织明显强化,而梗死灶无强化,境界变清。(图 12-39)

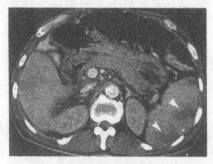

图 12-39　脾梗死

CT 检查显示脾内多发楔形低密度灶,尖端指向脾门,增强扫描未见强化

3.鉴别诊断

脾梗死容易诊断,慢性期有时需与脾肿瘤鉴别,增强有助于鉴别。

4.特别提示

脾梗死一般不需要处理。CT扫描的目的在于观察梗死的程度,MR价值同CT相仿。

(二)脾挫裂伤

1.病因、病理及临床概述

脾挫裂伤绝大部分是闭合性的直接撞击所致,脾是腹部外伤中最常累及的脏器。病理包括脾包膜下血肿、脾脏挫裂伤、脾撕裂、脾脏部分血管阻断和脾梗死。临床表现为腹痛、血腹、失血性休克等。

2.诊断要点

(1)脾包膜下血肿:包膜下新月形低密度灶,相应脾脏实质呈锯齿状。

(2)脾实质内出血:脾内多发混杂密度,呈线状。圆形或卵圆形改变,增强扫描斑点状不均质强化。

(3)其他:腹腔积血(图12-40)。

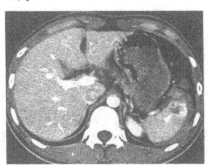

图 12-40　脾挫裂伤

CT检查显示脾包膜下新月形血肿,脾实质内不规则低密度灶,增强扫描不均质强化

3.鉴别诊断

平扫脾挫裂伤与脾分叶、先天切迹及扫描伪影有时难以鉴别,应行增强扫描观察。

4.特别提示

急性脾损伤患者平扫有时可表现正常,应行增强扫描观察。CT检查对脾挫裂伤诊断非常准确,累及脾门时应考虑手术。

二、脾脏血管瘤

(一)病因、病理及临床概述

脾脏血管瘤是脾脏最常见的良性肿瘤,多发生于30~60岁,女性稍多。成人为海绵状血管瘤,小儿多为毛细血管瘤。较大血管瘤可有上发痛、左上腹肿块、压迫感及恶心、呕吐等症状,约25%产生自发性破裂急腹症而就诊。

(二)诊断要点

平扫为比较均匀低密度影,多为单发,边缘清晰,形态规则,合并出血时密度增高或不均匀,瘤体较大可伴有钙化。增强扫描瘤体边缘见斑点状强化,逐渐向中心部充填。(图12-41)

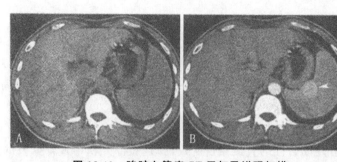

图 12-41　脾脏血管瘤 CT 平扫及增强扫描

A、B.两图 CT 检查显示可见脾门处结节状稍低密度灶,增强扫描明显强化,边缘光整

(三)鉴别诊断

脾脏错构瘤,密度不均匀,发现脂肪密度为其特征。

(四)特别提示

因脾脏血管瘤网状内皮增厚及中心血栓、囊变等原因,少部分脾状血管瘤强化充填缓慢。MR 显示脾脏血管瘤的敏感性高于 CT。

三、脾脏淋巴瘤

(一)病因、病理及临床概述

脾脏淋巴瘤分脾原发性恶性淋巴瘤及全身恶性淋巴瘤脾浸润两种,病理上分为弥漫性脾大、粟粒状肿物及孤立性肿块。临床表现有脾大及其相关症状。

(二)诊断要点

(1)原发性恶性淋巴瘤表现脾大,脾内稍低密度单发或多发占位病变,边缘欠清,增强扫描不规则强化、边缘变清。

(2)全身恶性淋巴瘤脾浸润表现脾大、弥漫性脾内结节灶,脾门部淋巴结肿大。

(三)鉴别诊断

转移瘤,有时鉴别困难,需密切结合临床。

(四)特别提示

淋巴瘤的诊断要依靠病史,CT 上淋巴瘤病灶可互相融合成地图样,此点同转移瘤不同。MR 平面梯度快速回波增强扫描对淋巴瘤的诊断很有帮助。

(王存社)

第七节　肾脏疾病

一、肾脏外伤

(一)病理和临床概述

肾脏遭受任何直接损伤如暴力挤压、骨折损伤、牵拉撕裂,或间接暴力如强烈震荡等均可导致损伤,近年来,医源性损伤亦逐渐增多。根据其病理特征,一般将肾外伤分为 3 型:①轻型损伤,包括肾挫伤、表浅性裂伤、包膜下血肿;②中型损伤,伤及肾实质或延及集合系统;③重型损伤,包括肾粉碎性伤及肾蒂损伤。临床表现为血尿、休克、腰部疼痛、腰肌紧张或有肿块,同时常合并其他脏器损伤。

(二)诊断要点

肾出血是肾外伤最常见的征象。肾损伤表现多样,一般可表现为:①肾因水肿和出血而增大,或肾脏因肾周血肿或漏尿而移位;②肾轮廓模糊不清或失去连续性;③肾实质裂隙、缺损或碎裂,肾内出血,轻的出现局限性血肿,边界清,严重者出现不规则不均匀的混杂密度;④肾周血肿是诊断肾破裂最常见的征象,表现为新月形或环形包膜下血肿,严重者随肾包膜撕裂,出血进入肾周间隙或肾旁间隙;⑤尿外漏,表明肾集合系统损伤;⑥合并其他脏器损伤。(图12-42)

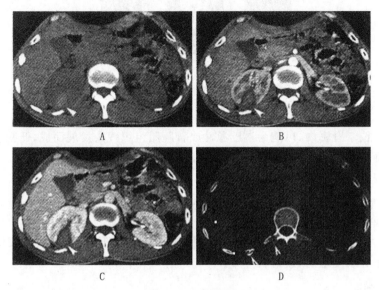

图12-42 肾破裂

A、B、C、D.为右肾破裂的CT三维重建,右肾上极破裂,边缘不规则,局部未见血液供应

(三)鉴别诊断

一般可明确诊断,注意排除肾是否伴有其他病变。

(四)特别提示

肾在泌尿系统中最易发生损伤。由于肾血供丰富,具有高分辨率的CT显示出其优势,可明确损伤的程度和范围。三维CT重建对肾盂、输尿管、肾血管损伤的判断很有帮助。肾血管损伤的金标准是肾动脉造影,对于肾血管小分支出血患者可行肾动脉栓塞治疗。

二、肾囊肿

(一)病理和临床概述

肾囊肿分为肾单纯囊肿和多囊肾。肾单纯囊肿最常见,多见于成人,系后天形成,目前认为是肾小管憩室发展而来。病理上多见于肾皮质的浅深部或髓质,囊壁薄,内含透明液体,与肾盂不同,临床多无症状。多囊肾指肾皮质和髓质内发生的多发囊肿的遗传性疾病,按遗传方式分为常染色体显性遗传型(成人型)多囊肾和常染色体隐性遗传型(儿童型)多囊肾。前者多在30岁后发病,表现为肾脏增大、局部不适、血尿、蛋白尿、高血压等。后者基本病变为肾小管增生和囊状扩张,有不同程度肝门周围纤维化和肝内胆管囊状扩张。临床有肾、肝症状。

(二)诊断要点

1.单纯囊肿

平扫为圆形或椭圆形低密度灶,水样密度。增强扫描不强化、壁薄。(图12-43)

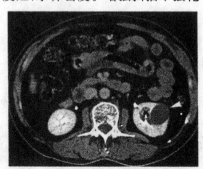

图12-43 左肾囊肿

CT检查示左肾实质内见一圆形囊状积液,未见强化

2.特殊类型

肾盂旁囊肿,位于肾窦内,可能为淋巴源性或肾胚胎组织残余发展而成,低密度,可压迫肾盂和肾盏,还有一种高密度囊肿,平扫比肾实质高,可能为出血、含蛋白样物质所致。

3.多囊肾成人型

肾内多发囊状水样低密度,大小不等,不强化。

4.多囊肾儿童型

双肾对称增大有分叶,肾实质密度低,肾盂小,囊肿不易发现,增强扫描肾实质期延长,可见多发、扩张的肾小管密度增高,放射状分布。

(三)鉴别诊断

1.囊性肾癌

癌灶边缘有强化,可伴有后腹膜淋巴结转移及邻近脏器受侵犯等改变。

2.肾母细胞瘤

肾母细胞瘤多见于儿童,为肾脏实质性肿块,肾静脉往往受侵,易发生肺转移。

3.髓质海绵肾

肾皮、髓质交界区多发小钙化灶,呈簇状分布。

(四)特别提示

B超是诊断肾囊肿常用而有效的方法,CT、MRI均明确诊断,并起到鉴别诊断价值。

三、肾结石

(一)病理和临床概述

肾结石在尿路结石中居首位,发病年龄多为20~50岁,男性多于女性,多为单侧性。发病部位多见于肾盂输尿管连接部、肾盏次之,偶可见于肾盂源性囊肿或肾囊肿内。病理改变主要为梗阻、积水、感染及对肾盂黏膜和肾实质的损害。结石根据其组成成分分为阳性和阴性结石两类。临床症状主要为血尿、肾绞痛和排石史。当结石并发感染和梗阻性肾积水时,则出现相应临床症状。

（二）诊断要点

平扫可发现阳性及阴性结石，阴性结石密度常高于肾实质，CT 值常为 100 HU 以上，无增强效应。结石常为圆形、卵圆形、鹿角状。螺旋 CT 薄层扫描可发现<2 mm 的结石。结石继发肾积水表现为患侧肾盂肾盏扩大，为均匀一致的低密度，部分患者在低密度中能发现高密度结石。长期梗阻导致肾皮质萎缩，增强扫描肾实质强化差，集合系统内对比剂浓度低。（图 12-44）

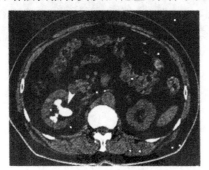

图 12-44　肾结石

CT 检查示肾盂内可见鹿角状高密度灶

（三）鉴别诊断

血凝块，密度明显低于结石；钙化灶，不引起近侧尿路梗阻。

（四）特别提示

腹部 X 线平片能发现 90% 以上的阳性结石，能确定结石位置、形状、大小。静脉肾盂造影能发现 X 线平片不能显示的阴性结石，并判断肾积水程度。CT 检查的分辨率明显高于 X 线平片，可同时发现肾及其周围结构的形态学和功能学改变，CT 不仅能发现肾积水的程度，还能确定其梗阻位置。

四、肾结核

（一）病理和临床概述

肾结核 90% 为血行感染引起，肺结核是主要原发病灶，骨关节结核、肠结核等也可成为原发灶。其他传播途径尚包括经尿路、经淋巴管和直接蔓延。致病菌到达肾皮髓交界区形成融合的结核结节，感染多是双侧性的。病变发展扩大，结节中心坏死，干酪样物液化排出，形成空洞。病灶常在肾乳头处侵入肾盂、肾盏，进而到达全肾或其他部位，肾结核可随集合系统累及输尿管、膀胱，男性可累及生殖系统。肾结核多见于青壮年，20～40 岁，男性多见，主要症状有尿频、尿痛、米汤样尿及血尿、脓尿等。部分患者有腰痛。

（二）诊断要点

（1）早期肾小球血管丛病变，CT 检查无发现。

（2）当病变发展干酪化形成寒性脓肿，破坏肾乳头时，CT 见单侧或双侧肾脏增大，肾实质内边缘模糊的单发或多发囊状低密度区，CT 值接近于水，增强扫描呈环状强化，与之相通的肾盏变形。

（3）后期肾体积缩小，肾皮质变薄，肾盂、肾盏管壁增厚，不规则狭窄。脓肿溃破可形成肾周或包膜下积脓，肾周间隙弥漫性软组织影。50% 可见钙化，"肾自截"可见弥漫性钙化。（图 12-45）

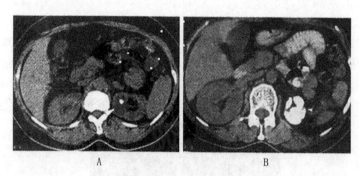

图 12-45　肾结核
A.肾结核,肾实质内多发囊状低密度区伴斑点状钙化;B.肾自截,全肾钙化

(三)鉴别诊断

1.肾囊肿

肾实质内单发或多发类圆形积液,无强化,囊壁极少钙化。

2.肾积水

积液位于肾盂、肾盏内。

3.细菌性肾炎

低密度灶内一般不发生钙化。

(四)特别提示

静脉肾盂造影是诊断肾结核的重要方法,但早期不能显示结核病灶,晚期肾功能受损时又不能显影。诊断不明确可选择 CT 检查,CT 的价值在于判断病变在哪侧肾、损害程度,能更好地显示病灶细节、肾功能情况、肾门及腹膜后淋巴结有无肿大,是确定肾结核治疗方案必不可少的检查方法。

五、肾脓肿

(一)病理和临床概述

肾脓肿是肾非特异性化脓性脓肿,主要由血运播散引起,少数由逆行感染所致,常为单侧性病变。其致病菌多为金黄色葡萄球菌,病理改变为致病菌在肾皮质内形成多发局限性脓肿,数个脓肿可合并成较大脓肿,偶尔全肾累及。临床表现有突然起病、畏寒、高热、腰部疼痛、患侧腰肌紧张及肋脊角叩痛、食欲缺乏等。血常规示白细胞计数升高,中性粒细胞比例升高。

(二)诊断要点

1.急性浸润期

CT 平扫肾实质内稍低密度,边界不规则病灶,边缘模糊,增强呈边缘清晰的低密度灶。

2.脓肿形成期

检查可见不规则脓腔,增强呈环状强化,外周见水肿带。脓肿内可见小气泡及液化区。

3.肾周脓肿

脓肿可波及肾周、后腹膜及腰大肌,也可向肾盂内蔓延,形成肾盂积脓(图 12-46)。

(三)鉴别诊断

肾结核,半数发生钙化,低密度灶内一般看不见气泡。

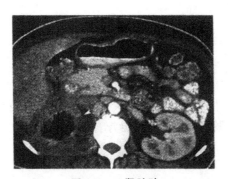

图 12-46　肾脓肿

CT 示右肾外形增大,边缘模糊,肾实质内见环状强化灶及气体

(四)特别提示

结合病史、体征、实验室检查和尿路造影可诊断。B 超、CT 不仅可确定病变部位、程度,还可动态观察,尚可行 CT 引导下肾脓肿穿刺诊断或治疗。MRI 检查 T_1WI 像呈低信号,T_2WI 上呈高信号。

六、肾动脉狭窄

(一)病理和临床概述

肾动脉狭窄是指各种原因引起的肾动脉起始部、主干,或其分支的狭窄,是继发性高血压最常见的原因。常见肾动脉狭窄原因:大动脉炎,病变常累及主动脉及其分支,我国多见,主要发生于年轻女性,累及肾动脉者多为单侧,好发于起始部;肌纤维结构不良,见于年轻男性,肾动脉管壁纤维增生,管腔狭窄,常发生在肾动脉远侧 2/3,多为双侧,呈串珠样;主动脉粥样硬化,见于老年,常有高血压,糖尿病,多发生在肾动脉起始部。其他原因有先天发育不良、肾动脉瘤、动静脉瘘、外伤、肾移植术后、肾蒂扭转、肾动脉周围压迫等。临床主要表现为短期出现高血压,舒张压升高为主。部分患者腰部可闻及杂音。

(二)诊断要点

CT 显示肾脏形态变小,肾萎缩改变。肾皮质变薄,强化程度减低,部分患者血栓形成并脱落导致肾梗死。CTA 可显示肾动脉狭窄或动脉狭窄后扩张。大动脉炎可见血管壁增厚,呈向心性或新月形增厚。动脉粥样硬化的钙化发生在动脉内膜,血管腔不均匀或偏心狭窄。(图 12-47)

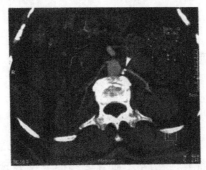

图 12-47　左肾动脉狭窄

曲面重建示左肾动脉起始部钙化引起的左肾动脉狭窄

（三）鉴别诊断

血管造影可明确诊断，一般无须鉴别。

（四）特别提示

本病的早期诊断对于临床治疗有重要影响。CTA、MRA 是无创性检查，诊断敏感性和特异性高，有取代血管造影的趋势，但血管造影是诊断该病的金标准，能准确显示狭窄部位、范围和程度，同时可施行肾动脉球囊扩张或支架置入术治疗肾动脉狭窄。

七、肾肿瘤

肾肿瘤多为恶性，任何肾肿瘤在组织学检查前都应疑为恶性。临床上较常见的肾肿瘤有源自肾实质的肾癌、肾母细胞瘤及肾盂肾盏发生的移行细胞癌。小儿恶性肿瘤中，肾母细胞瘤占20％以上，是小儿最常见的腹部肿瘤。成人恶性肿瘤中肾肿瘤占 2％左右，绝大部分为肾癌，肾盂癌少见。肾脏良性肿瘤中最常见的是肾血管平滑肌脂肪瘤。

（一）肾血管平滑肌脂肪瘤

1.病理和临床概述

以往认为肾血管平滑肌脂肪瘤是错构瘤，目前通过免疫组化证实该肿瘤系单克隆性生长，是真性肿瘤。绝大部分肾血管平滑肌脂肪瘤是良性，但已有文献报道少数肿瘤恶性变并发生转移。肿瘤主要起源于中胚层，由不同比例的异常血管、平滑肌和脂肪组织组成，一般呈膨胀性生长。肾血管平滑肌脂肪瘤有两个类型：一型合并结节性硬化，此型多见于儿童或青年，肿瘤为双肾多发小肿块。临床无泌尿系统症状。另一型不合并结节性硬化，肾肿块单发且较大，有血尿、腰痛等临床症状。肾血管平滑肌脂肪瘤是肾脏自发破裂最常见的原因。从病理学上看，肾血管平滑肌脂肪瘤可以分为上皮样血管平滑肌脂肪瘤和单形性上皮样血管平滑肌脂肪瘤及单纯的血管平滑肌脂肪瘤，前者有上皮样细胞，含有大量血管成分或少量脂肪组织；中者仅含上皮样细胞和丰富的毛细血管网；后者三者按不同比例在瘤内分布。

2.诊断要点

典型表现为肾实质内单发或多发软组织肿块，边界清楚，密度不均匀，内见脂肪密度，CT 值低于－20 HU。脂肪性低密度灶中夹杂着不同数量的软组织成分，呈网状或蜂窝状分隔。增强后部分组织强化，脂肪组织不强化（图 12-48A）。少部分不含脂肪或含少量脂肪组织（上皮样或单形性上皮样血管平滑肌脂肪瘤）可以类似肾癌样表现，呈不均匀明显强化，包膜不完整，诊断非常困难（图 12-48B～D）。

3.鉴别诊断

(1)肾癌：肿块内一般看不到脂肪组织。

(2)单纯性肾囊肿：为类圆形积液，无强化。

(3)肾脂肪瘤：为单纯脂肪肿块。

4.特别提示

肿瘤内发现脂肪成分是 B 超、CT、MRI 诊断该病的主要征象。如诊断困难，应进一步行MRI 检查，因 MRI 对脂肪更有特异性。DSA 血管造影的典型表现有助于同其他占位病灶的鉴别。少部分肾脏血管平滑肌脂肪瘤伴出血，可以掩盖脂肪的低密度，密度不均匀增高，需要注意鉴别。上皮样或单形性上皮样血管平滑肌脂肪瘤诊断困难者，需要进行穿刺活检。

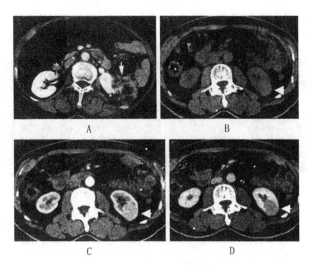

图 12-48 肾血管平滑肌脂肪瘤

A.肾血管平滑肌脂肪瘤,肿块内见较多脂肪组织,肿块不规则,突出肾轮廓外;B～D.上皮样血管
平滑肌脂肪瘤,可见肿块密度均匀,增强动脉期扫描呈明显均匀强化,静脉期扫描退出呈低密度

(二)肾嗜酸细胞腺瘤

1.病理和临床概述

肾嗜酸细胞腺瘤是一种较罕见的肾脏实质性肿瘤,虽然近年来人们对此瘤的临床病理特征认识加深,但在实际工作中常误诊为肾细胞癌。1976 年 Klein 和 Valensi 提出肾嗜酸细胞腺瘤是一种具有不同于其他肾皮质肿瘤特征的独立肿瘤并获公认。文献报道肾嗜酸细胞腺瘤占肾脏肿瘤的 3％～7％,发病率多在 60 岁以上,男性较女性多见。肾嗜酸细胞腺瘤起源于远曲小管和集合管细胞。肿瘤质地均匀,没有坏死、出血及囊性变,而肾细胞癌其肉眼标本最大特点是因瘤体内有出血坏死呈五彩色,即使瘤体小也能见到。该瘤肉眼标本另一个特点是部分肿瘤中央有纤维瘢痕形成。光镜下肿瘤细胞呈巢状或实片状,肾嗜酸细胞腺瘤的胞膜通常不清晰,胞质嗜酸性为此瘤的又一大特点,镜下颗粒粗大,充满胞质,嗜酸性强。肾嗜酸细胞腺瘤无特异性临床表现,通常无症状,瘤体较大者可有腰痛、血尿或腹部包块。该瘤绝大部分为单发,肿瘤大小为0.6～15.0 cm。常局限肾脏实质,很少侵犯肾包膜和血管。

2.诊断要点

CT 平扫为较均匀的低密度或高密度,增强后各期均匀强化且密度低于肾皮质。比较特异的是,CT 扫描时出现的中央星状瘢痕和轮辐状强化,可提示肾嗜酸细胞腺瘤的诊断,但也有人认为它们并不可靠。轮辐状强化和中央星状瘢痕,也是嫌色细胞癌的表现之一,但如果螺旋 CT 血管期和消退期双期均表现为轮辐状,应疑诊肾嗜酸细胞腺瘤。(图 12-49)

3.鉴别诊断

(1)肾细胞癌:肿块不出现中央星状瘢痕和轮辐状强化,且易侵犯肾包膜和邻近血管。

(2)肾血管平滑肌脂肪瘤:内可见特异性脂肪组织。

4.特别提示

因肿瘤为良性,如术前能正确诊断,则可采用低温冷冻治疗、肾部分切除或肿瘤射频消融术,从而避免不必要的肾脏切除术。近来发现 MRI 在诊断肾嗜酸细胞瘤方面有独特价值,可显示肿瘤包膜完整、中央星状瘢痕、等或低 T_1 信号、稍低或稍高 T_2 信号及强化情况等,可提示诊断。

如果仔细观察肾脏 MRI 形态学特点和特异的信号特征,并结合其他辅助影像检查和病史,对绝大多数肾嗜酸细胞腺瘤及其他肾脏肿块,MRI 能做出正确诊断并指导治疗。

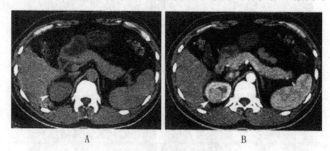

图 12-49　肾嗜酸细胞腺瘤

女性患者,34 岁,体检 B 超发现右肾上极占位,CT 平扫显示右肾上极等密度肿块,动脉期呈均匀中等强化,静脉期扫描呈等低密度,手术病理为右肾上极嗜酸细胞腺瘤

(三)肾细胞癌

1.病理和临床概述

肾细胞癌为肾最常见恶性肿瘤,好发年龄 50～60 岁,男性多见。肾细胞癌起源于肾小管上皮细胞,发生在肾实质内,可有假包膜,易发生囊变、出血、坏死、钙化。肾癌易侵犯肾包膜、肾筋膜、邻近肌肉、血管、淋巴管等,并易在肾静脉、下腔静脉内形成瘤栓,晚期可远处转移。病理类型有透明细胞癌、颗粒细胞癌、梭形细胞癌。典型症状有血尿、腰痛和腹部包块。

2.诊断要点

CT 表现为等密度、低密度或高密度肿块。动态增强:早期大部分肾癌强化明显,CT 值可增加≥40 HU;皮质期不利于肿瘤显示;实质期呈相对低密度。肿块局限于肾实质内或突出肾轮廓外,肿块与正常肾脏分界不清,边缘较规则或部分不规则。有时肿瘤内有点状、小结节状、边缘弧状钙化,同时注意观察肾周结构有无侵犯,局部淋巴结有无肿大。(图 12-50)

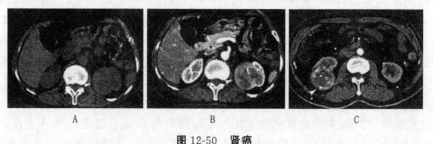

图 12-50　肾癌

A、B、C 三图为 CT 检查示肾轮廓增大,肿块呈明显不均匀性强化

3.鉴别诊断

(1)肾盂癌:发生在肾盂,乏血供,肿块强化不明显。

(2)肾血管平滑肌脂肪瘤:肿块内有脂肪组织时容易鉴别,无脂肪组织则难以鉴别。

(3)肾脓肿:脓腔见环状强化,内见小气泡及积液。

4.特别提示

B 超检查对肾癌的普查起重要作用,对肾内占位囊性成分的鉴别诊断准确性高。CT 检查可作为术前肾癌分期的主要依据,确定肿瘤有无侵犯周围血管、脏器及淋巴结转移、远处转移。MRI 诊断准确性同 CT,但在诊断淋巴结和血管病变方面优于 CT。

(四)肾窦肿瘤

1.病理和临床概述

肾窦肿瘤,由肾门深入肾实质所围成的腔隙称肾窦,内有肾动脉的分支、肾静脉的属支、肾盂、肾大、小盏、神经、淋巴管和脂肪组织。有研究者将肾窦病变分为 3 种:一类是窦内固有成分发生的病变,如脂肪组织、集合系统、血管及神经组织来源的;一类是外来的从肾实质发展进入肾窦内的病变;另一类是继发的包括转移或腹膜后肿瘤累及肾窦的肿瘤。原发性肾窦内肿瘤非常罕见,发现其病因或发生肿瘤的解剖组织范围很广,从脂肪组织(如脂肪肉瘤)、神经组织(如副神经节细胞瘤)、淋巴组织(如以良性 Castleman 病或恶性淋巴瘤),以及血管来源的血管外皮瘤或肌肉来源的平滑肌瘤、血管平滑肌瘤。肾窦肿瘤以良性为主,恶性较少。患者一般临床上症状无特异性表现,以腰部酸痛最为常见;原发性肾窦肿瘤一般直径在4.0 cm左右,可能出现临床症状才引起患者注意,无血尿。

2.诊断要点

(1)CT 示肾盂肾盏为受压改变,与肾盂肾盏分界清晰、光整。

(2)平扫及增强密度均匀(良性)或不均匀(恶性)。

(3)与肾实质有分界,血管源性肿瘤强化非常明显。

(4)脂肪源性肿瘤内见脂肪组织密度。(图 12-51)

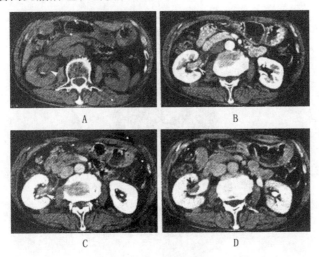

图 12-51 肾窦肿瘤

CT 平扫可见右侧肾窦等密度占位,分泌期扫描可见右侧肾盂受压变扁,但与肿块之间交接光滑,未见受侵犯征象。手术病理为肾窦血管平滑肌瘤

3.鉴别诊断

(1)肾癌,肿块发生于肾实质内,可侵犯肾周及肾窦,一般呈显著强化。

(2)肾盂肿瘤,起源于肾盂,肿块强化差。

4.特别提示

肾区病变的定位对疾病的诊断、手术方案的制订,甚至预后都具有极其重要的临床意义。位于肾窦内的肿瘤一般不需要进行全肾脏切除,而肾实质的肿瘤一般必须全肾切除。CT、IVP、MRI及肾动脉造影对肾窦肿瘤的定位有重要的临床价值,并对肿瘤的定性也有重要的参考价值。

(王存社)

第八节 膀胱疾病

一、膀胱结石

(一)病理和临床概述

膀胱结石95％见于男性,发病年龄多为10岁以下儿童和50岁以上老人。儿童以原发性多见,主要是营养不良所致。继发性则多见于成人,可来源于肾、输尿管,膀胱感染、异物、出口梗阻、膀胱憩室、神经源性膀胱等也可引起继发结石。结石的病理改变是对膀胱黏膜的刺激、继发性炎症、溃疡形成出血、长期阻塞导致膀胱小梁、小房或憩室形成。临床症状主要为疼痛、排尿中断、血尿及膀胱刺激症状。

(二)诊断要点

平扫表现为圆形、卵圆形、不规则形、倒梨形等高密度灶,可单发或多发,大小不一,小至几毫米,大至十余厘米。边缘多光整,CT值常为100 HU以上,具有移动性;膀胱憩室内结石移动性差。(图12-52)

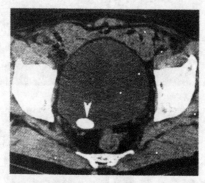

图12-52 膀胱结石
CT显示膀胱后壁见一卵圆形高密度影

(三)鉴别诊断

1.膀胱异物

常有器械检查或手术史,异物有特定形状,如条状等,容易以异物为核心形成结石。

2.膀胱肿瘤

膀胱壁局限性不规则增厚,可形成软组织肿块,有明显强化。

(四)特别提示

膀胱结石含钙量高,易于在X线平片上确诊。CT对膀胱区可疑病灶定位准确,易于表明位于膀胱腔内、膀胱憩室、膀胱壁及壁外;易于反映膀胱炎等继发改变及膀胱周围改变。一般不需MRI检查。

二、膀胱炎

(一)病理和临床概述

膀胱炎临床分型较多,以继发性细菌性膀胱炎多见。致病菌多为大肠埃希菌,且多见于妇女,由上行感染引起,常合并尿道炎和阴道炎。急性膀胱炎病理上局限于黏膜和黏膜下层,以充血、水肿、出血及小溃疡形成为特征;慢性膀胱炎以膀胱壁纤维增生、瘢痕挛缩为特征。主要症状有尿频、尿急、尿痛等膀胱刺激症状。

(二)诊断要点

(1)急性膀胱炎多表现正常,少数CT平扫增厚的膀胱壁为软组织密度,增强均匀强化。

(2)慢性膀胱炎表现为膀胱壁增厚,强化程度不如前者,无特征性表现。(图12-53)

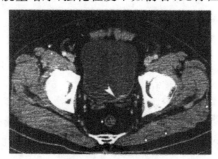

图12-53 膀胱炎

男性患者,有反复膀胱刺激症状,CT检查示膀胱左后壁较均匀性增厚、强化

(三)鉴别诊断

(1)膀胱充盈不良性膀胱壁假性增厚,膀胱充盈满意时,假性增厚消失。

(2)先天性膀胱憩室,为膀胱壁局限性外突形成囊袋样影,容易伴发憩室炎及憩室内结石。

(3)膀胱癌,为膀胱壁局限性、不均匀性增厚,强化不均。

(四)特别提示

膀胱炎主要靠临床病史、细菌培养、膀胱镜检查或活检证实,CT检查结果只作为一个补充。

三、膀胱癌

(一)病理和临床概述

膀胱癌为泌尿系统最常见的恶性肿瘤,男性多见,多见于40岁以上。大部分为移行细胞癌,以淋巴转移居多,其中以闭孔淋巴结和髂外淋巴结最常见,晚期可有血路转移。临床症状为无痛性全程血尿,合并感染者有尿频、尿痛、排尿困难等。

(二)诊断要点

肿瘤好发于膀胱三角区后壁及侧壁;常为多中心。CT表现为膀胱壁向腔内乳头状突起或局部增厚,增强呈较明显强化。当膀胱周围脂肪层消失,表示肿瘤扩展到膀胱壁外,可有边界不清的软组织肿块和盆腔积液,也可有膀胱周围和盆壁淋巴结转移。(图12-54)

(三)鉴别诊断

1.膀胱炎

膀胱壁较广泛均匀性增厚,强化均匀。

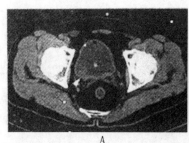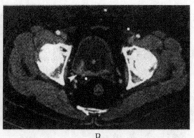

A   B

图 12-54　膀胱癌

A、B 两图为 CT 检查示右侧膀胱三角区可见不规则增厚软组织密度,增强扫描有明显不均匀强化

2.前列腺肥大

膀胱基底部形成局限性压迹,CT 矢状位重建、MRI 可鉴别。

3.膀胱血块

平扫为高密度,CT 值一般＞60 HU,增强无强化,当膀胱癌伴出血、大量血块包绕肿块时,则难以鉴别。

(四)特别提示

CT 可为膀胱癌术前分期提供依据,明确有无周围脏器、盆壁侵犯及淋巴结转移。膀胱癌术后随访可发现复发或并发症。膀胱壁增厚也可见于炎症性病变或放射后损伤。MRI 的定位价值更高。

(张西伟)

第九节　输尿管疾病

一、输尿管外伤

(一)病理和临床概述

输尿管外伤可单发或并发于泌尿系统外伤,泌尿系统遭受任何直接或间接暴力均可导致损伤。近年来,医源性损伤亦逐渐增多。输尿管损伤的病理取决于其损伤的程度,如完全断裂,则尿液积聚于腹膜后以肾后间隙最常见,如有瘢痕收缩则形成狭窄、闭塞和阻塞。临床表现多样,可有伤口漏尿或尿外渗、尿瘘形成、腹膜炎症状、尿道阻塞、无尿等。(图 12-55)

(二)诊断要点

平扫可发现阳性及阴性结石,阴性结石密度也常高于肾实质,CT 值常为 100 HU 以上,无增强效应。结石多位于输尿管狭窄部位即肾盂输尿管连接部、输尿管与髂动脉交叉处、输尿管膀胱入口处。间接征象可表现为输尿管扩张,肾盂、肾盏积水等,并可显示结石周围软组织炎症、水肿(图 12-56)。

(三)鉴别诊断

1.盆腔静脉石

位于静脉走行区,为小圆形高密度灶,病灶中心为低密度。

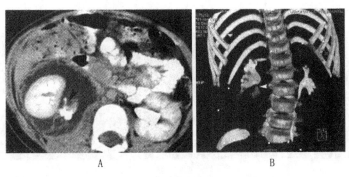

图 12-55 输尿管断裂三维重建

车祸患者,右输尿管上段区见片状造影剂外渗,输尿管中下段未显影

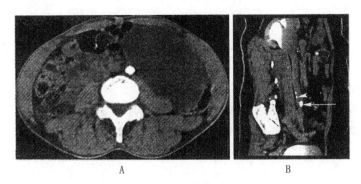

图 12-56 输尿管内多发结石

图中长箭头所示为较大的一颗结石,小箭头为两颗细小结石

2.盆腔骨岛

位于骨骼内。

(四)特别提示

临床诊断以 X 线平片及静脉尿路造影为首选。但 CT 对结石的大小、部位、数目、形状显示更准确,免除了其他结构的影响;同时能易于显示肾盂扩张和肾盂、肾盏积水及梗阻性肾实质改变,能客观评价结石周围炎症、肾功能情况。MRI 水成像能显示梗阻性肾、输尿管积水情况。

二、输尿管炎

(一)病理和临床概述

输尿管炎是指发生在输尿管壁的炎症,常由大肠埃希菌、变形杆菌、铜绿假单胞菌、葡萄球菌等致病菌引起。输尿管炎常继发于肾盂肾炎、膀胱炎等;也可因血行、淋巴传播或附近器官的感染蔓延而来(如阑尾炎、盲肠炎);部分患者因医疗器械检查、结石摩擦及药物引起。急性输尿管炎表现为黏膜化脓性炎症;而慢性输尿管炎表现为输尿管壁扩张、变薄,输尿管逐渐延长,也可为管壁增厚、变硬、僵直,致输尿管狭窄。临床症状为尿频、尿急伴有腰痛乏力、尿液浑浊,严重时发生血尿、肾绞痛,尿培养可有细菌。

(二)诊断要点

急性输尿管炎 CT 检查无特异性。

慢性输尿管炎可表现为输尿管壁增厚,管壁不均匀,部分患者出现肾盂积水。输尿管周围炎可出现腹膜后输尿管纤维化(图 12-57)。

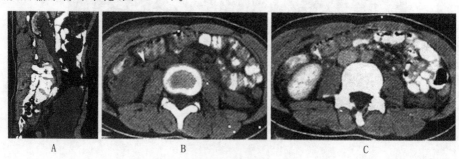

A   B   C

图 12-57 输尿管炎
CT 显示右输尿管中、下段管壁弥漫性增厚、强化,管腔狭窄,输尿管上段及肾盂、肾盏明显扩张、积水

(三)鉴别诊断

囊性输尿管炎、输尿管癌,难以鉴别;输尿管结核,表现为输尿管壁增厚,管腔狭窄,管壁常可见钙化,常伴有同侧肾脏结核。

(四)特别提示

输尿管炎的诊断应密切结合病史和辅助检查。静脉尿路造影表现为输尿管扩张或狭窄,扭曲变形,CT 检查亦尤明显特异性,对可疑病变可行病理活检。

三、输尿管癌

(一)病理和临床概述

输尿管肿瘤多发生在左侧,尤其是在下 1/3 段。大部分为移行细胞癌,少数为鳞癌、腺癌。原发输尿管移行细胞癌较少见,好发年龄为 50～70 岁,男性多于女性。最常见的症状为间歇性无痛性肉眼或镜下血尿,少数患者可触及腹部肿块,阻塞输尿管可引起肾绞痛。

(二)诊断要点

CT 表现输尿管不规则增厚、狭窄或充盈缺损,肿瘤近侧输尿管及肾盂扩张,三维重建显示最佳。输尿管肿瘤为少血供肿瘤,增强多无强化或轻度强化。(图 12-58)

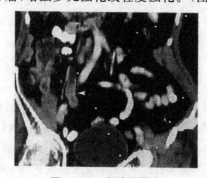

图 12-58 右输尿管癌
CT 显示输尿管中下段及膀胱入口区充满软组织影,管腔闭塞

(三)鉴别诊断

1.血凝块

输尿管腔内充盈缺损,无强化,管壁不增厚。

2.阴性结石

输尿管内高密度灶,CT 值常为 100 HU 以上。

3.输尿管结核

输尿管壁增厚、管腔狭窄,常伴有钙化。

(四)特别提示

随诊中应注意其余尿路上皮器官发生肿瘤的可能性。CT 检查对诊断输尿管肿瘤起重要作用,不仅能显示肿瘤本身,也可了解肿瘤的侵犯程度,有无淋巴结转移。MRU 对该病的诊断有一定的价值,但对尿路结石的鉴别有困难。

(张西伟)

第十节　子宫疾病

一、子宫内膜异位症

(一)病理和临床概述

子宫内膜异位症一般仅见于育龄妇女,是指子宫内膜的腺体和间质出现在子宫肌层或子宫外,如在卵巢、肺、肾等处出现。当内在的子宫内膜出现在子宫肌层时,称子宫腺肌病;当内在的子宫内膜出现在子宫肌层之外的地方,称外在性子宫内膜异位症。子宫内膜异位症的主要病理变化为异位内膜随卵巢激素的变化而发生周期性出血,伴有周围结缔组织增生和粘连。主要症状有周期性发作出现继发性痛经、月经失调、不孕等。

(二)诊断要点

(1)外在性子宫内膜异位征 CT 表现为子宫外盆腔内薄壁含水样密度囊肿或高密度囊肿,多为边界不清,密度不均的囊肿。囊壁不规则强化,囊内容物为稍高密度改变;或为实性包块,边缘清楚。常与子宫、卵巢相连,可单个或多个。

(2)子宫腺肌病表现为子宫影均匀增大,肌层内有子宫膜增生所致的低密度影,常位于子宫影中央。

(三)鉴别诊断

盆腔真性肿瘤,CT 表现上难以区别,一般行 MRI 检查,可见盆腔内新旧不一的出血而加以鉴别。

(四)特别提示

子宫内膜异位征的诊断需结合临床典型病史,其症状随月经周期而变化。B 超为子宫内膜异位症的首选检查方法。CT、MRI 能准确显示病变,可作为鉴别诊断的重要手段。盆腔 MRI 检查可见盆腔内新旧不一的出血而较有特征性。

二、子宫肌瘤

(一)病理和临床概述

子宫肌瘤是女性生殖器中最常见的肿瘤。由子宫平滑肌组织增生而成,其间有少量纤维结缔组织。可单发或多发,按部位分为黏膜下、肌层和浆膜下肌瘤,好发年龄为 30～50 岁,发病可能与长期或过度卵巢雌激素刺激有关。子宫肌瘤恶变罕见,占子宫肌瘤 1% 以下,多见于老年人,子宫肌瘤可合并子宫内膜癌或子宫颈癌。子宫肌瘤临床症状不一,取决于大小、部位及有无扭转。

(二)诊断要点

CT 表现子宫内外形分叶状增大或自子宫向外突出的实性肿块,边界清楚,密度不均匀,可见坏死、囊变及钙化,增强扫描肿瘤组织与肌层同等强化。存在变性时强化程度不一,多低于子宫肌层密度,大的肿瘤内可见云雾状或粗细不均的条状强化。部分患者有点状、环状、条状、块状钙化。(图 12-59)

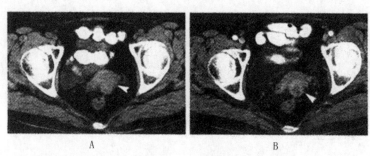

图 12-59 子宫肌瘤
CT 检查示子宫后壁见一结节突出于轮廓外,密度与正常子宫组织相当;增强后结节强化不均,内见坏死区,而呈相对低密度

(三)鉴别诊断

1.卵巢肿瘤

肿块以卵巢为中心或与卵巢关系密切,常为囊实性,肿块较大,子宫内膜异位症,CT 难以鉴别。

2.子宫恶性肿瘤

子宫不规则状增大,肿块密度不均,强化不均匀,可伴周围侵犯及转移等征象。

(四)特别提示

B 超检查方便、经济,是首选方法,但视野小,准确性取决于操作者水平。子宫肌瘤进一步检查一般选择 MRI,MRI 有特征性表现,可准确评估病变部位、大小、内部结构改变等情况。

三、子宫内膜癌及宫颈癌

(一)子宫内膜癌

1.病理和临床概述

子宫内膜癌是发生于子宫内膜的肿瘤,好发于老年患者,大部分在绝经后发病,近 20 年发病率持续上升,这可能同社会经济不断变化、外源性雌激素广泛应用、肥胖、高血压、糖尿病、不孕、晚绝经患者增加等因素有关。大体病理分为弥漫型和局限型,组织学大部分为起源于内膜腺体的腺癌。子宫内膜癌可与卵巢癌同时发生,也可先后发生乳腺癌、大肠癌、卵巢癌,临床应予以重视。临床症状主要有阴道出血,尤其是绝经后出血及异常分泌物等。

2.诊断要点

CT 平扫肿瘤和正常子宫肌层呈等密度。增强扫描子宫体弥漫或局限增大,肿块密度略低,呈菜花样。子宫内膜癌阻塞宫颈内口可见子宫腔常扩大积液,附件侵犯时可见同子宫相连的密度均匀或不均匀肿块,正常脏器外脂肪层界限消失。盆腔种植转移可见子宫直肠窝扁平的软组织肿块,有腹膜后及盆腔淋巴结肿大。(图 12-60)

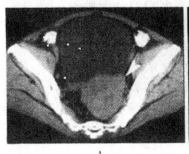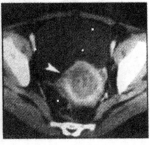

A   B

图 12-60　子宫内膜癌

女性患者,65 岁,绝经后反复阴道出血年余,CT 检查子宫外形显著
增大,官腔内密度不均,增强呈不均匀强化

3.鉴别诊断

(1)宫颈癌:肿块发生于宫颈,一般不向上侵犯子宫体。

(2)子宫内膜下平滑肌瘤并发囊变:增强 CT 正常子宫组织和良性平滑肌瘤的增强比内膜癌明显,钙化和脂肪变性是良性平滑肌瘤的证据。

4.特别提示

MRI 结合增强检查准确率达 91%,目前国际上采用 MRI 评价治疗子宫内膜癌的客观指标。子宫内膜癌治疗后 10%～20%复发。CT 主要用于检查内膜癌术后是否复发或转移,同时对于制订子宫内膜癌官腔内放疗计划也有帮助。

(二)宫颈癌

1.病理和临床概述

宫颈癌是女性生殖道最常见的恶性肿瘤,好发于育龄期妇女,其发病与早婚、性生活紊乱、过早性生活及某些病毒感染(如人乳头瘤病毒)等因素有关。宫颈癌好发于子宫鳞状上皮和柱状上皮移行区,由子宫颈上皮不典型增生发展为原位癌,进一步发展成浸润癌,95% 为鳞癌,少数为腺癌,尚有腺鳞癌、小细胞癌、腺样囊性癌。临床症状主要有阴道接触性出血、阴道排液,继发感染可有恶臭等。

2.诊断要点

宫颈原位癌 CT 检查不能做出诊断。浸润期癌肿块有内生或外长两种扩散方式,内生性者主要是向阴道穹隆乃至子宫阔韧带浸润;外生性主要向宫颈表面突出,形成息肉或菜花样隆起。CT 表现为子宫颈增大,超过 3 cm,并形成软组织肿块,肿块局限于宫颈或蔓延至子宫旁。肿瘤内出现灶性坏死呈低密度区,宫旁受累时其外形不规则,呈分叶状或三角肿块影,累及直肠时直肠周围脂肪层消失。(图 12-61)

3.鉴别诊断

子宫内膜癌,肿瘤起源于子宫体,肿块较大时两者较难鉴别。

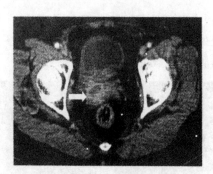

图 12-61 子宫颈癌
子宫颈见肿块,强化不均匀,膀胱壁受累及增厚

4.特别提示

CT 主要用于宫颈癌临床分期及术后随访。宫颈癌术后或放疗后 3 个月内应行 CT 扫描,以后每半年1 次,直至两年。CT 扫描有助于判断肿瘤是否复发、淋巴结转移及其他器官侵犯情况,但不能准确检出膀胱和直肠受累情况,也不能鉴别放射后纤维变。必要时进行 MRI 检查。

(张西伟)

第十三章　颅脑疾病MR诊断

第一节　脑血管疾病

一、高血压脑出血

(一)临床表现与病理特征

高血压脑动脉硬化为脑出血的常见原因,出血多位于幕上,小脑及脑干出血少见。患者多有明确病史,突然发病,出血量一般较多,幕上出血常见于基底核区,也可发生在其他部位。脑室内出血常与尾状核或基底神经节血肿破入脑室有关,影像学检查显示脑室内血肿信号或密度,并可见液平面。脑干出血以脑桥多见,由动脉破裂所致,由于出血多,压力较大,可破入第四脑室。

(二)MRI表现

高血压动脉硬化所致脑内血肿的影像表现与血肿发生时间密切相关。对于早期脑出血,CT显示优于MRI。急性期脑出血,CT表现为高密度,尽管由于颅底骨性伪影使少量幕下出血有时难以诊断,但大多数脑出血可清楚显示,一般出血后6～8周,由于出血溶解,在CT表现为脑脊液密度。血肿的MRI信号多变,并受多种因素影响,除血红蛋白状态外,其他因素包括磁场强度、脉冲序列、红细胞状态、凝血块的时间、氧合作用等。

MRI的优点是可以观察出血的溶解过程。了解出血的生理学改变,是理解出血信号在MRI变化的基础。简单地说,急性出血由于含氧合血红蛋白及脱氧血红蛋白,在 T_1WI 呈等至轻度低信号,在 T_2WI 呈灰至黑色(低信号);亚急性期出血(一般指3天～3周)由于正铁血红蛋白形成,在 T_1WI 及 T_2WI 均呈高信号。(图13-1)随着正铁血红蛋白被巨噬细胞吞噬、转化为含铁血黄素,在 T_2WI 可见在血肿周围形成一低信号环。以上出血过程的MRI特征,在高场强磁共振成像时尤为明显。

二、超急性期脑梗死与急性脑梗死

(一)临床表现与病理特征

脑梗死是常见疾病,具有发病率、死亡率和致残率高的特点,严重威胁人类健康。伴随着脑梗死病理生理学的研究进展,特别是提出"半暗带"概念和开展超微导管溶栓治疗后,临床需要在发病的超急性期及时明确诊断,并评价缺血脑组织血流灌注状态,以便选择最佳治疗方案。

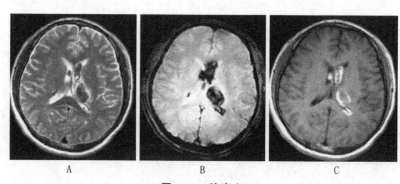

图 13-1　脑出血

A.轴面 T_2WI；B.轴面梯度回波像；C.轴面 T_1WI；MRI 显示
左侧丘脑血肿，破入双侧侧脑室体部和左侧侧脑室枕角

MRI 检查是诊断缺血性脑梗死的有效方法。发生在 6 小时内的脑梗死称为超急性期脑梗死。梗死发生 4 小时后，由于病变区持续性缺血缺氧，细胞膜离子泵衰竭，发生细胞毒性脑水肿。6 小时后，血-脑屏障破坏，继而出现血管源性脑水肿，脑细胞出现坏死。1～2 周后，脑水肿逐渐减轻，坏死脑组织液化，梗死区出现吞噬细胞，清除坏死组织。同时，病变区胶质细胞增生，肉芽组织形成。8～10 周后，形成囊性软化灶。少数缺血性脑梗死在发病 24～48 小时后，可因血液再灌注，发生梗死区出血，转变为出血性脑梗死。

（二）MRI 表现

常规 MRI 用于诊断脑梗死的时间较早。但由于常规 MRI 特异性较低，往往需要在发病 6 小时以后才能显示病灶，而且不能明确病变的范围及半暗带大小，也无法区别短暂性脑缺血发作（TIA）与急性脑梗死，因此其诊断价值受限。随着 MRI 成像技术的发展，功能性磁共振检查提供了丰富的诊断信息，使缺血性脑梗死的诊断有了突破性进展。

在脑梗死超急性期，T_2WI 上脑血管出现异常信号，表现为正常的血管流空效应消失。T_1WI 增强扫描时，出现动脉增强的影像，这是最早的表现。它与脑血流速度减慢有关，此征象在发病 3～6 小时即可发现。血管内强化一般出现在梗死区域及其附近，皮质梗死较深部白质梗死更多见。基底核、丘脑、内囊、大脑脚的腔隙性梗死一般不出现血管内强化，大范围的脑干梗死有时可见血管内强化。

由于脑脊液的流动伪影及与相邻脑皮质产生的部分容积效应，常规 T_2WI 不易显示位于大脑皮质灰白质交界处、岛叶及脑室旁深部脑白质的病灶，且不易鉴别脑梗死分期。FLAIR 序列由于抑制脑脊液信号，同时增加 T_2 权重成分，背景信号减低，使病灶与正常组织的对比显著增加，易于发现病灶。FLAIR 序列的另一特点是可鉴别陈旧与新鲜梗死灶，陈旧与新鲜梗死灶在 T_2WI 均为高信号。而在 FLAIR 序列，由于陈旧梗死灶液化，内含自由水，T_1 值与脑脊液相似，故软化灶呈低信号，或低信号伴周围环状高信号；新鲜病灶含结合水，T_1 值较脑脊液短，呈高信号。但 FLAIR 序列仍不能对脑梗死做出精确分期，同时对于<6 小时的超急性期病灶，FLAIR 的检出率也较差。DWI 技术在脑梗死中的应用解决了这一问题。

DWI 对缺血改变非常敏感，尤其是超急性期脑缺血。脑组织急性缺血后，由于缺血、缺氧、Na^+-K^+-ATP 酶泵功能降低，导致水、钠潴留，首先引起细胞毒性水肿，水分子弥散运动减慢，表现为 ADC 值下降，继而出现血管源性水肿，随后细胞溶解，最后形成软化灶。相应地在急性期 ADC 值先降低后逐渐回升，在亚急性期 ADC 值多数降低。DWI 图与 ADC 图的信号表现相反，在 DWI 弥散快（ADC 值高）的组织呈低信号，弥散慢（ADC 值低）的组织呈高信号。人脑发病后 2 小时即可在 DWI 发现直径 4 mm 的腔隙性病灶。急性期病例 T_1WI 和 T_2WI 均可正常，FLAIR 部分显示病灶，而在 DWI 均可见脑神经体征相对应区域的高信号。发病 6～24 小时后，T_2WI 可发现病灶，但病变范围明显<DWI，信号强度明显低于 DWI。发病 24～72 小时后，DWI 与 T_1WI、T_2WI、FLAIR 显示的病变范围基本一致。72 小时后进入慢性期，随诊观察到 T_2WI 仍呈高信号，而病灶在 DWI 信号下降，且在不同病理进程中信号表现不同。随时间延长，DWI 信号继续下降，表现为低信号，此时 ADC 值明显升高。因此，DWI 不仅能对急性脑梗死定性分析，还可通过计算 ADC 与 rADC 值作定量分析，鉴别新鲜和陈旧脑梗死，评价疗效及预后。

DWI、FLAIR、T_1WI、T_2WI 敏感性比较：对于急性脑梗死，FLAIR 序列敏感性高，常早于 T_1WI、T_2WI 显示病变，此时 FLAIR 成像可取代常规 T_2WI；DWI 显示病变更为敏感，病变与正常组织间的对比更高，所显示的异常信号范围均不同程度大于常规 T_2WI 和 FLAIR 序列，因此 DWI 敏感性最高。但 DWI 空间分辨率相对较低，磁敏感性伪影影响显示颅底部病变（如颞极、额中底部、小脑），而 FLAIR 显示这些部位的病变较 DWI 清晰。DWI 与 FLAIR 技术在评价急性脑梗死病变中具有重要的临床价值，两者结合应用能准确诊断早期梗死，鉴别新旧梗死病灶，指导临床溶栓灌注治疗。

PWI 显示脑梗死病灶比其他 MRI 更早，且可定量分析 CBF。在大多数病例，PWI 与 DWI 表现存在一定差异。在超急性期，PWI 显示的脑组织血流灌注异常区域大于 DWI 的异常信号区，且 DWI 显示的异常信号区多位于病灶中心。缺血半暗带是指围绕异常弥散中心的周围正常弥散组织，它在急性期灌注减少，随病程进展逐渐加重。如不及时治疗，于发病几小时后，DWI 所示异常信号区域将逐渐扩大，与 PWI 所示血流灌注异常区域趋于一致，最后发展为梗死灶。同时应用 PWI 和 DWI，有可能区分可恢复性缺血脑组织与真正的脑梗死。（图 13-2、图 13-3）

MRS 可区分水质子信号与其他化合物或原子中质子产生的信号，使脑梗死的研究达到细胞代谢水平。这有助于理解脑梗死的病理生理变化，早期诊断，判断预后和疗效。急性脑梗死 ^{31}P-MRS 主要表现为 PCr 和 ATP 下降，Pi 升高，同时 pH 降低。发病后数周 ^{31}P-MRS 的异常信号改变可反映梗死病变不同演变的代谢状况。脑梗死发生 24 小时内，^1H-MRS 显示病变区乳酸持续性升高，这与葡萄糖无氧酵解有关。有时可见 NAA 降低，或因髓鞘破坏出现 Cho 升高。

三、静脉窦闭塞

(一)临床表现与病理特征

脑静脉窦血栓是一种特殊类型的脑血管病，分为非感染性与感染性两大类。前者多由外伤、消耗性疾病、某些血液病、妊娠、严重脱水、口服避孕药等所致，后者多继发于头面部感染，以及化脓性脑膜炎、脑脓肿、败血症等疾病。主要临床表现为颅内压增高，如头痛、呕吐、视力下降、视盘水肿、偏侧肢体无力、偏瘫等。

本病发病机制和病理变化不同于动脉血栓形成，脑静脉回流障碍和脑脊液吸收障碍是主要改变。若静脉窦完全阻塞并累及大量侧支静脉，或血栓扩展到脑皮质静脉时，出现颅内压增高和脑静脉、脑脊液循环障碍，导致脑水肿、出血、坏死。疾病晚期，严重的静脉血流淤滞和颅内压增高将继发动脉血流减慢，导致脑组织缺血、缺氧，甚至梗死。因此，临床表现多样性是病因及病期不同、血栓范围和部位不同，以及继发脑内病变综合作用的结果。

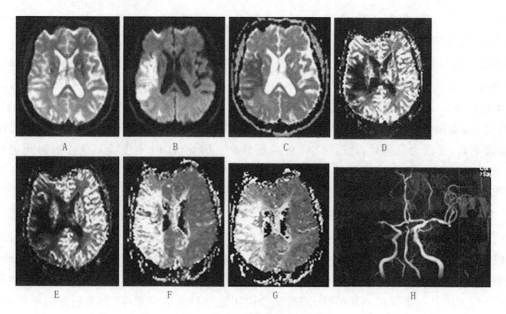

图 13-2　超急性期脑梗死

A.轴面 DWI(b＝0),右侧大脑中动脉分布区似见高信号;B.DWI(b＝1 500)显示右侧大脑中
动脉分布区异常高信号;C.ADC 图显示相应区域低信号;D.PWI 显示 CBF 减低;E.PWI 显示
CBV 减低;F.PWI 显示 MTT 延长;G.PWI 显示 TTP 延长;H.MRA 显示右侧 MCA 闭塞

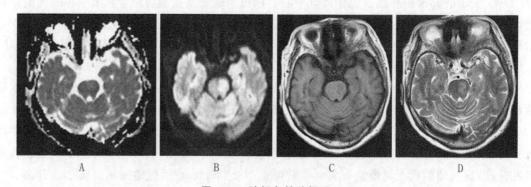

图 13-3　脑桥急性脑梗死

A.轴面 ADC 图未见明显异常信号;B.DWI 显示左侧脑桥异常高信号;C.轴面
T_1WI,左侧脑桥似见稍低信号;D.在 T_2WI,左侧脑桥可见稍高信号

(二)MRI 表现

　　MRI 诊断静脉窦血栓有一定优势,一般不需增强扫描。MRV 可替代 DSA 检查。脑静脉窦
血栓最常发生于上矢状窦,根据形成时间长短,MRI 表现复杂多样,(图 13-4)给诊断带来一定困
难。急性期静脉窦血栓通常在 T_1WI 呈中等或明显高信号,T_2WI 显示静脉窦内极低信号,而静
脉窦壁呈高信号。随着病程延长,T_1WI 及 T_2WI 均呈高信号;有时在 T_1WI,血栓边缘呈高信
号,中心呈等信号,这与脑内血肿的演变一致。T_2WI 显示静脉窦内流空信号消失,随病程发展
甚至萎缩、闭塞。

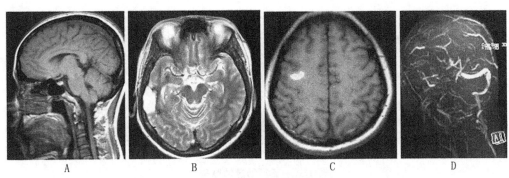

图 13-4 静脉窦闭塞

A.矢状面 T_1WI 显示上矢状窦中后部异常信号；B.轴面 T_2WI 显示右颞部长 T_2 信号，周边见低信号（含铁血红素沉积）；C.轴面 T_1WI 显示右额叶出血灶；D.MRV 显示上矢状窦、右侧横窦及乙状窦闭塞

需要注意，缩短 TR 时间可使正常人脑静脉窦在 T_1WI 信号增高，与静脉窦血栓混淆。由于磁共振的流入增强效应，在 T_1WI 正常人脑静脉窦可由流空信号变为明亮信号，与静脉窦血栓表现相同。另外，血流缓慢可使静脉窦信号强度增高；颞静脉存在较大逆流，可使部分发育较小的横窦呈高信号；乙状窦和颈静脉球内的涡流也常在 SE 图像呈高信号。因此，对于疑似病例，应通过延长 TR 时间、改变扫描层面，以及 MRV 检查进一步鉴别。

MRV 可反映脑静脉窦的形态和血流状态，对诊断静脉窦血栓具有一定优势。静脉窦血栓的直接征象为受累静脉窦闭塞、不规则狭窄和充盈缺损。由于静脉回流障碍，常见脑表面及深部静脉扩张、静脉血淤滞及侧支循环形成。但是，当存在静脉窦发育不良时，MRI 及 MRV 诊断本病存在困难。对比剂增强 MRV 可得到更清晰的静脉图像，弥补这方面的不足。大脑除了浅静脉系统，还有深静脉系统，后者由 Galen 静脉和基底静脉组成。增强 MRV 显示深静脉比 MRV 更清晰。若 Galen 静脉形成血栓，可见局部引流区域（如双侧丘脑、尾状核、壳核、苍白球）水肿，侧脑室扩大。一般认为 Monro 孔梗阻由水肿造成，而非静脉压升高所致。

四、动脉瘤

（一）临床表现与病理特征

脑动脉瘤是脑动脉的局限性扩张，发病率较高。患者主要症状有出血、局灶性神经功能障碍、脑血管痉挛等。绝大多数囊性动脉瘤是先天性血管发育不良和后天获得性脑血管病变共同作用的结果，此外，创伤和感染也可引起动脉瘤，高血压、吸烟、饮酒、滥用可卡因、避孕药、某些遗传因素也被认为与动脉瘤形成有一定关系。

动脉瘤破裂危险因素包括瘤体大小、部位、形状、多发、性别、年龄等。瘤体大小是最主要因素，基底动脉末端动脉瘤最易出血，高血压、吸烟、饮酒增加破裂危险性。32%～52%的蛛网膜下腔出血为动脉瘤破裂引起。治疗时机不同，治疗方法、预后和康复差别很大。

（二）MRI 表现

动脉瘤在 MRI 呈边界清楚的低信号，与动脉相连。血栓形成后，动脉瘤可呈不同信号强度（图 13-5），据此可判断血栓的范围、瘤腔的大小及是否并发出血。瘤腔多位于动脉瘤的中央，呈低信号，如血液滞留可呈高信号。血栓因血红蛋白代谢阶段不同，其信号也不同。

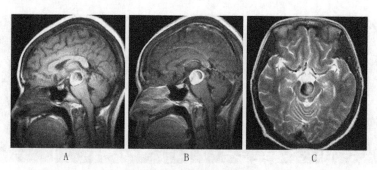

图 13-5　基底动脉动脉瘤

A.矢状面 T_1WI 显示脚间池圆形混杂信号,可见流动伪影;B.增强 T_1WI 可见
动脉瘤瘤壁强化明显;C.轴面 T_2WI 显示动脉瘤内混杂低信号

　　动脉瘤破裂时常伴蛛网膜下腔出血。两侧大脑间裂的蛛网膜下腔出血常与前交通动脉瘤破裂有关,外侧裂的蛛网膜下腔出血常与大脑中动脉动脉瘤破裂有关,第四脑室内血块常与小脑后下动脉动脉瘤破裂有关,第三脑室或双侧侧脑室内血块常与前交通动脉瘤和大脑中动脉动脉瘤破裂有关。

五、血管畸形

(一)临床表现与病理特征

　　血管畸形与胚胎发育异常有关,包括动静脉畸形、毛细血管扩张症、海绵状血管瘤(最常见的隐匿性血管畸形)、脑静脉畸形或静脉瘤等。各种脑血管畸形中,动静脉畸形最常见,为迂曲扩张的动脉直接与静脉相连,中间没有毛细血管。畸形血管团大小不等,多发于大脑中动脉系统,幕上多于幕下。由于动静脉畸形存在动静脉短路,使局部脑组织呈低灌注状态,形成缺血或梗死。畸形血管易破裂,引起自发性出血。临床表现为癫痫发作、血管性头痛、进行性神经功能障碍等。

(二)MRI 表现

　　脑动静脉畸形时,MRI 显示脑内流空现象,即低信号环状或线状结构,(图 13-6)代表血管内高速血流。在注射 Gd 对比剂后,高速血流的血管通常不增强,而低速血流的血管往往明显增强。GRE 图像有助于评价血管性病变。CT 可见形态不规则、边缘不清楚的等或高密度点状、弧线状血管影,钙化。

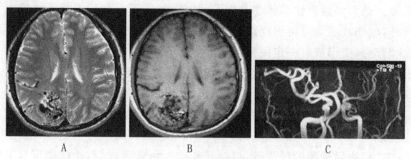

图 13-6　动静脉畸形

A.轴面 T_2WI 显示右顶叶混杂流空信号及增粗的引流静脉;B.轴面 T_1WI
显示团状混杂信号;C.MRA 显示异常血管团、供血动脉、引流静脉

中枢神经系统的海绵状血管瘤并不少见。典型MRI表现为,在 T_1WI 及 T_2WI,病变呈高信号或混杂信号,部分病例可见桑葚状或网络状结构;在 T_2WI,病灶周边由低信号的含铁血黄素构成。在GRE图像,因磁敏感效应增加,低信号更明显,可以提高小海绵状血管瘤的检出率。MRI的诊断敏感性、特异性及对病灶结构的显示均优于CT。部分海绵状血管瘤具有生长趋势,MRI随诊可了解其演变情况。毛细血管扩张症也是脑出血的原因之一。CT扫描及常规血管造影时,往往为阴性结果。MRI检查显示微小灶性出血,提示该病;由于含有相对缓慢的血流,注射对比剂后可见病灶增强。

脑静脉畸形或静脉瘤较少引起脑出血,典型MRI表现为注射Gd对比剂后,病灶呈"水母头"样,经中央髓静脉引流。(图13-7)合并海绵状血管瘤时,可有出血表现。注射对比剂前,较大的静脉分支在MRI呈流空低信号。有时,质子密度像可见线样高或低信号。静脉畸形的血流速度缓慢,MRA成像时如选择恰当的血流速度,常可显示病变。血管造影检查时,动脉期表现正常,静脉期可见扩张的髓静脉分支。

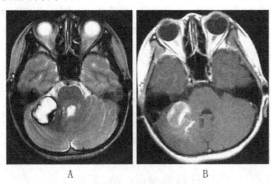

图13-7　静脉畸形

A.轴面 T_2WI 显示右侧小脑异常高信号,周边有含铁血黄素沉积(低信号环);B.轴面 T_1WI 增强扫描,可见团状出血灶及"水母头"样静脉畸形

（张西伟）

第二节　脑　白　质　病

脑白质病可分为髓鞘形成异常和脱髓鞘病两大部分。在此分述如下。

髓鞘形成异常是一组髓鞘形成障碍的疾病,其原因包括染色体先天缺陷或某些特异酶缺乏,导致正常代谢障碍,神经髓鞘不能正常形成。与脱髓鞘疾病不同,髓鞘形成异常通常不伴有特异性炎性反应,而且病变范围广泛、弥漫。该组疾病包括中枢神经系统海绵状变性、异染性脑白质营养不良及先天性皮质外轴索再生障碍症等异常。

一、中枢神经系统海绵状变性

(一)临床表现与病理特征

本病又称 Canavan-Van Bogaert 病、脑白质海绵状硬化症,是一种较罕见的家族遗传性疾病,呈常染色体隐性遗传,以犹太人多见。病理改变为慢性脑水肿、广泛的空泡形成、大脑白质海绵状变性。以皮质下白质及深部灰质受累为主,中央白质相对较轻,髓磷脂明显缺失,星形细胞肿胀、增生。临床表现为出生后 10 个月内起病,以男婴多见,发病迅速,肢体松弛,举头困难,而后肌张力增高,去大脑强直与抽搐发作,视神经萎缩及失明。稍大儿童可有巨脑,常在2～3 岁时死亡,5 岁以后发病以智力障碍为主,可有小脑性共济失调。

(二)MRI 表现

MRI 显示大脑白质长 T_1、长 T_2 异常信号,广泛、弥漫、对称,不强化。头颅巨大、颅缝分开。晚期脑萎缩,脑室扩大。

二、肾上腺脑白质营养不良

(一)临床表现与病理特征

本病又称性连锁遗传谢尔德病(sex-linked Schilder's disease),为染色体遗传的过氧化物酶体病变。由于全身性固醇或饱和极长链脂肪酸在细胞内异常堆积,致使脑和肾上腺发生器质与功能性改变。由于是在髓鞘形成以后又被破坏,严格讲本病属于脱髓鞘病变。病理检查见大脑白质广泛性、对称性脱髓鞘改变,由枕部向额部蔓延,以顶颞叶变化为著。可累及胼胝体,但皮质下弓形纤维往往不被侵及。脱髓鞘区可见许多气球样巨噬细胞,经 Sudan Ⅳ 染色为橘红色。血管周围呈炎性改变,并可有钙质沉积。电镜下,巨噬细胞、胶质细胞内有特异性的层状胞质含体。肾上腺萎缩及发育不全可同时存在。晚期,脑白质广泛减少,皮质萎缩,脑室扩大。

根据发病年龄及遗传染色体不同分为 3 种类型。①儿童型:最常见。为 X 性连锁隐性遗传。仅见于男性,通常在 4～8 岁发病。表现为行为改变、智力减退及视觉症状,可有肾上腺功能不全症状(异常皮肤色素沉着)。病程进行性发展,发病后数年内死亡。②成人型:较常见。属性染色体隐性遗传,见于20～30 岁男性。病程长,有肾上腺功能不全、性腺功能减退,小脑共济失调和智力减退。③新生儿型:为常染色体隐性遗传。于出生后 4 个月内出现症状。临床表现有面部畸形、肌张力减低及色素性视网膜炎。精神发育迟缓,常有癫痫发作。一般在2 岁前死亡。

(二)MRI 表现

顶枕叶白质首先受累,继之向前累及颞、顶、额叶白质。有时累及胼胝体压部及小脑。病灶周边可有明显强化。经与病理对照发现,这种周边强化实际上代表炎性活动,而疾病后期的无强化,则反映完全性髓鞘结构丧失。在 T_2WI,双侧枕叶白质内可见片状高信号,并向视放射及胼胝体压部扩展。(图 13-8)在部分病例,病变可通过内囊,外囊及半卵圆中心向前发展,但较少累及皮质下弓状纤维。偶有病变最先发生在额叶,并由前向后发展。在成人型病例,MRI 表现无特异性,可见白质内长 T_1、长 T_2 局灶性异常信号,可有轻度脑萎缩。

三、类球状脑白质营养不良

(一)临床表现与病理特征

本病又称 Krabbe 病,属于溶酶体异常,为常染色体隐性遗传疾病。由于 β-半乳糖苷酶缺乏,使脑苷酯类代谢障碍,导致髓鞘形成不良。病理检查见大脑髓质广泛而对称性的缺乏髓鞘区,轴索常受累,并可累及小脑及脊髓,病变区星形胶质细胞增生明显,其特征性改变为在白质小血管周围常见丛集的所谓类球状细胞。这种细胞为体积较大的多核类上皮细胞,胞体内含大量脑苷酯类物质。发病有家族遗传史,首发症状见于生后 2～6 个月(婴儿型)。临床表现为发育迟缓、躁动、过度兴奋、痉挛状态。检查可见痴呆、视神经萎缩、皮质盲、四肢痉挛性瘫痪,一般在3～5 年内死亡。偶有晚发型。

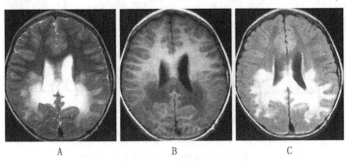

图 13-8 肾上腺脑白质营养不良

A、B.轴面 T_2WI 及 T_1WI 显示双侧颞后枕叶对称性片状长 T_1、长 T_2 信号,胼胝体受累;C.轴面 FLAIR 像显示病变白质为高信号

(二)MRI 表现

在疾病早期,丘脑、尾状核、脑干、小脑和放射冠可见对称性弥漫性长 T_2 异常信号。中期可见室周斑状异常信号。晚期呈弥漫性脑白质萎缩。

四、异染性脑白质营养不良

(一)临床表现与病理特征

又称脑硫脂沉积病、异染性白质脑病,为常染色体隐性遗传疾病,脑脂质沉积病之一。因芳香基硫酸酯酶 A 缺乏,导致硫脂在巨噬细胞和胶质细胞内的异染颗粒里异常沉积而发病。病理改变为大脑半球、脑干及小脑白质内广泛脱髓鞘,以少枝胶质细胞脱失明显。用甲苯胺蓝染色可见颗粒状的红黑色异染物质广泛分布。临床表现可根据发病年龄分为以下四型。①晚期婴儿型:最常见,1～2 岁时开始不能维持正常姿势,肌张力下降,运动减少,以后智力减退,由软瘫转为硬瘫,并可有小脑共济失调、眼震、视神经萎缩、失语,逐渐去脑强直、痴呆,多于 5 岁前死于继发感染;②少年型:于 4～5 岁起病,进展缓慢,常有人格改变及精神异常;③婴儿型:生后 6 个月内发病,又称 Austin 病;④成人型:16 岁后发病。

(二)MRI 表现

不具特异性。MRI 显示脑白质内弥漫性融合性长 T_1、长 T_2 信号。(图 13-9)早期病变以中央白质区为主,并累及胼胝体。晚期累及皮质下白质,脑萎缩。无强化,无占位效应。

五、多发性硬化(MS)

(一)临床表现与病理特征

MS 是一种慢性进行性疾病,特征是在大脑及脊髓发生多处播散的脱髓鞘斑块,从而引起多发性与变化不一的神经症状与体征,且有反复加重与缓解的特点。病因不清,可能与自身免疫反应或慢性病毒感染有关。病理检查见散在的脱髓鞘斑块或小岛,少突胶质细胞破坏,伴有血管周围炎症。病变主要发生于白质内,尤其是脑室周围、视神经、脊髓侧柱与后柱(颈胸段常发生),中脑、脑桥、小脑也受累。大脑皮质及脊髓灰质也有病变。早期,神经细胞体及轴突可保持正常;晚期,轴突破坏,特别是长神经束轴突,继而胶质纤维增生,表现为"硬化"。不同时期病灶可同时存在。

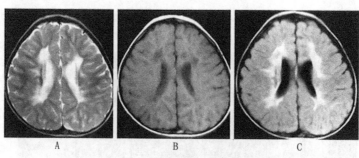

图 13-9　异染性脑白质营养不良

A、B.轴面 T_2WI 及 T_1WI 显示双侧室旁片状长 T_1、长
T_2信号；C.轴面 FLAIR 像显示双侧室旁高信号病变

　　MS 多见于 20～40 岁,女性多于男性。部分病例发病前有受寒、感冒等诱因及前驱症状。症状特点是多灶性及各病灶性症状此起彼伏,恶化与缓解相交替。按主要损害部位可分为脊髓型、脑干小脑型及大脑型:①脊髓型,最常见,主要为脊髓侧束、后束受损的症状,有时可呈脊髓半侧损害或出现脊髓圆锥、前角病损的症状,脊髓某一节段受到大的硬化斑或多个融合在一起的硬化斑破坏时,可出现横贯性脊髓损害征象;②脑干或脑干小脑型,也较常见,病损部位主要在脑干与小脑,脑干以脑桥损害多见,临床表现包括 Charcot 征、运动障碍、感觉障碍及脑神经损害,后者以视神经损害最常见;③大脑型,少见,根据病变部位及病程早晚,可有癫痫发作、运动障碍及精神症状。

(二)MRI 表现

　　MS 斑块常见部位包括脑室周围、胼胝体、小脑、脑干和脊髓。MRI 显示 MS 的早期脱髓鞘病变优于 CT,敏感度超过 85%。FLAIR 序列,包括增强后 FLAIR 序列,是目前显示 MS 斑块最有效的 MR 序列之一。MS 斑块呈圆形或卵圆形,在 T_2 FLAIR 序列呈高信号,在 T_1WI 呈等或低信号。注射对比剂后增强扫描时,活动性病灶表现为实性或环状强化,(图 13-10)而非活动性病灶往往不强化。对于不典型病例,需要综合临床表现、免疫生化及影像检查结果,方可正确诊断。

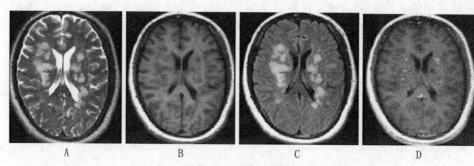

图 13-10　多发性硬化

A、B.轴面 T_2WI 及 T_1WI 显示双侧室旁白质内多发的斑块状长 T_1、长 T_2异常信号;C.轴面 FLAIR
像显示双侧室旁白质内高信号病灶更明显;D.轴面增强 T_1WI 显示斑点和斑片状强化病灶

六、弥漫性硬化

(一)临床表现与病理特征

　　弥漫性硬化又称 Schilder 病,是一种罕见的脱髓鞘疾病。常见于儿童,故也称儿童型多发性

硬化。病理改变为大脑白质广泛性脱髓鞘,呈弥漫不对称分布,常为一侧较明显。病变多由枕叶开始,逐渐蔓延至顶叶、颞叶与额叶,或向对侧扩展。白质髓鞘脱失由深至浅融合成片,可累及皮质。脑干、脊髓也可见脱髓鞘后形成的斑块。晚期因髓质萎缩出现第三脑室及侧脑室扩大,脑裂、脑池增宽。

患者多在10岁前发病,起病或急或缓。根据受累部位不同出现不同症状。①枕叶症状:从同侧偏盲至全盲,从视力减退至失明,瞳孔功能与眼底常无改变;②顶颞叶症状:失听、失语、失用与综合感觉障碍;③额叶症状:智力低下、情感不稳、行为幼稚。也可出现四肢瘫或偏瘫,癫痫大发作或局限性运动性发作。

(二)MRI表现

病灶大多位于枕叶,表现为长 T_2 异常信号;在 T_1WI,病灶可为低信号、等信号或高信号;注射对比剂后病灶边缘可强化。病变晚期主要表现为脑萎缩。

七、急性播散性脑脊髓炎

(一)临床表现与病理特征

常发生于病毒感染(如麻疹、风疹、天花、水痘、腮腺炎、百日咳、流感)或细菌感染(如猩红热)之后,也可发生于接种疫苗(如狂犬病、牛痘)之后。病理改变为脑与脊髓广泛的炎性脱髓鞘反应,以白质中小静脉周围的髓鞘脱失为特征。病变区血管周围有炎性细胞浸润、充血、水肿,神经髓鞘肿胀、断裂及脱失,形成点状软化坏死灶,并可融合为大片软化坏死区,可有胶质细胞增生。病灶主要位于白质,但也可损及灰质与脊神经根。临床急性起病,儿童及青壮年多发,发病前1～2周有感染或接种史。首发症状多为头痛、呕吐,体温可再度升高。中枢神经系统受损广泛,出现大脑、脑干、脑膜及脊髓症状与体征。

(二)MRI表现

双侧大脑半球可见广泛弥散的长 T_1、长 T_2 异常信号,病灶边界清楚,可累及基底核区及灰质。急性期因水肿使脑室受压、变小。注射对比剂后,病灶无强化,或呈斑片状、环状强化。较大孤立强化病灶的影像表现可类似肿瘤,应结合病史进行鉴别。晚期灰白质萎缩,脑沟裂及脑室增宽。

八、胼胝体变性

(一)临床表现与病理特征

本病又称 Marchiafava-Bjgnami 病,病因不清。最早报道发生于饮红葡萄酒的意大利中老年人,但无饮酒嗜好者也可发生。病理改变特征为胼胝体中央部脱髓鞘,坏死及软化灶形成,病变也可侵及前、后联合或其他白质区。病灶分布大致对称,病灶周边结构保持完好。临床表现为局限性或弥漫性脑部受损症状及体征,如进行性痴呆、震颤、抽搐等。病情渐进发展无缓解,对各种治疗无明显反应,一般数年内死亡。

(二)MRI表现

特征性MRI表现为胼胝体内长 T_1、长 T_2 异常信号(图13-11),边界清楚、局限,注射对比剂后病变区可强化。病变常累及脑室额角前白质,表现为长 T_1、长 T_2 异常信号区,晚期胼胝体萎缩。

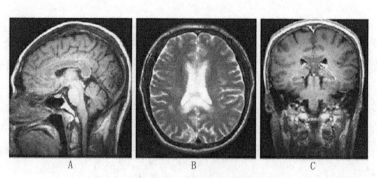

图 13-11　胼胝体变性

A、B.矢状面 T_1WI 及轴面 T_2WI 显示胼胝体长 T_1、长 T_2 异常
信号；C.冠状面增强 T_1WI 显示胼胝体病变无明显强化

九、脑桥中央髓鞘溶解症

(一)临床表现与病理特征

本病可能与饮酒过度、营养不良及电解质或酸碱平衡紊乱(特别是快速纠正的低血钠)有关。病理改变为以脑桥基底的中央部开始的髓鞘溶解,并呈离心性扩散,神经细胞及轴索可不受损害,神经纤维束之间存在巨噬细胞,其作用为吞噬溶解的髓鞘及脂肪颗粒。病变严重者,整个脑桥均受累,并可累及中脑及脑桥外结构,如内囊、丘脑、基底核、胼胝体及半卵圆中心。典型患者为中年酒徒。此外,本病也可发生于患恶性肿瘤、慢性肺部疾病或慢性肾衰竭者。患者多表现为严重的代谢障碍,脑神经麻痹及长束征。病程进展很快,存活率低。

(二)MRI 表现

MRI 在检出脑桥病灶、评估轴索(皮质脊髓束)保留及发现脑桥外病灶方面均优于CT。在 T_2WI,病变呈高信号,无占位效应。在 T_1WI,脑桥中心部呈低信号区,脑桥边缘仅剩薄薄的一层,(图 13-12)通常不累及被盖部,有时可见中脑、丘脑和基底核受累。病灶强化表现多变,可无强化或轻度环状强化,病变后期脑桥萎缩。

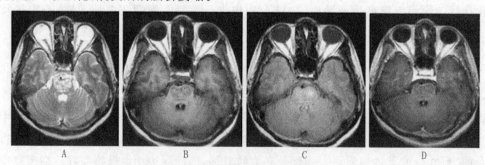

图 13-12　脑桥中央髓鞘溶解症

A、B.轴面 T_2WI 及 T_1WI 显示脑桥片状不均匀稍长 T_1、稍长 T_2 信号；C.轴面
FLAIR 像显示脑桥病灶为稍高信号；D.轴面增强 T_1WI 显示脑桥病灶强化不明显

(陈　翠)

第三节 颅 脑 外 伤

一、硬膜外血肿

(一)临床表现与病理特征

硬膜外血肿位于颅骨内板与硬脑膜之间,约占外伤性颅内血肿的30%。出血来源包括脑膜中动脉,脑膜中动脉经棘孔入颅后,沿着颅骨内板的脑膜中动脉沟走行,在翼点分两支,均可破裂出血;上矢状窦或横窦,骨折线经静脉窦致出血;障静脉或导血管,颅骨板障内有网状板障静脉和穿透颅骨导血管,损伤后出血沿骨折线流入硬膜外形成血肿;膜前动脉和筛前、筛后动脉;膜中静脉。

急性硬膜外血肿患者常有外伤史,临床容易诊断。慢性硬膜外血肿较少见,占3.5%～3.9%。其发病机制、临床表现及影像征象与急性血肿有所不同。临床表现以慢性颅内压增高症状为主,症状轻微而持久,如头痛、呕吐及视盘水肿。通常无脑局灶定位体征。

(二)MRI 表现

头颅CT是最快速、最简单、最准确的诊断方法,其最佳征象为高密度双凸面脑外占位。在MRI可见血肿与脑组织之间的细黑线,即移位的硬脑膜,(图13-13)急性期硬膜外血肿在多数序列与脑皮质信号相同。

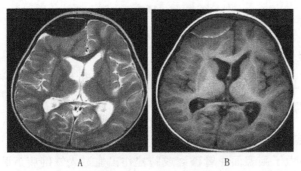

图 13-13 硬膜外血肿
A、B.轴面 T_2WI 及 T_1WI 显示右额硬膜外双凸状
异常信号,其内可见液平面,右额皮质受压明显

(三)鉴别诊断

包括脑膜瘤、转移瘤及硬膜结核球。脑膜瘤及硬膜结核球均可见明显强化的病灶,而转移瘤可能伴有邻近颅骨病变。

二、硬膜下血肿

(一)临床表现与病理特征

硬膜下血肿发生于硬脑膜和蛛网膜之间,是最常见的颅内血肿。常由直接颅脑外伤引起,间接外伤亦可,1/3～1/2为双侧性血肿,外伤撕裂了横跨硬膜下的桥静脉,导致硬膜下出血。

依照部位不同及进展快慢,临床表现多样。慢性型自外伤到症状出现之间有一静止期,多由皮质小血管或矢状窦房桥静脉损伤所致。血液流入硬膜下间隙并自行凝结。因出血量少,此时可无症状。3周以后血肿周围形成纤维囊壁,血肿逐渐液化,蛋白分解,囊内渗透压增高,脑脊液渗入囊内,致血肿体积增大,压迫脑组织而出现症状。

(二)MRI表现

CT诊断主要根据血肿形态、密度及一些间接征象。一般表现为颅骨内板下新月形均匀一致高密度。有些为条带弧状或梭形混合性硬膜外、下血肿,CT无法分辨。MRI在显示较小硬膜下血肿和确定血肿范围方面更具优势。冠状面、矢状面MRI有助于检出位于颞叶之下中颅凹内血肿、头顶部血肿、大脑镰及靠近小脑幕的血肿(图13-14)。硬膜在MRI呈低信号,有利于确定血肿在硬膜下或是硬膜外。在FLAIR序列,硬膜下血肿表现为条弧状、月牙状高信号,与脑回、脑沟分界清楚。

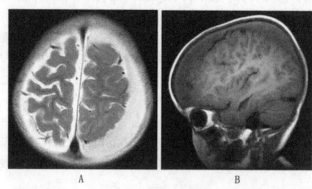

图 13-14 硬膜下血肿

A.轴面 T_2WI;B.矢状面 T_1WI 显示左侧额顶骨板下新月形血肿信号

(三)鉴别诊断

主要包括硬膜下水瘤,硬膜下渗出及由慢性脑膜炎、分流术后、低颅压等所致硬脑膜病。

三、外伤性蛛网膜下腔出血

(一)临床表现与病理特征

本病是颅脑损伤后由于脑表面血管破裂或脑挫伤出血进入蛛网膜下腔,并积聚于脑沟、脑裂和脑池。因患者年龄、出血部位、出血量多少不同,临床表现各异,轻者可无症状,重者昏迷。绝大多数病例外伤后数小时内出现脑膜刺激征,表现为剧烈头痛、呕吐、颈项强直等,少数患者早期可出现精神症状。腰椎穿刺脑脊液检查可确诊。

相关病理过程:血液流入蛛网膜下腔使颅内体积增加,引起颅内压升高;血性脑脊液直接刺激脑膜致化学性脑膜炎;血性脑脊液直接刺激血管或血细胞产生多种血管收缩物质,引起脑血管痉挛,导致脑缺血、脑梗死。

(二)MRI表现

CT可见蛛网膜下腔高密度,多位于大脑外侧裂、前纵裂池、后纵裂池、鞍上池和环池。但CT阳性率随时间推移而减少,外伤24小时内95%以上,1周后不足20%,2周后几乎为0。而MRI在亚急性和慢性期可以弥补CT的不足(图13-15)。在GRE T_2WI,蛛网膜下腔出血呈沿脑沟分布的低信号。本病急性期在常规 T_1WI、T_2WI 无特异征象,在FLAIR序列则显示脑沟、脑裂、脑池内条弧线状高信号。

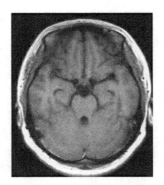

图 13-15　蛛网膜下腔出血
轴面 T_1WI 显示颅后窝蛛网膜下腔线样高信号

四、弥漫性轴索损伤

(一)临床表现与病理特征

脑弥漫性轴索损伤(DAI)又称剪切伤(shear injury),是重型闭合性颅脑损伤病变,临床症状重,死亡率和致残率高。病理改变包括轴索微胶质增生和脱髓鞘改变,伴有或不伴有出血。因神经轴索折曲、断裂,轴浆外溢而形成轴索回缩球,可伴有微胶质细胞簇形成。脑实质胶质细胞不同程度肿胀、变形,血管周围间隙扩大。毛细血管损伤造成脑实质和蛛网膜下腔出血。

DAI患者表现为意识丧失和显著的神经学损害,大多数在伤后立即发生原发性持久昏迷,无间断清醒期或清醒期短。昏迷的主要原因是广泛性大脑轴索损伤,使皮质与皮质下中枢失去联系,故昏迷时间与轴索损伤的数量和程度有关。临床上将DAI分为轻、中、重3型。

(二)MRI表现

CT见脑组织弥漫性肿胀,灰白质分界不清,其交界处有散在斑点状高密度出血灶,伴有蛛网膜下腔出血。脑室、脑池受压变小,无局部占位征象。MRI特征如下。①弥漫性脑肿胀:双侧大脑半球皮髓质交界处出现模糊不清的长 T_1、长 T_2 信号,在 FLAIR 序列呈斑点状不均匀中高信号。脑组织呈饱满状,脑沟、裂、池受压变窄或闭塞,且为多脑叶受累。②脑实质出血灶:单发或多发,直径多<2.0 cm,均不构成血肿,无明显占位效应。主要分布于胼胝体周围、脑干上端、小脑、基底核区及皮髓质交界部。在急性期呈长 T_1、短 T_2 信号(图 13-16),在亚急性期呈短 T_1、长 T_2 信号,在 FLAIR 呈斑点状高信号。③蛛网膜下腔和/或脑室出血:蛛网膜下腔出血多见于脑干周围,尤其是四叠体池、环池,以及幕切迹和/或侧脑室、第三脑室。在出血超急性期或急性期,平扫 T_1WI、T_2WI 显示欠佳,但在亚急性期,呈短 T_1、长 T_2 信号,在 FLAIR 呈高信号。④合并其他损伤:DAI可合并硬膜外、硬膜下血肿,颅骨骨折。

(三)鉴别诊断

1.DAI与脑挫裂伤鉴别

前者出血部位与外力作用无关,出血好发于胼胝体、皮髓质交界区、脑干及小脑等处,呈类圆形或斑点状,直径多<2.0 cm;后者出血多见于着力或对冲部位,呈斑片状或不规则形,直径可>2.0 cm,常累及皮质。

2.DAI与单纯性硬膜外、硬膜下血肿鉴别

DAI合并的硬膜外、下血肿表现为"梭形"或"新月形"稍高信号,但较局限,占位效应不明显,可能与其出血量较少和弥漫性脑肿胀有关。

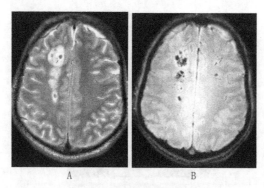

图 13-16　弥漫性轴索损伤

A.轴面 T_2WI 显示双额灰白质交界区片状长 T_2 异常信号,混杂有点状出血低信号;B.轴面 GRE 像显示更多斑点状出血低信号

五、脑挫裂伤

(一)临床表现与病理特征

脑挫裂伤是最常见的颅脑损伤之一。脑组织浅层或深层有散在点状出血伴静脉淤血,并脑组织水肿者为脑挫伤,凡有软脑膜、血管及脑组织断裂者称脑裂伤,两者习惯上统称脑挫裂伤。挫裂伤部位以直接接触颅骨粗糙缘的额颞叶多见,脑挫裂伤病情与其部位、范围和程度有关,范围越广、越接近颞底,临床症状越重,预后越差。

(二)MRI 表现

MRI 征象复杂多样,与挫裂伤后脑组织出血、水肿及液化有关。对于出血性脑挫裂伤(图 13-17),随着血肿内的血红蛋白演变,即含氧血红蛋白→去氧血红蛋白→正铁血红蛋白→含铁血黄素,病灶的 MRI 信号也随之变化。对于非出血性脑损伤病灶,多表现为长 T_1、长 T_2 信号。由于脑脊液流动伪影,或与相邻脑皮质产生部分容积效应,位于大脑皮质、灰白质交界处的病灶不易显示,且难鉴别水肿与软化。FLAIR 序列抑制自由水,显示结合水,在评估脑挫裂伤时,对确定病变范围、检出重要功能区的小病灶、了解是否合并蛛网膜下腔出血有重要的临床价值。

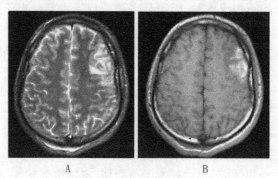

图 13-17　脑挫裂伤

A、B.轴面 T_2WI 及 T_1WI 显示左额叶不规则形长 T_2 混杂信号及短 T_1 出血信号

（王兴宽）

第四节 颅 内 肿 瘤

一、星形细胞瘤

(一)临床表现与病理特征

神经胶质瘤是中枢神经系统最常见的原发性肿瘤,约占脑肿瘤的40%,呈浸润性生长,预后差。在胶质瘤中,星形细胞瘤最常见,约占75%,幕上多见。按照WHO肿瘤分类标准,星形细胞瘤分为Ⅰ级、Ⅱ级、Ⅲ级(间变型)、Ⅳ级(多形性胶质母细胞瘤)。

(二)MRI表现

星形细胞瘤的恶性程度和分级不同,MRI征象也存在差异。低度星形细胞瘤边界多较清晰,信号较均匀,水肿及占位效应轻,出血少见,无强化或强化不明显。高度恶性星形细胞瘤边界多模糊,信号不均匀,水肿及占位效应明显,出血相对多见,强化明显。(图13-18、图13-19)高、低度恶性星形细胞瘤的信号强度虽有一定差异,但无统计学意义。常规T_1WI增强扫描能反映血-脑屏障破坏后对比剂在组织间隙的聚集程度,并无组织特异性。血-脑屏障破坏的机制是肿瘤破坏毛细血管,或病变组织血管由新生的异常毛细血管组成。肿瘤强化与否,在反映肿瘤血管生成方面有一定的局限性。

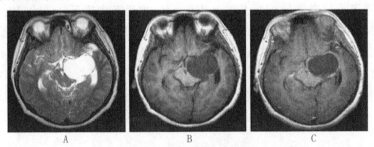

图13-18 星形细胞瘤(一)
A、B.轴面T_2WI及T_1WI显示左侧颞叶内侧团状长T_2、长T_1异常信号,边界清晰,相邻脑室颞角及左侧中脑大脑脚受压;C.增强扫描T_1WI显示肿瘤边缘线样强化

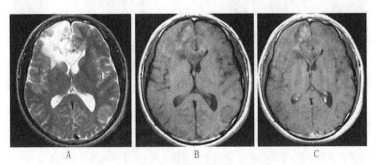

图13-19 星形细胞瘤(二)
A、B.轴面T_2WI及T_1WI显示右侧额叶及胼胝体膝部混杂异常信号,周边可见水肿,右侧脑室额角受压;C.增强扫描T_1WI显示肿瘤不均匀强化

虽然常规 MRI 对星形细胞瘤的诊断准确率较高,有助于制订治疗方案,但仍有局限性。因治疗方法的选择,应以病理分级不同而异。一些新的扫描序列,如 DWI、PWI、MRS 等,有可能对星形细胞瘤的诊断、病理分级、预后及疗效做出更准确的评价。

PWI 可评价血流的微循环,即毛细血管床的血流分布特征。PWI 是在活体评价肿瘤血管生成最可靠的方法之一,可对星形细胞瘤的术前分级及肿瘤侵犯范围提供有价值信息。胶质母细胞瘤和间变胶质瘤实质部分的相对脑血流容积(rCBV)明显高于 Ⅰ、Ⅱ 级星形细胞瘤。

MRS 利用 MR 现象和化学位移作用,对一系列特定原子核及其化合物进行分析,是目前唯一无损伤性研究活体组织代谢、生化变化及对化合物定量分析的方法。不同的脑肿瘤,由于组成成分不同、细胞分化程度不同、神经元破坏程度不同,MRS 表现存在差异。MRS 对星形细胞瘤定性诊断和良、恶性程度判断具有一定特异性。

二、脑胶质瘤病

(一)临床表现与病理特征

为一种颅内少见疾病,主要临床症状有头痛、记忆力下降、性格改变及精神异常,病程数周至数年不等。病理组织学特点是胶质瘤细胞(通常为星形细胞)在中枢神经系统内弥漫性过度增生,病变沿血管及神经轴突周围浸润性生长,神经结构保持相对正常。病灶主要累及脑白质,累及大脑灰质少见;病灶区域脑组织弥漫性轻微肿胀,边界不清;肿瘤浸润区域脑实质结构破坏不明显,坏死、囊变或出血很少见。

(二)MRI 表现

肿瘤细胞多侵犯大脑半球的 2 个或 2 个以上部位,皮质及皮质下白质均可受累,白质受累更著,引起邻近脑中线结构对称性的弥漫性浸润,尤以胼胝体弥漫性肿胀最常见。病变多侵犯额颞叶,还可累及基底核、脑干、小脑、软脑膜及脊髓等处。MRI 特点为在 T_1WI 呈片状弥散性低信号,在 T_2WI 呈高信号,信号强度较均匀。(图 13-20)T_2WI 显示病变更清楚。病灶边界模糊,常有脑水肿表现。病变呈弥漫性浸润生长,受累区域脑组织肿胀,脑沟变浅或消失,脑室变小。由于神经胶质细胞只是弥漫性瘤样增生,保存了原有的神经解剖结构,因此 MRI 多无明显灶性出血及坏死。

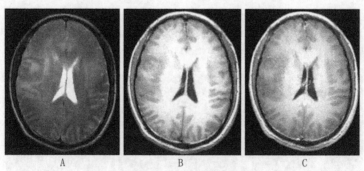

图 13-20　脑胶质瘤病

A、B.轴面 T_2WI 及 T_1WI 显示双侧额颞叶及胼胝体膝部片状稍长 T_1、稍长 T_2 异常信
号,弥漫性浸润生长,边界不清;C.轴面增强扫描 T_1WI 显示肿瘤强化不明显

(三)鉴别诊断

脑胶质瘤病是肿瘤性质的疾病,但肿瘤细胞在脑组织中浸润性散在生长,不形成团块,影像

表现不典型,易误诊。鉴别诊断主要应排除下列疾病。

1.多中心胶质瘤

本病是颅内同时原发2个以上胶质瘤,各瘤体间彼此分离,无组织学联系。脑胶质瘤病为胶质瘤细胞弥漫浸润性生长,影像表现为大片状。

2.其他恶性浸润胶质瘤

如多形性胶质母细胞瘤。此类胶质瘤有囊变、坏死,MRI信号不均匀,占位效应明显,增强扫描时有不同形式的明显强化。

3.各种脑白质病及病毒性脑炎

脑胶质瘤病早期影像与其有相似之处,有时无法鉴别。但大多数患者在应用大量的抗生素和激素类药物后,病情仍进行性加重,复查MRI多显示肿瘤细胞浸润发展,肿瘤增大,占位效应逐渐明显,可资鉴别。

三、室管膜瘤

(一)临床表现与病理特征

室管膜瘤起源于室管膜或室管膜残余部位,比较少见。本病主要发生在儿童和青少年,5岁以下占50%,居儿童期幕下肿瘤第三位,男多于女。其病程与临床表现主要取决于肿瘤的部位,位于第四脑室者病程较短,侧脑室者病程较长,常有颅内压增高表现。

颅内好发部位依次为第四脑室、侧脑室、第三脑室和导水管。幕下占60%~70%,特别是第四脑室。脑实质内好发部位是顶、颞、枕叶交界处,绝大多数含有大囊,50%有钙化。病理学诊断主要依靠瘤细胞排列呈菊形团或血管周假菊形团这一特点。肿瘤细胞脱落后,可随脑脊液种植转移。

(二)MRI表现

(1)脑室内或以脑室为中心的肿物,以不规则形为主,边界不整,或呈分叶状边界清楚的实质性占位病变。(图13-21)

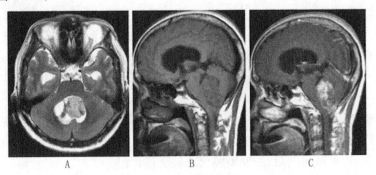

图13-21 室管膜瘤

A.轴面T_2WI显示第四脑室内不规则形肿物,信号不均匀;B、C.矢状面T_1WI和增强T_1WI显示肿瘤突入小脑延髓池,强化不均匀,幕上脑积水

(2)脑室内病变边缘光滑,周围无水肿,质地略均质,其内可有斑点状钙化或小囊变区;脑实质内者以不规则形为主,常见大片囊变区及不规则钙化区,周围有水肿带。

(3)脑室系统者常伴不同程度的脑积水,脑实质者脑室系统受压改变。

(4)实质成分在CT主要为混杂密度,或略高密度病灶;在T_1WI呈略低信号,T_2WI呈略高信号或高信号,增强扫描不均匀强化。

（三）鉴别诊断

室管膜瘤需要与以下疾病鉴别。

1.局限于四脑室的室管膜瘤应与髓母细胞瘤鉴别

前者多为良性,病程长,发展慢,病变多有囊变及钙化;后者为恶性肿瘤,起源于小脑蚓部,常突向四脑室,与脑干间常有一间隙(内含脑脊液),其表现较光滑,强化表现较室管膜瘤更明显,病程短,发展快,囊变及钙化少见,病变密度/信号多均匀一致。此外,髓母细胞瘤成人少见,其瘤体周围有一环形水肿区,而室管膜瘤不常见。

2.脉络丛乳头状瘤

好发于第四脑室,肿瘤呈结节状,边界清楚,悬浮于脑脊液中,脑积水症状出现更早、更严重,脑室扩大明显,其钙化与强化较室管膜瘤明显。

3.侧脑室室管膜瘤应与侧脑室内脑膜瘤鉴别

后者多位于侧脑室三角区,形状较规则,表面光整,密度均匀,强化明显。室管膜下室管膜瘤常发生于孟氏孔附近,大多完全位于侧脑室内,境界清楚,很少侵犯周围脑组织,脑水肿及钙化均少见,强化轻微或无。

4.大脑半球伴有囊变的室管膜瘤需与脑脓肿鉴别

后者起病急,常有脑膜脑炎临床表现,病灶强化与周围水肿较前者更显著。

5.星形细胞瘤及转移瘤

发病年龄多在 40 岁以上,有明显的花环状强化,瘤周水肿与占位效应重。

四、神经元及神经元与胶质细胞混合性肿瘤

包括神经节细胞瘤、小脑发育不良性节细胞瘤、神经节胶质瘤、中枢神经细胞瘤。这些肿瘤的影像表现,特别是 MRI 表现各具有一定特点。

（一）神经节细胞瘤

1.临床表现与病理特征

为单纯的神经元肿瘤,无胶质成分及恶变倾向,组织结构类似正常脑,缺乏新生物特征。大多数为脑发育不良,位于大脑皮质或小脑。单侧巨脑畸形时可见奇异神经元,伴星形细胞数量及体积增加。

2.MRI 表现

在 T_2WI 为稍高信号, T_1WI 为低信号,MRI 确诊困难。合并其他脑畸形时, T_1WI 可见局部灰质变形,信号无异常或轻度异常, T_2WI 呈等或低信号,PD 呈相对高信号。CT 平扫可为高密度或显示不明显,注射对比剂后,肿瘤不强化或轻度强化。

（二）神经节胶质瘤

1.临床表现与病理特征

临床主要表现为长期抽搐及颅内压增高症状,生存时间长,青年多见。本病发病机制目前有两种学说。①先天发育不全学说:在肿瘤形成前即存在神经细胞发育不良,在此基础上,胶质细胞肿瘤性增生,刺激或诱导幼稚神经细胞分化,形成含神经元及胶质细胞的真性肿瘤;②真性肿瘤学说:神经节胶质瘤以分化良好的瘤性神经节细胞与胶质细胞(多为星形细胞,偶为少枝细胞)混合为特征。

神经节胶质瘤可能具有神经内分泌功能。实性、囊性各约 50%,囊伴壁结节,生长缓慢,部

分有恶变及浸润倾向。

2.MRI 表现

典型影像表现为幕上发生,特别是额叶及颞叶的囊性病灶(图 13-22),伴有强化的壁结节。肿瘤在 T_1WI 呈低信号团块,囊性部分信号更低。在质子密度像,肿瘤囊腔如含蛋白成分高,其信号高于囊壁及肿瘤本身。在 T_2WI 囊液及肿瘤均为高信号,局部灰白质界限不清。注射 Gd-DTPA后,病变由不强化至明显强化,以结节、囊壁及实性部分强化为主。1/3 病例伴有钙化,CT 可清楚显示,MRI 不能显示。

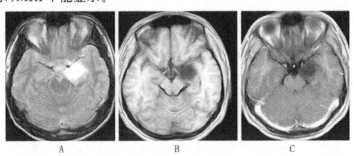

图 13-22　神经节胶质瘤

A、B.轴面 T_2WI 及 T_1WI 显示左侧颞叶内侧不规则形长 T_1、长 T_2 异常信号,边界欠清;C.轴面 T_1WI 增强扫描,病变强化不明显

3.鉴别诊断

神经节胶质瘤的影像学诊断应与以下疾病鉴别:①蛛网膜囊肿位于脑外,CSF 信号。②表皮样囊肿位于脑外,信号类似。

(三)中枢神经细胞瘤

1.临床表现与病理特征

本病常见于青年人(平均年龄 31 岁),临床症状少于 6 个月,表现为头痛及颅内压增高症状,占原发脑肿瘤 0.5%,1982 年由 Hassoun 首次报道,具有特殊的形态学及免疫组织学特征。

肿瘤来源于 Monro 孔之透明隔下端,呈现分叶状,局限性,边界清楚,常见坏死、囊变灶,部分为富血管,可有出血。肿瘤细胞大小一致,分化良好,似少枝胶质细胞但胞质不空,似室管膜瘤但缺少典型之菊花团,有无核的纤维(Neuropil)区带。电镜下可见细胞质内有内分泌样小体。有报告称免疫组化显示神经元标记蛋白。

2.MRI 表现

中枢神经细胞瘤位于侧脑室体部邻近莫氏孔,宽基附于侧室壁。在 T_1WI 呈不均匀等信号团块,肿瘤血管及钙化为流空或低信号;在 T_2WI,部分与皮质信号相等,部分呈高信号;注射 Gd-DTPA后,强化不均匀(图 13-23);可见脑积水。CT 显示丛集状、球状钙化。

3.鉴别诊断

应包括脑室内少枝胶质细胞瘤,室管膜下巨细胞星形细胞瘤,低级或间变星形细胞瘤,室管膜瘤。

4.小脑发育不良性节细胞瘤

(1)临床表现与病理特征:本病又称 LD 病(Lhermitte-Duclos disease),结构不良小脑神经节细胞瘤。为一种低级小脑新生物,主要发生在青年人,且以小脑为特发部位。临床表现为颅后窝症状,如共济障碍、头痛、恶心、呕吐等。

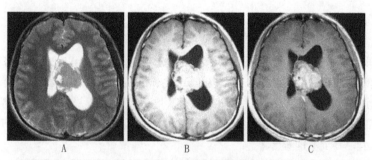

图 13-23　中枢神经细胞瘤

A、B.轴面 T_2WI 及 T_1WI 显示左侧脑室不规则形团块,信号不均匀,

透明隔右移;C.轴面增强 T_1WI 显示病变中度不均匀强化

正常小脑皮质构成:外层为分子层,中层为浦肯野细胞层,内层为颗粒细胞层。本病的小脑脑叶肥大与内颗粒层及外分子层变厚有关。中央白质常明显减少,外层存在怪异的髓鞘,内层存在许多异常大神经元。免疫组化染色提示大多数异常神经元源自颗粒细胞,而非浦肯野细胞。本病可单独存在,也可合并 Cowden 综合征(多发错构瘤综合征)、巨脑、多指畸形、局部肥大、异位症及皮肤血管瘤。

(2)MRI 表现:MRI 显示小脑结构破坏和脑叶肿胀,边界清楚,无水肿。病变在 T_1WI 呈低信号,在 T_2WI 呈高信号,注射对比剂后无强化。脑叶结构存在,病灶呈条纹状(高低信号交替带)为本病特征。(图 13-24)可有邻近颅骨变薄,梗阻性脑积水。

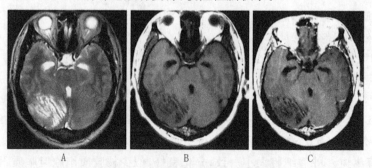

图 13-24　小脑发育不良性节细胞瘤

A、B.轴面 T_2WI 及 T_1WI 显示右侧小脑条纹状长 T_1、长 T_2 异常

信号,边界清楚;C.轴面增强 T_1WI 显示病变强化不明显

五、胚胎发育不良神经上皮肿瘤

(一)临床表现与病理特征

胚胎发育不良神经上皮肿瘤(dysembryoplastic neuroepithelial tumor,DNET)多见于儿童和青少年,常于 20 岁之前发病。患者多表现为难治性癫痫,但无进行性神经功能缺陷。经手术切除 DNET 后,一般无须放疗或化疗,预后好。

(二)MRI 表现

DNET 多位于幕上表浅部位,颞叶最常见,占 $62\%\sim80\%$,其次为额叶、顶叶和枕叶。外形多不规则,呈多结节融合脑回状,或局部脑回不同程度扩大,形成皂泡样隆起。MRI 平扫,在 T_1WI 病灶常呈不均匀低信号,典型者可见多个小囊状更低信号区;在 T_2WI 大多数肿瘤呈均匀高信号,如有钙化则显示低信号。病灶边界清晰,占位效应轻微,水肿少见,(图13-25)是本病影像特点。T_1WI增强扫描时,DNET表现多样,多数病变无明显强化,少数可见结节样或点状强化。

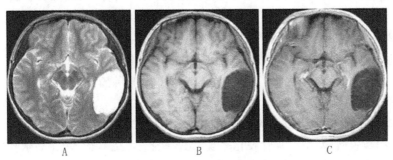

图13-25 胚胎发育不良神经上皮肿瘤

A、B.轴面 T_2WI 及 T_1WI 显示左侧颞叶囊性异常信号,边界清楚,周边无水肿;C.轴面增强 T_1WI 显示病变强化不明显

六、脑膜瘤

(一)临床表现与病理特征

肿瘤起病慢,病程长,可达数年之久。初期症状及体征可不明显,以后逐渐出现颅内压增高及局部定位症状和体征。主要表现为剧烈头痛、喷射状呕吐、血压升高及眼底视盘水肿。

脑膜瘤起源于蛛网膜颗粒的内皮细胞和成纤维细胞,是颅内最常见非胶质原发脑肿瘤,占颅内肿瘤的15%~20%,常为单发,偶可多发,较大肿瘤可分叶。WHO 1989 年分类,根据细胞形态和组织学特征,将其分为脑膜细胞型、成纤维细胞型、过渡型、乳头型、透明细胞型、化生型脑膜瘤、脊索样脑膜瘤和富于淋巴浆细胞的脑膜瘤。

(二)MRI 表现

多数脑膜瘤在 T_1WI 和 T_2WI 信号强度均匀,T_1WI 呈灰质等信号或略低信号,T_2WI 呈等或略高信号。少数信号不均匀,在 T_1WI 可呈等信号、高信号、低信号。由于无血-脑屏障破坏,绝大多数在增强扫描 T_1WI 呈均一强化,硬脑膜尾征对脑膜瘤的诊断特异性高达81%。(图13-26)MRI 可以显示脑脊液/血管间隙,广基与硬膜相连,骨质增生或受压变薄膨隆,邻近脑池、脑沟扩大,静脉窦阻塞等脑外占位征象。

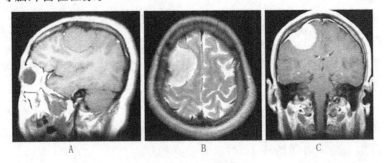

图13-26 脑膜瘤

A、B.矢状面 T_1WI 及轴面 T_2WI 显示右侧额叶凸面等 T_1、等 T_2 占位病变,边界清楚,相邻皮质受压、移位;C.冠状面增强 T_1WI 显示肿物明显均匀强化,可见硬膜"尾征"

约15%的脑膜瘤影像表现不典型,主要包括以下几种情况:①少数脑膜瘤可整个肿瘤钙化,即弥漫性钙化的沙粒型脑膜瘤,在T_1WI和T_2WI均呈低信号,增强扫描显示轻度强化;②囊性脑膜瘤;③多发性脑膜瘤,常见部位依次为大脑凸面、上矢状窦旁、大脑镰旁、蝶骨嵴、鞍上及脑室内。

(三)鉴别诊断

常见部位的脑膜瘤,诊断不难。少见部位脑膜瘤须与其他肿瘤鉴别。

1.位于大脑半球凸面、完全钙化的脑膜瘤应与颅骨致密骨肿瘤鉴别

增强MRI检查时,前者有强化,后者无强化。

2.鞍上脑膜瘤主要应与突入鞍上的垂体巨腺瘤鉴别

以下征象提示脑膜瘤:鞍结节有骨硬化表现,无蝶鞍扩大,矢状面MRI显示肿瘤中心位于鞍结节上方而非垂体腺上方,鞍隔位置正常。

3.侧脑室内脑膜瘤应与脉络丛乳头状瘤及室管膜瘤鉴别

鉴别要点:侧脑室内脉络丛乳头状瘤和室管膜瘤主要发生于儿童和少年,而脑膜瘤常见于中年人;脉络丛乳头状瘤可有脑脊液分泌过多,表现为脑室普遍扩大,而脑膜瘤仅有同侧侧脑室颞角扩大;脉络丛乳头状瘤表面常呈颗粒状,脑膜瘤边缘较圆滑;室管膜瘤强化欠均匀,脑膜瘤强化较均匀。

七、脉络丛肿瘤

(一)临床表现与病理特征

脉络丛肿瘤(choroid plexus tumors,CPT)是指起源于脉络丛上皮细胞的肿瘤,WHO《中枢神经系统肿瘤分类(2007)》将其分为良性的脉络丛乳头状瘤(choroid plexus papilloma,CPP)、非典型脉络丛乳头状瘤(atypical CPP)和恶性的脉络丛癌(choroid plexus carcinoma,CPC)3类,分属Ⅰ级、Ⅱ级和Ⅲ级肿瘤。绝大多数为良性,恶性仅占10%~20%。CPT好发部位与年龄有关,儿童多见于侧脑室,成人多见于第四脑室,脑室系统外发生时,最多见于桥小脑角区。CPT的特征是脑积水,原因:①肿瘤直接导致脑脊液循环通路梗阻(梗阻性脑积水);②脑脊液生成和吸收紊乱(交通性脑积水)。CPT发生的脑积水、颅内压增高及局限性神经功能障碍多为渐进性,但临床上部分患者急性发病,应引起重视。

(二)MRI表现

MRI检查多可见"菜花状"的特征性表现,肿瘤表面不光滑不平整,常呈粗糙颗粒状;而肿瘤信号无特征,在T_1WI多呈低或等信号,在T_2WI呈高信号,强化较明显。(图13-27)CT平扫多表现为等或略高密度病灶,类圆形,部分呈分叶状,边界清楚,增强扫描呈显著均匀强化。

(三)鉴别诊断

1.与室管膜瘤鉴别

后者囊变区较多见,且多有散在点、团状钙化,增强扫描时中等均匀或不均匀强化;发生于幕上者,年龄较大,发生于幕下者年龄较小,与前者正好相反。

2.与脑室内脑膜瘤鉴别

后者除具有脑膜瘤典型特征外,脑积水不如前者显著,好发于成年女性,以侧脑室三角区多见。

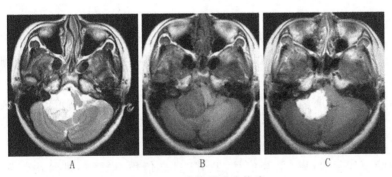

图 13-27 脉络丛乳头状瘤

A、B.轴面 T_2WI 及 T_1WI 显示肿瘤位于右侧桥小脑角区,信号欠均匀,"菜花状"外观,边界清楚;C.轴面增强 T_1WI 显示肿物强化明显

八、髓母细胞瘤

(一)临床表现与病理特征

髓母细胞瘤是一种高度恶性小细胞瘤,极易沿脑脊液通道转移。好发于小儿,特别是 10 岁左右儿童,约占儿童脑瘤的 20%。本病起病急,病程短,多在 3 个月之内。由于肿瘤推移与压迫第四脑室,导致梗阻性脑积水,故多数患者有明显颅内压增高。

肿瘤起源于原始胚胎细胞残余,多发生于颅后窝小脑蚓部,少数位于小脑半球。大体病理检查可见肿瘤呈灰红色或粉红色,柔软易碎,边界清楚,但无包膜,出血、钙化及坏死少。镜下肿瘤细胞密集,胞质少,核大且浓染,肿瘤细胞可排列成菊花团状。

(二)MRI 表现

MRI 不仅能明确肿瘤大小、形态及其与周围结构的关系,还能与其他肿瘤鉴别诊断。MRI 检查时,肿瘤的实质部分多表现为长 T_1、长 T_2 信号,增强扫描时实质部分显著强化(图 13-28);第四脑室常被向前推移,变形变窄;大部分合并幕上脑室扩张及脑积水。MRI 较 CT 有一定优势,能清楚显示肿瘤与周围结构及脑干的关系;矢状面或冠状面 MRI 易显示沿脑脊液种植的病灶。

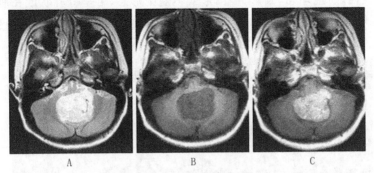

图 13-28 髓母细胞瘤

A、B.轴面 T_2WI 及 T_1WI 显示肿瘤位于小脑蚓部,形态欠规则,边界清楚,第四脑室前移;C.轴面增强 T_1WI 显示肿物不均匀强化

(三)鉴别诊断

本病需与星形细胞瘤、室管膜瘤、成血管细胞瘤及脑膜瘤相鉴别。

1.星形细胞瘤

星形细胞瘤是儿童最常见的颅内肿瘤,其病灶大多位于小脑半球,肿块边缘形态欠规则,幕上脑室扩大较少见,T_1WI 呈低信号,T_2WI 呈高信号,增强扫描时不如髓母细胞瘤强化明显。

2.室管膜瘤

位于第四脑室内,肿块周围可见脑脊液,呈环形线状包绕,肿瘤内囊变及钙化较多见,肿物信号常不均匀。

3.脑膜瘤

第四脑室内脑膜瘤于 T_1WI 呈等信号,T_2WI 呈高信号,增强扫描时均匀强化,可见脑膜尾征。

4.成血管细胞瘤

常位于小脑半球,表现为大囊小结节,囊壁无或轻度强化,壁结节明显强化。

九、生殖细胞瘤

(一)临床表现与病理特征

生殖细胞瘤主要位于颅内中线位置,占颅内肿瘤的 11.5%,常见于松果体和鞍区,以松果体区最多,发生在基底核和丘脑者占 4%~10%。鞍区及松果体区生殖细胞瘤来源于胚胎时期神经管嘴侧部分的干细胞,而基底核及丘脑生殖细胞瘤来自第三脑室发育过程中异位的生殖细胞。

本病男性儿童多见,男女比例约 2.5:1,好发年龄在 12~18 岁,早期无临床表现。肿瘤压迫周围组织时,出现相应神经症状。鞍区肿瘤主要出现视力下降、下丘脑综合征及尿崩症;松果体区出现上视不能、听力下降;基底核区出现偏瘫;垂体区出现垂体功能不全及视交叉、下丘脑受损表现。患者均可有头痛、恶心等颅内压增高表现。因松果体是一个神经内分泌器官,故肿瘤可能影响内分泌系统。性早熟与病变的部位和细胞种类相关。

(二)MRI 表现

生殖细胞瘤的发生部位不同,MRI 表现也不相同。分述如下。

1.松果体区

瘤体多为实质性,质地均匀,圆形、类圆形或不规则形态,可呈分叶状或在胼胝体压部有切迹,边界清楚。一般呈等 T_1、等或稍长 T_2 信号(图 13-29)。大多数瘤体显著强化,少数中度强化,强化多均匀。少数瘤体内有单个或多个囊腔,使强化不均匀。

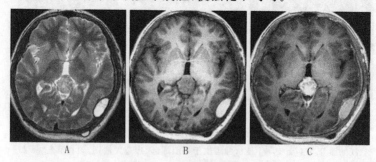

图 13-29　生殖细胞瘤

A、B.轴面 T_2WI 及 T_1WI 显示肿瘤位于第三脑室后部,类圆形,呈等 T_1、等 T_2 异常信号,信号欠均匀,边界清楚;C.轴面增强 T_1WI 显示肿瘤强化明显,但不均匀

2.鞍区

根据肿瘤具体部位,分为3类。①Ⅰ类:位于第三脑室内,包括从第三脑室底向上长入第三脑室,瘤体一般较大,常有出血、囊变和坏死。②Ⅱ类:位于第三脑室底,仅累及视交叉、漏斗、垂体柄、视神经和视束,体积较小,形态多样。可沿漏斗垂体柄分布,呈长条状;或沿视交叉视束分布,呈椭圆形。一般无出血、囊变、坏死,MRI多呈等或稍长 T_1、稍长 T_2 信号,明显或中等程度均匀强化。③Ⅲ类:仅位于蝶鞍内,MRI显示鞍内等 T_1、等或长 T_2 信号,明显或中度均匀强化。MRI信号无特征,与垂体微腺瘤无法区别。

3.丘脑及基底核区

肿瘤早期在 T_1WI 为低信号,T_2WI 信号均匀,显著均匀强化,无中线移位,边缘清晰。晚期易发生囊变、坏死和出血,MRI多呈混杂 T_1 和混杂长 T_2 信号,不均匀强化。肿瘤体积较大,但占位效应不明显,瘤周水肿轻微。肿瘤可沿神经纤维束向对侧基底核扩散,出现斑片状强化;同侧大脑半球可有萎缩。

(三)鉴别诊断

鞍区生殖细胞瘤主要累及神经垂体、垂体柄及下丘脑。瘤体较大时,易与垂体瘤混淆。垂体瘤也呈等 T_1、等 T_2 信号,但多为直立性生长,而生殖细胞瘤向后上生长,可资鉴别。瘤体仅于鞍内时,MRI显示垂体饱满,后叶 T_1 高信号消失,表现类似垂体微腺瘤。但垂体腺瘤为腺垂体肿瘤,瘤体较小时仍可见后叶 T_1 高信号,可资鉴别。另外,如发现瘤体有沿垂体柄生长趋势,或增强扫描时仅见神经垂体区强化,均有助于生殖细胞瘤诊断。

十、原发性中枢神经系统淋巴瘤

(一)临床表现与病理特征

中枢神经系统淋巴瘤曾有很多命名,包括淋巴肉瘤、网织细胞肉瘤、小胶质细胞瘤、非霍奇金淋巴瘤(NHL)等。肿瘤分原发性和继发性二类。原发性中枢神经系统淋巴瘤是指由淋巴细胞起源,且不存在中枢神经系统以外淋巴瘤病变。继发性中枢神经系统淋巴瘤是指原发于全身其他部位,后经播散累及中枢神经系统。近年来,根据免疫功能状态,又将淋巴瘤分为免疫功能正常及免疫功能低下型。后者主要与人体免疫缺陷病毒(HIV)感染,器官移植后免疫抑制剂使用及先天遗传性免疫缺陷有关。

中枢神经系统淋巴瘤可在任何年龄发病,高峰在 40～50 岁。有免疫功能缺陷者发病年龄较早。男性多于女性,比例为 2:1。临床症状包括局灶性神经功能障碍,如无力、感觉障碍、步态异常或癫痫发作。非局灶性表现包括颅内压增高,如头痛、呕吐、视盘水肿,或认知功能进行性下降。

(二)MRI 表现

中枢神经系统淋巴瘤主要发生在脑内,病灶大多位于幕上,以深部白质为主要部位。多数病灶邻近脑室。病灶形态多为团块状,较典型表现如同"握拳"者。位于胼胝体压部的病灶沿纤维构形,形如蝴蝶,颇具特征。(图13-30)瘤周水肿的高信号不仅表示该部位脑间质水分增加,还有肿瘤细胞沿血管周围间隙浸润播散的成分。另一特征为瘤周水肿与肿瘤体积不一致。多数肿瘤体积相对较大,具有较明显占位效应,但周边水肿相对轻微。非免疫功能低下者发生淋巴瘤时,瘤体内囊变、坏死少见。本病也可发生在中枢神经系统的其他部位,脑外累及部位包括颅骨、颅底、脊髓等。

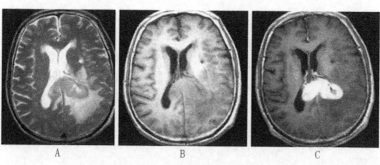

图 13-30 中枢神经系统淋巴瘤

A、B.轴面 T_2WI 及 T_1WI 显示肿瘤位于胼胝体压部,累及双侧侧脑室枕角,周
边可见水肿;C.轴面增强 T_1WI 显示瘤体形似蝴蝶,强化明显,边界清楚

(三)鉴别诊断

中枢神经系统淋巴瘤的鉴别诊断主要包括以下疾病。

1.转移癌

多位于灰白质交界处,MRI 多为长 T_1、长 T_2 信号,而淋巴瘤多为低或等 T_1、等 T_2 信号;注射对比剂后,转移癌呈结节状明显强化,病灶较大者常有中心坏死,而在淋巴瘤相对少见;转移癌周围水肿明显,一些患者有中枢神经系统以外肿瘤病史。

2.胶质瘤

MRI 多为长 T_1、长 T_2 信号,浸润性生长特征明显,境界不清,某些类型胶质瘤(如少枝胶质细胞瘤)可有钙化,而中枢神经系统淋巴瘤很少钙化。胶质母细胞瘤强化多不规则,呈环形或分枝状。

3.脑膜瘤

多位于脑表面邻近脑膜部位,形态类圆形,边界清楚,有周围灰质推挤征象,而在中枢神经系统的淋巴瘤少见这种现象。脑膜瘤特征为 CT 高密度,MRI 等 T_1、等 T_2 信号;注射对比剂后均匀强化,有脑膜增强"尾征"。

4.感染性病变

发病年龄相对年轻,部分有发热病史。MRI 增强扫描时,细菌性感染病变多为环状强化,多发性硬化多为斑块状强化。近年来 HIV 感染上升,由此引起的免疫功能低下型淋巴瘤增多,此淋巴瘤病灶常多发,环状强化多见,肿瘤中心坏死多见。

十一、垂体瘤

(一)临床表现与病理特征

垂体腺瘤是常见良性肿瘤,起源于脑腺垂体,为脑外肿瘤,约占颅内肿瘤的 10%。发病年龄,一般在 20～70 岁,高峰在 40～50 岁,10 岁以下罕见。临床症状包括占位效应所致非特异性头痛、头晕、视力下降、视野障碍等。根据分泌的激素水平不同,可有不同内分泌紊乱症状。PRL 腺瘤表现为月经减少、闭经、泌乳等。ACTH 及 TSH 腺瘤对垂体正常功能影响最严重,引起肾上腺功能不全及继发甲状腺功能低下。GH 腺瘤表现为肢端肥大症。部分患者临床表现不明显。

依据生物学行为,垂体腺瘤分为侵袭性垂体腺瘤和微腺瘤。垂体腺瘤生长、突破包膜,并侵犯邻近的硬脑膜、视神经、骨质等结构时称为侵袭性垂体腺瘤。后者的组织学形态属于良性,而生物学特征却似恶性肿瘤,且其细胞形态大部分与微腺瘤无法区别。直径<10 mm 者称为微腺瘤。

（二）MRI 表现

肿块起自鞍内，T_1WI 多呈中等或低信号，当有囊变、出血时呈更低或高信号。T_2WI 多呈等或高信号，有囊变、出血时信号更高且不均匀。增强扫描时，除囊变、出血、钙化区外，肿瘤均有强化。

MRI 显示垂体微腺瘤具有优势。诊断依据可参考典型临床表现，实验室化验检查有相关内分泌异常；高场强 3 mm 薄层 MRI 示垂体内局限性信号异常（低、中信号为主）；鞍底受压侵蚀、垂体柄偏移；垂体上缘局限性不对称性隆起、垂体高度异常。依据病灶部位，可对各种微腺瘤进行功能诊断。腺垂体内 5 种主要内分泌细胞通常按功能排列：分泌 PRL 和 GH 的细胞位于两侧，分泌 TSH 和促性腺激素的细胞位于中间；分泌 ACTH 的细胞主要在中间偏后部位。这种解剖关系与垂体腺瘤的发生率相符。注射Gd-DTPA后即刻扫描，微腺瘤的低信号与正常垂体组织对比明显，冠状面 T_1WI 显示更清晰。（图 13-31）在动态增强扫描早期，肿瘤信号低于正常垂体信号，晚期信号强度则高于或等于正常垂体信号。

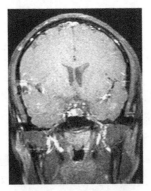

图 13-31　垂体微腺瘤

冠状面动态增强扫描 MRI 显示垂体膨隆，左侧强化延迟

MRI 可预测肿瘤侵袭与否。垂体腺瘤浸润性生长的指征包括垂体腺瘤突破鞍底，向蝶窦内突出；海绵窦正常形态消失，边缘向外膨隆，海绵窦与肿瘤间无明显分界，在增强扫描早期见肿瘤强化等海绵窦受侵表现（图 13-32）；颈内动脉被包绕，管径缩小、变窄，或颈内动脉分支受累；斜坡骨质信号异常，边缘不光整等表现。

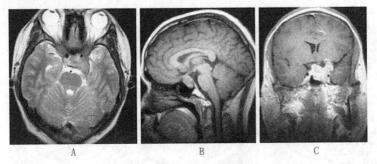

图 13-32　侵袭性垂体瘤

A.轴面 T_2WI 显示肿瘤为等 T_2 信号，累及左侧海绵窦；B.矢状面 T_1WI 显示肿瘤位于鞍内及鞍上，触及视交叉；C.冠状面增强 T_1WI 显示鞍底下陷，相邻结构受累

（三）鉴别诊断

绝大多数垂体大腺瘤具有典型 MRI 表现，可明确诊断。但鞍内颅咽管瘤及鞍上脑膜瘤与巨

大侵袭性生长的垂体腺瘤有时鉴别较难。

1.颅咽管瘤

鞍内颅咽管瘤，或对来源于鞍内、鞍上不甚明确时，以下征象有利于颅咽管瘤诊断：①MRI显示囊性信号区，囊壁相对较薄，伴有或不伴有实质性部分；②CT显示半数以上囊壁伴蛋壳样钙化，或瘤内斑状钙化；③在T_1WI囊性部分呈现高信号，或含有高、低信号成分，而垂体腺瘤囊变部分为低信号区。

2.鞍上脑膜瘤

脑膜瘤在MRI信号强度及强化表现方面颇似垂体瘤。少数鞍上脑膜瘤可向鞍内延伸，长入视交叉池，与垂体瘤难以区分。以下MRI所见有利于脑膜瘤诊断：①显示平直状鞍隔，无"腰身征"；②鞍结节或前床突有骨质改变；③肿瘤内存在流空信号，尤其是显示肿瘤内血管蒂，为脑膜瘤佐证。

十二、神经鞘瘤

(一)临床表现与病理特征

神经鞘瘤来源于神经鞘膜的施万细胞，是可以发生于人体任何部位的良性肿瘤，25%~45%在头颈部。脑神经发生的肿瘤中，以神经鞘瘤多见，以听神经、三叉神经发生率最高。颅后窝是第Ⅳ~Ⅻ对脑神经起源或脑神经出颅前经过的区域，脑神经肿瘤大部分发生于此。这些肿瘤的临床症状与相应脑神经的吻合性不高，肿瘤可能表现为其他脑神经和小脑的症状。仅从临床角度考虑，有时难以准确判断肿瘤的真正起源。

神经鞘瘤的病理特征是肿瘤于神经干偏心生长，有完整包膜，瘤内组织黄色，质脆。生长过大时，瘤体可出现液化和囊变。瘤细胞主要是梭形施万细胞，按其排列方式分为Antoni A型和Antoni B型，以前者为主。

(二)MRI表现

MRI为颅后窝神经肿瘤检查的首选，大多数神经鞘瘤诊断不难，因为大多数肿瘤边界清楚，MRI提示脑实质外肿瘤，且多数肿瘤为囊实性。神经鞘瘤MRI信号的特点是，T_1WI实性部分呈等或稍低信号，囊性部分呈低信号；T_2WI实性部分呈稍高或高信号，囊性部分信号更高；增强扫描时，实性部分明显强化，囊性部分不强化，肿瘤整体多呈环状或不均匀强化。(图13-33)<1.5 cm的鞘瘤可呈均匀实性改变，且与相应脑神经关系密切，有助于诊断。

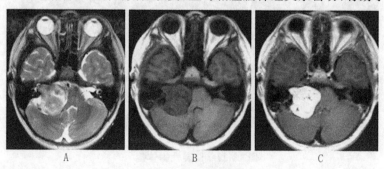

图 13-33　听神经瘤

A、B.轴面T_2WI及T_1WI显示肿瘤位于右侧桥小脑角区，呈等T_1、混杂T_2信号，形态不规则，
右侧听神经明显增粗；C.轴面增强T_1WI显示肿瘤明显强化，边界清楚，瘤内可见坏死灶

（陈　翠）

第十四章 乳腺疾病MR诊断

第一节 乳腺脓肿

一、临床表现与病理特征

乳腺脓肿既可发生于产后哺乳期妇女,也可发生于非产后哺乳期妇女。乳腺脓肿可由乳腺炎形成,少数来自囊肿感染。而对于非产后哺乳期乳腺脓肿,则多数不是由急性乳腺炎迁延而来,临床表现不典型,常无急性过程,患者往往以乳腺肿块而就诊,因缺乏典型的乳腺炎病史或临床症状,更由于近年来乳腺癌的发病率上升,容易将其误诊为乳腺肿瘤。

二、MRI 表现

乳腺脓肿在 MRI 上比较具有特征性表现,MRI 平扫 T_1WI 上表现为低信号,T_2WI 呈中等或高信号,边界清晰或部分边界清晰,脓肿壁在 T_1WI 上表现为环状规则或不规则的等或略高信号,在 T_2WI 上表现为等或高信号,且壁较厚。当脓肿形成不成熟时,环状壁可厚薄不均匀或欠完整,外壁边缘较模糊;而脓肿成熟后,其壁厚薄均匀完整。脓肿中心坏死部分在 T_1WI 呈明显低信号、在 T_2WI 呈明显高信号。水肿呈片状或围绕脓肿壁的晕圈,在 T_1WI 上信号较脓肿壁更低、在 T_2WI 上信号较脓肿壁更高。

在增强 MRI,典型的脓肿壁呈厚薄均匀的环状强化,多数表现为中度、均匀、延迟强化。当脓肿处于成熟前的不同时期时,脓肿壁亦可表现为厚薄均匀或不均匀的环状强化,强化程度亦可不同。脓肿中心坏死部分及周围水肿区无强化,部分脓肿内可见分隔状强化,较小的脓肿可呈结节状强化,当慢性脓肿的脓肿壁大部分发生纤维化时,则强化较轻。如在脓肿周围出现子脓肿时对诊断帮助较大。(图 14-1)

三、鉴别诊断

(一)良性肿瘤和囊肿

乳腺脓肿在 MRI 上具有特征性表现,脓肿壁较厚,增强后呈环状强化,中心为无强化的低信号区。如行 DWI 检查,乳腺脓肿与良性肿瘤或囊肿表现不同,脓液 ADC 值较低。

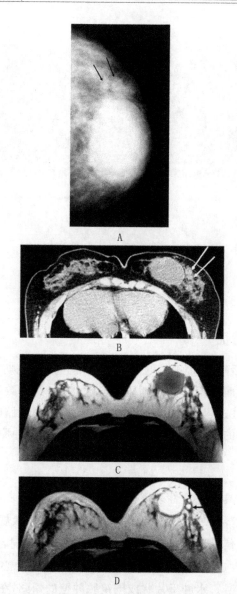

图 14-1　左乳腺脓肿

A.左乳 X 线头尾位片,显示左乳内上高密度肿物,肿物大部分边缘清晰、规则,部分后
缘显示模糊,其内未见钙化,该肿物外侧尚可见两个小结节(黑箭),密度与腺体密度相
近,边缘尚光滑;B.CT 平扫,显示左乳内侧肿物,边界清楚,其内部 CT 值为 11.4 HU,
肿物壁密度稍高且较厚,其外侧亦可见两个小结节(白箭),边界清楚;C.MRI 平扫横轴
面 T_1WI;D.MRI 平扫横轴面 T_2WI,显示左乳内侧类圆形肿物,肿物于 T_1WI 呈低信
号,T_2WI 呈高信号,表现为液体信号特征,边界清楚,肿物外周可见一厚度大致均匀的
壁,内壁光滑整齐,该肿物外侧亦可见两个信号与之相同的小结节(黑箭),边界清楚

(二)肿块型乳腺癌

　　乳腺癌多表现为形态不规则,边缘毛刺,临床以无痛性肿块为主要表现。在动态增强 MRI,
乳腺癌信号强度多为快速明显增高且快速减低,强化方式多由边缘向中心渗透,呈向心样强化。
而脓肿呈环状强化,壁较厚,中心为无强化的低信号区。　　　　　　　　　　　　**(赵学师)**

第二节　乳腺脂肪坏死

一、临床表现与病理特征

乳腺脂肪坏死常为外伤或医源性损伤导致局部脂肪细胞坏死液化后引起的非化脓性无菌性炎症反应。虽然乳腺内含有大量的脂肪组织,但发生脂肪坏死者并不多见。根据病因可将乳腺脂肪坏死分为原发性和继发性两种。绝大多数为原发性脂肪坏死,由外伤引起,外伤多为钝器伤,尽管有些患者主诉无明显外伤史,但一些较轻的钝器伤如桌边等的碰撞也可使乳腺脂肪组织直接受到挤压而发生坏死。继发性乳腺脂肪坏死可由于导管内容物淤积并侵蚀导管上皮,使具有刺激性的导管内残屑溢出到周围的脂肪组织内,导致脂肪坏死,也可由于手术、炎症等原因引起。

脂肪坏死的病理变化随病期而异。最早表现为一局限出血区,脂肪组织稍变硬。镜下可见脂肪细胞浑浊及脂肪细胞坏死崩解,融合成较大的脂滴。3～4 周后形成一圆形硬结,表面呈黄灰色,并有散在暗红区,切面见油囊形成,囊大小不一,其中含油样液或暗褐色的血样液及坏死物质。后期纤维化,病变呈坚实灰黄色肿块,切面为放射状瘢痕样组织,内有含铁血黄素及钙盐沉积。

脂肪坏死多发生在巨大脂肪型乳腺患者。发病年龄可从 14～80 岁,但多数发生在中、老年。约半数患者有外伤史,病变常位于乳腺表浅部位的脂肪层内,少数可发生于乳腺任何部位。最初表现为病变处黄色或棕黄色瘀斑,随着病变的发展,局部出现肿块,界限多不清楚,质地硬韧,有压痛,与周围组织有轻度粘连。后期由于大量纤维组织增生,肿块纤维样变,使其边界较清楚。纤维化后可有牵拽征,如皮肤凹陷、乳头内陷等,应注意与乳腺癌鉴别。部分患者肿块最后可缩小、消失,少数患者由于炎症的刺激可伴有同侧腋窝淋巴结肿大。

二、MRI 表现

乳腺脂肪坏死表现典型者病变多位于皮下脂肪层表浅部位(图 14-2),当脂肪坏死发生在乳腺较深部位与腺体重叠而表现为边缘欠清的肿块性病变时易误诊为乳腺癌。病变早期,若皮肤有红肿、瘀斑,则可显示非特异性的皮肤局限增厚与皮下脂肪层致密浑浊。在 MRI 上较早期的脂肪坏死表现为形状不规则,边界不清楚,病变在 T_1WI 上表现为低信号,在 T_2WI 上表现为高信号,内部信号不均匀。

动态增强检查病变可呈快速显著强化,与恶性肿瘤鉴别困难。病变后期纤维化后,动态增强检查有助于脂肪坏死的诊断,其强化方式缺乏典型恶性病变具有的快进快出特点。

三、鉴别诊断

本病应与乳腺癌鉴别。发生在皮下脂肪层表浅部位的乳腺脂肪坏死诊断不难,对于无明显外伤史,脂肪坏死又发生在乳腺较深部位且与腺体重叠时,与乳腺癌较难鉴别。通常乳腺癌的肿块呈渐进性增大,而脂肪坏死大多有缩小趋势。对于较早期的脂肪坏死,单纯依靠 MRI 动态增强后的曲线类型与乳腺癌鉴别困难。病变后期纤维化后,动态增强检查有助于脂肪坏死的诊断,其强化方式缺乏典型恶性病变具有的快进快出特点。

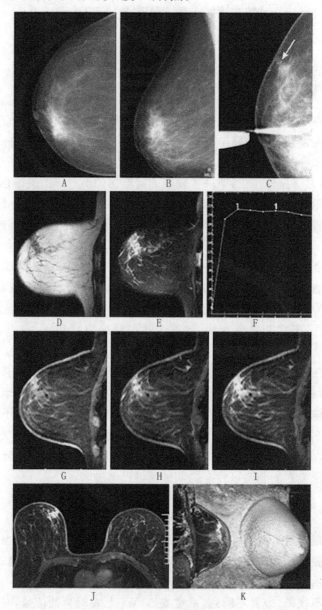

图 14-2　右乳脂肪坏死

63岁,女,2个月前右乳曾有自行车车把撞过外伤史;A.右乳 X 线头尾位片;B.右乳 X 线内外侧斜位片;C.右乳病变切线位局部加压片,显示右乳内上方皮下脂肪层及邻近腺体表层局限致密,边界不清,密度中等;D.右乳 MRI 平扫矢状面 T_1WI;E.右乳 MRI 平扫矢状面脂肪抑制 T_2WI;F.动态增强后病变时间-信号强度曲线图;G、H、I 分别为 MRI 平扫、动态增强后 1、8 分钟;J.增强后延迟时相横轴面 T_1WI;K.VR 图,显示右乳内上方皮下脂肪层及邻近腺体表层局限片状异常信号,边界欠清,于 T_1WI 呈较低信号,T_2WI 呈较高信号,动态增强后病变呈明显不均匀强化,时间-信号强度曲线呈平台型,局部皮肤增厚

（赵学师）

第三节 乳腺脂肪瘤

一、临床表现与病理特征

乳腺脂肪瘤不多见。患者多为中年以上的妇女,一般无症状。脂肪瘤生长缓慢,触诊时表现为柔软、光滑、可活动的肿块,界限清晰。在大体病理上,脂肪瘤与正常脂肪组织类似,但色泽更黄,周围有纤细的完整包膜。镜下观察脂肪瘤由分化成熟的脂肪细胞构成,其间有纤维组织分隔。

二、MRI 表现

脂肪瘤由脂肪组织和包膜组成,通常乳腺 X 线检查能够做出诊断,因此不需进行 MRI 检查,一般多由于其他原因行乳腺 MRI 检查而发现。脂肪瘤在 T_1WI 和 T_2WI 呈高信号,在脂肪抑制序列上呈低信号,其内无正常的导管、腺体和血管结构,有时可见肿瘤周围的低信号包膜。增强后脂肪瘤无强化。（图 14-3）

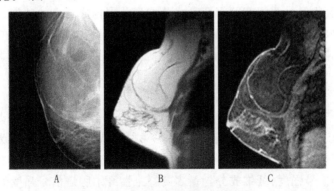

图 14-3 （右乳腺）巨大脂肪瘤

A.右乳 X 线内外侧斜位片,显示右乳腺上方巨大肿物,该肿物前下缘边界清晰,上及后缘未包括全,密度与脂肪组织相近,内部密度欠均匀,可见分隔;B.右乳 MRI 平扫矢状面 T_1WI;C.右乳 MRI 增强后矢状面脂肪抑制 T_1WI,显示右乳腺上方巨大肿物,于 T_1WI 和 T_2WI 均呈高信号,行脂肪抑制后呈低信号,肿物内部可见分隔,增强后肿物无强化表现

三、鉴别诊断

(一)错构瘤

脂肪瘤内不含纤维腺样组织,在高信号的脂肪组织内常可见纤细的纤维分隔;而错构瘤包括脂肪组织及纤维腺样组织,MRI 特点为信号混杂。

(二)透亮型积乳囊肿

积乳囊肿常发生在哺乳期妇女,脂肪瘤多发生在中、老年妇女;X 线上,脂肪瘤的体积常较积乳囊肿大;脂肪瘤的周围围有纤细而致密的包膜,形态可为分叶状,而积乳囊肿多为圆形,且囊壁较厚;脂肪瘤的透亮区内可见纤细的纤维分隔,而积乳囊肿则无;脂肪瘤为实质性低密度病变,而透亮型积乳囊肿为低密度囊性病变,超声检查有助于两者鉴别。积乳囊肿强化后其壁有强化,而脂肪瘤的壁无强化。

(三)正常乳腺内局限脂肪岛

X线上,脂肪瘤具有完整纤细而致密的包膜,而正常乳腺内局限脂肪岛在不同透照位置上观察缺乏完整边缘。

（赵学师）

第四节　乳腺纤维腺瘤

一、临床表现与病理特征

乳腺纤维腺瘤是最常见的乳腺良性肿瘤,多发生在40岁以下妇女,可见于一侧或两侧,也可多发,多发者约占15%。患者一般无自觉症状,多为偶然发现,少数可有轻度疼痛,为阵发性或偶发性,或在月经期明显。触诊时多为类圆形肿块,表面光滑,质地韧,活动,与皮肤无粘连。病理上,纤维腺瘤是由乳腺纤维组织和腺管两种成分增生共同构成的良性肿瘤。在组织学上,可表现为以腺上皮为主要成分,也可表现为以纤维组织为主要成分,按其比例不同,可称之为纤维腺瘤或腺纤维瘤,多数肿瘤以纤维组织增生为主要改变。其发生与乳腺组织对雌激素的反应过强有关。

二、MRI表现

纤维腺瘤的MRI表现与其组织成分有关。在平扫T_1WI,肿瘤多表现为低信号或中等信号,轮廓边界清晰,圆形或卵圆形,大小不一。在T_2WI上,依肿瘤内细胞、纤维成分及水的含量不同而表现为不同的信号强度:纤维成分含量多的纤维性纤维腺瘤信号强度低;而水及细胞含量多的黏液性及腺性纤维腺瘤信号强度高。发生退化、细胞少、胶原纤维成分多者在T_2WI上呈较低信号。约64%的纤维腺瘤内可有由胶原纤维形成的分隔,分隔在T_2WI上表现为低或中等信号强度。(图14-4至图14-7)通常发生在年轻妇女的纤维腺瘤细胞成分较多,而老年妇女的纤维腺瘤则含纤维成分较多。

动态增强MRI扫描,纤维腺瘤表现亦可各异,大多数表现为缓慢渐进性的均匀强化或由中心向外围扩散的离心样强化,少数者,如黏液性及腺性纤维腺瘤亦可呈快速显著强化,其强化类型有时难与乳腺癌鉴别,所以准确诊断除依据强化程度、时间-信号强度曲线类型外,还需结合病变形态学表现进行综合判断,必要时与DWI和MRS检查相结合,以减少误诊。

三、鉴别诊断

(一)乳腺癌

患者多有临床症状。病变形态多不规则,边缘呈蟹足状。MRI动态增强检查时,信号强度趋于快速明显增高且快速减低,即时间-信号强度曲线呈流出型,强化方式由边缘向中心渗透,呈向心样强化趋势。ADC值减低。少数纤维腺瘤(如黏液性及腺性纤维腺瘤)亦可呈快速显著强化,其强化类型有时难与乳腺癌鉴别,需结合形态表现综合判断,必要时结合DWI和MRS信息,以减少误诊。

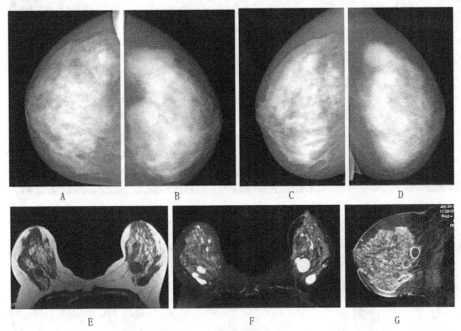

图14-4 双侧乳腺囊性增生病

A、B为右、左乳X线头尾位片;C、D为右、左乳X线内外侧斜位片,显示双乳呈多量腺体型乳腺,其内可见多个大小不等圆形或卵圆形肿物,部分边缘清晰光滑,部分边缘与腺体重叠显示欠清,未见毛刺、浸润征象,肿物密度与腺体密度近似;E.MRI平扫横轴面T_1WI;F.MRI平扫横轴面脂肪抑制T_2WI,显示双乳腺内可见多发大小不等肿物,T_1WI呈低信号,T_2WI呈高信号,边缘清晰光滑,内部信号均匀;G.MRI增强后矢状面T_1WI,显示部分肿物未见强化,部分肿物边缘可见规则环形强化

(二)乳腺脂肪瘤

脂肪瘤表现为脂肪信号特点,在MRI T_1WI和T_2WI上均呈高信号,在脂肪抑制序列上呈低信号。其内常有纤细的纤维分隔,而无正常的导管、腺体和血管结构,周围有较纤细而致密的包膜。

(三)乳腺错构瘤

为由正常乳腺组织异常排列组合而形成的一种瘤样病变,病变主要由脂肪组织(可占病变的80%)构成,混杂不同比例的腺体和纤维组织。影像特征为肿瘤呈混杂密度或信号,具有明确的边界。

(四)乳腺积乳囊肿

比较少见,是由于泌乳期一支或多支乳导管发生阻塞、乳汁淤积形成,常发生在哺乳期或哺乳期后妇女。根据形成的时间及内容物成分不同,MRI表现亦不同:病变内水分含量较多时,积乳囊肿可呈典型液体信号,即在T_1WI呈低信号,在T_2WI呈高信号;如脂肪、蛋白或脂质含量较高,积乳囊肿在T_1WI和T_2WI均呈明显高信号,在脂肪抑制序列表现为低信号或仍呈较高信号;如病变内脂肪组织和水含量接近,在反相位 MRI 可见病变信号明显减低。在增强 MRI,囊壁可有轻至中度强化。临床病史也很重要,肿物多与哺乳有关。

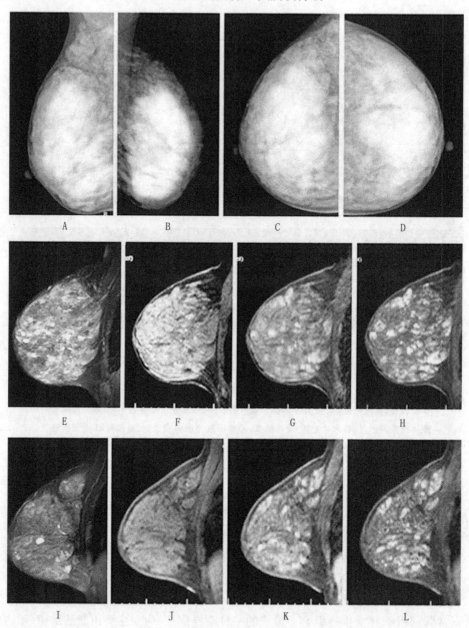

图 14-5　双乳增生

A、B 为右、左乳 X 线内外侧斜位片;C、D 为右、左乳 X 线头尾位片,显示双乳呈多量腺体型乳腺,其内可见多发斑片状及结节状影,与腺体密度近似;E.左乳 MRI 平扫矢状面脂肪抑制 T_2WI;F、G、H 分别为左乳 MRI 平扫、动态增强后 1、8 分钟;I.右乳 MRI 平扫矢状面脂肪抑制 T_2WI;J、K、L 分别为右乳 MRI 平扫、动态增强后 1、8 分钟,显示双乳呈多量腺体型乳腺,平扫 T_2WI 双乳腺内多发大小不等液体信号灶,动态增强后双乳腺内弥漫分布多发斑点状及斑片状渐进性强化,随时间的延长强化程度和强化范围逐渐增高和扩大

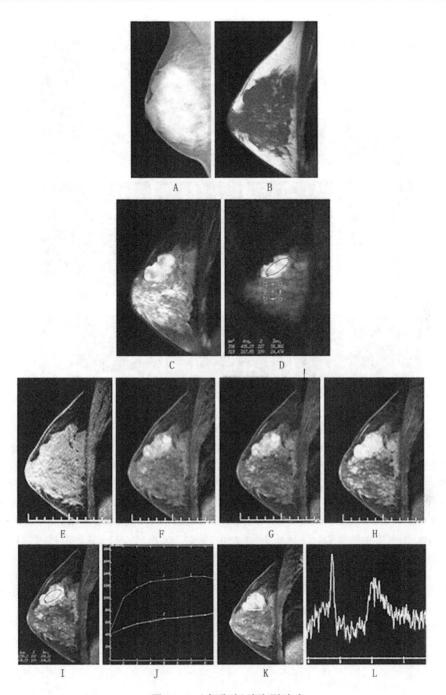

图 14-6　（右乳腺）腺泡型腺病

A.右乳 X 线内外侧斜位片，外上方腺体表面局限性突出，呈中等密度，所见边缘光滑，相邻皮下脂肪层及皮肤正常；B.MRI 平扫矢状面 T_1WI；C.MRI 平扫矢状面脂肪抑制 T_2WI,显示右乳外上方不规则形肿物，呈分叶状，T_1WI 呈较低信号，T_2WI 呈中等、高混杂信号，边界尚清楚；D.DWI 图,病变呈异常高信号，ADC 值略降低；E、F、G、H 分别为 MRI 平扫、动态增强后 1、2、8 分钟；I、J 为动态增强后病变和正常腺体感兴趣区测量及时间-信号强度曲线,显示动态增强后病变呈明显强化且随时间延迟信号强度呈逐渐升高趋势；K.病变区 MRS 定位像；L.MRS图,于病变区行 MRS 检查,在 3.2 ppm 处可见异常增高胆碱峰

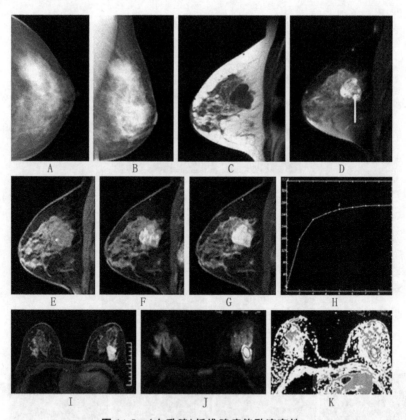

图 14-7　(左乳腺)纤维腺瘤伴黏液变性

A.左乳 X 线头尾位片;B.左乳 X 线内外侧斜位片,显示左乳外上方分叶状肿物,密度比正常腺体密度稍高,肿物部分边缘模糊,小部分边缘可见低密度透亮环;C.左乳 MRI 平扫矢状面 T_1WI;D.左乳 MRI 平扫矢状面脂肪抑制 T_2WI,显示左乳外上方分叶状肿物,内部信号不均匀,T_1WI 呈较低信号且其内可见小灶性高信号,T_2WI 呈混杂较高信号且其内可见多发低信号分隔(白箭),边界清楚;E、F、G.分别为 MRI 平扫、动态增强后 1、8 分钟;H.动态增强后病变区时间-信号强度曲线图;I.增强后延迟时相横轴面,显示动态增强后病变呈不均匀渐进性强化,时间-信号强度曲线呈渐增型;J.DWI 图;K.ADC 图,于 DWI 上病变呈高信号,ADC 值无降低(肿物 ADC 值为 1.9×10^{-3} mm^2/s,正常乳腺组织 ADC 值为 2.0×10^{-3} mm^2/s)

(赵学师)

第五节　乳腺大导管乳头状瘤

一、临床表现与病理特征

乳腺大导管乳头状瘤是发生于乳晕区大导管的良性肿瘤,乳腺导管上皮增生突入导管内并呈乳头样生长,因而称其为乳头状瘤。常为单发,少数也可同时累及几支大导管。本病常见于经产妇,以 40~50 岁多见,发病与雌激素过度刺激有关。乳腺导管造影是诊断导管内乳头状瘤的重要检查方法。主要临床症状为乳头溢液,可为自发性或挤压后出现,溢液性质可为浆液性或血性。约 2/3 患者可触及肿块,多位于乳晕附近或乳房中部,挤压肿块常可导致乳头溢液。

在大体病理上,病变大导管明显扩张,内含淡黄色或棕褐色液体,肿瘤起源于乳导管上皮,腔内壁有数量不等的乳头状物突向腔内,乳头一般直径为数毫米,大于 1 cm 者较少,偶有直径达 2.5 cm者,乳头的蒂可粗可细,当乳头状瘤所在扩张导管的两端闭塞,形成明显的囊肿时,即称为囊内乳头状瘤或乳头状囊腺瘤。

二、MRI 表现

MRI 检查不是乳头溢液的首选检查方法。乳头状瘤在 MRI T_1WI 上多呈低或中等信号,T_2WI 上呈较高信号,边界规则,发生部位多在乳腺大导管处,增强扫描时纤维成分多、硬化性的乳头状瘤无明显强化,而细胞成分多、非硬化性的乳头状瘤可有明显强化,时间-信号强度曲线亦可呈流出型,而类似于恶性肿瘤的强化方式。(图 14-8)因此,单纯依靠增强后曲线类型有时难与乳腺癌鉴别。重 T_2WI 可使扩张积液的导管显影,所见类似乳腺导管造影。

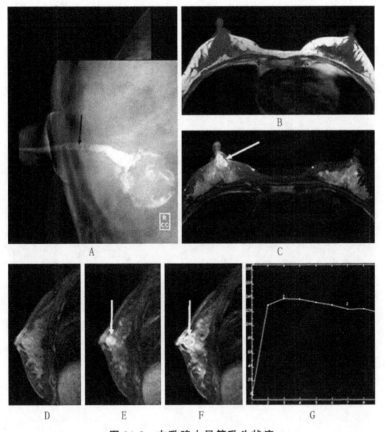

图 14-8　右乳腺大导管乳头状瘤

A.右乳导管造影局部放大片,显示乳头下大导管扩张,管腔内可见一 0.8 cm×1.0 cm 充盈缺损,充盈缺损区边缘和内部可见对比剂涂布,充盈缺损以远导管未见显影,扩张大导管内多发小的低密度影为气泡(黑箭);B.MRI 平扫横断面 T_1WI;C.MRI 平扫横断面脂肪抑制 T_2WI,显示右乳头后方类圆形边界清楚肿物,T_1WI 呈中等信号,T_2WI 呈较高信号(白箭),内部信号欠均匀;D、E、F 分别为 MRI 平扫和动态增强后 1、8 分钟(白箭);G.动态增强后病变时间-信号强度曲线图,显示动态增强后病变呈明显不均匀强化,时间-信号强度曲线呈流出型,于延迟时相病变边缘强化较明显

三、鉴别诊断

(1)典型者根据临床表现(乳头溢液)、病变部位及乳腺导管造影的特征性表现,与其他良性肿瘤鉴别不难。

(2)本病的 MRI 形态学和 DWI 信号多呈良性特征,但动态增强后时间-信号强度曲线有时呈流出型,与恶性病变相似。故单纯依靠曲线类型鉴别良、恶性较为困难,需综合分析形态学和 DWI 表现。

(赵学师)

第十五章 腹部疾病MR诊断

第一节 泌尿系统疾病

一、肾脏先天性发育异常

(一)肾缺如

肾缺如是由于输尿管芽穿过后肾中胚层时失败,导致早期肾收集小管不能正常建立而形成肾单位缺如所致。分为单侧和双侧肾缺如,以单侧为多见,单侧肾缺如又称为孤立肾,是指一侧肾脏包括其血管、输尿管等完全缺如。

1.临床表现与病理特征

肾缺如常合并其他畸形,如同侧肾上腺缺如,同侧的膀胱三角区也可不发育。本病多见于男性,如果对侧肾脏正常时可无临床症状,也可因为对侧肾脏代偿性肥大而就诊。双侧肾脏肾缺如罕见,一般在新生儿期死亡。

2.MR表现

MR检查主要表现为肾窝内无肾组织结构信号,亦无肾动、静脉。空肾窝内多代之为胰腺、肠管结构或脂肪信号,单侧肾缺如同时伴有对侧肾代偿性肥大。

3.鉴别诊断

肾缺如必须先除外先天性位置异常,包括游走肾和异位肾。

(1)游走肾:由于具有较长的肾异常血管,因而在腹腔内有较大的活动度。MR检查可见腹内异常位置的肾脏及有可能并发的肾盂积水,变化体位检查可显示肾在腹腔内有很大的活动范围,同时具有上下及左右方向的活动。MRU可显示其输尿管正常。

(2)异位肾:MR检查盆腔、下腹部、膈下或胸腔内可见肿块影,其有肾窦及皮、髓质分界,信号及增强时强化形式和程度与正常肾相同,空肾窝内常被结肠占据。MRU显示其输尿管可过长或过短。

游走肾和异位肾都没有对侧肾代偿性肥大。

(二)肾发育不全

肾发育不全是由于胚胎期输尿管芽分支和后肾基数量不足,肾叶数量和每叶所含肾单元数量减少而肾单元及导管分化正常,导致肾实质总量小,体积比正常小。

1.临床表现与病理特征

肾发育不全又称为侏儒肾,一般为单侧,可位于正常肾窝或盆腔内,常伴有输尿管异位开口。可因对侧肾代偿性增大而维持正常肾功能,不出现明显临床症状。如伴有输尿管异位开口可有尿失禁、感染等症状。

2.MR 表现

MR 检查可见肾窝内或盆腔内小肾结构,小肾轮廓光整,肾盏、肾乳头数量少于 5 个,肾盂发育不良,同时伴有肾动脉、静脉显示细小,与肾脏体积缩小成比例,对侧肾代偿性肥大。

3.鉴别诊断

(1)后天性萎缩:如慢性萎缩性肾盂肾炎,其肾轮廓凹凸不平,肾动脉、静脉相对比较粗,与肾脏体积缩小不成比例,肾功能较差。肾发育不全,肾脏外形及功能尚正常,肾血管与肾实质体积为一致性改变。

(2)先天性肾动脉狭窄:肾轮廓光整,体积较小,但程度不及肾发育不全,肾盏、肾乳头数量无明显减少,肾动脉明显狭窄,临床常有高血压,内科治疗效果不佳。

(三)肾融合畸形

肾融合畸形是由于早期肾胚上升时发生异常融合所致,常合并肾旋转异常。

1.临床表现与病理特征

肾融合畸形是指两个或多个肾脏互相连接、融合。马蹄肾是融合畸形中最常见类型,其特点为两侧肾脏上或下极于脊柱前方通过纤维桥或肾实质相连,肾轴向尾侧集中,肾盂仍位于腹侧。马蹄肾可压迫血管,容易造成肾盂积水,并发结石和感染。

2.MR 表现

MR 检查可清楚显示马蹄肾形态及构造,尤其是连接部。两肾上极距离可正常,下极融合,其位于腹部大血管前方,且信号与正常肾实质信号相同。(图 15-1)肾脏交叉异位伴融合畸形是指一侧肾脏越过中线,与另一侧肾脏相互融合,异位肾脏的输尿管也同时越过中线到对侧,常伴有不同程度的旋转异常。MR 检查可清楚显示旋转异常。

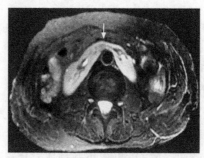

图 15-1 马蹄肾
轴面脂肪抑制 T_2WI,双肾下极融合(箭),连接部位于腹主动脉前方

3.鉴别诊断

马蹄肾常合并肾旋转不良,须和单纯肾旋转异常鉴别,前者旋转不良的双肾上或下极于脊柱前方通过纤维桥或肾实质相连。

(四)肾旋转异常

肾旋转异常是指沿肾脏长轴发生的旋转畸形,包括旋转不良和旋转过度。常合并肾脏其他畸形,如肾融合畸形、肾脏异位等。

1.临床表现与病理特征

在正常发育过程中,肾脏应该沿中线方向旋转约90°,若旋转不足90°,称为旋转不良,肾盂指向前方;若旋转超过90°,称为旋转过度,肾盂指向后方。肾旋转异常有时可在腹部扪及肿块,有并发症时,则出现相应临床表现,如肾积水。

2.MR表现

MR检查由于其为断面成像,克服了前后组织结构重叠的缺陷,非常容易判断旋转的类型。其可以显示肾门的朝向异常,若旋转不足90°,肾门指向后内侧、后侧或后外侧,肾血管位于肾的后方;若旋转超过90°,肾门向外,肾血管位于肾的前方。也可见合并的其他畸形。

3.鉴别诊断

肾旋转异常一般比较容易诊断,注意合并的其他畸形。

(五)肾脏异位

肾脏若其形成后没有位于正常的位置,则称为肾脏异位。

1.临床表现与病理特征

肾脏异位为胎儿肾脏自盆腔上升和旋转过程中的发育障碍,成熟的肾脏未能达到肾窝内。根据不同的部位,称为盆肾、髂肾、腹肾或胸肾。本病女性多见,可伴有输尿管区绞痛、感染或腹部包块。

2.MR表现

MR检查盆腔、下腹部、膈下或胸腔内可见肿块影,其有肾窦及皮、髓质分界,信号及增强时强化形式和程度与正常肾相同。异位的肾多较小,空肾窝内常被结肠占据。MRU可显示其输尿管可过长或过短,还可见可能并发的肾盂积水。

3.鉴别诊断

(1)游走肾:由于具有较长的肾异常血管,又被异常的腹膜包裹,因而在腹腔内有较大的活动度。变化体位检查可显示肾在腹腔内有很大的活动范围,同时具有上下及左右方向的活动。MRU可显示其输尿管正常。

(2)胸肾:需要和后纵隔肿物鉴别,胸肾有肾的结构,信号及增强时强化形式和程度与正常肾相同。

二、输尿管先天性异常

(一)肾盂输尿管重复畸形

肾盂输尿管重复畸形即重复肾,是胚胎期输尿管芽分支过早形成所致。

1.临床表现与病理特征

肾盂输尿管重复畸形以女孩多见,为一个肾脏分为上下两个部分,各有一套肾盂输尿管,上段肾体积多较小,常伴积水和发育不良。重复输尿管分为不完全型和完全型,以不完全型输尿管多见。肾盂输尿管重复畸形因引流不畅可造成尿路梗阻扩张,易并发感染。

2.MR表现

MR检查有时可见重复肾上下两个部分之间的浅沟及重复的输尿管,由肾盂移行出的输尿管如扩张可追寻到膀胱,以判断输尿管的重复是完全还是不完全性的。MRU则能很好地显示这一畸形,可显示重复肾全貌和尿路梗阻扩张情况。

3.鉴别诊断

当上肾盂发育不良,而下肾盂发育较好,并向外下方移位,同时肾盏数量无明显减少时,常不能除外肾上部占位或肾外占位压迫上部,结合 MRU 可以明确诊断。

(二)输尿管囊肿

输尿管囊肿又称膀胱内输尿管囊肿或输尿管膨出,是由于输尿管开口处结缔组织和肌肉结构发育不全或先天性狭窄,造成输尿管壁内段突入膀胱形成囊性扩张所致。

1.临床表现与病理特征

输尿管囊肿外层为膀胱黏膜覆盖,内层为输尿管黏膜,其间有肌纤维和结缔组织。常伴有其他发育异常,如重复肾盂输尿管、输尿管异位开口。女性多见,大部分患者无明显的临床表现,部分患者合并上尿路扩张、积水。

2.MR 表现

MR 检查膀胱三角区内可见薄壁圆形结构,其内为尿液信号,而壁的信号特征类似于膀胱壁。增强检查后可见囊肿在充满对比剂的膀胱内形成充盈缺损。MRU 可显示充满尿液的囊肿与扩张的输尿管相连,并且可以显示膀胱颈部的梗阻,也可显示积水的肾盂、肾盏。

3.鉴别诊断

(1)膀胱良性肿瘤边缘不如输尿管囊肿光滑完整,膀胱恶性肿瘤边缘不规则,壁常因癌肿浸润而僵硬。输尿管囊肿与上述肿瘤相比,边缘光滑完整,多伴有肾盂输尿管重复畸形,临床多以尿路梗阻、感染为主,而膀胱恶性肿瘤多以血尿为主。

(2)膀胱阴性结石也显示膀胱内充盈缺损,但结石不与膀胱后壁相连,变化体位可以移动。

(三)先天性输尿管狭窄

先天性输尿管狭窄是小儿泌尿系统最常见的先天性疾病,在临床上均表现为肾积水。

1.临床表现与病理特征

先天性输尿管狭窄常累及两侧,但多为一侧较严重。常见于肾盂输尿管移行处和输尿管膀胱连接处,中段极少见。狭窄是由于该处肌肉的增厚和纤维组织增生所致,还可见于迷走血管压迫及神经肌肉先天发育缺陷。临床上常由于肾盂积水产生腹部包块而就诊,同时可有腹痛、泌尿系统感染。

2.MR 表现

MR 检查可以清楚地显示肾盂输尿管移行处或输尿管膀胱连接处梗阻的形态,梗阻端呈锥形。梗阻以上肾盂、肾盏明显积水扩张,以肾盂扩张更为显著,严重时为囊袋状扩张。极度扩张的肾盂可以掩盖肾盂输尿管移行处或输尿管膀胱连接处梗阻端。长期的梗阻扩张压迫肾实质导致肾实质萎缩。

MRU 可见细线状高信号尿液通过输尿管及肾积水。

3.鉴别诊断

(1)先天性输尿管狭窄与外在的压迫不同,后者可见外在性条状或弧形压迫影。

(2)输尿管痉挛引起的狭窄段的长短和形态都不均匀,其上段尿路积水多较轻。

(四)先天性巨输尿管症

本病又称原发性巨输尿管或先天性功能性输尿管末端梗阻,是一种先天性输尿管扩张。

1.临床表现与病理特征

先天性巨输尿管症是在无输尿管膀胱出口以下的机械性梗阻及反流,膀胱及膀胱三角正常

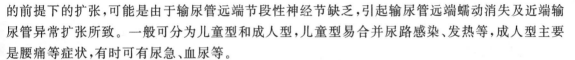

的前提下的扩张,可能是由于输尿管远端节段性神经节缺乏,引起输尿管远端蠕动消失及近端输尿管异常扩张所致。一般可分为儿童型和成人型,儿童型易合并尿路感染、发热等,成人型主要是腰痛等症状,有时可有尿急、血尿等。

2.MR 表现

MR 检查输尿管明显扩张和肾积水。MRU 见输尿管明显扩张,邻近膀胱的输尿管呈漏斗样移行,逐渐变窄如鸟嘴状,有时输尿管全程扩张,邻近膀胱的输尿管下端不显影。肾盂肾盏扩张,但不如输尿管扩张明显。

3.鉴别诊断

梗阻性巨输尿管可见输尿管较为伸长和扭曲,可见明显狭窄段,扩张一直延伸到输尿管开口,输尿管扩张比较轻,与肾积水成比例,输尿管蠕动减弱或消失。而先天性巨输尿管其输尿管扩张呈广泛性,扩张一直终止于输尿管膀胱区上方,其末端呈锥形,与并存的肾积水不成比例,且有蠕动。

(五)腔静脉后输尿管

腔静脉后输尿管是由于下腔静脉发育异常所致,多见于右侧输尿管。

1.临床表现与病理特征

解剖学上,正常的输尿管其上 1/3 环行于下腔静脉之后,在腔静脉与腹主动脉之间环绕,并绕过下腔静脉前方,然后按正常通路进入膀胱。而腔静脉后输尿管其输尿管异常走行,分为低襻型和高襻型。临床症状表现为腔静脉对输尿管压迫所致的上尿路梗阻,主要依靠影像学检查。

2.MR 表现

MR 检查尤其是 MRU 可以很好观察腔静脉与输尿管的关系。腔静脉后输尿管低襻型可见输尿管呈 S 形,受压上方输尿管扩张,并有肾积水。肾盂输尿管交界处受压狭窄,狭窄以上肾盂肾盏扩张,输尿管向中线移位呈鱼钩状;高襻型可见腔静脉后输尿管部分和肾盂几乎在同一水平呈"镰刀"状,输尿管受压狭窄,合并有肾积水。

3.鉴别诊断

腹膜后肿瘤引起的输尿管改变多为输尿管移位且有局部压迹,而不是腔静脉后输尿管的扭曲。

三、膀胱先天性异常

(一)膀胱重复畸形

膀胱重复畸形分为完全性重复和不完全重复两种。

1.临床表现与病理特征

膀胱重复畸形为胚胎 5～7 周膀胱开始发育时,黏膜皱襞过多并融合所致。重复的膀胱都有正常的膀胱壁结构。完全性重复膀胱同时有两个输尿管及两个尿道,不完全重复膀胱被一隔分为两个腔,其远端相互交通并合并为一个尿道。膀胱重复常合并其他尿路畸形,也可能继发感染或结石。

2.MR 表现

MR 及 MRU 检查充满尿液的膀胱为长 T_1、长 T_2 信号,完全性重复,两个膀胱完全分开,有两个尿道。不完全重复,膀胱中部变窄为葫芦状,内可见分隔,远端只有一个尿道。

3.鉴别诊断

膀胱憩室有时和不完全重复畸形不易鉴别,二者都有膀胱变形,排尿过程膀胱缩小而憩室增大有助于区别膀胱憩室。

(二)膀胱憩室

膀胱憩室是由于先天或获得性原因引起的膀胱壁薄弱或黏膜自逼尿肌纤维之间向外突出而形成。

1.临床表现与病理特征

膀胱憩室可分为真憩室和假憩室,真憩室是由于膀胱壁全层膨出所致,假憩室是膀胱黏膜通过肌层而形成的突出。膀胱憩室可并发结石、感染或肿瘤。临床表现为膀胱刺激症状或血尿。

2.MR表现

MR显示膀胱局限性向腔外突出的囊袋影,呈乳头状或葫芦状,其信号与膀胱内信号一致。憩室内合并结石时,在 T_1WI、T_2WI 都为低信号。合并肿瘤时,可见软组织信号影。

3.鉴别诊断

(1)先天性和获得性膀胱憩室原因不同,后者多由梗阻造成,多伴有膀胱小梁增生。

(2)当脐尿管闭合不全时,其膀胱侧残端与膀胱顶部相连,形成憩室样改变,其发病部位与膀胱憩室可以鉴别。

(三)脐尿管囊肿

脐尿管为胚胎时期尿囊与膀胱之间的连接管道,出生后应该完全闭合,如闭合不全可导致脐尿管先天畸形,如脐尿管憩室、脐尿管窦、脐尿管囊肿、脐尿管开放等。

1.临床表现与病理特征

脐尿管囊肿两端闭合、中段开放,由管壁上皮分泌液积储扩张而成。其位于脐下正中的腹壁深处,多发生脐尿管下端邻近膀胱处。囊肿小时无症状,较大时脐下可触及包块并压迫腹部器官,继发感染时,可出现腹痛、发热等。

2.MR表现

MR检查尤其是矢状面成像可明确显示囊肿部位、大小。囊肿常位于脐下前中线部位,向脐部扩展,甚至贴于前腹壁,可压迫膀胱顶部形成弧形压迹。囊肿 T_1WI 为均匀低信号,T_2WI 为均匀高信号。囊肿壁光滑,增强后无强化,与膀胱不相通。

3.鉴别诊断

脐尿管囊肿有时需要和盆腔内其他囊性包块鉴别,如腹腔包裹积液、膀胱巨大憩室。脐尿管囊肿发病部位特殊,可资鉴别。腹腔包裹积液壁更厚些,有时可有强化。与膀胱巨大憩室鉴别困难时,需行逆行膀胱造影,脐尿管囊肿不与膀胱相通。

四、肾盂肾炎

肾盂肾炎是肾脏最常见的疾病,是由细菌侵犯肾盂、髓质、皮质引起的一种肾间质性炎症。

(一)临床表现与病理特征

肾盂肾炎有两种感染途径,一种是上行性感染,细菌经尿路进入肾盂,再进入肾髓质、皮质。另一种为血行感染。

肾盂肾炎分为急性和慢性两种类型。急性肾盂肾炎肾脏有不同程度的肿大,皮、髓质分界不清,其内有白细胞浸润,肾实质可见小脓肿出现,进一步发展为肾脓肿。患者常有发热、腹部及肾区疼痛、脓尿和菌尿等,还可以合并膀胱炎,引起尿频和排尿困难。

慢性肾盂肾炎主要包括肾间质纤维化,间质炎性细胞浸润,肾小管萎缩和肾小球硬化,不规则分布的纤维瘢痕伴残留的肾组织增生,导致肾脏萎缩和变形,并可最终导致慢性肾衰竭。慢性肾盂肾炎发作时可有乏力、低热、食欲缺乏和体重减轻等,泌尿系统可有腰部酸痛不适、间歇性尿频、排尿不适,当肾实质严重受损时,则可有面部、眼睑这些部位水肿等肾功能不全的表现。

(二)MR表现

急性肾盂肾炎 MR 检查可见肾体积增大,实质增厚,皮髓质分界不清楚,肾实质内感染区呈单发或多发楔形或圆形长 T_1、长 T_2 信号,肾周脂肪水肿,肾筋膜增厚。肾周间隙炎性积液,肾盂可见非梗阻性积水扩张。

慢性肾盂肾炎肾体积缩小,轮廓凹凸不平,肾实质不规则变薄,集合系统扩张,瘢痕组织在 T_1WI、T_2WI 均为低信号。增强扫描可见肾内瘢痕与萎缩凹陷的肾皮质缘相连,瘢痕内残留的肾组织可增生呈"假肿瘤"状。

(三)鉴别诊断

(1)慢性肾盂肾炎影像学表现需与肾发育不全、其他原因引起的肾体积缩小鉴别。肾发育不全肾外形更小,但边缘光滑规则。肾盂、输尿管呈同比例的细小。肾血管狭窄引起的肾萎缩多为单侧,临床有明显的高血压,肾动脉造影可明确诊断。

(2)肾结核也可引起肾萎缩,但其可发现肾小盏边缘有虫蚀样破坏,还可见空洞、钙化。

五、肾脓肿

肾脓肿常继发于体内的感染病灶,是一种化脓性炎症。

(一)临床表现与病理特征

肾脓肿最常见的是金黄色葡萄球菌感染,细菌经血液循环进入血液,早期微小脓肿局限于肾皮质,后融合成较大脓肿,如破入肾被膜可累及肾周组织则形成肾周脓肿。患者有寒战、高热或菌血症,尿液内可发现脓细胞。

(二)MR表现

患肾增大,局部突出肾轮廓外,肾脏皮、髓质边界不清,整个肾脏 T_1WI 信号减低,T_2WI 信号增高,进一步可形成多发的小坏死灶,后融合成较大脓肿。肾脓肿边界尚清楚,为长 T_1、长 T_2 信号,中央为坏死灶,呈更长 T_2 信号。脓肿壁为等 T_1、等或短 T_2 信号。肾周筋膜增厚,T_1WI、T_2WI 均为低信号。肾脓肿可延伸到周围组织,形成肾周脓肿。如果脓肿中可见 T_1WI、T_2WI 均为极低信号的气体影,则可明确诊断。增强检查肾脓肿壁明显强化,中央坏死不强化。

(三)鉴别诊断

(1)肾肿瘤有时也可见中央坏死,和肾脓肿不易鉴别。肾脓肿可延伸到周围组织,形成肾周脓肿,经过治疗后的肾脓肿病灶多有吸收和纤维化,病灶周围组织增生,最后形成厚壁脓肿。

(2)复杂性肾囊肿是指囊肿合并感染或出血,但肾囊肿常为多发,壁虽然也有增厚,但和肾脓肿相比,肾囊肿壁仍然比较薄,临床症状也不如肾脓肿明显。

六、泌尿系统结核

泌尿系统结核多由肺结核血行播散而来。

（一）临床表现与病理特征

泌尿系统结核多见于青壮年，以男性多见，主要表现为两方面：一为实质感染，引起实质内脓肿、空洞、肉芽肿、钙化等改变；二为集合系统、输尿管和膀胱感染，导致肾盂、肾盏、输尿管狭窄和积水。结核分枝杆菌多经血行播散到肾小球周围毛细血管，常先在皮质形成结核结节，可自愈。当患者抵抗力下降时，病灶扩大，甚至延伸到乳头和髓质，发生干酪样坏死，进入肾盂、肾盏、输尿管和膀胱，坏死物排出后形成空洞。

输尿管结核起初表现为多发黏膜结节和溃疡，继而管壁纤维化，使之僵硬，狭窄，并可引起肾盂积水。病变广泛时可引起输尿管缩短、僵硬、狭窄和钙化。

膀胱结核最初也为黏膜充血、水肿、结核结节形成，然后发生溃疡、肉芽肿、纤维化，严重者病变可深达肌层，导致纤维组织增生、瘢痕收缩或膀胱挛缩。病变严重可引起膀胱阴道瘘或膀胱直肠瘘。

临床上，肾结核早期发病缓慢，多无明显症状，当感染波及肾盂、输尿管和膀胱时，出现尿频、尿痛、脓尿和血尿。此外，还可伴有全身症状，如消瘦、乏力、低热等。

（二）MR 表现

MR 对显示早期肾内结核浸润灶很敏感，表现为局灶或弥漫性长 T_1、长 T_2 信号。随着病情的发展，结核干酪性病变多发生于肾外围部位，为边缘模糊的长 T_1、长 T_2 信号，与之相连的肾盏出现不同程度的变形。干酪性病变坏死形成空洞，空洞为长 T_1、长 T_2 液体性信号，洞壁呈等 T_1、等或短 T_2 信号。洞壁钙化多为短 T_1、短 T_2 信号。病变突破肾脏被膜时，可见肾周脂肪层信号变化，肾周筋膜增厚。若有肾积水存在，MRU 则可见扩张的肾盂、肾盏及输尿管（图 15-2）。晚期肾体积变小，肾皮质菲薄。

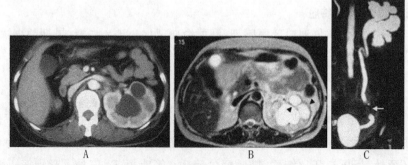

图 15-2　左肾结核 MR 和 MRU 表现

女，45 岁，右肾结核手术切除后 4 年，因血尿、尿频、尿痛就诊；A.增强 CT 显示左肾多发类圆形低密度囊性病灶，边界清楚；B.轴面 T_2WI 显示左肾多发类圆形高信号病灶，边界清楚，囊壁呈低信号（箭头），肾皮质变薄；C.MRU，左侧肾盏破坏、扩大、积水，形态失常，边缘毛糙，肾盂、输尿管扩张。输尿管下段局部中断（箭）为子宫内金属节育环的磁化率伪影造成，右肾已切除，肾盂输尿管未显示

MR 对输尿管结核显示不良，有时可见输尿管管壁增厚及其周围的渗出。当合并集合系统和输尿管狭窄、积水时，水成像可以显示输尿管僵硬、不规则，呈多发相间的狭窄和扩张，还可以显示积水的部位和程度。

膀胱结核可见膀胱壁内缘不规则，并可见膀胱壁增厚和膀胱腔变小。

（三）鉴别诊断

1.肾结核有时需要和肾肿瘤鉴别诊断

肾肿瘤除肾小盏破坏外,还可以肾盏变形移位,肾小盏破坏的边界多较结核清楚。

2.晚期肾结核需要和先天性肾发育不良鉴别

后者边缘光滑且规则,肾盏与肾大小成比例细小,而肾结核可见肾盏、肾盂牵拉变形。

3.输尿管结核需要和囊型输尿管炎鉴别

囊型输尿管炎主要是由慢性炎症引起,输尿管内可见小圆形的充盈缺损,若病变较小时,输尿管边缘的轮廓呈虫蚀样,与输尿管结核不易鉴别,若输尿管管腔内出现多发小气泡影,可资鉴别。

4.膀胱结核需要和非特异性炎症鉴别诊断

膀胱炎症急性期黏膜充血、水肿、出血和溃疡,溃疡一般比较小。慢性期肌层有不同程度的增生和纤维化,膀胱容量减小,但程度一般不如结核严重。

七、泌尿系统结石

泌尿系统结石是引起尿路梗阻的最常见原因,包括肾、输尿管、膀胱及尿道结石。结石一般在肾和膀胱内形成,输尿管和尿道内的结石绝大多数是结石排出过程中停留其内所致。

（一）临床表现与病理特征

泌尿系统结石的形成与全身代谢性因素和泌尿系统局部因素（感染、尿路淤滞、多囊性病变、肾盏憩室）有关。

结石位于肾乳头者,称为肾实质结石。位于集合系统者,称为肾结石。结石可引起肾盂肾盏损伤、感染和梗阻。最常见于 $20\sim40$ 岁青壮年,男性多于女性。多数患者有典型的肾绞痛、血尿、脓尿、晶体尿等表现,若合并有发热、腹部或是肾区疼痛,说明可能合并肾盂肾炎。

输尿管结石大多数为肾结石落入输尿管后不能顺利下行所致。少数在输尿管内形成。自肾脱落的较大结石常停留在输尿管上段,较小的结石常停留在输尿管中下段,更小的结石则多位于输尿管膀胱入口处。三个生理狭窄区是输尿管结石常发生的部位。输尿管结石的形状多呈长圆形或梭形,其长轴与输尿管走行相一致。病理上为输尿管梗阻,黏膜擦伤出血,局部水肿感染,肾积水及肾实质损伤。主要症状为疼痛和血尿。

膀胱结石多见于男性,主要症状为疼痛、排尿中断、血尿及膀胱刺激征。疼痛常向阴茎和会阴部放射。病理上为继发性炎症、溃疡及出血,长期阻塞出口可致膀胱小梁形成。

（二）MR 表现

MR 对肾盏的小结石常显示不清楚。肾盂的较大结石,多表现为长 T_1、短 T_2 信号,尤其以脂肪抑制序列显示清楚。肾盏、肾盂积水扩张表现为长 T_1、长 T_2 信号。

输尿管、膀胱结石 T_1WI、T_2WI 都表现为极低信号。T_1WI 由于与尿液信号相近,常显示不清楚。T_2WI 尿液为高信号,可以显示低信号的结石影。

MRU 对大多数泌尿系统结石的部位和结石上下的尿路梗阻扩张情况可进行诊断。MRU显示集合系统全貌,结石为低或无信号病灶,结石上端扩张的尿路含有尿液,在结石顶端或周围包绕形成高信号区显示输尿管梗阻和扩张,梗阻端呈杯口状。

（三）鉴别诊断

泌尿系统结石需要和钙化鉴别。髓质海绵肾钙质沉着于扩张的肾收集管的乳头尖。输尿管结石常位于狭窄处,输尿管结核也有钙化,但同时合并输尿管管壁僵硬、不规则。膀胱结石随体位改变而移动。

八、肾脏囊性疾病

肾脏囊性病变是由于肾实质内各段肾小管及集合管发育异常,继而发生扩张造成的。

(一)单纯性肾囊肿

单纯性肾囊肿是最常见的肾脏囊性病变,可能为肾实质内继发性肾小管阻塞扩张或肾盏憩室阻塞所致,也可为退行性改变。

1.临床表现与病理特征

单纯性肾囊肿多位于皮质,囊菲薄,囊内含有透明浆液,浆液内可含有蛋白,外周有被囊与肾实质分隔,如有感染,囊壁可增厚、纤维化或钙化。多见于中老年人,多无明显症状。囊肿较大时可以压迫邻近的脏器引起相应的症状。囊肿破裂可以出现血尿、腹痛及腹部包块。

2.MR 表现

肾囊肿的表现与囊液成分有关。一般呈圆形或椭圆形均匀长 T_1、长 T_2 信号,与尿液信号相同,肾实质界面光滑锐利。(图 15-3)当囊肿突出于肾轮廓外,其壁显示不清楚。合并出血的肾囊肿 T_1WI 可以为高信号,T_2WI 有时可因为其内部的含铁血黄素而边缘为低信号。单纯性囊肿无强化,当有感染时可有壁强化。

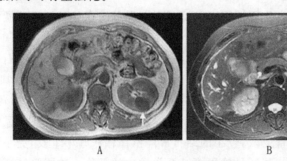

图 15-3 左肾单纯囊肿

A.FSPGR 序列同相位 T_1WI,左肾皮质区见圆形低信号(箭),边界清晰;B.轴面脂肪抑制 T_2WI,左肾皮质区见圆形高信号(箭)

3.鉴别诊断

囊性肾癌与正常肾分界不清,壁多不规则,明显较肾囊肿厚,囊变区有不规则的分隔或囊内有实质成分存在,在增强扫描时更为明显。若能发现假膜,即可诊断肾癌。肾囊肿壁薄且光滑,且多为弧形。

(二)多囊肾

多囊肾属于染色体遗传性肾脏疾病,分成婴儿型和成人型,以成人型多见。

1.临床表现与病理特征

多囊肾表现为双肾不对称性增大,肾皮、髓质布满大小不等的囊性病灶,囊肿之间为正常肾组织。肾实质受压萎缩。本病常合并肝脏、胰腺、脾、肺的先天性囊肿及颅内血管瘤。多见于 40～60 岁,儿童少见。临床上可出现腹痛、腹部肿块及无痛性血尿,可合并感染、结石、肿瘤及破裂出血,部分有高血压及肾功能不全表现。

2.MR 表现

多囊肾肾脏形态早期正常,双肾布满大小不等的圆形或卵圆形囊性病灶,呈长 T_1、长 T_2 液性信号。随着病变进展,囊肿增大且数量增多,甚至突出到肾外。肾的体积增大,边缘呈分叶状。(图 15-4)有时囊肿信号不均匀,T_1WI 为高信号,还可在囊肿内形成液-液平面,为囊内出血或感染。增强检查病变无强化,合并感染时可有壁强化。

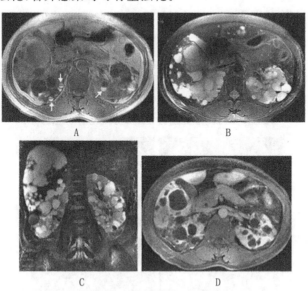

图 15-4　多囊肝多囊肾

A.轴面 T_1WI,双侧肾区多发低信号囊肿病变,部分囊肿内有出血高信号(箭);B.轴面脂肪抑制 T_2WI,肝肾区多发高信号囊肿病变;C.冠状面脂肪抑制 T_2WI,多囊肝多囊肾清晰显示。双肾体积增大,囊性病灶大小不一,信号高低混杂,部分囊性病灶突出肾外;D.FSPGR增强扫描实质期图像,囊性病灶未见强化,残存肾实质不均匀强化

3.鉴别诊断

(1)与多房性肾囊肿鉴别:多房性肾囊肿是肾脏发育畸形的一种疾病。病变常为多房囊性,残余肾组织在囊肿包膜外,其结构基本正常,囊肿间隔无分泌成熟的肾组织,而多囊肾囊肿之间为正常肾组织。

(2)与多发性单纯性肾囊肿鉴别,多囊肾常伴有肾外的囊性病变或颅内血管瘤。

九、肾血管平滑肌脂肪瘤

肾血管平滑肌脂肪瘤(angiomyolipoma,AML)为一种错构瘤,是肾脏最常见的良性肿瘤。

(一)临床表现与病理特征

肾脏 AML 内有不同程度的脂肪、肌肉和血管组织三种成分,含量差别很大,多数以脂肪成分为主,少数以平滑肌为主。肿瘤呈膨胀性生长,肾盂肾盏常受压移位,肿瘤内或肾周围常有出血。可发生于任何年龄,以年轻女性多见,部分可合并结节性硬化。临床一般无症状,常于影像学检查而偶然发现。

(二)MR 表现

MR 检查肾脏 AML 常位于肾脏包膜下或突出于肾周围,呈圆形、椭圆形或不规则分叶状,边界清楚。肿瘤 MR 表现取决于其内脂肪与非脂肪成分的比例。MR 检查对肿瘤内的脂肪成分非常敏感,若肿瘤内脂肪成分较高时,在 T_1WI 呈不均匀高信号,T_2WI 呈高或等信号。若肿瘤内脂肪成分不高时,在 T_1WI、T_2WI 均呈混杂信号。有时瘤内可见出血,其随时间演变呈不同的信号特点。脂肪抑制序列肿瘤内的脂肪成分被抑制为低信号,对本病诊断具有特征性,也有利于和肿瘤内出血鉴别。若肿瘤以平滑肌成分为主,MR 与实质肿瘤不易鉴别。增强检查脂肪成分不强化,与明显强化的肾实质分界清楚。(图 15-5)

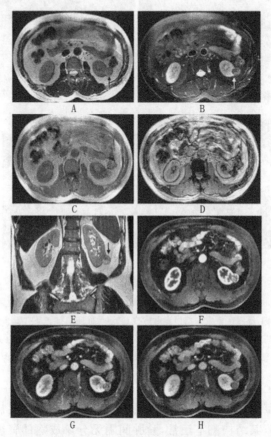

图 15-5 错构瘤 MR 表现

A.轴面 T_2WI,左肾下部外侧可见类圆形软组织肿块,突出于肾脏轮廓,呈中等不均匀信号(箭);B.轴面脂肪抑制 T_2WI,病灶信号明显降低,低于肾实质信号(箭);C.同相位 T_1WI,病灶内可见结节状高信号;D.反相位 T_1WI,病灶信号强度明显降低;E.冠状面 T_2WI,左肾下部外侧病灶清晰显示(箭);F~H.FSPGR 序列动态增强扫描系列图像;F.动脉期,病灶明显不均匀强化;G.静脉期,病灶强化信号下降,低于肾实质;H.实质期,病灶强化信号明显下降,边界清楚

(三)鉴别诊断

肾脏 AML 主要与肾癌相鉴别。前者肿瘤较小时位于肾实质轮廓线内,肿瘤较大时,肿瘤主体的三分之一甚或二分之一位于轮廓线外,而肾癌一般大部分位于肾轮廓线之内。肾脏 AML 轮廓光整,和肾实质交界面显示清晰,部分病例与肾实质交界平直,而肾癌则常呈较完整的圆形或类圆形。肾脏 AML 无液化坏死,肾癌则常发生液化坏死。肾脏 AML 脂肪抑制 T_2WI 时呈低信号,这是区别于肾癌最具特征性的征象,而肾癌通常呈不均匀高信号。

十、肾母细胞瘤

肾母细胞瘤又称为肾胚胎瘤或 Wilms 瘤,是一种恶性胚胎性混合瘤。

(一)临床表现与病理特征

肾母细胞瘤大多数始于肾包膜下实质。肿瘤呈不规则结节状生长,体积较大,早期就可以出现中央出血坏死,部分瘤内部可有钙化,周围可见假包膜。肿瘤周围正常的肾实质常因为压迫而萎缩。肾脏周围脂肪可受侵犯,肾静脉、下腔静脉可见瘤栓。常合并其他先天性异常,如泌尿生殖系统畸形、神经纤维瘤病。

肾母细胞瘤为儿童腹部最常见的肿瘤,主要见于 7 岁以下儿童,尤其以 6 个月~3 岁儿童多见。偶见于成年人。主要临床表现为腹部肿块,早期肿块位于上腹部一侧,肿瘤可迅速长大,甚至越过中线使腹部膨隆,还可出现气促、畏食、恶病质、腹痛,晚期可见血尿。

(二)MR 表现

MR 检查肿瘤体积较大,导致患肾体积也增大。肿瘤呈圆形或类圆形,T_1WI 低信号、T_2WI 高信号,内部可出血、坏死、囊变和钙化,致使信号不均匀。周围可见假包膜为长 T_1、长 T_2 信号影。有时可见腹膜后淋巴结肿大,肾静脉、下腔静脉的瘤栓。

(三)鉴别诊断

肾母细胞瘤主要和神经母细胞瘤鉴别。肾母细胞瘤为肾脏肿瘤,肿瘤中心在肾内,内部信号不均匀,肺转移多见。神经母细胞瘤患儿年龄较大,肾脏外肿瘤,肿瘤中心靠近脊柱,内部信号较均匀,大多数肿瘤内部有钙化,纵隔转移多见。

十一、膀胱癌

膀胱癌为最常见的泌尿系统恶性肿瘤,好发年龄为 50~70 岁,男性多于女性,主要临床表现为无痛性肉眼血尿,少数为镜下血尿和间歇性全程血尿。膀胱镜检是诊断膀胱癌的主要方法。

(一)病理特点

1.膀胱移行细胞癌

膀胱癌多发生于膀胱三角区及输尿管开口处,表面呈绒毛状或细乳头状,直径多为 1~2 cm,有蒂或基底部较宽,单个或多灶性,可伴坏死灶。

肿瘤具有一定的侵袭性,常分为三级:Ⅰ级,肿瘤乳头尚规则,但表面的移行细胞层次增加,细胞密集、核大,染色质丰富,有异型,侵袭性少见;Ⅱ级,肿瘤细胞异型性大,核分裂象多见,排列呈乳头状,但分布不均,常形成巢团状,有侵袭性;Ⅲ级,肿瘤细胞呈高度异型性或未分化,核分裂象多见,肿瘤坏死明显,常浸润深层组织,乳头中央为纤细的纤维血管组织。

肿瘤的分期以国际抗癌联合会提出的方案(术后组织病理学再分类)分类如下。

0 期:非浸润性(原位癌)。

Ⅰ期:肿瘤限于固有膜。

Ⅱ期:肿瘤浸润浅肌层。

Ⅲ期:肿瘤浸润深肌层或膀胱周围组织。

Ⅳ期:肿瘤浸润前列腺或其他膀胱外结构。

2.鳞癌

鳞癌可能发生于膀胱黏膜移行上皮发生的鳞形化生的基础上,只占膀胱癌的 5% 左右。多呈典型的结节状,无蒂,呈浸润性生长,并有溃疡形成和坏死灶。

3.腺癌

腺癌甚少见。在确定本肿瘤之前,必须先除外膀胱邻近器官腺癌对膀胱壁的浸润。

4.胎性肉瘤

胎性肉瘤又称葡萄胎簇肉瘤或横纹肌肉瘤,起源于膀胱底部、前列腺、精囊腺、输尿管下端及女性阴道穹隆部的中胚层组织;是儿童最常见的膀胱恶性肿瘤,多见于 4 岁以下男孩。

5.膀胱淋巴瘤

为膀胱非上皮性恶性肿瘤中第二位常见肿瘤,多发生于中老年患者。病变可为单个或多个,表面光滑,呈实心状,有时呈半球状向膀胱内突出,黏膜上皮光滑完整,镜下示血管壁周围浸润十分多见。

（二）MR 表现

原位癌及直径<0.5 cm 的膀胱癌有时不能被显示。肿块多表现为膀胱壁局限性增厚并突入膀胱内,呈乳头状或边缘不规则的菜花状,T_1WI 为中等略高信号,T_2WI 为高于肌肉信号,坏死灶呈更高信号。肿块好发于膀胱底部三角区及侧后壁,注射对比剂后呈明显强化。

膀胱癌浸润深肌层时,在 T_2WI 表现为中等偏低的膀胱壁影出现中断;侵犯周围脂肪层时,周围脂肪组织的高信号中出现中等信号肿块累及前列腺和精囊时,膀胱精囊三角闭塞,T_2WI 上精囊腺由正常时高信号内出现较低信号区;盆壁肌肉受累时,表现为肌肉的肿胀及信号异常。正常盆壁淋巴结 MR 多难以显示,一旦显示,多提示有盆腔淋巴结转移。

膀胱癌术后常合并瘢痕,导致膀胱局限性变形及增厚,与术后复发有时不易区分。鉴别要点是增强后局部复发者多有强化,而瘢痕组织无强化或强化不明显。

（三）MR 诊断与鉴别诊断

膀胱癌需与下列疾病鉴别。

1.膀胱结核

膀胱结核多继发于肾及输尿管结核,膀胱挛缩,轮廓毛糙,但无附壁的强化结节;有些结核仅局限于膀胱三角区,使三角区膀胱壁增厚、钙化。

2.膀胱憩室

膀胱憩室定义为膀胱自分离的逼尿肌之间向外呈袋状膨出,多发生于膀胱三角区输尿管开口附近。表现为膀胱侧壁或后壁囊袋状或圆形突起,多突出于膀胱腔外,憩室的大小变化较大,排尿后可缩小,可合并结石或肿瘤,注射 Gd-DTPA 后于排泄期可见造影剂经缺口进入囊内。

3.膀胱肌层囊肿

囊性病变位于膀胱肌层内,直径 1～2 cm,突向膀胱腔内,排尿后大小无变化,囊肿具有长 T_1 长 T_2 特性,无强化,排泄于膀胱内的造影剂也不能进入囊内。

4.输尿管囊肿

病变位于膀胱三角区,突向膀胱腔内,大小为 0.6～6.0 cm,为液体信号,呈梭形或圆形,与输尿管延续,囊内有时可并发结石,膀胱排尿对囊肿的大小无影响,动态观察或 B 超可见囊肿膨大与缩小有节律性变化。

5.膀胱内血块

有血尿史,呈扁圆状、条状、絮状或不规则状,可随体位改变而移动,无强化。

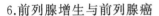

6.前列腺增生与前列腺癌

前列腺增生和前列腺癌多见于老年人,前列腺肉瘤多见于儿童。增大的前列腺从膀胱底部向膀胱腔内凸入,凸起物较光滑,与膀胱癌呈乳头状或菜花状不同,向下与前列腺相连续,通过冠状及矢状切面一般显示膀胱壁虽受压凸入膀胱底部,但无膀胱壁增厚。

7.慢性膀胱炎

膀胱炎很常见,多由大肠埃希菌、葡萄球菌引起,主要表现为尿频、尿急、尿痛、全程血尿。

特殊类型的慢性膀胱炎包括以下几种。

(1)腺性膀胱炎:其病理改变为膀胱黏膜移行上皮细胞变性、化生,并向黏膜下生长、增生而形成细胞巢(Von Brunn 细胞巢),可见腺体或腺管形成,腔内有分泌物,部分腺体呈瘤样增大或囊状扩张。

(2)嗜酸性膀胱炎:病理改变为膀胱黏膜内大量嗜酸性细胞浸润。

(3)增殖性膀胱炎:病理上表现为膀胱黏膜上皮向表面或向下生长,毛细血管扩张充血,成纤维细胞增生,各类炎性细胞浸润,有 75% 合并盆腔脂肪过多症是其较重要的特征。

(4)间质性膀胱炎:病理上表现为黏膜充血,微小浅溃疡累及膀胱各层,单发或多发,多见于前壁及顶部,女性多见,膀胱膨胀时有剧痛。

上述各型膀胱炎可导致膀胱壁非均匀性增厚,毛糙并僵硬,须与膀胱癌鉴别。一般地说,浸润型膀胱癌多见于 60 岁以上,男性多见,膀胱壁局限增厚,但无膀胱容量改变。而慢性膀胱炎多见于女性,病程较长,病变范围广泛,有膀胱容量减少,黏膜面粗糙增厚,使局部呈扁平状隆起,基底部较宽,好发于膀胱三角区,T_2WI 膀胱壁为低信号,增强扫描后膀胱黏膜层强化,呈线状,而非膀胱肌层强化。其中嗜酸性膀胱炎尿中可见嗜酸性细胞,腺性囊性膀胱炎及间质性膀胱炎均未见细菌生长及脓细胞少,可有间断性血尿,与浸润型膀胱癌往往不易区分,须借助膀胱镜及病理学检查方可确诊。

8.神经源性膀胱

由于长期尿路梗阻,使膀胱壁明显增厚(>5 mm),膀胱多呈宝塔状,小梁很粗,形成多发假性憩室,T_2WI 为低信号,仅黏膜线状强化。

9.膀胱良性肿瘤

膀胱良性肿瘤包括如下几类。

(1)内翻性乳头状瘤:内翻性乳头状瘤又称 Brunn 腺瘤,是 Brunn 巢发展起来的良性肿瘤,多见于中老年男性,膀胱三角区、膀胱颈为好发部位,大体上呈蘑菇状,具有宽广的柄或半球状隆起,本病占膀胱肿瘤的 2%~3%。病理上属良性,但易复发和恶变。MR 与膀胱癌表现相似,区分十分困难。

(2)嗜铬细胞瘤:嗜铬细胞瘤属肾上腺外嗜铬细胞瘤。膀胱壁在胚胎时期可遗留一些嗜铬细胞,排尿时血压升高为主要的临床特征,本病占膀胱肿瘤的 1%。T_1WI 为中等信号,而 T_2WI 为显著高信号,与膀胱癌信号不同,但同样呈显著强化。

(3)血管瘤:血管瘤通常为海绵状血管瘤,儿童相对多见。表现为膀胱壁分叶状团块或不规则增厚,T_2WI 为明亮高信号是其特点,有持久的明显强化。

(4)平滑肌瘤:平滑肌瘤好发于女性,以膀胱三角区多发。可表现为腔内、腔外及壁内病灶,MR 上肿瘤呈圆形,边界清楚,与膀胱癌形态不同。

(5)其他:绒毛样腺瘤呈绒毛结节状,光镜下由高柱状上皮被覆的腺样和乳头状结构所组成。

中肾管腺瘤呈乳头状和息肉状,可单发,20％为多灶性发生,常与腺性膀胱炎及伴发慢性炎症、结石、长期置导尿管刺激移行上皮化生有关。上述两种肿瘤结节与膀胱癌相似,区分十分困难。

(6)膀胱结石:膀胱结石多发于老年男性,占90％,女性占10％,单发为主,主要为磷酸盐结石。T_1WI 及 T_2WI 均为低信号,边界光滑,增强后无强化。

(李玉民)

第二节 子宫疾病

一、子宫内膜异位症

当具有生长功能的子宫内膜组织出现在子宫腔被覆黏膜以外的部位时,称子宫内膜异位症。异位的子宫内膜虽可生长在远离子宫的部位,但绝大多数病变出现在盆腔生殖器官和邻近器官的腹膜面,故临床常称为盆腔子宫内膜异位症。当子宫内膜出现和生长在子宫肌层时,称为子宫腺肌病。

子宫内膜异位症的主要病理变化为异位内膜随卵巢激素的变化而发生周期性出血,伴有周围纤维组织增生和粘连形成,以致在病变区出现紫色斑点或小泡,最后发展成为大小不等的紫蓝色实质结节。卵巢是子宫内膜异位症的最常见部位,约80％的病变累及一侧卵巢,双侧卵巢同时波及者约占50％。卵巢内的异位内膜反复出血,形成单个或多个囊肿,但以单个多见,囊内含暗褐色黏糊状陈旧血,状似巧克力液体。囊肿大小不一,直径多在 5~6 cm,由于后期囊肿内出血增多,囊腔内压力升高,囊壁可出现小的裂隙并有少量血液渗漏到卵巢表面,但裂隙随即被漏出物引起的腹膜局部炎性反应和组织纤维化所闭合。因此卵巢与周围器官或组织紧密粘连是卵巢子宫内膜异位症的临床特征之一,借此有助于与其他出血性卵巢囊肿鉴别。

此外,宫骶韧带、直肠子宫陷凹和子宫后壁下段,这些部位处于盆腔后部较低处,也是子宫内膜异位症的好发部位。

(一)主要临床表现

痛经和持续下腹痛,伴月经失调、不孕是主要表现,盆腔检查可见盆腔内有触痛性结节或子宫旁有不活动的囊性包块。此外,子宫内膜异位症的血清 CA125 值可能升高,但一般不超过 $200\ \mu g/mL$,腹腔镜检查是目前诊断子宫内膜异位症的最佳方法。

(二)MR主要表现

一侧或双侧卵巢单囊或多囊影,由于囊肿反复出血及渗漏,在大囊肿周围常伴有小的囊肿,呈"卫星囊"改变。

囊内血液可呈以下改变。

(1)T_1WI 为高信号,T_2WI 为低信号。

(2)T_1WI 及 T_2WI 均为高信号。

(3)T_1WI 和 T_2WI 均为混杂信号。

囊肿境界可清楚,也可有粘连。

(三)鉴别诊断

1.卵巢恶性肿瘤

病情进展快,多为混合性包块,腹水常见。

2.盆腔炎性包块

以往多有急性盆腔感染和反复感染发作史,不但在经期疼痛,平时也有腹痛,抗感染治疗有效。MR可见输卵管、卵巢粘连成团及多房性肿块,与周围肠曲及腹膜边界不清。与子宫内膜异位症易混淆。

二、子宫肌瘤

(一)病理特点与临床

子宫肌瘤为子宫最常见的良性肿瘤,30岁以后妇女发病率为20%以上,最常见于40~50岁,但一般不发生于绝经后。

根据肿瘤的生长部位可分为3类。

1.肌壁间肌瘤

肌壁间肌瘤最常见,约占全部子宫肌瘤的62%。

2.黏膜下肌瘤

黏膜下肌瘤占21%,由肌壁间向宫腔内生长而成。

3.浆膜下肌瘤

浆膜下肌瘤占15%,为肌壁间肿瘤向浆膜面突出而形成,肿瘤多为广基,也可形成蒂,后者可使肿瘤脱离子宫而游离,并粘着大网膜而形成寄生性肿瘤。如突向阔韧带,可埋入深部形成腹膜后肿瘤。

肿瘤单发或多发,大小不等,小如米粒,大如胎儿头。光镜下显示以平滑肌索为主,排列方向不同,呈漩涡状或栅栏状;肌束间存在不同量的纤维组织。

子宫平滑肌瘤可合并:①透明变性,最常见,多呈散在灶状分布。②液化坏死,形成大小不等的腔隙或小囊。③钙化。④间质脂肪化生。

腹膜播散性平滑肌瘤病,是指肌瘤在腹腔内呈弥散性生长,结节大小<1.0 cm,可累及子宫、卵巢、圆韧带和胃肠道浆膜面、大网膜等,酷似恶性肿瘤的种植。本病预后好,双侧附件与全子宫切除后,病灶可发生退变。子宫肌瘤可无明显临床症状,也可表现为月经过多、失调或不规则阴道流血。

(二)MR表现

如图15-6、图15-7。

在T_1WI上呈略低信号,在T_2WI像上呈低信号,边界清楚,增强扫描肿块明显强化,手术证实为肌瘤子宫体积增大,外形不规则,壁间肌瘤呈分叶状增大,浆膜下肌瘤为向浆膜面突出的肿块,单发或多发;黏膜下肌瘤表现为向宫腔、阴道或宫颈管突出;阔韧带肌瘤在冠状或横断面上可见子宫旁肿块。子宫肌瘤在T_1WI及T_2WI一般呈低信号,信号均匀或不均匀,T_2WI有时可见瘤周因淋巴管及静脉扩张形成环状高信号;增强扫描后有强化,但不如周围肌层明显。肌瘤产生玻璃样变性时,T_1WI为等信号,T_2WI为低信号,无强化;肌瘤产生红色变性时,T_1WI为不被抑脂序列抑制的高信号,T_2WI为低或高信号;肌瘤脂肪变性时,T_1WI为高信号,但可被抑脂序列抑制。

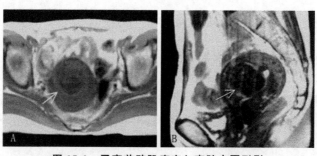

图 15-6　子宫前壁肌瘤突入宫腔内圆形影

在 T_2WI 像上为低信号,高信号子宫内膜受压向后移位,病理证实为黏膜下子宫肌瘤

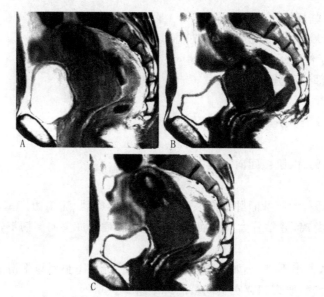

图 15-7　子宫颈部圆形软组织肿块

一般认为,T_2WI 为显示子宫肌瘤最为敏感的方法,可以发现约 3 mm 的微小肌瘤,为高信号。

三、子宫腺肌病

子宫腺肌病以往曾称为内在性子宫内膜异位症,是指子宫内膜向子宫肌层内的良性侵入,伴有平滑肌增生。肌束间有大小不一的小腔隙,内有暗红色液体(陈旧血液);少数子宫内膜在子宫肌层中呈局限性生长,形成结节或团块,类似肌壁间肌瘤,称子宫腺肌瘤。腺肌瘤不同于肌瘤之处在于其周围无包膜存在,故与四周的肌层无明显分界,可分为弥漫型和局限型。

主要临床表现为子宫增大、月经过多及痛经。

(一)MR 表现

子宫多呈均匀性增大,但很少超过 12 周妊娠子宫的大小,弥漫性生长(弥漫型多累及后壁,故后壁较前壁厚;局限型表现为局限性结节或团块)。病灶在 T_2WI 上表现为低信号的肌层内有散在、边界模糊的高信号灶,并有含铁血黄素沉着;也可表示为子宫肌层均匀性增厚及 T_2WI 信号普遍轻中度升高;T_1WI 多为低信号,也可为高信号。增强扫描后肌层有明显强化,病灶相对呈低信号。

(二)诊断与鉴别诊断

子宫腺肌病多见于 30～50 岁的经产妇,约半数患者同时合并子宫肌瘤,15％的患者合并子宫内膜异位症,约 30％的患者可无任何临床症状。凡 30 岁以上经产妇,出现经量增多、经期延长和逐年加剧的进行性痛经,子宫均匀性增大或局限性隆起,应首先考虑子宫腺肌病的可能。MR 显示肌层内见到种植内膜及反复出血引起的斑点、片状、结节状信号改变,可提示子宫腺肌病的诊断。本病需与多发性子宫肌瘤鉴别,后者多有假包膜或边界清楚,呈球形;而前者无假包膜,呈散在灶状分布。

四、宫颈癌

宫颈癌为最常见的妇科恶性肿瘤。患者年龄分布呈双峰状,35～39 岁和60～64 岁,一般认为与过早性生活、早育、多产和不洁性交有关。近年来,国内外均已普遍开展宫颈细胞防癌涂片检查,使宫颈癌的死亡率不断下降。(图 15-8)

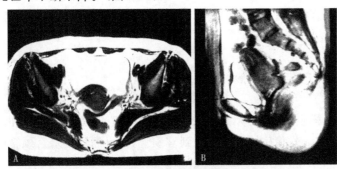

图 15-8　宫颈癌使宫颈不对称增厚
宫颈内被不均匀略高信号影充填,基质低信号环显示不清楚

(一)临床与病理

1.分型

宫颈癌大致可以分为原位癌、早期浸润癌(浸润深度≤3 mm)和浸润癌(指癌灶浸润深度距基膜 5 mm 直至扩展或转移至宫颈外组织者)。90％～95％为鳞癌,5％～10％为腺癌。

具体生长有 4 种类型。

(1)外生型:外生型最常见,病灶向外生长,如菜花状、息肉状或乳头状。

(2)内生型:癌灶向宫颈深部组织浸润,使宫颈扩张并侵犯子宫峡部。

(3)溃疡型:癌组织坏死脱落形成凹陷性溃疡或空洞。

(4)颈管型:癌灶发生在宫颈外口内,隐蔽在宫颈管。

2.转移途径

直接蔓延最常见;宫颈癌淋巴结转移分一级组(包括宫旁、宫颈旁或输尿管旁、闭孔、髂内外淋巴结)、二级组(包括髂总、腹股沟深浅及腹主动脉旁淋巴结)。血行转移较少见。

3.临床表现

临床上早期表现为接触性出血,晚期为阴道不规则出血,白带增加。

(二)MR 表现

MR 检查的主要目的是对肿瘤进行分期,早期浸润癌的 MR 表现可无阳性发现。只有当肿瘤发展到Ⅰb(浸润深度＞5 mm,宽度＞7 mm)以上,MR 才会有异常表现:宫颈增大,不对称增厚或有结节状突起，T_2WI 为不均匀信号增高，T_2WI 横断像上显示宫颈基质低信号环是否保持完整，是宫颈癌 Ⅰ 期和 Ⅱ 期的分界标志。如低信号的基质环被高信号的肿瘤破坏，出现中断或已突破，提示肿瘤已进入 Ⅱ 期（癌灶已超出宫颈，但未达盆壁）。Ⅲ 期指癌灶侵犯盆壁或阴道下段 1/3，表现为阴道不规则增厚，边缘模糊，肿瘤与盆壁粘连。Ⅳ 期指肿瘤侵犯膀胱和直肠壁，使之分界不清及肠壁增厚，盆壁肌肉间脂肪层消失，肌肉形态异常。

(三)MR 诊断与鉴别诊断

宫颈刮片细胞学检查或活检是确诊宫颈癌的主要手段。宫颈糜烂或宫颈息肉均可引起接触性出血，故难与宫颈癌鉴别，作宫颈刮片、阴道镜、荧光检查或活检是主要诊断手段。宫颈乳头状瘤多见于妊娠期，表现为接触性出血和白带增多，外观呈乳头状，子宫颈活检方可诊断。子宫内膜异位症有时宫颈也可有溃疡或乳头状肿块，需活检方可确诊。

五、子宫内膜癌

子宫内膜癌又称子宫体癌，是指子宫内膜发生的癌，绝大多数为腺癌，好发年龄高峰为 58～61 岁，低于 40 岁者仅占 2%～5%。

(一)病理与临床

病变多发生于宫体部及后壁，一般有 2 种生长形式。

1.弥漫型

肿瘤呈弥漫性息肉样生长，累及大部分或全部宫腔内膜，表面可伴坏死和溃疡。当病变浸润肌层后，可在肌层内形成结节状病灶。可扩张到宫颈管，一旦癌灶阻塞宫颈管则导致宫腔积脓。

2.局限型

肿瘤局限于宫腔的某一区域，呈小息肉或颗粒状生长，也可有肌层浸润，多见于宫底部或宫角部。

(1)组织学类型有以下几类：①内膜样腺癌，占 90%；②腺癌伴鳞状上皮分化；③透亮细胞癌；④浆液乳头状癌；⑤鳞形细胞癌。

(2)转移途径有以下几种。①直接蔓延：癌灶初期沿子宫内膜蔓延，向上经宫角至输卵管，向下至宫颈管，并继续蔓延至阴道。②淋巴转移：为主要转移途径。当癌肿浸润至深肌层或扩散至宫颈管时，易发生淋巴转移。

(3)临床表现：大多数早期无症状，晚期为绝经后阴道流血或排液增多。

(二)MR 表现

如图 15-9、图 15-10。

子宫内膜癌的早期诊断方法为分段刮宫，MR 的作用在于估计肿瘤的侵犯深度和合理分期。

子宫内膜癌最常见的 MR 表现为子宫内膜增厚（生育期妇女正常内膜厚度<1.3 cm，绝经期<9 mm），宫腔增宽，T_1WI 为中等信号，T_2WI 为中等、略高或高信号，呈颗粒状或片状增厚，注射Gd-DTPA后轻、中度强化。

结合带在 T_2WI 显示为低信号带，结合带中断或被肿瘤跨越提示肿瘤已侵犯肌层。动态增强扫描时，子宫内膜与肌层之间在正常时可见一完整强化带，该强化带有无破坏也是判断肌层受侵的另一重要指标。宫颈管受侵时表现为宫颈管狭窄或闭塞，宫颈信号异常，常伴宫腔积液和积血。

子宫浆膜面受侵表现为浆膜面毛糙，边缘不规则，子宫周围脂肪界面模糊。

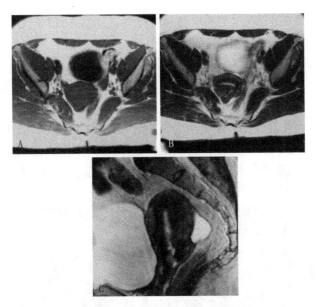

图 15-9　局限型早期子宫内膜癌

A.T_1WI 为中等信号图;B、C.T_2WI 像上子宫底部内膜厚薄不均,且可见颗粒
状充盈缺损影,低信号结合带欠光滑

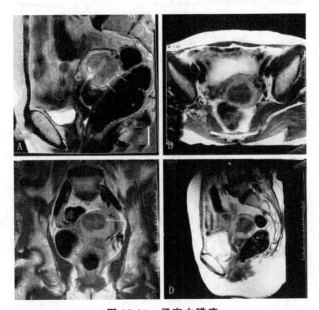

图 15-10　子宫内膜癌

A.子宫壁受侵厚薄不均,在 T_2WI 像上子宫腔内可见不规则高信号,低信号
结合带消失;B～D 为增强扫描后子宫腔内可见轻中度强化影

(三)MR 诊断与鉴别诊断

围绝经期妇女月经紊乱或绝经后再现不规则阴道流血,均应先除外内膜癌。绝经后妇女阴
道流血约 10％为子宫内膜癌所致。

1.子宫内膜息肉

子宫内膜息肉是指子宫内膜腺体及间质所组成的肿块,带蒂,向宫腔内突出,可单个或多个,

小者1~2 cm,大者可充满整个宫腔,主要引起月经过多、绝经后阴道不规则流血。MR表现为突入腔内的结节,T_1WI为低或中等信号,T_2WI为比正常内膜略低信号,有低信号的条索状影及高信号的小囊状结构,无强化或轻度强化。影像学上与子宫内膜癌不易区分,子宫镜检查及分段刮宫检查为主要的鉴别手段。

2.老年性子宫内膜炎合并宫腔积脓

老年性子宫内膜炎合并宫腔积脓常表现为阴道排液增多,浆液性、脓性或脓血性,子宫可增大。MR显示宫腔扩大及积液。子宫内膜较规则及轻度强化,不侵入基底层,但有时与子宫内膜癌不易区分,一般采用扩张宫颈管和诊刮即可明确诊断,扩张宫颈管后即可见脓液或脓血液流出,刮出物见炎性细胞,但无癌细胞。(图15-11)

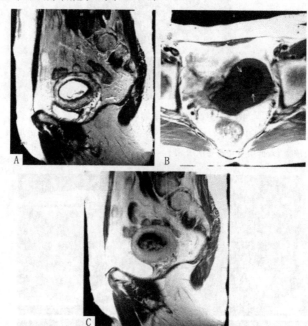

图15-11 宫颈管炎并子宫腔内积液

A.在T_2WI像上,子宫内膜高信号带明显增厚加宽;B.T_1WI像上呈均匀低信号,结合带低信号环仍
保持完整光滑;C.增强扫描后宫腔内可见条网状强化。诊断刮宫证实为宫颈管炎并子宫腔内积液

3.宫颈管癌

宫颈管癌也表现为不规则阴道流血及排液增多。宫颈管癌的病变仅位于宫颈管内,宫颈活检仍为主要的鉴别手段。

4.子宫内膜增生过长

子宫内膜增生过长是由于持续过高的雌激素作用所引起,病理上可分四种类型。

(1)轻度增生过长:又称单纯性增生过长,多见于无排卵患者(青春期或更年期)。

(2)腺囊型增生过长:子宫内膜增厚,可达2 cm以上,表面可呈息肉样,多见于更年期月经失调者。

(3)腺瘤型增生过长:又称重度腺型增生过长,子宫内膜增厚呈息肉状。

(4)不典型增生过长。

上述四种类型的子宫内膜增生过长,在MR均表现为子宫内膜增厚,也可出现息肉样改变,但与内膜癌的区别要点是子宫壁上的内膜界线清楚,无侵犯肌层现象;腺囊型增生在内膜与肌层之间可见小囊状影,有一定特点。确诊常需要依赖诊断性刮宫。

5.绝经过渡期功能失调性子宫出血

绝经过渡期功能失调性子宫出血主要表现为月经紊乱,如经量增多、经期延长、经间期不规则出血等,与子宫内膜癌的症状和体征相似。MR 显示无子宫内膜增厚,确诊仍主张先行分段刮宫检查。

(李玉民)

第三节　卵巢囊性病变

一、病理

卵巢囊性肿瘤或肿瘤样病变,包括非赘生性囊肿和赘生性囊肿两大类。前者包括滤泡囊肿、黄体囊肿、黄素囊肿、多囊卵巢、巧克力囊肿等,后者包括浆液性囊腺癌或腺瘤、黏液性囊腺瘤、皮样囊肿等。本节主要介绍卵巢非赘生性病变。

(一)滤泡来源的囊肿

如图 15-12。

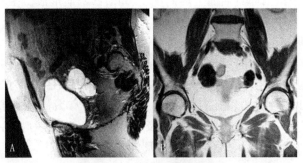

图 15-12　双侧卵巢滤泡囊肿
双侧卵巢均可见边缘光滑、多发长 T_1 长 T_2 囊状影,壁薄,大小不一

1.滤泡囊肿

正常生理过程中,滤泡(卵泡)发育成生长滤泡和成熟滤泡,其直径一般≤2 cm,如直径在2.0~2.5 cm 称囊状滤泡。而滤泡囊肿是指卵巢不成熟、成熟不排卵或无排卵黄素化等,使卵泡(滤泡)内液积聚过多而形成,也可认为是一种卵巢生理性潴留囊肿,直径一般≥2.5 cm,但最大不超过 5 cm。多数囊肿在1~6 个月内自行吸收或破裂消失,常为单发。

2.滤泡(卵泡)血肿

滤泡(卵泡)血肿是指滤泡囊肿内的积血。正常滤泡周围的卵泡膜层往往充血,这些充血的毛细血管破裂后形成滤泡血肿,体积较小,但需与子宫内膜异位引起的出血相鉴别,后者所衬托的上皮为子宫内膜上皮。

(二)黄体来源的囊肿

排卵后,卵泡液流出,卵泡腔内压下降,卵泡壁塌陷,形成许多皱襞,卵泡壁的卵泡颗粒细胞和内膜细胞向内侵入,周围由结缔组织的卵泡外膜包围,共同形成黄体。

1.囊性黄体

它是正常黄体的一种类型,即在发育正常的黄体腔内有过多液体,或由于黄体出血、血液被吸收后形成囊性黄体。直径一般<2 cm。

2.黄体囊肿

黄体囊肿指黄体内血肿,出血量多时形成的囊肿,囊肿的直径>2.5 cm。

3.白体来源囊肿

黄体在排卵后9~10天开始退化,退化时黄体细胞逐渐萎缩变小,周围的结缔组织及成纤维细胞侵入黄体,逐渐由结缔组织所代替,组织纤维化,外观色白,称白体。

黄体囊肿退化形成白体来源囊肿。视囊肿大小可分为囊肿白体及白体囊肿,前者直径<3 cm(2.5~3.0 cm),而后者>3.0 cm。

(三)黄素囊肿

黄素囊肿又称滤泡囊肿黄素化,是由于绒毛膜促性腺激素刺激卵泡使之过度黄素化所致,可与葡萄胎、绒毛膜癌等滋养层细胞肿瘤伴发。卵巢常呈双侧多房性囊肿,直径多>2 cm,大者可达10~15 cm,壁薄,有多房性分隔。当葡萄胎或绒癌治疗后,囊肿可自行缩小消退。除偶可引起扭转、出血和破裂外,一般无明显临床症状。

(四)卵巢表面上皮来源囊肿

1.生发上皮包涵囊肿

生发上皮包涵囊肿是指因卵巢表面上皮向皮质、间质凹陷而形成。多见于绝经期或老年期,囊肿一般都很小。

2.生发上皮包涵囊肿(巧克力囊肿)

生发上皮包涵囊肿为子宫内膜腺体和间质异位形成的囊肿,囊内及周围间质内可有陈旧性出血,周围往往有纤维组织增生及含铁血黄素巨噬细胞。囊肿直径一般为5~6 cm,大者可超过10 cm。由于反复腔内出血使囊内压升高,囊壁出现小裂隙并有微量血液渗出,造成卵巢与周围组织器官紧密粘连,固定在盆腔内。50%以上累及双侧卵巢,卵巢表面散在许多紫色小囊肿,以30~40岁最常见,临床主要表现为痛经并随月经周期加重。

(五)多囊卵巢综合征

1935年由Stein和Leven thal首先报道(又称Stein-Leventhal综合征),其临床特征为雄激素过多和持续无排卵。临床表现为闭经、不孕、肥胖、黑棘皮等。

(六)畸胎瘤

成熟畸胎瘤又称皮样囊肿,为最常见的卵巢肿瘤,占卵巢肿瘤的10%~20%,以20~40岁多见。多为单侧,切面为单房,腔内充满油脂和毛发、牙齿和骨质,囊壁上常见小丘样隆起向腔内突出,称头节(Rokitansky结节)。儿童畸胎瘤与成人不同,囊内几乎为浆液,脂肪的成分很少。

(七)卵巢囊性肿瘤样病变

1.浆液性囊腺瘤

浆液性囊腺瘤为卵巢最常见的良性肿瘤之一,多见于生育期妇女。

多为单侧性,可分为以下2种类型。

(1)单纯性浆液性囊腺瘤,为单房性,囊壁光滑。

(2)浆液性乳头状囊腺瘤:常为多房性;内有乳头,呈多灶性;囊壁为纤维结缔组织,内衬单层立方或柱状上皮,间质内可见砂粒体(钙盐沉积)。

有时乳头穿过囊壁向囊外生长甚至破裂,或种植于盆腔,虽形态上为良性,但其生物学行为已超过良性范围,应视为交界性浆液性囊腺瘤。

2.浆液性囊腺癌

浆液性囊腺癌为最常见的卵巢恶性肿瘤,占40%～50%,多为双侧性,体积大,半实质性,多见于40～60岁妇女。瘤组织多呈结节状或分叶状,切面为多房,腔内充满乳头,质脆,常伴出血坏死,囊液混浊,瘤细胞为立方或柱形,细胞异型性明显,并向间质浸润。5年存活率为20%～30%,常伴有腹腔内种植。

3.黏液性囊腺瘤

黏液性囊腺瘤多见于生育期妇女,多数为单侧性,5%为双侧性,呈圆形或卵圆形,表面光滑,切面为多房,房大小不一,细小者如蜂窝状,单房囊肿很少见。囊腔内充满胶冻样黏液,含有粘蛋白和糖蛋白,囊内很少有乳头生长,囊壁为纤维结缔组织,内衬高柱状上皮,产生黏液。有时囊内压增高,以致薄壁子房的间隔破裂,黏液性上皮种植在腹膜上,连续生长并分泌黏液,在腹膜表面形成许多胶冻样黏液团块,称腹膜黏液瘤。

临界恶性黏液性囊腺瘤:体积较大,表面光滑,常为多房,少数为双侧。特点是囊壁较厚,有实质区和乳头形成。

4.黏液性囊腺癌

肿瘤呈实性或囊实性,单侧,体积中等,有乳头生长,囊液多为血性,包膜有浸润或与周围粘连。

二、MR 表现与鉴别诊断

(一)卵巢功能性囊肿

卵巢功能性囊肿包括卵泡(滤泡)囊肿、黄体囊肿和黄素、白体囊肿。一般而言,囊壁薄而均匀、边缘光整、无分房、可自行吸收、不必治疗是其特点。卵泡囊肿和黄体囊肿的体积较小,一般≤2 cm,边界清楚锐利,囊内呈水样信号,T_1WI 为低信号,而 T_2WI 为高信号;滤泡血肿和囊状黄体在 T_1WI 为高信号,T_2WI 为低信号或高信号,增强后无强化;黄体囊肿呈中等 T_1 及长 T_2 改变,也可在 T_1WI 及 T_2WI 均呈高信号,体积多>2.0 cm,但<4.0 cm,由于黄体囊肿的囊壁富于血管,注射 Gd-DTPA 后囊壁有强化;黄素囊肿一般为双侧性受累、多发、大小不一的囊性病变,常见于葡萄胎或绒毛膜癌患者。其中黄素囊肿中,30%～50%合并葡萄胎,表现为妊娠后胎盘绒毛滋养细胞异常增生,终末绒毛转变为水泡,水泡间相连成串,MR 表现为子宫增大,腔内充满大小不一的囊状结构。绒癌多发生在子宫,形成单个或多个宫壁肿瘤,直径2～10 cm,卵巢可合并黄素囊肿。凡流产、分娩、异位妊娠后出现阴道流血、腹痛等症状,或肺、脑、肝、阴道转移灶,并有绒毛膜促性腺激素(HCG)升高,可考虑为绒癌;葡萄胎流产后1年以上发病者,也可考虑为绒癌。

(二)卵巢上皮包涵囊肿

多见于绝经期及老年人,囊肿一般体积较小,<3 cm,呈长 T_1 长 T_2 改变,壁薄光滑,总体上缺乏特征性。

(三)卵巢巧克力囊肿

如图 15-13。

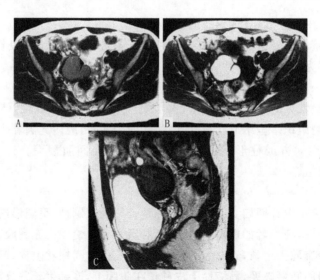

图 15-13　右侧附件区分叶状囊性肿块影

手术证实为巧克力囊肿，在 T_1WI 像上呈高信号（图 B），T_2WI 像上
呈略高信号（图 A、C），肿块边缘可见短 T_1、长 T_2 包膜

　　表现为附件区大小不一的囊肿，为圆形、类圆形或不规则形。由于反复出血，囊腔内压力过大，大囊肿穿破后新的出血被重新包裹，从而在大囊外形成小囊肿，即大囊周边伴小囊为其特点，囊壁多与邻近结构粘连或分界不清；囊内纤维组织增生及分隔形成。

　　囊内信号有下列几种情况。

　　（1）T_1WI 及 T_2WI 均为高信号，不被抑脂序列所抑制。

　　（2）T_1WI 为高信号，T_2WI 为低信号。

　　（3）T_1WI 及 T_2WI 均为混杂信号。

　　（4）陈旧性出血：上部高信号，下部低信号，周边为低信号含铁血黄素环。

　　子宫内膜异位引起的卵巢囊肿上缘一般不超过子宫上界，相反，功能性卵巢囊肿可超过子宫上缘；囊肿长轴与同侧骨盆平行也是巧克力囊肿的特点之一。此外，巧克力囊肿的壁多较厚。卵巢巧克力囊肿信号与卵泡血肿相似，但卵泡血肿直径<2.5 cm，可自行吸收消失，无周围粘连。

（四）多囊卵巢

　　多囊卵巢表现为双侧卵巢增大，为正常卵巢的 2～3 倍，多呈椭圆形，卵巢包膜增厚，每侧卵巢包膜下的小囊一般在 10 个以上，呈车轮状排列，小囊直径<1.0 cm。虽然卵巢多发囊性改变是多囊卵巢综合征的表现之一，但要确立此诊断需要充分结合临床表现及内分泌测定方更为可靠（雄激素过多和 LH/FSH 失常是主要变化）。

　　多囊卵巢需与下列疾病鉴别。

　　1.多卵泡卵巢

　　双侧卵巢大小正常或仅轻微增大，卵巢内可见 4～10 个卵泡，4～10 mm 不等，不再继续生长，也不会排卵，但排列整齐，无子宫内膜增厚、增宽及内分泌指标异常。

　　2.小卵泡黄素化

　　双侧卵巢无增大及无卵巢包膜增厚，卵巢内有排列不整齐的小卵泡，直径4～6 mm，这是由于 LH 早期偏高影响卵泡发育所致。

(五)卵巢皮样囊肿

如图 15-14、图 15-15。

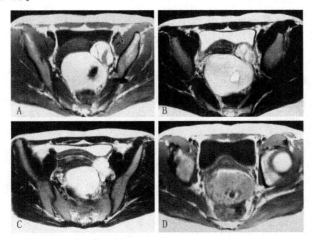

图 15-14　盆腔内见两个类圆形肿块

手术证实为卵巢畸胎瘤,在 T_1WI 像上呈高信号,大肿块内可见结节状低信号影,在 T_2WI 像上为高信号,增强扫描后肿块略有强化

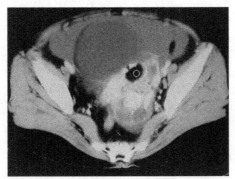

图 15-15　盆腔内软组织肿块斑片状强化

CT 示其内可见局灶性低密度的脂肪,手术病理证实为卵巢畸胎瘤

卵巢皮样囊肿又称卵巢囊性畸胎瘤,是最常见的卵巢肿瘤之一。多发生于年轻妇女,直径 5～10 cm,呈圆形或卵圆形,为单房或分房性结构,囊肿多表现为含脂肪或脂液平面的囊性肿块,瘤体为囊性或囊实性。(囊内)实质部分呈圆形、不规则形,称 Rokitansky 结节,由骨、软骨、毛发等组成,呈不均匀信号;脂液平面由下沉的细胞碎屑和漂浮的脂类物质组成,T_1WI 上方为高信号,下方为低信号;T_2WI 上则相反,上方信号低于下方,患者改变体位后,脂液平面会移动。

(六)卵巢囊性肿瘤

卵巢滤泡囊肿和黄体囊肿是最常见的囊性病变,直径＜5 cm,壁薄,一般不需急于手术处理,定期观察或口服避孕药后,2 个月内多自行消失;若持续存在或增大,应注意卵巢肿瘤的可能。

卵巢浆液性囊腺瘤占卵巢良性病变的 25％,以单侧多见,15％ 为双侧性。浆液性囊腺瘤可分为单纯性和乳头状两种:前者为单房性,直径 5～10 cm,壁薄而光滑,少数可为多房性,囊内可见多个带状分隔,囊液 T_1WI 为低信号,T_2WI 为高信号;后者囊壁较厚,有少数乳头状突起,乳头状突起间可见砂粒体,黏液性囊腺瘤无此现象。

浆液性囊腺癌的体积常更大,可达 10 cm 以上,为一侧或双侧受累,囊壁不均匀增厚及有明显乳头状突起,囊壁可钙化及强化。肿瘤可沿腹膜种植,形成肠管粘连及大量腹水形成。

黏液性囊腺瘤常为单侧性多房结构是其特点,各房大小不一,肿瘤较浆液性囊腺瘤更大(>10 cm),较少有乳头状突起。由于黏液性囊腺瘤的囊液内含蛋白量较高,因而 T_1WI 及 T_2WI 信号均较浆液性囊腺瘤高。

黏液性囊腺癌则呈囊实性肿块,囊壁厚而不规则,囊腔内有不均匀的带状分隔,囊壁多有周围浸润、伴腹膜侵犯或有腹水形成。

良、恶性囊腺瘤的鉴别如下。

(1)肿瘤囊壁或分隔厚度>3 mm,厚薄不均或有结节状突起。

(2)肿块内实性部分占的比例越多,恶性可能性越大,恶性囊腺瘤更易出血及坏死。

(3)肿瘤边界不清,包膜不完整,有腹水、腹膜种植或浸润生长。

(4)增强时实性成分有不规则强化。

浆液性与黏液性囊腺瘤的区分要点:浆液性囊腺瘤多为单囊,1/3 可见砂粒体钙化;而黏液性囊腺瘤多为多房囊性肿块,少见钙化。

(李玉民)

第四节　卵巢实质性肿瘤

卵巢实质性肿瘤较囊性肿瘤少见,但种类较多,分为良性和恶性两种,实质性肿瘤多数为恶性,仅少数为良性。

一、卵巢良性实质性肿瘤

卵巢良性实质性肿瘤有纤维瘤、平滑肌瘤、纤维上皮瘤、卵泡膜细胞瘤等,最常见为纤维瘤。纤维瘤多为单侧,多见于绝经期和中年妇女,球形或分叶状,直径 5~10 cm,主要成分为梭形成纤维细胞和纤维细胞,组织排列呈漩涡状。约 15% 的纤维瘤可伴胸腔积液、腹水,称 Meigs 综合征,肿瘤切除后胸腔积液、腹水消失。MR 表现为卵巢区实质性肿块,T_1WI 为中等信号,T_2WI 为中等信号。包膜完整,无明显强化。(图 15-16)

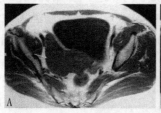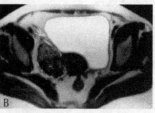

图 15-16　卵巢纤维瘤

右侧附件区卵圆形实质性肿块,T_1WI 为中等信号,T_2WI 为不均匀低信号,有低信号包膜,手术证实为卵巢纤维瘤纤维瘤应注意与浆膜下子宫肌瘤鉴别:纤维瘤多偏于一侧,一般无月经改变,多角度观察能与子宫分开,而浆膜下子宫肌瘤有蒂与子宫相连,注射 Gd-DTPA 后子宫肌瘤的强化较纤维瘤明显。

二、卵巢恶性实质性肿瘤

常见有卵巢囊腺癌、颗粒细胞癌、无性细胞瘤、内胚窦瘤、肉瘤、绒毛膜上皮癌等。共同特点是肿瘤生长迅速,短期内出现腹胀、腹部包块和腹水,肿块多不规则,易有囊变、出血和坏死。(图 15-17 至图 15-19)

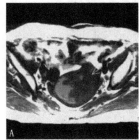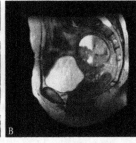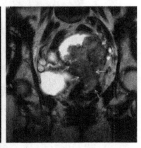

图 15-17　卵巢内膜样癌(一)

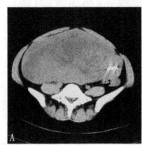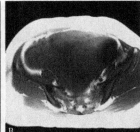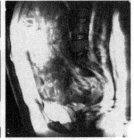

图 15-18　卵巢内膜样癌(二)

CT 见盆腔内巨大水样密度肿块(图 A),且向下腹部浸润,T_1WI 像上呈低信号,在

T_2WI 像上为不均匀高信号,子宫受压左移且边界不清,增强扫描时有明显强化

盆腔后部见不规则囊实性肿块,边界不清,向周围组织浸润,呈长 T_1 和不均匀长 T_2 信号,盆腔内可见结节状肿大淋巴结。

卵巢恶性肿瘤的转移特点:外观局限的肿瘤,却在腹膜、大网膜、腹膜后淋巴结、横膈有转移。腹腔种植及直接蔓延是主要转移途径。

淋巴道也是重要的转移途径,有 3 种方式:①沿卵巢血管走行,从卵巢淋巴管向上达腹主动脉旁淋巴结;②从卵巢门淋巴管达髂内、外淋巴结,经髂总至腹主动脉旁淋巴结;③沿圆韧带入髂外及腹股沟淋巴结。血行转移少见。

(一)MR 表现

卵巢肿块呈实质性不均匀肿块,内有囊变和坏死,T_1WI 为略低信号,T_2WI 为不均匀高信号,有不均匀强化;肿瘤往往呈双侧性,常伴腹水。

下列特点有助于提示为卵巢实质性恶性肿瘤。

(1)囊实性、不规则状或分叶状肿块,有较明显强化。

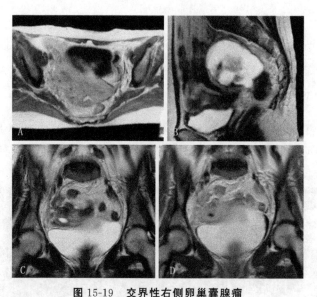

图 15-19 交界性右侧卵巢囊腺瘤

右侧附件区可见界限不清的类圆形肿块影,在 T_1WI 像上为不均匀低信号,在
T_2WI 像上为不均匀高信号,增强扫描肿块实性部分有明显强化

(2)易沿腹膜扩散,引起腹水、腹膜增厚及小斑点或结节形成,大网膜肿胀,肠管模糊及肠系膜混浊,盆壁及后腹膜有肿大淋巴结。

大网膜肿胀呈"网膜饼"状,腹水是卵巢恶性肿瘤腹膜转移的标志,多数为大量腹水,有的卵巢癌以腹水为主要表现,原发灶很小。

(二)诊断和鉴别诊断

1.诊断

恶性卵巢肿瘤早期无症状,起病隐匿,约 3/4 发现时属晚期。颗粒细胞癌约 3/4 有雌激素活性,引起内分泌紊乱,好发年龄为 40～50 岁;未成熟畸胎瘤体积大,临床多有 AFP 升高;无性细胞瘤好发于 10～20 岁,对射线敏感;内胚窦癌 40 岁以上少见,生长迅速,有 AFP 升高。

2.鉴别诊断

卵巢肿瘤需与下列疾病鉴别。

(1)卵巢转移性肿瘤:体内任何部位的原发性肿瘤均可转移到卵巢,常见原发性癌有乳腺、肠、胃、生殖道、尿路等,占卵巢肿瘤的 5%～10%。Krukenberg 瘤是一种特殊的转移性腺癌,原发部位为胃肠道,双侧性,中等大,多保持卵巢原形或呈肾形,一般无粘连,切面为实性,内有小囊腔,囊内充满黏液,多伴腹水。MR 显示双侧卵巢有略长 T_1 长 T_2 信号改变。

(2)输卵管病变:卵巢和输卵管统称为附件,但两者疾病有很大区别,卵巢以肿瘤常见,而输卵管病变以炎性病变常见,异位妊娠次之,肿瘤最少见。因二者位置很近,所以当子宫外有肿块时,称为附件包块,但这不够严格,认真区分这二部位有助于疾病的定性诊断。输卵管炎的主要病理改变为双侧输卵管增粗,管腔扩张或呈腊肠形。与卵巢肿瘤的鉴别要点:卵巢肿瘤多呈球形,单侧更多见;而输卵管炎或积液多为双侧性,表现为子宫角与卵巢之间长 T_1 长 T_2 液性囊肿样物。

(3)异位妊娠:受精卵于子宫体腔以外着床,称为异位妊娠,习惯上称宫外孕。异位妊娠包括输卵管妊娠、卵巢妊娠、腹腔妊娠和阔韧带妊娠等。异位妊娠的发生率近年呈上升趋势,其中输卵管妊娠最常见,占异位妊娠的 95%。①输卵管妊娠发展到一定程度后,有以下结局:输卵管妊娠流产,输卵管妊娠破裂,继发性腹腔妊娠。②主要临床表现有以下几项:多有 6~8 周停经,但有 20%~30%无明显停经史;腹痛发生在输卵管流产或破裂时,突然一侧下腹部疼痛;阴道流血、晕厥和休克,测血中 β-HCG 升高,阴道后穹隆穿刺抽出不凝固红色血液;MR 显示盆腔内混杂信号肿块,其中可见 T_1WI 高信号及液性区,T_2WI 为不均匀高、低混杂信号。

(4)盆腔炎性包块:女性内生殖器及其周围结缔组织的炎症和盆、腹腔炎症,称盆腔炎。急性盆腔炎包括急性子宫内膜炎、子宫肌炎、急性输卵管炎、卵巢炎、急性盆腔结缔组织炎和盆腔腹膜炎。共同临床特点是高热、寒战、下腹痛、白带多,双侧附件肿胀。慢性盆腔炎表现为下腹痛、肛门坠胀、白带多、低热、全身不适。一般都有急性盆腔炎病史和不育史。MR 显示盆腔内脂肪界面模糊、炎性粘连性团块、子宫直肠陷凹或盆腔内多房包裹性积液。

(5)结核性腹膜炎:由盆、腹腔内粘连性肿块所构成,常伴腹水,多发生于年轻不孕妇女。多有肺结核史,全身症状有消瘦、乏力、低热、盗汗、月经稀少,妇科检查肿块的位置较高,形状不规则、界限不清。生殖器结核的潜伏期很长,可达 1~10 年,多数患者在日后发现生殖器结核时,其原发灶已愈合。生殖器结核中,90%~100%为输卵管结核,双侧性居多,有并发腹水型结核性腹膜炎,或盆腔腹膜、肠管表面和卵巢表面布满结节,输卵管增粗、僵直,内有干酪性物质,子宫内膜结核及卵巢结核多由输卵管结核蔓延而来。输卵管结核的表现多不典型,易与卵巢癌及子宫内膜异位症混淆。对于未婚女性,有低热、盗汗、盆腔炎及腹水时,应考虑到本病的可能。结核菌素试验阳性、白细胞计数不高有助于本病的诊断,必要时行腹腔镜检查。

(吕丽君)

第五节 睾丸和附睾疾病

一、睾丸肿瘤

原发性睾丸肿瘤绝大多数为恶性,约占男性恶性肿瘤的 1%,任何年龄均可发生,但以 20~40 岁多见,以右侧多见,双侧同时累及者罕见。可能与睾丸下降异常、其输精管发育异常、遗传因素、内分泌失调、外伤和感染等有关。

(一)生殖细胞肿瘤

最常见,其中又以精原细胞瘤最常见,98%为单侧,仅 2%为双侧,最常见于 30~50 岁,青春期前及 50 岁以后很少发生。生殖细胞瘤尚可发生于生殖腺外,如纵隔、腹膜后、垂体、松果体区。大体上睾丸常肿大,部分患者睾丸大小可正常。切面呈灰白色,实性鱼肉状,可见灶状坏死及出血,经放疗后则可见明显广泛坏死和纤维化。

精原细胞瘤在 T_1WI 为均匀中等信号,T_2WI 上肿瘤组织信号较正常睾丸信号低。出血坏死灶少见,有轻度强化。侵及邻近组织后可引起睾丸鞘膜积液;瘤周可见假包膜,肿瘤转移至后腹膜形成广泛淋巴结肿大,其中左侧睾丸肿瘤首先播散到左肾水平的主动脉旁淋巴结,而右侧睾丸肿瘤首先转移到低位主动脉旁及腔静脉前淋巴结。

精原细胞性精原细胞瘤占精原细胞瘤的 3.5%~9.0%,大多发生在50 岁以上的男性,大体解剖与精原细胞瘤相同,但可见水肿及粘胶样,T_2WI 信号略高。

卵黄囊瘤又称内胚窦瘤、睾丸母细胞瘤等，为婴儿及儿童最常见的睾丸恶性肿瘤，好发于3.5岁以下儿童，睾丸明显增大，肿瘤可部分或全部取代睾丸组织。MR表现与精原细胞瘤相似。

（二）非精原细胞瘤

非精原细胞瘤少见，仅占睾丸肿瘤的3.5%，主要是纤维瘤、纤维肉瘤、平滑肌瘤、平滑肌肉瘤、血管瘤和淋巴肉瘤。转移性淋巴肉瘤和白血病累及睾丸时，常使双侧睾丸同时受累。此类肿瘤与精原细胞瘤的最大区别是由于组织出血、坏死明显，T_1WI及T_2WI均信号不均匀是其主要区别点。

二、睾丸附睾炎

睾丸炎少见，多为流行性腮腺炎的并发症，少数为睾丸梅毒所致。流行性腮腺炎并发的睾丸炎起病急，睾丸迅速肿大、疼痛；而梅毒所致者睾丸缓慢肿大，呈球形。睾丸炎单独存在者少见，常合并附睾炎。急性附睾炎表现为附睾肿大，T_2WI信号增高，精索增粗；慢性附睾炎由于纤维增生，使附睾硬化；附睾结核主要为干酪样变和纤维化，T_1WI为低信号，T_2WI为混杂信号。

三、睾丸血肿

由外伤所致，睾丸损伤均在白膜内出血而形成血肿，有剧烈疼痛，常伴鞘膜积血，T_1WI为略高或高信号，T_2WI为不均匀低或高信号。血肿可位于内膜下、阴囊纵隔、鞘膜内或鞘膜旁，血肿可表现为阴囊内渗血为主或囊内较大血肿。

四、睾丸扭转

睾丸扭转或精索扭转多发生在青少年，也可见于新生儿，本病有2种类型：一种是鞘膜内型，占绝大多数；另一种是鞘膜外型，少见。常在新生儿或1岁以内婴儿发病，临床表现为急剧疼痛和绞痛，如果扭转不能在12小时内解除，将发生睾丸梗死或坏死。

MR可显示扭转点的形成呈低信号结节状，由此扭转点可见漩涡状结构，由血管、淋巴管、输精管和脂肪组织扭转而成，呈混杂信号，位于阴囊后上方区多见。扭转点和漩涡征为睾丸精索扭转的特征性改变，伴有附睾肿胀，精索虽增粗，但无血管增多，与附睾炎不同。

五、精索静脉曲张

精索静脉曲张系因精索静脉血流淤积，而导致精索蔓状静脉丛迂曲扩张。左侧精索静脉呈直角进入左肾静脉，血流阻力大，故较右侧更易发生曲张。

MR表现为腹股沟管内环至睾丸的精索结构，精索增粗，可见众多迂曲扩张的管状结构，因血流缓慢在T_2WI上可见曲张血管呈高信号。

六、隐睾

隐睾为先天性疾病，睾丸下降途中停留于腹膜后、腹股沟管或阴囊入口而未降至阴囊内者称隐睾。未下降的睾丸70%位于腹股沟部，25%位于腹膜后，5%位于阴囊上部及其他部位，有50%合并腹股沟疝。隐睾常发育不全，体积小，易恶变，睾丸肿瘤中15%可发生于隐睾。术前睾丸定位将对指导手术有重要帮助。

考虑到隐睾的发生部位，在检查时可先重点检查腹股沟环区，然后对腹膜后（高于肾门水平）及阴囊内进行观察。有时隐睾可异位分布于前腹壁、股三角、会阴等区。

(一)MR 表现

(1)阴囊内一侧或双侧睾丸缺如。

(2)腹股沟部隐睾,可在腹股沟管内或内环附近显示长轴与腹股沟管一致的椭圆形影;附睾无萎缩时,信号与正常睾丸相同,发生萎缩后有纤维化改变,T_2WI 为低信号,一般隐睾的体积小于正常睾丸,形态呈椭圆状,境界清楚,边缘光滑。腹膜后隐睾常因位置深在及部分肠管干扰,不易显示。

(二)鉴别诊断

1.腹股沟淋巴结

腹股沟淋巴结呈圆形,与隐睾的椭圆形不同,T_2WI 为略高信号或低于脂肪,而隐睾信号高于脂肪。

2.腹股沟疝

斜疝的疝囊从腹壁下动脉之外的腹股沟管内环突出,向内、向下、向前斜行出腹股沟管外环进入阴囊或女性大阴唇。斜疝内容物常有大网膜、小肠、盲肠、乙状结肠等。直疝位于腹部下动脉内侧,常见于年老体弱者,疝囊颈较宽大,疝块可于平卧时消失,不伸入阴囊内,疝内容物为小肠或大网膜。MR 特点为腹股沟或阴囊内肿物,上方与腹腔内容物连通,疝出物可见肠内气体或呈高信号的脂肪。

3.精索肿瘤与精索囊肿

精索肿瘤较少见,多为脂肪瘤,多发生在精索近附睾处,结节状,质地较韧;精索囊肿多为梭形,壁薄,有长 T_1、长 T_2 特性。

七、睾丸鞘膜积液

睾丸周围的鞘膜囊内存在过多的液体时,称为鞘膜积液。鞘膜积液的类型与鞘状突是否闭锁密切相关。小儿睾丸鞘膜的淋巴系统发育较晚,若睾丸与腹腔之间的鞘状突过早闭合,则鞘膜囊内的分泌液不完全吸收,可形成先天性积液;继发性鞘膜积液的原发病有急性睾丸炎、附睾炎、精索炎等。原发积液为清亮黄色,出血为棕色,感染则为脓性,鞘膜壁常有纤维化或钙化。

MR 可表现如下。

(一)睾丸鞘膜积液

睾丸鞘膜积液发生于睾丸部鞘膜囊中,形成球形囊状肿物。

(二)精索鞘膜积液

精索鞘膜积液又称精索囊肿,表现为精索区椭圆柱状囊状物。

(三)睾丸精索鞘膜积液

睾丸精索鞘膜积液为婴儿型鞘膜积液,显示阴囊内及精索区积液。

(四)交通型鞘膜积液

交通型鞘膜积液显示阴囊内积液,大小与体位有关。

上述积液在 T_1WI 为低信号,T_2WI 为高信号,睾丸白膜增厚,可有强化。

八、附睾疾病

(一)附睾炎

多见于青壮年,多继发于后尿道炎、前列腺炎及精囊炎,致病菌经输精管逆行而进入附睾。

急性附睾炎表现为附睾弥漫或局限性增大，MR信号正常或 T_2WI 略高信号；慢性附睾炎则 MR信号减弱，病变多为单侧。

(二)附睾结核

附睾结核多来自前列腺、精囊腺和输精管的感染，病程较缓慢，一般从附睾尾部开始，呈干酪样变、脓肿或纤维化，然后逐渐发展到整个附睾，输精管增粗呈串珠状。

MR表现为附睾尾部及头部结节，T_1WI 低信号，T_2WI 以低或等信号为主，内部信号不均，呈斑点状高信号。一般伴有鞘膜积液。

(三)附睾精液囊肿

一般无症状。可分为先天性和后天性两种，前者主要由附睾上旁导管和下旁导管发展而成；后者系由输精管或附睾导管炎性阻塞所致。MR表现为附睾头部 $1\sim2$ cm 含液囊，T_1WI 多为低信号，也可为高信号，T_2WI 为高强信号，囊壁光滑。

（吕丽君）

第十六章 骨关节及肌肉疾病MR诊断

第一节 退行性骨关节病

退行性骨关节病又称骨性关节炎,是关节软骨退变引起的慢性骨关节病,分原发和继发两种。前者是原因不明的关节软骨退变,多见于40岁以上的成年人,好发于承重关节,如脊柱、膝关节和髋关节等,常为多关节受累。后者多继发于外伤或感染,常累及单一部位,可发生于任何年龄,任何关节。

一、临床表现与病理特征

常见的症状是局部运动受限、疼痛、关节变形。病理改变早期表现为关节软骨退变,软骨表面不规则,变薄,出现裂隙,最后软骨完全消失,骨性关节面裸露。软骨下骨常发生相应变化,骨性关节面模糊、硬化、囊变,边缘骨赘形成。

二、MRI表现

退行性骨关节病的首选检查方法为X线平片,MRI可以早期发现关节软骨退变,在此重点讲述关节软骨退变的MRI表现。

在 T_2WI,关节软骨内出现灶状高信号是软骨变性的最早征象。软骨信号改变主要由于胶原纤维变性,含水量增多所致,软骨形态和厚度改变也见于退变的早期,主要是软骨体积减小。退变进一步发展,MRI表现更为典型,软骨不同程度变薄,表面毛糙,灶性缺损,碎裂,甚至软骨下骨质裸露。相应部位的软骨下骨在 T_2WI 显示信号增高或减低,信号增高提示水肿或囊变,信号减低提示反应性纤维化或硬化。相关的其他MRI表现包括中心或边缘骨赘形成,关节积液及滑膜炎。

按照Shahriaree提出的关节软骨病变病理分级标准,可把软骨病变的MRI表现分级描述如下:0级,正常;Ⅰ级,关节软骨内可见局灶性高信号,软骨表面光滑;Ⅱ级,软骨内高信号引起软骨表面不光滑,或软骨变薄、溃疡形成;Ⅲ级,软骨缺损,软骨下骨质裸露。

三、鉴别诊断

(一)软骨损伤

有明确的外伤史,可见局部软骨变薄或完全缺失。一般缺失的边界清晰锐利,有时发生软骨下骨折。在关节腔内可以找到损伤移位的软骨碎片或骨软骨碎片。

(二)感染性关节炎

在退行性变晚期，可出现骨髓水肿、关节积液及滑膜增厚等征象，需要与感染性关节炎鉴别。鉴别要点是明确有无感染的临床症状及化验结果；影像学上，感染性滑膜炎时滑膜增厚更明显，关节周围水肿及关节积液更明显，而退行性变时滑膜增厚、水肿及关节积液均相对较轻，但关节相对缘增生明显。

（吕丽君）

第二节　骨关节感染性疾病

一、骨髓炎

骨髓炎是指细菌性骨感染引起的非特异性炎症，它涉及骨膜、骨密质、骨松质及骨髓组织，"骨髓炎"只是一个沿用的名称。本病较多见于 2～10 岁儿童，多侵犯长骨，病菌多为金黄色葡萄球菌。近年来抗生素广泛应用，骨髓炎的发病率显著降低，急性骨髓炎也可完全治愈，转为慢性者少见。

(一)临床表现与病理特征

急性期常突然发病，高热、寒战，儿童可有烦躁不安、呕吐与惊厥，重者出现昏迷和感染性休克。早期患肢剧痛，肢体半屈畸形，局部皮温升高，有压痛，肿胀并不明显，数天后出现水肿，压痛更为明显。脓肿穿破骨膜后成为软组织深部脓肿，此时疼痛可减轻，但局部红肿压痛更为明显，触之有波动感。白细胞数增高。成人急性炎症表现可不明显，症状较轻，体温升高不明显，白细胞可仅轻度升高。慢性骨髓炎时，如骨内病灶相对稳定，则全身症状轻微。身体抵抗力低下时可再次急性发作。病变可迁延数年，甚至数十年。

大量的菌栓停留在长骨的干骺端，阻塞小血管，迅速发生骨坏死，并有充血、渗出与白细胞浸润。白细胞释放蛋白溶解酶破坏细菌、坏死骨组织与邻近骨髓组织。渗出物与破坏的碎屑形成小型脓肿并逐渐扩大，使容量不能扩大的骨髓腔内压力增高。其他血管亦受压迫而形成更多的坏死骨组织。脓肿不断扩大，并与邻近的脓肿融合成更大的脓肿。

腔内高压的脓液可以沿哈佛管蔓延至骨膜下间隙，将骨膜掀起，形成骨膜下脓肿。骨皮质外层 1/3 的血供来自骨膜，骨膜地掀起剥夺了外层骨皮质的血供而形成死骨。骨膜掀起后脓液沿筋膜间隙流注，形成深部脓肿。脓液穿破皮肤，排出体外形成窦道。脓肿也可穿破干骺端的骨皮质，形成骨膜下骨脓肿，再经过骨小管进入骨髓腔。脓液还可沿着骨髓腔蔓延，破坏骨髓组织、松质骨、内层 2/3 密质骨的血液供应。病变严重时，骨密质的内外面都浸泡在脓液中而失去血液供应，形成大片的死骨。因骨骺板具有屏障作用，脓液进入邻近关节少见。成人骺板已经融合，脓肿可以直接进入关节腔，形成化脓性关节炎。小儿股骨头骨骺位于关节囊内，该处骨髓炎可以直接穿破干骺端骨密质，进入关节。

失去血供的骨组织，将因缺血而坏死。而后，在其周围形成肉芽组织，死骨的边缘逐渐被吸收，使死骨与主骨完全脱离。在死骨形成过程中，病灶周围的骨膜因炎性充血和脓液的刺激，产生新骨,包围在骨干外层,形成骨性包壳,包壳上有数个小孔与皮肤的窦道相通,包壳内有死骨、脓液和炎性肉芽组织,往往引流不畅,成为骨性无效腔。死骨内可存留细菌,抗生素不能进入其内,妨碍病变痊愈。小片死骨可以被肉芽组织吸收,或为吞噬细胞清除,或经皮肤窦道排出。大块死骨难以吸收和排出,可长期存留体内,使窦道经久不愈合,病变进入慢性阶段。

(二)MRI表现

MRI显示骨髓炎和软组织感染的作用优于X线和CT检查,易于区分髓腔内的炎性浸润与正常黄骨髓,可以确定骨破坏前的早期感染。

1.急性骨髓炎

骨髓腔内多发类圆形或迂曲不规则的更长 T_1、长 T_2 信号,边缘尚清晰,代表病变内脓肿形成;脓肿周围骨髓腔内可见边界不清的大片状长 T_1、长 T_2 信号,压脂 T_2WI 呈高信号,代表脓肿周围骨髓腔的水肿;病变区可出现死骨,在所有MRI序列均表现为低信号,其周围可见环状长 T_1、长 T_2 信号包绕,代表死骨周围的反应性肉芽组织,死骨的显示CT优于MRI;骨膜反应呈与骨皮质平行的细线状高信号,外缘为骨膜化骨的低信号线;周围软组织内可见广泛的长 T_1、长 T_2 信号,为软组织的水肿(图16-1);有时骨膜下及软组织出现不规则长 T_1、长 T_2 信号,边界清晰,代表骨膜下或软组织脓肿形成;在增强检查时,炎性肉芽肿及脓肿壁可有强化,液化坏死区不强化,因此出现环状强化,壁厚薄均匀。

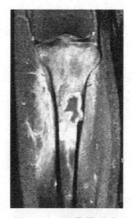

图16-1　胫骨骨髓炎

脂肪抑制冠状面 T_2WI,胫骨中上段局限性骨质破坏,周围可
见环状高信号,髓内大片水肿,周围肌肉组织明显肿胀

2.慢性化脓性骨髓炎

典型的影像学特点为骨质增生、骨质破坏及死骨形成,MRI显示这些病变不如CT。只有在X线和CT检查无法与恶性肿瘤鉴别诊断时,MRI可以提供一定的信息。例如,当MRI检查没有发现软组织肿块,而显示病变周围不规则片状长 T_1、长 T_2 水肿信号,病变内部可见多发类圆形长 T_1、长 T_2 信号,边缘强化,提示脓肿可能,对慢性骨髓炎的诊断有一定的帮助。

(三)鉴别诊断

1.骨肉瘤

骨肉瘤的骨质破坏与骨硬化可孤立或混杂出现,而骨髓炎的增生硬化在破坏区的周围。骨肉瘤在破坏区和软组织肿块内有瘤骨出现,周围骨膜反应不成熟,软组织肿块边界较清,局限于骨质破坏周围,而骨髓炎软组织肿胀范围比较广。

2.尤因肉瘤

尤因肉瘤亦可见局限的软组织肿块，无明确的急性病史，无死骨及骨质增生。MRI 有助于区分软组织肿胀与软组织肿块。

二、化脓性关节炎

化脓性关节炎是化脓性细菌侵犯关节面引起的急性炎症。大多由金黄色葡萄球菌引起，其次为白色葡萄球菌、肺炎球菌和肠道杆菌。多见于儿童，好发于髋、膝关节。常见的感染途径有血行感染、邻近化脓性病灶直接蔓延、开放性关节损伤感染。

(一)临床表现与病理特征

急性期多突然发病，高热、寒战，儿童可有烦躁不安、呕吐与惊厥。病变关节迅速出现疼痛与功能障碍，局部红、肿、热、疼明显，关节常处于屈曲位。

早期为滑膜充血水肿，有白细胞浸润和浆液性渗出物；关节软骨没有破坏，如治疗及时，可不遗留任何功能障碍。病变继续发展，关节液内可见多量的纤维蛋白渗出，其附着于关节软骨上，阻碍软骨的代谢。白细胞释出大量的酶，可以协同对软骨基质进行破坏，使软骨发生断裂、崩溃与塌陷。病变进一步发展，侵犯关节软骨下骨质，关节周围亦有蜂窝织炎。病变修复后关节重度粘连，甚至发生骨性或纤维性强直，遗留严重关节功能障碍。

(二)MRI 表现

在出现病变后 1～2 周，X 线没有显示骨质改变之前，MRI 就可显示骨髓的水肿，关节间隙均匀一致性变窄。关节腔内长 T_1、长 T_2 信号，代表关节积液。在 T_1WI，积液信号比其他原因造成的关节积液的信号稍高，原因是关节积脓内含大分子蛋白物质。关节周围骨髓腔内及软组织内可见范围很广的长 T_1、长 T_2 信号，代表骨髓及软组织水肿。关节囊滑膜增厚，MRI 增强扫描时明显强化。

(三)鉴别诊断

1.关节结核

关节结核进展慢，病程长，破坏从关节边缘开始。如果不合并感染，一般无增生硬化。关节间隙一般为非均匀性狭窄，晚期可出现纤维强直，很少出现骨性强直。

2.类风湿关节炎

多发生于手足小关节，多关节对称受累，关节周围软组织梭形肿胀。关节面下及关节边缘处出现穿凿样骨质破坏，边缘硬化不明显。

三、骨与关节结核

骨与关节结核是一种慢性炎性疾病，绝大多数继发于体内其他部位的结核，尤其是肺结核。结核分枝杆菌多经血行到骨或关节，停留在血管丰富的骨松质和负重大、活动多的关节滑膜内。脊柱结核发病率最高，占一半以上，其次是四肢关节结核，其他部位结核很少见。本病好发于儿童和青少年。

(一)临床表现与病理特征

病变进程缓慢，临床症状较轻。全身症状有低热、盗汗、乏力、消瘦、食欲缺乏，血沉增加。早期的局部症状有疼痛、肿胀、功能障碍，无明显的发红、发热。后期可有冷脓肿形成，穿破后形成窦道，并继发化脓性感染。长期发病可导致发育障碍、骨与关节的畸形和严重的功能障碍。

骨与关节结核的最初病理变化是单纯性滑膜结核或骨结核,以后者多见。在发病最初阶段,关节软骨面完好。如果在早期阶段,结核病变被有效控制,则关节功能不受影响。如病变进一步发展,结核病灶便会破向关节腔,不同程度地损坏关节软骨,称为全关节结核。全关节结核必将后遗各种关节功能障碍。如全关节结核不能被控制,便会出现继发感染,甚至破溃产生瘘管或窦道,此时关节完全毁损。

(二)MRI表现

1.长骨干骺端及骨干结核

MRI主要显示结核性脓肿征象。脓肿周边可见薄层环状低信号,代表薄层硬化边或包膜;内层为等 T_1、稍长 T_2 的环状信号,增强扫描时有强化,代表脓肿肉芽组织壁;中心区信号根据病变的病理性质不同而不同,大部分呈长 T_1、长 T_2 信号,由于内部为干酪样坏死组织,其在 T_1WI 信号强度高于液体信号,在 T_2WI 信号往往不均匀,甚至出现低信号;周围骨髓腔内及软组织内可见长 T_1、长 T_2 信号,代表水肿;有时邻近关节的病变可导致关节积液。

2.脊柱结核

MRI目前已被公认是诊断脊椎结核最有效的检查方法。病变椎体在 T_1WI 呈低信号,在 T_2WI 呈高信号。MRI显示椎旁脓肿比较清楚,在 T_1WI 呈低信号,T_2WI 呈高信号。脓肿壁呈等 T_1、等 T_2 信号,增强扫描时内部脓液不强化,壁可强化。(图16-2)

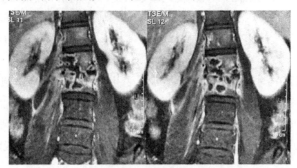

图16-2　腰椎结核

脂肪抑制冠状面 T_1WI 增强扫描,椎体内多个低信号病灶,椎间隙破坏、狭窄,右侧腰大肌内可见较大结核性脓肿

(三)鉴别诊断

1.骨囊肿

好发于骨干干骺之中心,多为卵圆形透亮影,与骨干长轴一致,边缘清晰锐利,内无死骨。易并发病理骨折。无骨折时常无骨膜反应。CT和MRI表现为典型的含液病变。

2.骨脓肿

硬化比较多,骨膜反应明显,发生于干骺端时极少累及骨骺,可形成窦道。

3.软骨母细胞瘤

骨骺为发病部位,可累及干骺端,但病变的主体在骨骺。可有软骨钙化,易与骨结核混淆,也可根据钙化的形态鉴别。病变呈等 T_1、混杂长 T_2 信号,增强扫描时病变呈实性强化。

4.脊柱感染

起病急,临床症状比较重,多为单个椎体受累,破坏进展快,骨修复明显。

5.脊柱转移瘤

转移瘤好发于椎弓根及椎体后部,椎间隙一般不变窄。可有软组织肿块,一般仅限于破坏椎体的水平,易向后突出压迫脊髓。MRI 增强扫描有助于鉴别软组织肿块与椎旁脓肿。

（赵学师）

第三节 骨 坏 死

骨坏死是指骨的活性成分(骨细胞、骨髓造血细胞及脂肪细胞)的病理死亡。在 19 世纪,骨坏死曾被误认为由感染引起。后来认识到骨坏死并非由细菌感染引起,故称无菌坏死;此后,人们认识到骨坏死与骨组织缺血有关,故改称无血管坏死,习惯称缺血坏死。根据其发生部位,通常把发生于骨端的坏死称为骨坏死,而发生于干骺端或骨干的坏死称为骨梗死。

一、临床表现与病理特征

病变发展比较缓慢,临床症状出现较晚。主要是关节疼痛肿胀、活动障碍、肌肉痉挛。最常见的发病部位是股骨头,好发于 30~60 岁的男性,可两侧同时或先后发病。患肢呈屈曲内收畸形,"4"字试验阳性。骨坏死最好发于股骨头,其次是股骨内外髁、胫骨平台、肱骨头、距骨、跟骨、舟骨。

骨自失去血供到坏死的时间不等,数天内可无变化,2~4 周内骨细胞不会完全死亡。骨坏死的病理改变为骨陷窝空虚,骨细胞消失。骨细胞坏死后,新生和增生的血管结缔组织或纤维细胞、巨噬细胞向坏死组织伸展,逐渐将其清除。结缔组织中新生的成骨细胞附着在骨小梁表面。软骨发生皱缩和裂缝,偶尔出现斑块状坏死,滑膜增厚,关节腔积液。病变晚期,坏死区骨结构重建,发生关节退变。

二、MRI 表现

(一)股骨头坏死

早期股骨头前上方出现异常信号,在 T_1WI 多为一条带状低信号(图 16-3),T_2WI 多呈内、外伴行的高信号带和低信号带,称之为双线征。偶尔出现三条高、低信号并行的带状异常信号,高信号居中,两边伴行低信号带,称之为三线征。条带状信号影包绕的股骨头前上部可见 5 种信号变化:正常骨髓信号,出现率最高,多见于早期病变;短 T_1、长 T_2 信号,罕见,出现于修复早期;长 T_1、长 T_2 信号,见于修复中期;长 T_1、短 T_2 信号,见于修复早期或晚期;混杂信号,以上信号混合出现,多见于病变中晚期。

(二)膝关节坏死

除病变部位和形状大小外,膝关节坏死 MRI 表现的信号特点与股骨头坏死相似。病变通常表现为膝关节面下大小不一的坏死区,线条样异常信号是反应带,常为三角形或楔形,在 T_1WI 呈低信号,而在反应带和关节面之间的坏死区仍表现为脂肪信号,即在 T_1WI 为高信号,在 T_2WI 呈现"双边征",内侧为线状高信号,代表新生肉芽组织,外侧为低信号带,代表反应性新生骨。

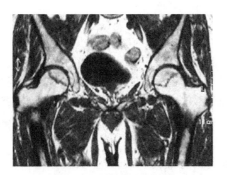

图 16-3 股骨头坏死

双髋关节 MRI,冠状面 T_1WI 显示双侧股骨头内线状低信号

(三)肱骨头坏死

MRI 表现与股骨头坏死类似。

(四)跟骨坏死

信号改变与其他部位的缺血坏死无区别。常发生于跟骨后部,对称性发病比较常见。

(五)距骨坏死

分期和影像学表现与股骨头坏死相似。好发于距骨外上方之关节面下。

三、鉴别诊断

(一)一过性骨质疏松

MRI 虽可出现长 T_1、长 T_2 信号,但随诊观察时可恢复正常,不出现典型的双线征。

(二)滑膜疝

多发生于股骨颈前部,内为液体信号。

(三)骨岛

多为孤立的圆形硬化区,CT 密度较高,边缘较光滑。

(赵学师)

第四节 骨 肿 瘤

骨肿瘤的首选检查方法为 X 线平片。通过 X 线表现,结合典型的年龄和发病部位,大部分骨肿瘤可以正确诊断。有些病变在 X 线平片呈良性改变,且长期随访无进展,虽不能做出明确诊断,也仅仅需要X 线平片随访观察。MRI 检查一般只用于侵袭性病变,且不能明确良恶性的患者,或用于已确诊的恶性病变,但需要明确病变的范围及其与周围血管神经的关系。骨肿瘤种类繁多,在此选择临床常见,且有MRI特征的几种骨肿瘤,描述如下。

一、软骨母细胞瘤

软骨母细胞瘤是一种软骨来源的良性肿瘤,发病率为 $1\%\sim3\%$,占良性肿瘤的 9%。软骨母细胞瘤好发于青少年或青壮年,发生于 $5\sim25$ 岁者占 90%,其中约 70% 发生于 20 岁左右。

(一)临床表现与病理特征

与大多数肿瘤一样,本病临床表现无特征。患者可无明显诱因出现疼痛、肿胀、活动受限或外伤后疼痛。

显微镜下病理观察,软骨母细胞瘤形态变化较大。瘤体由单核细胞及多核巨细胞混合组成,典型的单核瘤细胞界限清晰,胞质粉红色或透亮,核圆形、卵圆形,有纵向核沟。肿瘤内有嗜酸性软骨样基质,内有软骨母细胞,还可见不等量钙化,形成特征性的"窗格样钙化"。

(二)MRI 表现

软骨母细胞瘤多发生于长骨的骨骺内,可通过生长板累及干骺端,表现为分叶状的轻、中度膨胀性改变,边界清楚,有或无较轻的硬化边。在 MRI,肿瘤呈分叶状或无定形结构,内部信号多不均匀。这可能与软骨母细胞瘤含有较多的细胞软骨类基质和钙化,以及病灶内的液体和/或出血有关。病变在 T_1WI 多为中等和较低信号,在 T_2WI 呈低、中、高信号不均匀混杂,高信号主要由软骨母细胞瘤中含透明软骨基质造成。(图 16-4)周围骨髓及软组织内可见水肿是软骨母细胞瘤的一个特点。

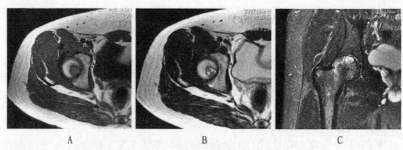

图 16-4　右股骨头软骨母细胞瘤

A.右髋关节轴面 T_1WI,右侧股骨头可见中等信号病灶,边界清晰,内部信号均匀;B.右髋关节轴面 T_2WI,病灶内中、高信号混杂,高信号为透明软骨基质;C.右髋关节冠状面压脂 T_2WI 可见周围髓腔少量水肿

(三)鉴别诊断

1.骨骺干骺端感染

结核好发于干骺端,由干骺端跨骺板累及骨骺,但病变的主体部分在干骺端,周围的硬化边在 T_1WI 和 T_2WI 呈低信号。骨脓肿好发于干骺端,一般不累及骨骺,在 T_1WI 囊肿壁呈中等信号,囊液呈低信号,可有窦道,MRI 表现也可类似骨结核。

2.骨巨细胞瘤

好发于 20～40 岁患者的骨端,根据年龄和部位两者不难鉴别,但是对发生于骨骺已闭合者的软骨母细胞瘤来说,有时易与骨巨细胞瘤混淆。鉴别要点是观察病变内是否有钙化。

3.动脉瘤样骨囊肿

软骨母细胞瘤继发动脉瘤样骨囊肿时,需与原发动脉瘤样骨囊肿鉴别,前者往往有钙化。

4.恶性骨肿瘤

发生于不规则骨的软骨母细胞瘤,生长活跃,有软组织肿块及骨膜反应时,需与恶性肿瘤鉴别。

二、动脉瘤样骨囊肿

动脉瘤样骨囊肿(ABC)约占所有骨肿瘤的 14%,好发于 30 岁以下的青年人,于长骨干骺端和脊柱多见,男女发病为 1.5∶1。本病分为原发和继发两类。

（一）临床表现与病理特征

本病临床症状轻微,主要为局部肿胀疼痛,呈隐袭性发病,侵犯脊柱者,可引起局部疼痛,压迫神经时出现神经压迫症状。

组织学方面,ABC 似充满血液的海绵,由多个相互融合的海绵状囊腔组成,内部的囊性间隔由成纤维细胞、肌纤维母细胞、破骨细胞样巨细胞、类骨质和编织骨构成。

（二）MRI 表现

长骨干骺端多见,沿骨干长轴生长,病变膨胀明显,一般为偏心生长,边缘清晰,内部几乎为大小不等的囊腔样结构。尽管病变内各个囊腔的影像表现存在很大差异,但其内间隔和液-液平面仍能清晰显示。（图 16-5）ABC 内间隔和壁较薄,呈边缘清晰的低信号,这与其为纤维组织有关。囊腔内可见大小不等的液-液平面,在 T_1WI,液平上方的信号低于下方的信号;在 T_2WI,液平上方的信号高于下方的信号。

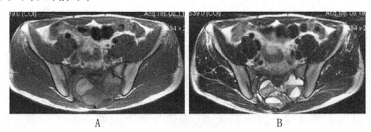

图 16-5　动脉瘤样骨囊肿

A.骶骨 MRI 轴面 T_1WI,骶骨可见多个囊腔,及数个大小不等的液-液平面,液平上方信号低于下方;B.横断面 T_2WI,液平面上方的信号高于下方信号

（三）鉴别诊断

1.骨囊肿

发病年龄和发病部位与 ABC 相似,但骨囊肿的膨胀没有 ABC 明显;内部常为均一的长 T_1、长 T_2 信号;除非合并病理骨折,否则内部不会有出血信号。ABC 内部为多发囊腔,常见多发液-液平面。

2.毛细血管扩张型骨肉瘤

肿瘤内部也可见大量的液-液平面,而且液-液平面占肿瘤体积的 90％ 以上,因此需与 ABC 鉴别。鉴别要点是,X 线平片显示前者破坏更严重,进展快,MRI 清晰显示软组织肿块,如 X 线平片或 CT 显示瘤骨形成,提示毛细血管扩张型骨肉瘤可能性更大。

（赵学师）

第五节　软组织与骨关节外伤

一、软组织外伤

投身运动职业的人会出现各种各样的肌肉损伤,但是大部分病例具有自限性,加之磁共振检查的费用不菲,接受 MRI 检查的患者并不多。因此,磁共振检查主要用于一些没有明确外伤史而触及肿块的患者及外伤后长期疼痛而不能缓解的患者。

(一)临床表现与发病机制

肌肉损伤好发于下肢。股直肌、股二头肌最常见,这主要是因为这些肌肉位置表浅、含二型纤维多、离心性活动、跨过两个关节。半腱肌、内收肌群及比目鱼肌次之。

肌肉损伤可由直接钝性损伤引起,也可由于应力过大所造成的间接损伤造成。根据损伤部位和损伤机制的不同,肌肉损伤可分为三类:肌肉挫伤、肌肉肌腱拉伤、肌腱附着部位撕脱。肌肉挫伤是直接损伤,一般由钝性物体损伤所致,通常出现在深部肌群的肌腹,症状比拉伤轻。肌肉肌腱拉伤是一种间接损伤,通常由应力过大所造成的间接损伤造成。损伤多出现在肌肉肌腱连接的邻近部位,而非正好在肌肉肌腱连接处。因为在肌肉肌腱连接处细胞膜的皱褶很多,增加了肌肉肌腱的接触面积,使其接触面的应力减小,而肌肉肌腱连接处附近和肌腱附着处最薄弱,成为拉伤最好发部位。肌肉拉伤与下列因素有关,如二型纤维所占的比例、跨多个关节、离心活动、形状等。

临床上将肌肉拉伤分为三度,一度是挫伤,二度是部分撕裂,三度是完全断裂。一度没有功能异常,二度轻度功能丧失,三度功能完全丧失。撕脱损伤通常由肌腱附着部位强有力的、失平衡的离心性收缩造成,临床症状主要是功能丧失和严重压痛。

(二)MRI 表现

在 MRI,肌肉损伤主要有两个方面的改变,即信号强度和肌肉形态。损伤的程度不同,MR 信号与形态改变也不一样。

1.一度损伤

只有少量的纤维断裂,在肌束间和周围筋膜内可出现水肿和少量出血。在 T_1WI,MR 信号改变不明显,或只显示小片状高信号,代表亚急性出血;在 T_2WI 或压脂 T_2WI,可见水肿的稍高信号,外观呈沿肌肉纹理走行的羽毛状,但形态改变不明显,可能由于水肿肌肉较对侧饱满,只有通过双侧对比才能发现。

2.二度损伤

肌纤维部分断裂。其信号改变可类似一度损伤,但在肌纤维断裂处常出现血肿,局部呈长 T_1、长 T_2 信号,其内可见小片状短 T_1 信号。由于水肿、出血,肌肉形态可以膨大,有时在纤维断裂处形成血肿。

3.三度损伤

肌纤维完全断裂。断裂处组织被出血和液体代替,T_2WI 呈高信号。断端回缩,肌肉空虚,断端两侧肌肉体积膨大,类似肿块。

在亚急性和陈旧性肌肉损伤,瘢痕形成时,于 T_1WI 和 T_2WI 均可见低信号。同时,肌纤维萎缩,肌肉体积减小,脂肪填充。

肌肉内出血或血肿信号可随出血时间不同而改变。在急性期,T_1WI 呈等信号,T_2WI 呈低信号;在亚急性期,T_1WI 呈高信号,T_2WI 呈高信号,信号不均匀;在慢性期,血肿周边出现含铁血黄素,T_2WI 呈低信号。

(三)鉴别诊断

1.软组织肿瘤

对无明确外伤史而触及肿物的患者,MRI 显示血肿影像时,首先应排除肿瘤。鉴别要点如下：①信号特点，均匀一致的短 T_1、长 T_2 信号常提示血肿，而肿瘤一般为长 T_1、长 T_2 信号，肿瘤内部出血时，信号多不均匀；②病变周围是否出现羽毛状水肿信号，血肿周围往往出现，且范围大，肿瘤很少出现，除非很大的恶性肿瘤；③增强扫描时，一般血肿由于周边机化，形成假包膜，可在周边出现薄的环状强化，而肿瘤呈均匀或不均匀强化，即使出现边缘强化，厚薄常不均匀；④MRI随访，血肿变小，肿瘤增大或不变。

　　2.软组织炎症

　　肌肉损伤的患者，在 MRI 有时仅见肌肉内羽毛状水肿表现，需与软组织的炎症鉴别。鉴别主要根据临床症状，炎症患者往往有红肿热痛及白细胞增高，而且病变肌肉内可能存在小脓肿。

二、半月板撕裂

　　MRI 是无创伤性检查，目前已广泛用于诊断膝关节半月板撕裂和退变，成为半月板损伤的首选检查方法。

（一）临床表现与病理特征

　　半月板损伤的常见临床症状为膝关节疼痛。有时表现为绞锁，这一临床症状常为桶柄状撕裂所致。半月板损伤后，边缘出现纤维蛋白凝块，形成半月板边缘毛细血管丛再生的支架。瘢痕组织转变为类似半月板组织的纤维软骨需要数月或数年。新形成的纤维软骨和成熟的纤维软骨的区别在于是否有细胞增加和血管增加。半月板内的软骨细胞也有愈合反应的能力，甚至在没有血管的区域。

（二）MRI 表现

　　1.信号异常

　　正常半月板在所有 MR 序列都呈低信号。在比较年轻的患者中，有时显示半月板内中等信号影，这可能与此年龄段半月板内血管较多有关。随着年龄的增长，在短 TE 序列上半月板内可出现中等信号影，这与半月板内的黏液变性有关，但这种中等信号局限于半月板内。如果中等信号或高信号延伸到关节面就不再是单纯的退变，而是合并半月板撕裂。T_2WI 显示游离的液体延伸到半月板撕裂处，是半月板新鲜撕裂的可靠证据。

　　2.形态异常

　　半月板撕裂常见其形态异常，如半月板边缘不规则，在关节面处出现小缺损，或发现半月板碎片。如显示的半月板比正常半月板小，应全面寻找移位的半月板碎片。

　　3.半月板损伤分级

　　Stoller 根据不同程度半月板损伤的 MRI 表现（信号、形态及边缘改变），将半月板损伤分为Ⅰ～Ⅳ级。

　　（1）Ⅰ级：半月板信号弥漫增高，信号模糊且界限不清；或半月板内出现较小的孤立高信号灶，未延伸至半月板各缘。半月板形态无变化，边缘光整，与关节软骨界限锐利。组织学上，此型表现与早期黏液样变性有关。这些病变虽无症状，但已代表半月板对机械应力和负重的反应，导致黏多糖产物增多。

　　（2）Ⅱ级：半月板内异常高信号影（通常为水平线样），未到达关节面，组织学改变为广泛的条带状黏液样变。大多数学者认为Ⅱ级是Ⅰ级病变的进展。

　　（3）Ⅲ级：半月板内异常高信号灶（通常为斜形，不规则线样）延伸至半月板关节面缘或游离缘。此级损伤可得到关节镜检查证实。

（4）Ⅳ级：在Ⅲ级的基础上，半月板变形更为明显。

4.半月板损伤分型

一般分为三型，即垂直、斜行和水平撕裂。

（1）垂直撕裂：高信号的方向与胫骨平台垂直，通常由创伤引起。垂直撕裂又可分为放射状撕裂（与半月板长轴垂直）和纵行撕裂（与半月板长轴平行）。

（2）斜行撕裂：高信号的方向与胫骨平台成一定的角度，是最常见的撕裂方式。

（3）水平撕裂：高信号的方向与胫骨平台平行，内缘达关节囊，通常继发于退变。

5.几种特殊半月板损伤的MRI表现

（1）放射状撕裂：放射状撕裂沿与半月板长轴垂直的方向延伸，病变范围可是沿半月板游离缘的小损伤，也可是累及整个半月板的大撕裂。在矢状或冠状面MRI，仅累及半月板游离缘的小放射状撕裂表现为领结状半月板最内面小的局限性缺损。在显示大的放射状撕裂时，应根据损伤部位不同，选择不同的MR成像平面。放射状撕裂好发于半月板的内1/3，且以外侧半月板更多见，外侧半月板后角的撕裂可伴有前交叉韧带的损伤。

（2）纵向撕裂：纵向撕裂沿与半月板长轴的方向延伸，在半月板内可出现沿半月板长轴分布的线状异常信号。单纯的纵向撕裂，撕裂处到关节囊的距离在每个层面上相等。如果撕裂的范围非常大，内面的部分可能移位到髁间窝，形成所谓的桶柄状撕裂。这种类型的撕裂主要累及内侧半月板，如未能发现移位于髁间窝的半月板部分，可能出现漏诊。在矢状面MRI可见领结状结构减少和双后交叉韧带征，在冠状面MRI可见半月板体部截断，并直接看到移位于髁间窝的半月板部分。

（3）斜行撕裂：是一种既有放射状，又有纵形撕裂的撕裂形式，斜行经过半月板。典型者形成一个不稳定的皮瓣。

（4）水平撕裂：水平撕裂沿与胫骨平台平行的方向延伸，在半月板的上面或下面将半月板分离，又称水平劈开撕裂。这是合并半月板囊肿时最常见的一种撕裂方式。由于撕裂处的活瓣效应，撕裂处出现液体潴留，所形成的半月板囊肿，包括半月板内囊肿和半月板关节囊交界处囊肿。如发现半月板关节囊交界处的囊肿，应仔细观察半月板是否有潜在的撕裂，如果不修复潜在的撕裂，单纯切除囊肿后容易复发。

（5）复杂撕裂：同时存在以上两种或两种以上形态的撕裂，征象包括以下几种。①移位撕裂：如上述桶柄状撕裂。②翻转移位：如在其他部位发现多余的半月板组织，很可能是移位的半月板碎片；半月板的一部分损伤后，就会形成一个皮瓣，通过一个窄蒂与完整的半月板前角或后角相连，从而导致"翻转移位"，又称双前角或后角征；这种类型的撕裂常累及外侧半月板。③水平撕裂后，一部分半月板可能沿关节边缘突入滑膜囊内，最重要的是在MRI找到移位的碎片，因为关节镜检查很容易漏掉此型撕裂。④游离碎片：当一部分半月板没有显示时，除了寻找前述的移位性撕裂外，还应逐一观察膝关节的任何一个凹陷，包括髌上囊，寻找那些远处移位的游离碎片。⑤边缘撕裂：指撕裂发生在半月板的外1/3，此部位半月板富血供，此类型撕裂经保守或手术治疗后可以治愈；如撕裂发生在内侧白区，需要清除或切除。

（三）鉴别诊断

误判原因多与解剖变异及由血流、运动和软件问题产生的伪影有关。这些因素包括板股韧带、板板韧带、膝横韧带、肌腱、魔角效应、动脉搏动效应、患者移位、钙磷沉积病、关节腔内含铁血黄素沉着、关节真空等。

三、盘状半月板

盘状半月板(discoid meniscus,DM)是一种发育异常。由于在膝关节运动时,盘状半月板容易损伤,故在本节对其论述。

(一)临床表现

盘状半月板体积增大,似半月形。常双侧同时出现,但在外侧半月板最常见。外侧盘状半月板的发生率为 1.4%~15.5%,内侧盘状半月板的发生率约 0.3%。临床上,盘状半月板常无症状,或偶有关节疼痛,这与半月板变性及撕裂有关。

(二)MRI 表现

1.盘状半月板的诊断标准

正常半月板的横径为 10~11 mm。在矢状面 MRI,层厚 4~5 mm时,只有两个层面可显示连续的半月板。盘状半月板的横径增加。如果超过两层仍可看到连续的半月板,而没有出现前角、后角的领结样形态,即可诊断盘状半月板。冠状面 MRI 显示半月板延伸至关节内的真正范围,更有诊断意义。

2.盘状半月板的分型

盘状半月板分为六型。Ⅰ型盘状半月板,半月板上下缘平行,呈厚板状;Ⅱ型,呈中心部分较厚的厚板状;Ⅲ型,盘状半月板比正常半月板大;Ⅳ型,半月板不对称,其前角比后角更深入关节;Ⅴ型,半月板界于正常和盘状之间;Ⅵ型,上述任一型合并半月板撕裂。

典型的盘状半月板呈较宽的盘状,延伸至关节深部,因此容易撕裂。半月板撕裂的表现见前文描述。

(三)鉴别诊断

1.膝关节真空现象

不应将真空现象导致的低信号影误认为盘状半月板。最好的鉴别方法是观察 X 线平片,明确是否有气体密度影。

2.半月板桶柄状撕裂

桶柄状撕裂后,半月板内移。在冠状面 MRI,髁间窝处可见移位的半月板,勿误认为盘状半月板。鉴别要点是冠状面 MRI 显示半月板断裂,断裂处被水的信号替代。矢状面 MRI 也有助于鉴别诊断。

四、前交叉韧带损伤

前交叉韧带损伤在膝关节的韧带损伤中最常见。

(一)临床表现和损伤机制

ACL 损伤的临床诊断通常根据患者的病史、体检或 MRI 所见。关节镜检查是诊断 ACL 损伤的金标准。体检时,前抽屉试验及侧移试验可出现阳性,但 ACL 部分撕裂者体检很难发现。损伤机制:可由多种损伤引起,常常发生于膝关节强力外翻和外旋时,膝关节过伸后外旋、伸展内旋和胫骨前移也可造成 ACL 损伤。

(二)MRI 表现

1.原发征象

急性完全撕裂表现为韧带连续性中断,T_2WI 显示信号增高,韧带呈水平状或扁平状走行,或韧带完全消失伴关节腔积液,或韧带呈波浪状。急性不全撕裂时,韧带增宽,在 T_2WI 信号增高。慢性撕裂在 MRI 表现为信号正常或呈中等信号,典型病变常伴有韧带松弛和韧带增厚,也可表现为韧带萎缩和瘢痕形成。

2.继发征象

不完全撕裂的诊断较困难,继发征象可能有助于诊断。

(1)后交叉韧带成角:PCL 夹角小于 105°时提示 ACL 损伤。表现为后交叉韧带走行异常,上部呈锐角,形似问号。

(2)胫骨前移:胫骨前移大于 7 mm 时提示 ACL 损伤。测量一般在股骨外侧髁的正中矢状面上进行。

(3)半月板裸露:又称半月板未覆盖征,即通过胫骨皮质后缘的垂直线与外侧半月板相交。

(4)骨挫伤:尤其是发生于股骨外侧髁和胫骨平台的损伤,可合并 ACL 损伤。

(5)深巢征:即股骨外侧髁髌骨沟的深度增加,超过 1.5 mm。

其他继发征象包括关节积液、Segond 骨折、MCL 撕裂、半月板撕裂等。

(三)鉴别诊断

1.ACL 黏液样变性

MRI 显示 ACL 弥漫性增粗,但无液体样高信号,仍能看到 ACL 完整的线状纤维束样结构,表现为条纹状芹菜杆样外观。本病易与 ACL 的间质性撕裂混淆,鉴别主要靠病史、体检时 Lachman 阴性及没有 ACL 撕裂的继发征象。

2.ACL 腱鞘囊肿

表现为边界清晰的梭形囊样结构,位于 ACL 内或外,当囊肿较小时,容易误诊为 ACL 部分撕裂。

五、后交叉韧带撕裂

后交叉韧带撕裂占膝关节损伤的 3％～20％,因未能对很多急性损伤做出诊断,实际发生率可能更高。半数以上的 PCL 损伤出现在交通事故中,其他则为运动相关的损伤,单纯性 PCL 损伤少见,多合并其他损伤,合并 ACL 损伤最常见,其次是 MCL、内侧半月板、关节囊后部和 LCL。

(一)临床表现和损伤机制

疼痛是最常见的临床症状,可以是弥漫的,或出现在胫骨或股骨的撕脱骨折部位,可有肿胀和关节积液,患者无法站立提示严重的外伤。有些患者发生单独 PCL 撕裂时,仍可继续活动,体检时,后抽屉试验可呈阳性。

膝关节过屈并受到高速度力的作用,是引起 PCL 撕裂最常见的原因,这种情况常见于摩托车交通事故和足球运动员,导致胫骨相对股骨向后移位。膝关节过伸时,关节囊后部撕裂,可以引起 PCL 撕裂,常伴 ACL 撕裂。外翻或外旋应力也是 PCL 撕裂的常见原因,常伴 MCL 和 ACL 撕裂,膝关节过屈内旋、足过屈或跖屈时,也可引起 PCL 撕裂。有时,ACL 前外侧束受到应力作用撕裂,而后内侧束仍然完整。

PCL 损伤的分类和分级:PCL 损伤分为单纯性损伤和复合伤。单纯性损伤又分为部分撕裂和完全撕裂。根据胫骨后移位的程度,可将 PCL 损伤分为三级:Ⅰ级,胫骨后移 1～5 mm;Ⅱ级,胫骨后移 5～10 mm;Ⅲ级,胫骨后移大于 10 mm。

（二）MRI 表现

1.PCL 韧带内撕裂

韧带内撕裂是间质撕裂，局限于韧带内。由于出血、水肿，在 T_2WI 可见信号增高，但异常信号局限于韧带内，导致韧带信号不均匀。这种损伤可累及韧带全长，导致韧带弥漫性增粗，其外形仍存在。

2.部分撕裂

韧带内偏心性信号增高，在高信号至韧带某一边的断裂之间，仍存在一些正常的韧带纤维。在残存的正常韧带纤维周围，可出现环状出血和水肿，称为晕征。

3.完全撕裂

韧带连续性中断，断端回缩迂曲，断端出现水肿和出血，边缘模糊。

4.PCL 撕脱损伤

撕脱骨折常常累及胫骨附着处，多伴随骨折碎片，PCL 从附着处回缩。骨折部位常出现骨髓水肿，韧带结构实际上正常。相关的表现包括：过度伸直时损伤出现胫骨平台和邻近的股骨髁挫伤；过度屈曲时损伤出现胫骨近端的挫伤。

5.慢性撕裂

撕裂的 PCL 在 T_2WI 呈中等信号，韧带走行迂曲，外形不规则，屈曲时韧带不能拉近。韧带连续性未见中断，但是被纤维瘢痕所代替，纤维瘢痕与韧带在 MRI 均呈低信号。PCL 虽然在解剖上完整，但功能受损。

（三）鉴别诊断

1.嗜酸样变性

EG 类似于韧带内撕裂，在 T_1WI 可见韧带内局限性信号增加，在 T_2WI 信号减低，韧带的外形和轮廓正常。常见于老年人，无明确外伤史。

2.魔角效应

在短 TE 的 MR 图像，PCL 上部信号增加，类似于撕裂。形成机制主要是韧带的解剖结构与主磁场方向的角度呈 $55°$，可以通过延长 TE 而消除。

3.腱鞘囊肿

附着于 PCL 的腱鞘囊肿需与 PCL 损伤鉴别。囊肿为边界清晰的水样信号，PCL 完整。

（四）半月板桶柄状撕裂

桶柄状撕裂形成的"双后交叉韧带征"需与 PCL 损伤鉴别。PCL 走行正常，可见半月板撕裂的征象。

六、侧副韧带损伤

内、外侧副韧带（MCL、LCL）是韧带、深筋膜和肌腱附着处组成的复杂结构，因此，损伤可以是单纯内、外侧副韧带损伤，也可以合并其他多个结构损伤。另外，损伤可以是挫伤、部分撕裂或完全撕裂。MCL 损伤很少单独出现，往往合并其他软组织损伤，如 ACL 和内侧半月板。完全MCL 撕裂一般见于严重的膝关节外伤，通常伴有 ACL 撕裂，也可伴有半月板关节囊分离和骨挫伤。

（一）临床表现和损伤机制

MCL 撕裂常为膝关节外侧受到直接暴力后发生，如果是间接损伤机制的话，临床医师应该怀疑伴有交叉韧带损伤。MCL撕裂可根据体检而分类：1级，膝关节没有松弛，仅有MCL部位的压痛；2级，外翻应力时有些松弛，但有明确的终点；3级，松弛明显增加，没有明确的终点。

单纯性LCL损伤一般不会听到爆裂声，过伸外翻应力是LCL损伤最常见的机制，过伸内旋也是其常见的损伤机制。患者出现膝关节不稳，处于过伸状态，后外侧疼痛。LCL是关节囊外的结构，因此单纯LCL损伤只有轻度肿胀，没有关节积液。与MCL比较，外侧副韧带损伤的机会较少。

(二)MRI表现

(1)MCL急性撕裂的MRI表现：根据损伤程度不同可有如下改变：1级，韧带厚度正常，连续性未见中断，周围可见不同程度的中等T_1、长T_2信号，提示水肿，韧带与附着处骨皮质仍紧密结合；2级，韧带增厚，纤维部分断裂，周围可见中等T_1、长T_2信号，提示水肿或出血；3级，韧带完全断裂，相应部位周围可见出血和水肿信号。

(2)慢性MCL撕裂时MRI显示韧带增厚，在T_1WI和T_2WI均呈低信号。有时，MCL骨化，在其近端可见骨髓信号。

(3)LCL撕裂与MCL不同，其MRI表现很少根据撕裂的程度描述。LCL为关节囊外结构，不会出现关节积液，不会如MCL撕裂一样在其周围出现长T_2信号。与MCL撕裂相比，急性LCL撕裂一般表现为韧带连续性中断或腓骨头撕脱骨折，韧带松弛、迂曲，而无明显的韧带增厚。如前文所述，LCL撕裂很少单独出现，多伴有交叉韧带损伤。

(4)内、外侧副韧带损伤的继发征象包括关节间隙增宽、积液、半月板损伤、交叉韧带撕裂和骨挫伤。

(三)鉴别诊断

1.2级和3级MCL撕裂

鉴别非常困难。临床上根据外翻松弛有无终点鉴别2级和3级撕裂非常有帮助，伴有ACL撕裂也提示MCL完全撕裂。

2.鹅足滑膜炎/撕脱骨折

横断面MR图像可以清晰显示鹅足和MCL解剖。

七、肩袖损伤

肩关节疼痛是患者常见的主诉，其原因众多。40岁以上的患者中，主要原因为肩关节撞击综合征和肩袖撕裂。MRI作为一种无创伤性检查方法，在诊断肩袖病变方面的重要性日益增加，有助于指导手术。

(一)临床表现与损伤机制

肩袖疼痛的两个主要原因是机械性原因和生物原因。前者如肩峰下肌腱的撞击作用，后者如滑膜炎。尽管肩袖有神经支配，肩峰下滑囊的末梢神经是肩袖的20倍。肩峰下撞击综合征的患者，肩峰下滑囊积液是引起患者疼痛的主要原因。肩关节撞击综合征是一个临床诊断，体格检查很难判断与之相关的肩袖损伤的情况。因此，MRI检查非常重要。

绝大多数肩袖撕裂表现为慢性病程，少数伴有急性外伤。典型的临床表现为慢性肩关节疼痛，疼痛在肩关节前上外侧，上臂前屈或外展时疼痛加重。因夜间疼痛而影响睡眠是困扰肩袖病变患者的常见问题。体格检查可发现肌力减弱和摩擦音。Neer和Hawkins/Jobe试验可以确定肩袖撞击综合征，肩峰下滑囊注射利多卡因试验可用于诊断肩袖撞击综合征。

肩袖损伤有三个主要机制：肩袖的外压作用、肌腱内部退变、肌肉失平衡。Neer 首次提出肩袖损伤的理论，即尖峰前部、喙肩韧带和肩锁关节外压所致，三者组成喙肩弓。通常将肩袖病变分为三期：Ⅰ期，肩袖特别是冈上肌腱水肿和出血，或表现为肌腱炎或炎性病变，好发于小于25 岁的青年人；Ⅱ期，炎症进展，形成更多纤维组织，好发于 25～45 岁；Ⅲ期，肩袖撕裂，多发于45 岁以上。Ⅰ期异常改变是可逆的，故在此阶段发现病变有重要临床意义。肩袖撕裂常发生于冈上肌腱距大结节 1 cm 处，这个危险区域无血管分布，是肌腱撕裂的最常见部位。

(二)MRI 表现

肩袖损伤程度不同，MRI 表现不同，分述如下：0 级，MRI 表现正常，呈均匀一致的低信号；1 级，肩袖形态正常，其内可见弥漫性或线状高信号；2 级，肩袖变薄或不规则，局部信号增高，部分撕裂时在肌腱中可见水样信号，但仅累及部分肌腱；3 级，异常信号增高累及肌腱全层，肌腱全层撕裂时液体进入肌腱裂隙中，伴有不同程度的肌腱回缩。

肌腱全层撕裂的慢性患者可合并肌肉脂肪性萎缩。可将部分撕裂分为关节面侧、滑囊面侧和肌腱内部分撕裂。肌腱内部分撕裂可以造成肩关节疼痛，但关节镜检查阴性。关节面侧部分撕裂比滑囊面侧部分撕裂更常见。MRI 诊断部分撕裂比全层撕裂的准确性低。部分撕裂在 MRI可仅表现为中等信号。

(三)鉴别诊断

1.钙化性肌腱炎

肌腱增厚，常伴有局部信号减低，X 线平片检查有助于鉴别诊断。

2.肌腱退变

常见于老年人，在 T_2WI 信号增高，边界不清，所有的肩袖结构均出现与年龄相关的退变。随年龄增大，肩袖内可能出现小的裂隙，MRI 显示水样信号。这些裂隙如果延伸到肩袖的表面，可能被误诊为撕裂。

3.肌腱病

肌腱病是组织学检查可以发现的更小的肩袖退变，肌腱病这一术语有时也被用于年龄相关的肩袖退变，但建议将这一术语用于诊断更为年轻的有症状患者。

八、踝关节损伤

踝关节韧带损伤是临床工作中的常见问题之一，其中，外侧副韧带损伤最常见，它包含距腓前韧带、跟腓韧带及距腓后韧带三个组成部分。

(一)临床表现与病理特征

踝关节扭伤多为内翻内旋性损伤，通常导致距腓前韧带和/或跟腓韧带断裂。其中，单纯距腓前韧带断裂最多，距腓前韧带和跟腓韧带同时断裂次之，距腓后韧带受损则很少。踝部共有13 条肌腱通过，除跟腱外，其他所有肌腱均有腱鞘包绕。

(二)MRI 表现

足和踝关节的韧带撕裂与其他部位的韧带损伤表现类似。根据损伤程度，MRI 表现可分为：1 级，撕裂表现为韧带轻度增粗，其内可见小片状高信号，并常出现皮下水肿；2 级，韧带部分撕裂，韧带增粗更为明显，信号强度的变化更为显著；3 级，撕裂为韧带完全断裂，断端分离，断端间出现高信号。这些改变在常规 MRI T_2WI 均可显示。

MRI 诊断距腓前韧带损伤比较容易，而显示跟腓韧带损伤则相对困难。原因可能是，在现有扫描方式下,距腓前韧带通常可以完整地显示在单层横断面图像上,从而容易判断其有无连续性中断。跟腓韧带则不同,不管是横断面还是冠状面图像,通常都不能在单层图像完整显示,仅可断续显示在连续的数个层面。这样,MRI 就不易判断跟腓韧带的连续性是否完好,诊断能力下降。为此,MRI 检查时应尽可能在单一层面显示所要观察的组织结构,合理摆放患者体位和选择成像平面,或选用 3D 成像技术显示踝部韧带的复杂解剖。例如,足跖屈 $40°\sim50°$ 的横断面,或俯卧位横断面可使跟腓韧带更容易在单层图像完整显示;MRI 薄层三维体积成像,尤其是各向同性高分辨率三维扫描,可以获得沿跟腓韧带走行的高质量图像,提高跟腓韧带损伤的诊断可靠性。

(三)鉴别诊断

1.部分容积效应

在判断复杂韧带解剖、韧带呈扇形附着或多头韧带所致的信号变化时,部分容积效应可造成假象。采用多层面、多方位或薄层 3D 成像有助于解决这一问题。

2.魔角效应

小腿部肌腱经内、外踝转至足底时,经常出现"魔角现象"。即在短 TE 图像肌腱信号增高,但在长 TE 图像肌腱信号正常。

(赵学师)

第六节　软组织肿瘤

本节软组织定义为除淋巴造血组织、神经胶质、实质器官支持组织外的非上皮性骨外组织,它包括纤维、脂肪、肌肉、脉管、滑膜和间皮等组织。它们均由中胚层衍生而来,故凡是源于上述组织的肿瘤均属于软组织肿瘤。软组织肿瘤的真正发病率不详,但良性软组织肿瘤至少是恶性软组织肿瘤的 10 倍。致病因素有基因、放疗、环境、感染、创伤等。

软组织肿瘤种类繁多,有些肿瘤虽不能确诊病变的病理学类型,但在鉴别良恶性方面有一定作用。主要的鉴别点包括肿瘤是否突破原有间隙的筋膜、肿瘤边界、肿瘤生长速度、肿瘤大小、肿瘤所在部位、肿瘤内部密度或信号的均匀程度(如有无液化坏死、出血、钙化、流空血管)等方面。部分软组织肿瘤有特征性 MRI 表现,诊断不难。在此主要列举一些 MRI 表现具有特征的软组织肿瘤。

一、脂肪瘤

脂肪瘤是源于原始间叶组织的肿瘤,是最常见的良性软组织肿瘤。

(一)临床表现与病理特征

脂肪瘤好发于 $30\sim50$ 岁,女性多于男性,皮下表浅部位多见。临床常触及质软包块,一般无临床不适。病理方面,良性脂肪瘤几乎为成熟的脂肪组织,其内可有纤维性间隔,使肿瘤呈小叶状改变。瘤体内偶有灶状脂肪坏死、梗死、钙化。

(二)MRI 表现

瘤体边缘清晰,内部一般呈均匀的短 T_1、长 T_2 信号,在压脂图像呈低信号,与皮下脂肪信号改变相似。瘤内偶有薄的纤维间隔,呈线状低信号,其特点为间隔较薄,且厚薄均匀,没有壁结节。(图 16-6)增强扫描时病变无强化,间隔结构偶有轻度强化。

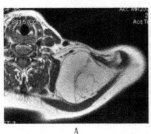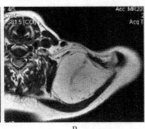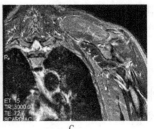

图 16-6　肩部脂肪瘤

A.左肩部横断面 T_1WI,可见边界清晰的高信号病灶,内部有薄的分隔;B.左肩部横断面 T_2WI,病变呈均匀高信号;C.左肩部冠状面压脂 T_2WI,病灶呈低信号,与周围脂肪信号改变类似

(三)鉴别诊断

脂肪瘤内存在纤维间隔时,需与高分化脂肪肉瘤鉴别。前者间隔较薄,厚薄均匀,无壁结节,增强扫描时无或仅有轻度强化;后者间隔较厚,厚薄不均,有壁结节,明显强化。

二、脂肪肉瘤

脂肪肉瘤是起源于脂肪组织的恶性肿瘤,是成人第二位常见的软组织恶性肿瘤。

(一)临床表现与病理特征

脂肪肉瘤多见于 $50\sim60$ 岁的中老年人,男女比例约为 $4:1$,好发于大腿及腹膜后部位。临床上常触及肿块,边界不清,有压痛,活动度差,可有疼痛和功能障碍。显微镜下观察,脂肪肉瘤的共同形态学特征是存在脂肪母细胞,因胞质内含有一个或多个脂肪空泡,故瘤细胞呈印戒状或海绵状。大体病理观察,脂肪肉瘤边界清晰,但无包膜。

(二)MRI 表现

组织分化好的脂肪肉瘤以脂肪成分为主,在 T_1WI 及 T_2WI 均呈高信号,在压脂图像呈低信号。瘤体内部分隔较多、较厚,且厚薄不均,可有实性结节,增强扫描时可有强化。组织分化不良的脂肪肉瘤,其内含有不同程度的脂肪成分,对诊断脂肪肉瘤具有意义。如果病变不含脂肪成分,诊断脂肪肉瘤将很困难,因为肿瘤与其他软组织恶性肿瘤表现相似,呈长 T_1、长 T_2 信号,信号不均,内部可有更长 T_1、长 T_2 信号,代表病变内坏死区,瘤体边界不清晰,侵蚀邻近骨,增强扫描时病变明显强化,强化一般不均匀。

(三)鉴别诊断

1.良性脂肪瘤

分化良好的脂肪肉瘤需与脂肪瘤鉴别,鉴别要点见前文描述。

2.恶性纤维组织细胞瘤

分化不良的脂肪肉瘤,需要与恶性纤维组织细胞瘤鉴别。如 MRI 显示脂肪成分,可提示脂肪肉瘤诊断,如果未发现脂肪成分,则很难与恶性纤维组织细胞瘤鉴别,一般需要病理确诊。

三、神经源性肿瘤

神经源性肿瘤是外周神经常见的肿瘤之一,可单发或多发。多发者称为神经纤维瘤病,是一种复杂的疾病,同时累及神经外胚层及中胚层。

(一)临床表现与病理特征

神经鞘瘤可发生于任何年龄,以 20～50 岁常见,男女发病率差别不大,好发于四肢肌间。而神经纤维瘤以 20～30 岁多见,好发于皮下。外周神经源性肿瘤好发于四肢的屈侧和掌侧,下肢多与上肢。临床上常触及无痛性肿块,沿神经长轴分布。伴发神经纤维瘤病时,皮肤可有咖啡斑。

恶性神经源性肿瘤肿块往往较大,有疼痛及神经系统症状,如肌力减弱、感觉丧失等。肿瘤细胞排列成束,内部出血、坏死常见,异型性区域占 10％～15％,局部可出现成熟的软骨、骨、横纹肌、肉芽组织或上皮成分。大部分恶性神经源性肿瘤为高分化肉瘤。

神经鞘瘤呈梭形,位于神经的一侧,把神经挤压到另一侧,被神经鞘膜包绕。镜下分为 Antoni A、B 两区,A 区瘤细胞丰富,梭形,呈栅栏状排列,或呈器官样结构,B 区以丰富的血管、高度水肿和囊变为特征,两者混杂于肿瘤中,两者的比例在不同患者中也有不同。肿瘤较大时常出现液化、坏死、钙化、纤维化等退行性改变。

神经纤维瘤呈梭形,位于神经鞘膜内,与正常神经混合成一块,无法分离。神经纤维瘤由交织成网状的、比较长的细胞组成,含有大量的胶原纤维,囊变区没有神经鞘瘤明显。

(二)MRI 表现

神经源性肿瘤主要沿神经走行,一般呈梭形。在 T_1WI,瘤体多为信号均匀或轻度不均匀,信号强度等于或稍低于肌肉。在 T_2WI,瘤体可为中度或明显高信号,轻度不均匀。良性神经源性肿瘤的信号不均匀(图 16-7),反映了肿瘤内细胞密集区与细胞稀疏区共存,以及肿瘤内部囊变和出血改变。

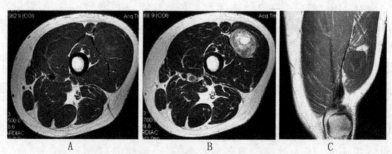

图 16-7　下肢神经源性肿瘤

A.横断面 T_1WI,瘤体信号强度接近肌肉信号,轻度不均匀;B.横断面 T_2WI,病变呈不均匀高信号,可见"靶征";C.冠状面 T_1WI,瘤体中心可见更低信号区

神经源性肿瘤有时可见相对特征性的 MRI 表现,即于 T_2WI 出现"靶征"。组织学上,靶缘区为结构较疏松的黏液样基质,在 T_2WI 呈高信号;靶心为肿瘤实质区,含有大量紧密排列的肿瘤细胞及少许纤维和脂肪,在 T_2WI 呈等信号;Gd-DTPA 增强扫描时,靶中心显著强化,信号强度高于靶缘区。有时,中心出现不规则强化,而周边出现不规则环状未强化区,这种表现类似"靶征"。不同的是,中心肿瘤实质区不规则,不呈圆形。

肿瘤多发者可在神经周围簇状分布,或沿神经形成串珠样改变。另外,由于神经源性肿瘤起源于神经,在其两端可见增粗的神经与其相连。后者在压脂 T_2WI 呈高信号,增强扫描时出现中度强化,这种位于肿瘤两端且增粗的神经称为"鼠尾征"。

（三）鉴别诊断

（1）神经鞘瘤与神经纤维瘤：单凭 MRI 表现很难鉴别。如果发生于大的神经，可根据病变与神经的关系进行鉴别。神经鞘瘤在神经的一侧偏心生长，而神经纤维瘤与正常神经混杂在一块生长，无法分割。

（2）良性神经源性肿瘤与恶性神经源性肿瘤的鉴别：恶性神经鞘瘤体积更大（大于 5 cm），血供更丰富，强化更明显，中心坏死更明显，边界不清，可侵犯邻近骨质，生长迅速。

（3）恶性神经源性肿瘤与其他恶性肿瘤的鉴别主要根据肿瘤与神经的位置关系鉴别。

四、血管瘤和血管畸形

血管瘤和血管畸形是软组织常见的良性血管疾病，占软组织良性占位病变的 7% 左右。两者发病机制不清。

（一）临床表现与病理特征

实际上在儿童时期病变已存在。临床表现可为局限性疼痛或压痛，体检见暗青色软组织肿块，触之柔软如绵状，压之可褪色和缩小。大体病理组织见色灰红、质韧，有小叶状突起，表面光滑，境界清楚，无包膜，切面呈实质状，压迫后不退缩。光镜下可见增殖期血管内皮细胞肥大，不同程度的增生，在增生活跃处血管腔不明显，在增生不活跃处可以看到小的血管腔。它们被纤细的纤维组织分隔，形成小叶状结构。

（二）MRI 表现

局部血管畸形或血管瘤一般位于比较表浅的部位，但也可累及深部结构，如骨骼肌肉系统，深部血管瘤通常位于肌肉内。病灶可单发或多发，呈结节状或弥漫性生长，绝大多数无包膜。在 T_2WI，血管瘤呈葡萄状高信号，这是由于海绵状或囊状血管间隙含静止的血液；间隙内也可出现液-液平面；内部可见斑点状或网状低信号，代表纤维组织、快流速的血流或局灶性钙化；血栓区可呈环状低信号，类似静脉石。在 T_1WI，血管瘤呈中等信号，有些血管瘤周边可见高信号，代表病变内脂肪。（图 16-8）

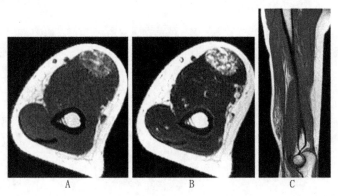

图 16-8 上肢血管瘤

A.右肘关节横断面 T_1WI，皮下软组织内可见中等信号病灶，其内混杂脂肪高
信号；B.右肘关节横断面 T_2WI，病灶呈不均匀高信号；C.右肘关节冠状面增
强扫描 T_1WI，病灶呈不均匀中等程度强化

在增强扫描时，血管畸形表现为强弱不等的不均匀强化；血管瘤则强化明显，呈被线状低信号分隔的分块状、片状强化。

(三)鉴别诊断

1.脂肪瘤

血管瘤或血管畸形中可存在脂肪组织,因此需与脂肪瘤鉴别。脂肪瘤形态多规则,圆形或卵圆形,有包膜,在 T_1WI、T_2WI 均呈边界清晰的高信号,其内可有分隔,增强扫描无强化;压脂像呈低信号,与皮下脂肪同步变化。血管瘤形态多不规则或弥漫生长,无明确分界,脂肪组织弥散分布于病变内。

2.血管脂肪瘤

好发于青少年,位于皮下,大部分多发,体积比较小,有包膜,边界清晰,内含脂肪组织及小的毛细血管。因此,MRI 信号不均匀,呈短 T_1、长 T_2 信号,内含中等 T_1、长 T_2 信号结构,代表血管成分,这些区域在压脂 MR 图像呈高信号。

(赵学师)

第十七章 腹部疾病超声诊断

第一节 肝血管瘤

一、病理与临床表现

肝血管瘤是肝脏最常见的良性肿瘤,占肝良性肿瘤的 41.6%～70.0%。肝血管瘤分海绵状血管瘤和毛细血管性血管瘤;前者多见,后者少见甚至罕见,可发生于肝脏任何部位,常位于肝脏被膜下或边缘区域,大小可在几毫米至几十厘米。肝血管瘤在组织学上是门静脉血管分支的畸形,表面可呈黄色或紫色,质地柔软,切面呈海绵状,组织相对较少,内含大量暗红色静脉血。肝血管瘤有时可出现退行性变,内部可出现新鲜或陈旧的血栓或瘢痕组织及钙化灶,并可完全钙化。镜下见肝血管瘤由衬以扁平内皮细胞的大小不等的血管腔构成,由数量不等的纤维组织分隔开来,血管腔中可有新鲜或机化血栓,少数血栓中可有成纤维细胞长入,这可能是导致形成"硬化性血管瘤"瘢痕的原因。临床表现:发病年龄一般为 30～70 岁,平均 45 岁,女性略多于男性,可单发或多发,儿童肝血管瘤与成人不同,常合并皮肤或其他内脏血管瘤,肝血管瘤自发性破裂的机会多于成人,约 50% 合并皮肤血管瘤。肝血管瘤较小时,一般无临床症状,中期出现症状常提示肿瘤增大,可有肝区不适感;当肝血管瘤较大时,可引起上腹胀痛、扪及腹部包块等。

二、超声影像学表现

(一)常规超声

1.形态

形态以圆形者为多。在实时状态下缺乏球体感,有时呈"塌陷"状,肿瘤较大时,呈椭圆形或不规则形,并可向肝表面突起,巨大者可突向腹腔甚至盆腔。

2.直径

超声可发现小至数毫米的肝血管瘤,大者可达 35 cm 以上。上海复旦大学附属中山医院报道的最大 1 例肝海绵状血管瘤为 63 cm。

3.边界

边界多清晰,典型者可在肿瘤周边见一 2～4 mm 的高回声带,呈"花瓣"状围绕,光带与周围肝组织和肿瘤之间均无间断现象,有称它为"浮雕状改变",这一征象在肝血管瘤中具有较高特异性,其重要性不亚于肝癌中"晕圈"征的改变,但出现率仅 50%~60%。此外,有时可见肝血管瘤边缘有小管道进入,呈现"边缘裂开"征等改变。

4.内部回声

根据近年来的报道,双引号的回声类型主要有以下 4 种。

(1)高回声型:最多见,占肝血管瘤的 50%~60%,多出现于较小的肝血管瘤中(<5 cm),内部回声均匀,致密,呈"筛孔"状,(图 17-1)如肝血管瘤位于膈肌处,可产生镜面反射,即在膈肌对侧的对称部位出现与肝血管瘤一致但回声略低的图像。

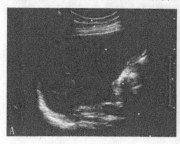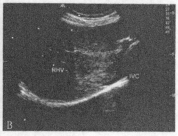

图 17-1　高回声型肝血管瘤

A.周边有高回声带,呈"浮雕"状;B.边界清晰,内呈"筛孔"状

(2)低回声型:较少见,占 10%~20%,近年有增多趋势,多见于中等大小(3~7 cm)的肝血管瘤中,其内部以低回声为主,主要由于肝血管瘤中血管腔较大,管壁较薄所致。个别在实时超声下可见较大管腔内有缓慢的血液流动,瘤体内以细网络状表现为主,其中的纤维隔回声亦较高回声型肝血管瘤为低。

(3)混合回声型:约占 20%,为前两者的混合。主要见于较大的肝血管瘤中,平均 7~15 cm,内呈现"粗网络"状或"蜂窝"状结构,分布不均,强弱不等,有时与肝癌较难鉴别。

(4)无回声型:极少见,占 1%~2%,瘤体内无网状结构等表现,但透声较肝囊肿略差,边界亦较囊肿欠清。除上述 4 种表现外,由于肝血管瘤在演变中可发生栓塞、血栓、纤维化等改变,故在瘤体内可出现不均质团块、高回声结节及无回声区等,可使诊断发生困难。

5.后方回声

肝血管瘤的后方回声多稍增高,呈扩散型,但比肝囊肿后方回声增高要低得多。

6.加压形变

在一些位于肋下或剑突下的较大肝血管瘤中,轻按压后可见瘤体外形发生改变,出现压瘪或凹陷等现象,放松后即恢复原状。

7.肝组织

肝血管瘤患者中,周围肝组织多正常,无或少有肝硬化和纤维化征象。

8.动态改变

正常情况下,肝血管瘤变化较慢,短期内不会很快增大。据报道部分肝血管瘤,可随时间而逐渐缩小甚至消失。另有报道,用超声连续观察半小时,血管瘤内部回声可短暂变化,或做蹲起运动可见肝血管瘤回声、大小等发生改变,有别于其他肿瘤。

(二)彩色多普勒

尽管肝血管瘤内中血流丰富,但由于瘤体内血流速度较低,彩色多普勒常不易测及其血流信号,血流检出率仅占 10%~30%。彩色多普勒血流成像多呈Ⅱb 型或Ⅰc 型图像(图 17-2),偶可有Ⅲa型或Ⅲb型表现,脉冲多普勒可测及动脉血流,阻力指数多<0.55,搏动指数>0.85。彩色多普勒能量图可显示"绒球"状、"环绕"状改变,据报道彩色多普勒能量图中,肝血管瘤血流检出率高达87.9%,而对照组彩色多普勒显示率仅51.7%,但彩色多普勒能量图的特异表现还需进行深入研究。

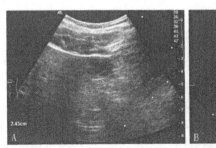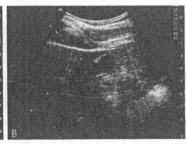

图 17-2　肝血管瘤

A.左肝下缘低回声结节,肝表面平滑;B.CDFI显示周边血流信号,呈Ⅱb型

三、鉴别诊断

(一)肝癌

高回声型血管瘤的诊断较容易,但有时与高回声型均质型肝癌较难鉴别。此型肝癌相对少见,内部回声比肝血管瘤更高更密,周边有浅淡暗环,可资鉴别。而低回声型肝血管瘤误为肝癌的比例较高,有报道误诊率可达30%。肝癌内部多为不均质回声,呈结节镶嵌状,如有"晕圈"容易鉴别。另外,彩色多普勒亦有助诊断。肝血管瘤可与肝癌同时并存,除了掌握肝血管瘤与肝癌的特征外,在肝内出现不同回声类型的占位时,要考虑到两种疾病并存的可能。同时,肝硬化声像图背景对间接支持肝癌的诊断有一定帮助。

(二)肝囊肿

无回声型肝血管瘤,多误为肝囊肿,但肝囊肿壁回声更纤细、更高,内部回声更为清晰;无回声型肝血管瘤的囊壁回声较低且较厚而模糊,内部回声信号亦多于肝囊肿。

(三)肝肉瘤

肝肉瘤较少见,原发性者更少见,如平滑肌肉瘤、脂肪肉瘤、纤维肉瘤、淋巴肉瘤等。形态呈椭圆形,边界尚清,内部回声致密、增高,亦可高低不等或出现液化。彩色多普勒不易测及血流信号,有时与肝血管瘤甚难鉴别,超声引导下穿刺活检对诊断有帮助。

以往认为小型高回声型肝血管瘤多为毛细血管型血管瘤,而较大的蜂窝状的肝血管瘤为海绵状血管瘤。目前认为根据回声的改变来区别毛细血管型或海绵状型是没有根据的。有一组113个超声表现各异的肝血管瘤,手术病理证实均为肝海绵状血管瘤。因此,肝毛细血管型血管瘤少见甚至罕见。同时,原先认为肝血管瘤不能进行穿刺活检的概念已逐渐更新,对影像技术检查疑为肝血管瘤且位于肝深部的病灶仍可进行超声引导下的穿刺活检,甚少出现出血等并发症的报道。

（王　钦）

第二节　肝囊性病变

一、肝囊肿

(一)病理与临床表现

非寄生虫性肝囊肿发病率为 1.4%～5.3%,女性发病多于男性,分为先天性和后天性两类。一般所指的肝囊肿为先天性肝囊肿,又称真性囊肿。其发病原因多数学者认为在胚胎发育期,肝内局部胆管或淋巴管因炎症上皮增生阻塞导致管腔分泌物潴留,逐步形成囊肿;或因肝内迷走胆管与淋巴管在胚胎期的发育障碍所致。

1.病理类型

肝囊肿的病理类型分为血肿和退行性囊肿、皮样囊肿、淋巴囊肿、内皮细胞囊肿、潴留性囊肿和囊性肿瘤。囊肿呈卵圆形、壁光滑,囊腔为单房或多房性。体积大小相差悬殊,小者囊液仅数毫升,大者含液量可达 1 000 mL 以上。囊液清亮,呈中性或碱性,有的可含有胆汁。囊肿周围的肝实质常见压迫性萎缩,其并发症包括感染、坏死、钙化和出血。

2.临床表现

囊肿较小者可长期甚至终生无症状。随着囊肿的逐渐增大,可出现邻近脏器的压迫症状,上腹部不适、饱胀,甚至隐痛、恶心与呕吐,亦可出现上腹部包块,肝大、腹痛和黄疸。囊肿破裂、出血、感染时出现相应的症状体征。

(二)超声影像学表现

(1)典型肝囊肿声像图特点:肝实质内圆形或卵圆形无回声区;包膜光整,壁薄光滑,呈高回声,与周围肝组织边界清晰;侧壁回声失落,后壁及后方回声增高。(图 17-3)

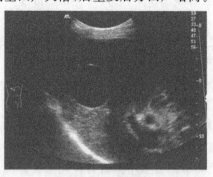

图 17-3　肝囊肿

(2)多房性者表现为囊腔内纤细的条状分隔;体积较大囊肿合并感染出血时,囊腔内出现弥漫性点状弱回声,亦可分层分布,变动体位时回声旋动,囊壁可增厚,边缘不规则。

(3)囊肿较小者肝脏形态大小及内部结构无明显改变。较大者可引起肝轮廓增大,局部形态改变;肝组织受压萎缩;周边血管及胆管可呈压迫征象,囊肿巨大时可造成相邻器官的推挤征象。

(4)CDFI:囊肿内部无血流信号显示,囊肿较大周边血管受压时可出现彩色血流,速度增快。

(三)鉴别诊断

1.正常血管横断面

正常血管横断面虽呈圆形无回声区,但后方增高效应不明显,变换扫查角度则表现为管状结构,CDFI 显示彩色血流,即可与囊肿区别。

2.肝癌液化

具有分泌功能的腺癌肝转移及原发性肝癌液化,可为单个液区,亦可为不规则状无回声区,其中常有组织碎片和细胞沉渣产生的斑点状回声,外周为厚而不规则的实质性结构,可与肝囊肿鉴别。

3.肝棘球蚴病

肝棘球蚴病单纯囊型与肝囊肿单凭声像图区别有一定困难,除前者立体感较强,壁较单纯性囊肿为厚外,还应结合患者有疫区居住史,棘球蚴病皮试或间接荧光抗体试验(IFAT)鉴别。

4.腹部囊性肿块

巨大孤立性肝囊肿应注意与肠系膜囊肿、先天性胆总管囊肿、胆囊积水、胰腺囊肿、肾囊肿、右侧肾积水及卵巢囊肿等相鉴别。

二、多囊肝

(一)病理与临床表现

多囊肝是一种先天性肝脏囊性病变,具家族性和遗传性。由于胚胎时期发育过剩的群集小胆管的扩张所致。常并发肾、脾、胰等内脏器官多囊性改变。囊肿在肝内弥漫分布、大小不一,直径仅数毫米至十几厘米,绝大多数累及全肝,有的可仅累及某一肝叶。囊壁菲薄,囊液清亮或微黄,囊肿之间的肝组织可以正常。

临床表现:多数患者无症状,可在 35～50 岁出现体征,部分患者可伴肝区痛及黄疸、肝大及扣及右上腹包块。

(二)超声影像学表现

(1)肝脏体积普遍增大,形态不规则,肝包膜凸凹不平似波浪状。

(2)肝实质内布满大小不等的圆形或类圆形无回声区,其大小相差悬殊,较大者囊壁薄而光滑,后方回声增高,囊肿之间互不连通,实质内微小囊肿壁则呈"等号"状高回声。严重者肝内正常管道结构及肝实质显示不清。(图 17-4)

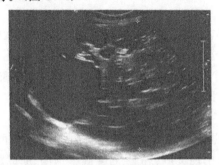

图 17-4　多囊肝

(3)轻型多囊肝显示肝内有较多数目的囊肿回声,直径大小以 2～5 cm 多见,肝脏轻至中度肿大,形态无明显改变,肝内管道结构可以辨认,囊肿间可有正常肝组织显示。

(4)肾脏或脾脏可有相应的多囊性声像图表现。

(三)鉴别诊断

1.多发性肝囊肿

多发性肝囊肿与较轻的多囊肝不易区别,可试从以下几点鉴别:①多发性肝囊肿为单个散在分布,数目较少;②肝大不如多囊肝明显,囊肿之间为正常肝组织;③不合并其他脏器的多囊性病变。

2.先天性肝内胆管囊状扩张症(Caroli病)

为节段性肝内胆管囊状扩张,显示肝区内大小不等的圆形或梭形无回声区,与多囊肝的鉴别点:①扩张的肝内胆管呈囊状或柱状,追踪扫查可见无回声区相互沟通;②无回声区与肝外胆管交通,且常伴胆总管的梭形扩张;③多有右上腹痛、发热及黄疸病史;④必要时超声导向穿刺及造影检查可以确诊。

3.先天性肝纤维化

先天性肝纤维化多见于婴幼儿,有家族遗传倾向,可合并肝内胆管扩张和多发性囊肿。声像图显示肝脏除囊性无回声区外,其余部分肝实质呈肝硬化表现;脾大及门静脉高压表现。

三、肝脓肿

(一)病理与临床表现

肝脓肿可分为细菌性肝脓肿和阿米巴肝脓肿两大类。

1.细菌性肝脓肿

最常见的病原菌是大肠埃希菌和金黄色葡萄球菌,其次为链球菌,有些则为多种细菌的混合感染。主要感染途径:①胆管系统梗阻和炎症;②门静脉系统感染;③败血症后细菌经肝动脉进入肝脏;④肝脏周围临近部位和脏器的化脓性感染,细菌经淋巴系统入肝;⑤肝外伤后感染;⑥隐源性感染,约30%的患者找不到原发灶,可能为肝内隐匿性病变,当机体抵抗力减弱时发病,有报道此类患者中约25%伴有糖尿病。

化脓性细菌侵入肝脏后,引起炎性反应,可形成散在的多发性小脓肿;如炎症进一步蔓延扩散,肝组织破坏,可融合成较大的脓肿。血源性感染者常为多发性,病变以右肝为主或累及全肝;感染来自胆管系统的脓肿多与胆管相通,为多发性,很少出现较大的脓肿或脓肿穿破现象;肝外伤后血肿感染和隐源性脓肿多为单发性。如肝脓肿未得到有效控制,可向膈下、腹腔、胸腔穿破。

2.阿米巴性肝脓肿

由溶组织阿米巴原虫引起,是阿米巴疾病中最常见的肠外并发症之一。阿米巴原虫多经门静脉进入肝脏,于门静脉分支内发生栓塞,引起局部组织缺血、坏死,同时产生溶组织酶,造成局部肝细胞的溶解破坏,形成多个小脓肿,进而相互融合形成较大的脓肿。病变大多数为单发性,90%以上发生于肝右叶,并以肝顶部为多。脓肿可向横膈、胸膜腔、气管内浸润,破溃而造成膈下、胸腔及肺脓肿。

临床表现:多见于青壮年男性,患者出现发热、寒战,呈弛张热型,肝区疼痛及胃肠道反应症状。体质虚弱、贫血,部分患者出现黄疸、肝大、右侧胸壁饱满、肋间隙增宽、触痛等。

(二)超声影像学表现

肝脓肿的病理演变过程,反映在声像图上可有以下表现。

(1)肝脓肿早期:病灶区呈炎性反应,充血水肿、组织变性坏死尚未液化。肝实质内显示一个或多个类圆形或不规则状低回声或回声增高团块;与周围组织境界清楚,亦可模糊不清;肝内血管分布可以无明显变化;CDFI可显示内部有点状或条状搏动性彩色血流,脉冲多普勒呈动脉血流,阻力指数≤0.55。(图17-5)

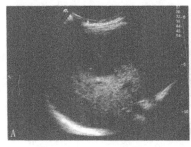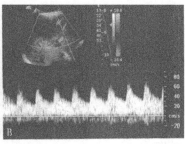

图 17-5　细菌性肝脓肿

A.肝右叶低回声不均质团块;B.CDFI显示条状血流,PD测及动脉血流频谱,RI=0.55

(2)脓肿形成期:坏死组织液化脓肿形成,显示肝实质内囊性肿块。壁厚而不均,内壁粗糙如虫蚀状;脓液稀薄时呈无回声,伴有稀疏细小点状强回声;较大脓腔未完全融合时,有不规则间隔;脓液黏稠含有坏死组织碎片无回声区内出现密集细小点状强回声,其中散在不规则斑片状或索带状回声,并随体位改变旋动,伴有产气杆菌感染时,脓腔前壁后方有气体高回声;脓肿后方回声增高。

(3)慢性肝脓肿壁显著增厚,内壁肉芽组织增生,无回声区缩小,脓腔内坏死组织积聚,表现为类似实质性的杂乱高回声。脓肿壁钙化时,呈弧形强回声,后伴声影。

(4)伴随征象肝脏局部肿大或形态改变,脓肿靠近膈面时,可致膈肌局限性抬高,活动受限;或出现右侧胸腔积液;脓肿周围管状结构受压移位;感染源自胆管者可发现胆管阻塞和感染的相应表现。

(三)鉴别诊断

1.不同类型肝脓肿的鉴别

细菌性肝脓肿与阿米巴肝脓肿的治疗原则不同,两者应予鉴别,阿米巴肝脓肿起病常较缓慢,大多有痢疾或腹泻史。脓肿常为单个,体积较大,多位于右肝膈顶部。脓液呈巧克力色,可找到阿米巴滋养体,可与细菌性肝脓肿鉴别。

2.肝癌

肝脓肿早期未液化时呈实质性回声,与肝细胞癌的表现类似,但后者外周可有完整的低回声晕环绕,CDFI检出动脉血流。肝脓肿形成后应与转移性肝肿瘤相区别,腺癌肝脏转移灶多呈"牛眼"征,液化区后方回声不增高或出现衰减。同时应结合临床资料,并在短期内随访观察做出鉴别,必要时应做超声导向穿刺细胞学及组织学检查。

肝内透声较强的转移性肿瘤,如淋巴瘤、平滑肌肉瘤等可与脓肿混淆。鉴别主要依靠病史、实验室检查和诊断性穿刺。

3.其他肝脏占位病变

肝脓肿液化完全、脓液稀薄者需与肝囊肿鉴别。肝囊肿壁薄光滑,侧壁回声失落;肝包虫囊肿内有条状分隔及子囊,边缘可见钙化的强回声及声影;肝脓肿壁较厚,内壁不整,声束散射回声无方向依赖,囊壁显示清晰。同时病史亦完全不同。

4.胰腺假性囊肿

较大的胰腺假性囊肿可使肝左叶向上移位,易误为肝脓肿。应多切面扫查,判断囊肿与周围脏器的关系,并让患者配合深呼吸根据肝脏与囊肿运动不一致的特点做出鉴别。

（王　钦）

第三节　胆　囊　炎

一、急性胆囊炎

（一）病理与临床

胆囊受细菌或病毒感染引起的胆囊肿大,胆囊壁增厚、水肿。急性胆囊炎是常见的急腹症之一,细菌感染、胆石梗阻、缺血和胰液反流是本病的主要病因。临床症状主要是右上腹部持续性疼痛,伴阵发性加剧,并有右上腹压痛和肌紧张,深压胆囊区同时让患者深吸气,可有触痛反应,即墨菲(Murphy)征阳性。右肋缘下可扪及肿大的胆囊,重症感染时可有轻度黄疸。

（二）声像图表现

胆囊体积增大,横径大于 4 cm,张力高,胆囊壁增厚大于 3 mm,呈"双边征"(图 17-6);胆囊腔内常探及结石回声,结石可于胆囊颈部或胆囊管处;胆囊内可见胆汁淤积形成的弥漫细点状低回声,胆囊收缩功能差或丧失。发生胆囊穿孔时可显示胆囊壁的局部膨出或缺损及周围的局限性积液。

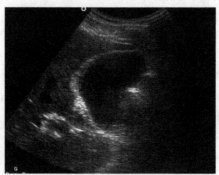

图 17-6　急性胆囊炎
超声显示胆囊肿大,胆囊壁增厚

（三）鉴别诊断

对于胆囊炎,首先应寻找产生胆囊炎的原因,超声可以帮助检查是否有胆囊结石、胆囊梗阻、胆管梗阻、胆总管囊状扩张症等,以明确病因,便于诊断。胆囊增大也可见于脱水、长期禁食或低脂饮食、静脉高营养等患者,根据病史,必要时行脂餐试验可鉴别。此外,有肝硬化低蛋白血症和某些急性肝炎、肾功能不全、心功能不全等全身性疾病患者,也有胆囊壁均匀性增厚,但无胆囊增大,超声墨菲征阴性,结合病史与临床表现易与急性胆囊炎相鉴别。

二、慢性胆囊炎

(一)病理与临床

临床症状包括右上腹不适、消化不良、厌油腻,也可无自觉症状。慢性胆囊炎的临床表现多不典型,亦不明显,但大多数患者有胆绞痛史,可有腹胀、嗳气和厌食油腻等消化不良症状。有的常感右肩胛下、右季肋或右腰等处隐痛,患者右上腹肋缘下有轻压痛或压之不适感。十二指肠引流检查,胆囊胆汁内可有脓细胞。口服或静脉胆囊造影不显影或收缩功能差,或伴有结石影。

(二)声像图表现

慢性胆囊炎的早期,胆囊的大小、形态和收缩功能多无明显异常,有时可见胆囊壁稍增厚,欠光滑,超声一般不做出诊断。慢性胆囊炎后期胆囊腔可明显缩小(图 17-7),病情较重时胆囊壁毛糙增厚,不光滑;严重者胆囊萎缩,胆囊无回声囊腔完全消失。胆囊萎缩不合并结石者难以与周围肠管等结构相区别,导致胆囊定位困难;合并结石者仅见强回声伴后方声影。胆囊功能受损严重时,胆总管可轻度扩张。

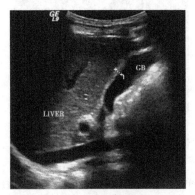

图 17-7 慢性胆囊炎
胆囊体积小,壁增厚毛糙

(三)鉴别诊断

胆囊明显萎缩时需与先天性无胆囊相鉴别:慢性胆囊炎致无回声囊腔完全消失,特别是不合并胆囊结石或结石声影不明显时,易与周围肠管内气体形成的强回声混淆,以致难以辨认出胆囊的轮廓。因此,先天性无胆囊患者可能被误诊为慢性胆囊炎,此时应结合病史和临床表现,多切面探查,或动态观察等方法仔细加以鉴别,减少误诊率。

(王 钦)

第四节 胆 囊 结 石

一、病理与临床

胆囊结石有胆固醇结石、胆色素结石和混合性结石,在我国胆囊结石患者中以胆固醇结石最多见。胆囊结石可合并胆囊炎,且两者互为因果,部分患者最终导致胆囊缩小,囊壁增厚,腔内可充满结石。

胆囊结石患者可有右上腹不适、厌油腻等症状,结石嵌顿于胆囊管内时,可导致右上腹绞痛、发热等症状。胆绞痛是胆囊结石的典型症状,可突然发作又突然消失,疼痛开始于右上腹部,放射至后背和右肩胛下角,每次发作可持续数分钟或数小时。部分患者疼痛发作伴高热和轻度黄疸。疼痛间歇期有厌油食、腹胀、消化不良、上腹部烧灼感、呕吐等症状。查体可见右上腹部有压痛,有时可扪到充满结石的胆囊。胆囊结石超声显示率 90% 以上,诊断价值较大,是首选的检查方法。

二、声像图表现

胆囊内可见一个或多个团块状强回声,后方伴有声影,可随体位变化而移位。当结石较大时,常只能显示结石表面形成的弧形强回声,内部结构难以显示。多个结石紧密堆积时,有时不能明确显示结石数量及每个结石的具体大小。(图 17-8)特殊类型的胆囊结石如下。

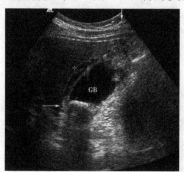

图 17-8　胆囊结石(一)

超声显示胆囊腔内见弧形强回声,后方伴声影。箭头:胆囊结石;GB:胆囊

(一)泥沙样结石

可见多个细小强回声堆积,形成沉积于胆囊后壁的带状强回声,后方伴有声影,随体位改变而移动。

(二)充满型结石

胆囊内呈弧形强回声带,后伴声影,无回声囊腔不显示,强回声带前方有时可显示胆囊壁,后方结构则完全被声影所掩盖。(图 17-9)

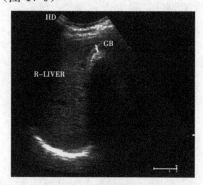

图 17-9　胆囊结石(二)

超声显示胆囊腔的无回声,可见弧形强回声,后方伴声影。箭头:胆囊结石;GB:胆囊;R-LI VER:右肝

三、鉴别诊断

典型的胆囊结石超声诊断一般不困难。对于胆囊颈部的结石,由于缺少胆汁的衬托,使其结石强回声不明显,仅表现为胆囊肿大或颈部声影,超声必须认真仔细地检查,变换体位,如坐立位、胸膝位等,才能发现结石,并进行正确诊断。

(一)泥沙样结石需与浓缩淤积的胆汁或炎性沉积物相鉴别

泥沙样结石回声强,声影明显,随体位移动速度较快。

(二)充满型结石需与肠腔内积气相鉴别

结石后方为明显声影而非气体后方的彗星尾征,且肠腔内气体形态随时间而变化。

（王　钦）

第五节　弥漫性脾大

一、病因与临床表现

引起弥漫性脾大的病因很多,列举如下。

(一)急、慢性感染

如急慢性病毒性肝炎、传染性单核细胞增多症、伤寒、副伤寒、败血症、粟粒性结核、血吸虫病、疟疾等。

(二)充血性脾大

如肝硬化门静脉高压症,慢性充血性心力衰竭,门静脉或脾静脉炎症、狭窄或血栓形成。

(三)血液病

如急慢性白血病、淋巴瘤、溶血性贫血、真性红细胞增多症、原发性血小板减少性紫癜、骨髓纤维化、先天性溶血性黄疸等。

(四)其他病因引起的脾大

如某些结缔组织病、单核-吞噬细胞增多症、戈谢病、AIDS 等。

脾大的临床表现各异。脾脏中度以上肿大的患者一般体检都能扪及脾脏;明显肿大的患者脾脏下缘可达脐下水平。

二、声像图表现

(一)脾大的确定

一般认为,具备下列条件之一者考虑有脾大:成年男性和女性脾脏厚径分别超过 4 cm 和 3.8 cm,同时脾脏下缘超过肋缘线;长径大于 11 cm;脾面积代表值超过 25 cm²;脾体积代表值男女分别超过240 cm³和 215 cm³。因年龄、性别、身高及营养状况不同,脾脏的正常值个人差异颇大。

根据作者一组调查,肝功能正常者的健康人群和运动员群体超声检查中,有 20%～25%的脾厚超过4 cm,同时肋缘下可探到脾缘,符合超声或临床的"轻度脾大",然而经两年以上随访健康状况良好,并无其他疾病表现。可见,这类人群"轻度脾大"的真实意义值得探讨。

(二)脾大程度的判断

超声对脾大程度的判断仍然与临床传统的判断标准保持一致。

1.脾脏轻度肿大

超声可见脾脏形态一般正常,各径线长度或面积、体积超过正常高限;在仰卧位平静吸气时,肋缘下可探及脾脏;深吸气,脾下缘在肋缘下 2~3 cm。

2.脾脏中度肿大

声像图显示脾脏失去正常形态,各径线测值明显增加,增大比例可不一致,吸气时,脾下缘超过肋缘下 3 cm,直至平脐。脾上、下极圆钝,脾门切迹变浅。

3.脾脏重度肿大

脾脏体积进一步增大,邻近器官受压移位。脾脏下缘超过脐水平以至抵达骨盆腔。脾门切迹消失。

(三)脾大的内部回声

脾大的内部回声与肿大的时间、程度有一定关系,而与病因关系不密切。慢性重度肿大可因脾内发生小出血灶或纤维化而回声增强。个别代谢性疾病或寄生虫病可使脾脏内部回声不均匀,出现局灶性低回声或高回声结节,但是对疾病的诊断无特异性。(图 17-10、图 17-11)

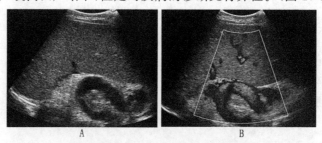

图 17-10 肝硬化引起淤血性脾大超声图像和 CDFI 表现

A.二维图像;B.彩色多普勒图像(SP:脾,SV:脾静脉曲张)

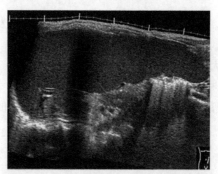

图 17-11 慢性粒细胞白血病引起的巨脾

左侧肋间经过肋骨弓向前下腹壁扫查,SH 为肋骨声影

三、诊断与鉴别诊断

对于中重度脾大,超声很容易诊断,但对个别轻度脾大,有时难以肯定。临床上超声测值超出正常高限诊断"轻度脾大"而无明显病因可寻者,较多见于职业性运动员和部分健康人群,很可能属于正常变异。因此,考虑"轻度脾大"是否有临床病理意义必须慎重。病因诊断主要依靠病

史和实验室检查来确定。脾大需与以下疾病鉴别。

(一)腹膜后肿瘤

左侧腹膜后巨大肿瘤可以将脾脏向后上方推移,致使脾脏被肺组织遮盖而超声不易显示;同时,容易把肿瘤本身误认为肿大的脾脏。极个别腹膜后肿物可引起脾脏向左下腹和髂窝部移位。腹膜后肿瘤无脾脏特有的外形切迹和脾门血管结构,只要注意全面扫查,容易加以鉴别。

(二)肝左叶显著增大

肿大的肝左叶或肝左叶巨大肿瘤占据左上腹时,也可能与脾大混淆。连续扫查,可以发现其为肝脏整体的延续,与肝脏无分界。其内部管状回声多,为肝内管状结构的分布。彩色多普勒显示其血供来自肝脏,与脾脏血供特点完全不同。

四、比较影像学

超声是检查脾大最为简便的方法,测量脾脏各径线极为方便。除了能很敏感地判断脾脏有无增大及其内部结构异常外,利用彩色多普勒可以对脾大和脾内病变的血流动力学做出评估,为临床提供丰富的病理和病理生理学信息,有助于诊断。CT可判断脾脏有无肿大,但比较粗略,病因诊断也十分困难且价格高。核素扫描,表现为核素浓集面积增大,而在形态上无特征。MRI检查,对于脾大,尤其是充血性脾大的识别,包括发现脾门静脉扩张,有相当的帮助。而对其他原因引起的脾大,则缺乏特异性。检查费用高,不易普及也限制了MRI的应用。相比之下,超声对脾大的形态学和血流动力学的观察优于其他影像学方法。

（王　钦）

第六节　脾脏囊性病变

根据病理又可分为原发性真性囊肿与继发性假性囊肿两类。真性囊肿特点是囊的内壁有上皮细胞层覆盖,如单纯性脾囊肿、包虫囊肿、淋巴管囊肿、表皮样囊肿等;假性囊肿内壁无上皮细胞覆盖,为机化的纤维包膜,可有钙化,多继发于外伤性血肿和胰腺炎。临床上以假性囊肿相对多见,约是真性囊肿的4倍。

一、声像图表现

(一)单纯性脾囊肿

本病罕见,可能为脾表面间皮细胞嵌入脾内形成,多为单发性。圆形或类圆形,壁薄而光滑,内部透声好,后壁回声增强,具有典型囊肿特征。CDFI:肿物内无血流信号。(图17-12A)

(二)脾内假性囊肿

多数为圆形或椭圆形,囊壁回声欠光整,局部可能有钙化强回声;内部多有细点状或少量索状或碎片状回声。CDFI:肿物内无血流信号。(图17-12B)

(三)囊性淋巴管瘤

本病实为脾内的淋巴管扩张引起。声像图呈具有多个分隔的囊肿,分隔纤细而光滑,囊壁规则或不完整,后壁回声增强。CDFI:肿物内无血流信号。(图17-13)

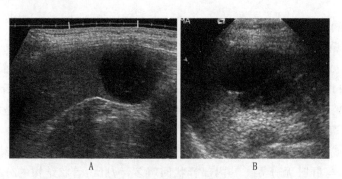

图 17-12　脾囊性肿物

A.单纯脾囊肿声像图;B.外伤后假性脾囊肿

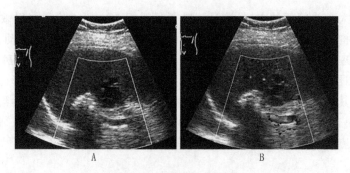

图 17-13　囊性淋巴管瘤

A.灰阶超声图像(箭头所指处为病变所在部位);B.彩色多普勒图像

(四)表皮样囊肿

本病多为单发。囊壁较厚而且光滑,有时可见分叶状边缘和分隔。囊内通常呈无回声,或因囊液内含有脂质和组织碎屑,囊内可能出现细点状回声,随体位改变浮动。声像图的改变取决于囊肿内脂液性状而定。CDFI:肿物内无明显血流信号。(图 17-14)

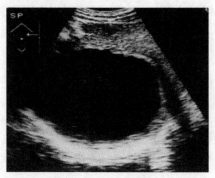

图 17-14　表皮样囊肿

(五)包虫囊肿

我国西北部流行区较多见。脾脏包虫囊肿与肝包虫囊肿具有相似的声像图特征,如囊壁呈双层结构,有单房型和多房型之分;合并感染者常呈囊实混合型;陈旧性包虫囊肿可以类似实质性肿物回声并伴有囊壁钙化所致回声增强及声影。CDFI:囊性肿物内无血流信号。

二、诊断与鉴别诊断

借助于超声检查能够准确地判定脾内囊性病变,根据囊性病变的声像图特征并结合病史,可对多数囊肿的性质做出提示性诊断。脾脏假性囊肿可能有外伤史或胰腺炎病史,脾包虫患者有流行病学史和羊犬接触史,声像图具有一定的特征性,如囊壁双层回声结构等;Casoni 皮肤过敏试验及血清学检查等有助于诊断。

此外,尚需与少见的脾动脉瘤鉴别,CDFI 和频谱多普勒有助于明确诊断。其他低回声病变尚有脾脓肿、血肿、脾淋巴瘤及左肾上极囊肿和胰尾部巨大囊肿等,通过认真扫查,根据声像图、CDFI 并结合病史,不难加以鉴别。

超声引导穿刺抽吸需要特别慎重。超声引导穿刺抽吸、迅速减压和酒精硬化治疗脾包虫囊肿,是一项重要的革新技术,它已成功地用于脾脏棘球蚴病的诊断与治疗。操作熟练和严防囊液渗漏引起并发症是很必要的。

三、比较影像学

尽管超声学诊断脾脏囊性病变具有较高的特异性,但鉴别感染性和出血性囊肿尚有一定的困难。

CT、MRI 和核素检查均可以用于脾内囊性病变的诊断。但是在判别病变是否为囊性方面,不及超声准确。而在显示囊壁肿(如皮样囊肿壁)的细微结构方面,超声又不及 CT 和 MRI。核素检查难以发现较小的病变,也不能确定病变的囊、实性,对囊性病变的诊断价值有限。超声检查疑有实性成分或恶性病变者,需要进一步进行 CT 或 MRI 检查。

（王　钦）

第七节　胰　腺　炎

一、急性胰腺炎

(一)流行病学及病因

急性胰腺炎(acute pancreatitis,AP)是胰酶对胰腺组织自身消化导致胰腺腺泡细胞的损伤,同时伴有局部或全身的炎症反应。严重程度可以从轻度水肿到胰周坏死感染,甚至可以导致多器官功能衰竭综合征。组织病理学上,急性胰腺炎分为急性水肿型胰腺炎和急性出血坏死型胰腺炎,前者居多,以间质充血、水肿和炎细胞浸润为主,而后者以胰腺实质坏死、血管损害、脂肪坏死为主伴炎细胞浸润。AP 病因很多,主要发病因素为胆道疾病,尤其是胆道结石。文献报道急性胆源性胰腺炎发病率占 AP 的 15%～50%,在我国占 AP 的 60% 以上。此外,感染、药物、酒精、手术及创伤、肿瘤、自身免疫因素、代谢、妊娠、遗传、特发性等也占一定比例。

(二)临床表现

AP 的临床表现与其病情严重程度相关,以腹痛、发热、恶心、呕吐等多见,急性胆源性胰腺炎还可伴随黄疸,当出现胰腺假性囊肿或胰腺脓肿时可扪及腹部包块。Grey-Tuner 征(双侧或者单侧腰部皮肤出现蓝-绿-棕色大片不规则瘀斑)和 Cullen 征(脐周围皮肤青紫及两侧肋腹皮肤灰蓝色)少见。临床上将 AP 分为轻型胰腺炎(mild acute pancreatitis,MAP)和重症胰腺炎(severe acute pancreatitis,SAP),前者可有极其轻微的脏器功能紊乱,但无严重腹膜炎和代谢功能紊乱,临床恢复快。后者则可出现脏器功能衰竭、代谢紊乱或合并胰腺坏死、脓肿、假性囊肿等并发症。因此,在临床上需要特别加以甄别。10%～25%的 AP 患者会并发假性囊肿,其中多数自行消退,持续存在者有导致感染、脓肿形成、胰瘘、假性动脉瘤、静脉血栓等可能性。

实验室检查约 90%的急性胰腺炎血清淀粉酶升高,超过正常值 5 倍时,即可确诊为急性胰腺炎。起病后 6～12 小时内血淀粉酶迅速升高,3～5 天恢复到正常。尿淀粉酶升高较晚,在病后的 12～24 小时升高,持续时间较长,一般为 1～2 周,适用于起病后较长时间未确诊者。检测血清淀粉酶是诊断急性胰腺炎最常用和最快捷、简便的方法之一。在急性胰腺炎起病后 24～72 小时血清脂肪酶开始上升,持续 5～10 天,对起病时间较长者适用。有研究发现,C 反应蛋白、白细胞计数、血清中降钙素和白细胞介素-4 可能是胰腺坏死感染的标志,能更早地反映疾病的严重程度。

(三)超声表现

1.体积

胰腺弥散性肿大,以前后径增大为著。

2.边界

轻型炎症时,胰腺边缘整齐,形态规则,重型时边缘不整齐,形态不规则,与周围组织分界不清。

3.实质回声

胰腺回声减低。水肿型胰腺炎实质回声呈均匀的低回声,但也有实质回声略高于正常的病例。出血坏死型胰腺炎实质回声明显不均匀,呈低回声和高回声相间的混合回声,内部可见片状无回声。

4.胰管

胰管轻度扩张或不扩张,当胰液外漏时扩张胰管可消失或减轻。

5.积液

胰腺炎时可合并积液,超声表现胰周、小网膜囊、肾前旁间隙的无回声,有时腹腔、盆腔甚至胸腔可见积液。

6.胰周

胰腺周围病变发生比例较高,超声表现为病变处见低回声,边界不清,主要见于胰腺腹侧、背侧,双肾旁间隙或肾周围,胰腺后方血管周围等。

7.假性囊肿

急性胰腺炎发病 2～4 周后可在胰腺内或周边形成胰腺假性囊肿,圆形或类圆形,边界较清楚,囊壁多数光滑,少数可厚薄不均、可见分隔或钙化,后方回声增强。

8.非典型者

不典型的急性胰腺炎表现为胰腺无肿大,仅腺体内局部回声减低,多见于胰头和胰尾,胰周组织回声减低,模糊不清。有时合并炎症的并发症如胰腺脓肿等,表现为胰腺正常结构消失,内部呈不均匀的混合回声。

9.血管的改变

重症胰腺炎还可以出现血管的并发症。炎症可直接侵蚀脾血管,血管内膜受损,管壁增厚,管腔狭窄,严重者可引起脾静脉血栓形成或闭塞。表现为脾静脉增宽,内见低回声,血流充盈缺损,提示脾静脉血栓形成,或胰腺后方未见脾静脉管腔及血流显示,提示脾静脉闭塞,胰腺周围和脾门区可见蜂窝状迂曲的管状结构,为五彩花色血流,提示侧支循环形成。胰腺炎还可以引起脾动脉病变,其原因可能为炎症直接侵蚀脾动脉;胰液在自我消化过程中侵蚀脾动脉;胰腺炎时脾动脉内血液因高浓度胰蛋白酶大量释放而处于高凝状态导致血栓形成。表现为脾动脉内可见低回声,血流充盈缺损。假性脾动脉瘤表现为脾动脉旁类圆形无回声区,CDFI内部血流呈涡流,与脾动脉相通。

(四)超声造影表现

1.急性水肿型胰腺炎

超声造影后,胰腺与周围组织分界尚清晰,实质回声增强,未见明显无灌注区。

2.急性出血坏死型胰腺炎

超声造影表现为胰腺实质呈不均匀增强,可见散在灶状或片状不规则无增强区,胰腺与周围组织界限不清,表面不光滑呈毛刺状。胰周及腹膜后炎性改变及并发症,如胰周、肾旁前(后)间隙、肾周间隙积液,胰腺内或胰周假性囊肿等在超声造影表现为组织的无灌注或低灌注区。

超声造影显著提高了急性胰腺炎坏死灶的检出率,在急性胰腺炎严重度评价上也具有很高的临床价值。超声造影技术通过观察感兴趣区域内造影剂灌注的有无、强弱来判断该区域血流灌注情况,以此来区别胰腺有无坏死及坏死的程度。

(五)报告内容及注意事项

急性胰腺炎的报告包括胰腺体积、形态变化,回声的改变,胰管是否扩张,胰腺与周边组织分界是否模糊,胰周是否有积液,腹腔、胸腔是否有积液。有无假性囊肿及血管受侵等情况。

超声造影应重点描述胰腺实质增强是否均匀,是否可见无增强坏死区。超声造影还可以评价急性胰腺炎的严重程度,对急性胰腺炎的分级有重要的临床意义。是否合并无增强的假性囊肿。

还应注意胰腺炎的病因,如胆道结石等,更要注意是否有合并胰腺肿瘤的可能。年轻患者应注意是否存在胰管、胆管合流异常,胰管交界汇合处狭窄或受压可导致胰液通道梗阻,胆汁反流,引起胰腺炎。

(六)鉴别诊断

有明显声像图改变的病例,结合临床表现和血清淀粉酶、脂肪酶检查,超声可明确诊断,超声检查应注意对轻型和重型胰腺炎的鉴别诊断。轻型者胰腺常呈轻中度弥散性肿大,胰腺边缘清晰,呈均匀低回声,胰周积液少见或少量。重型者胰腺常呈严重弥漫肿大,边缘不整、模糊不清,内部回声不均匀,胰周积液多见,胸腔积液、腹水多见,肠麻痹、积气多见。

非典型胰腺炎要注意与胰腺癌的鉴别。胰腺炎病灶后方回声增强,主要原因是炎症导致的胰腺水肿或出血坏死使肿块的透声性增强,而胰腺癌的肿块后方多为回声衰减现象。胰头部局限性炎性肿块和胰头癌均可引起胰管和胆总管扩张,前者胰管呈轻中度不规则扩张,并贯穿肿块,胆总管及肝内胆管扩张不明显或仅有轻度扩张,常与胆道慢性炎症、胆石症或胰管结石并存,而胰头癌常早期侵犯压迫胆总管致肝内外胆管明显扩张,少有管壁增厚及钙化表现,胆总管下端截断或显示不规则性狭窄,肿块内见不到扩张的胰管。

假性囊肿出现时要与囊性肿瘤相鉴别。

二、慢性胰腺炎

(一)流行病学及病因

慢性胰腺炎(chronic pancreatitis,CP)是由于各种原因导致的胰腺局部、节段性或弥散性的慢性进行性损害,导致胰腺实质和组织和/或功能不可逆的损害,造成胰腺腺泡萎缩,胰腺纤维化、钙化、导管内结石、胰腺假性囊肿,可有不同程度的胰腺内外分泌功能障碍。其主要病理特征为间质纤维化和慢性炎细胞浸润,间质中的血管无明显破坏和增生。目前认为 CP 是胰腺癌的一个危险因素。根据病因不同,CP 分为酒精性胰腺炎、胆源性胰腺炎、热带性胰腺炎、遗传性胰腺炎、自身免疫性胰腺炎和特发性胰腺炎等。CP 在全球不同地区发病率差异较大,西方的患病率为(10~15)/10 万,发病率为每年(4~7)/10 万。日本 1999 年的 CP 发病率为 5.77/10 万。我国 CP 发病率低于西方国家,但并不少见,且与全球一样呈上升趋势。

(二)临床表现

因病因不同,临床表现也不同,常见表现为腹痛和/或消化不良。典型者为餐后上腹痛,并可放射至左腰背部,向前屈曲位能减轻。腹痛还与酒精、药物依赖和心理等有关。腹痛原因复杂,目前确切机制尚不明确,可能与胰管或胰腺实质内压力增加、神经周围炎症、缺血、组织坏死、负反馈功能下降等有关,如若合并假性囊肿、十二指肠梗阻或胰管梗阻(狭窄、结石或继发肿瘤)等,腹痛会进一步加重。胰腺脂肪酶水平下降 90% 以上时会有脂肪泻、脂溶性维生素和维生素 B_{12}缺乏及体重下降等。

当胰腺外分泌功能受损时,患者表现为腹胀、脂肪泻、吸收不良及消瘦等症状。内分泌功能受损时,患者会出现糖尿病。相关的实验室检查包括血、尿淀粉酶测定、苯甲酰酪氨酰对氨基苯甲酸试验、糖耐量试验、胰高血糖素测定等。CP 急性发作时,血淀粉酶、尿淀粉酶浓度可一过性升高。内分泌功能受损时,胰高血糖素升高、血糖升高。

(三)超声表现

1.体积

慢性胰腺炎时,胰腺体积多数缩小,少数可以正常或增大(弥散性增大或局限性增大),形态僵硬,边缘不规则。

2.回声

内部回声粗糙,多数回声增高,有时可以回声减低,内部可见实质钙化或胰管结石的斑点状强回声,是慢性胰腺炎的重要诊断指标。

3.胰管

主胰管可以不均匀扩张,直径多≥3 mm,粗细不均,典型者呈"串珠样"改变,管壁增厚毛糙,回声增强。钙化型胰腺炎常伴胰管内结石,胰管扩张较明显,梗阻型以轻中度扩张较常见。

4.假性囊肿

部分病例合并假性囊肿,可发生在胰腺内和胰周,圆形或类圆形,边界较清楚,囊壁较厚不规则,囊内可见点状回声。

5.肿块型

胰腺局部肿大,呈假肿物样低回声,形态多不规则,内部回声粗糙,可见斑点状强回声,回声可与胰腺其他部位回声相近。

（四）超声造影表现

肿块型慢性胰腺炎，常规超声表现为胰腺的局限性增大伴有不规则低回声团块。这与胰腺癌不易鉴别，而超声造影可以对两者进行鉴别诊断。肿块型胰腺炎超声造影早期表现为局灶性增强，与周围实质增强程度相似；后期廓清时间也与胰腺实质一致。这是因为，肿块型胰腺炎病灶内可有不同程度的间质纤维化和炎症细胞浸润，但病灶内微血管属于正常的组织血管，且未受破坏，其数量和分布与正常胰腺实质大致相同，所以病灶的增强多与正常胰腺组织同时增强，且增强程度无明显差别。胰腺癌超声造影多表现为增强强度低于胰腺实质的低增强病灶，造影剂廓清时间早于胰腺实质。

（五）报告内容及注意事项

慢性胰腺炎的超声报告包括胰腺体积、形态变化，内部回声是否粗糙，是否有实质钙化和胰管结石，主胰管是否扩张，是否有假性囊肿。

超声造影应重点描述肿块型胰腺炎的肿块与胰腺实质是否同步增强，二者增强强度是否一致，廓清时间是否一致。

有时肿块型胰腺炎与胰腺癌鉴别困难，必要时需行超声引导下穿刺活检术。

（六）鉴别诊断

慢性胰腺炎的鉴别诊断主要为肿块型胰腺炎与胰腺癌鉴别：①前者胰管呈不规则串珠样扩张，胰管扩张及周围胰腺萎缩程度不如胰腺癌明显；②前者的肿块内多发无回声，为扩张的侧支胰管或小的假性囊肿；③前者可有胰管内结石或实质内钙化；④前者胆总管狭窄为渐进性，而后者多为突然截断。

三、自身免疫性胰腺炎

（一）流行病学及病因

自身免疫性胰腺炎（autoimmune pancreatitis，AIP）是由自身免疫介导、以胰腺肿大和胰管不规则狭窄为特征的一种特殊类型的慢性胰腺炎。病理表现为胰管周围淋巴细胞和浆细胞浸润、小叶间纤维化显著的慢性炎症，免疫组化有大量 IgG4 阳性细胞浸润，常伴有胰腺及周围闭塞性静脉炎。Sarles 等人在 1961 年首次提出用自身免疫来解释部分慢性胰腺炎的病因。1995 年，Yoshida 等使用激素治疗一例慢性胰腺炎伴有高球蛋白血症及自身抗体的患者有效，因此采用"自身免疫性胰腺炎"命名本类疾病。目前认为 AIP 是 IgG4 相关系统性疾病在胰腺的表现，胰腺外的其他器官也可以受累，如干燥综合征、原发性硬化性胆管炎、原发性胆汁性肝硬化等。

AIP 多见于男性，男女比例约 2∶1。发病年龄范围较大，多发生在 40～70 岁人群。日本报道的患病率为 0.82/10 万，占慢性胰腺炎的 2％～6％。AIP 的病因及发病机制尚不明确。AIP 患者血清中可检测到多种异常抗原抗体及升高的 γ-球蛋白，以及激素治疗对本病有效，提示自身免疫在 AIP 发病中有重要作用。也有人提出幽门螺杆菌参与激活 AIP 自身免疫过程。研究认为自身免疫性胰腺炎为一种 IgG4 相关的系统性疾病，2 型 T 辅助细胞和 T 调节细胞介导了大部分自身免疫性胰腺炎的免疫反应。IgG 及 IgG4 水平升高、多种自身抗体阳性及激素治疗有效反映了 AIP 发病的免疫机制。

（二）临床表现

自身免疫性胰腺炎临床表现比较复杂，可以表现为急性、慢性胰腺炎的症状，包括梗阻性黄疸、不同程度的腹痛、后背痛、乏力、体重下降、脂肪泻等,40%~90%的患者可以表现为胰腺外其他器官的症状,如泪腺唾液腺受累症状、胆管炎、胆囊炎、纵隔或腹腔淋巴结肿大、间质性肾炎、肺间质性纤维化、腹膜后纤维化、硬化性肠系膜炎、炎性肠病等,其中梗阻性黄疸可发生于2/3的患者。也有约15%的患者无临床症状,50%~70%的患者合并糖尿病或糖耐量异常。实验室检查γ-球蛋白及IgG4常明显升高,血清淀粉酶及脂肪酶轻度升高,CA19-9一般不高,当AIP累及胆总管或合并胆管炎时,胆红素及转氨酶可相应升高。

(三)超声表现

AIP超声影像学表现分为弥散型(约占70%)和局部型(约占30%)。

(1)胰腺形态弥散型AIP呈弥散性肿大,典型表现为"腊肠样"改变。局灶型AIP表现为局灶性肿大,多位于胰头,可形态不规则、边界不清。

(2)胰腺回声弥散型AIP胰腺弥散性回声减低,回声增粗,内部可见纤维化样高回声斑点。局灶型AIP胰腺局部呈肿物样低回声,回声与胰腺实质相近,彩色多普勒内可见少许血流信号。

(3)主胰管弥散性变细或局限性狭窄,主胰管远端扩张;病变累及胆总管下段时,可出现局部陡然向心性狭窄,狭窄区较细长,胆管壁增厚,胆总管上段扩张及肝内胆管扩张。胰周可出现少量积液等。

(四)超声造影表现

弥散型AIP的超声造影表现为增强早期和晚期均为弥散性、中等强度的增强。局灶型AIP的超声造影多表现为肿物与胰腺实质同步增强、同步减退,且呈均匀增强。

(五)报告内容及注意事项

AIP的超声报告包括胰腺是否有弥散性或局灶性肿大,胰腺回声是否减低、增粗,内部是否可见高回声斑点,主胰管是否有弥散性变细或局限性狭窄,病变是否累及胆总管,胆总管壁是否增厚或陡然向心性狭窄,是否有远端扩张。

AIP的超声造影应重点描述弥散型AIP是否为增强早期和晚期均为弥散性、中等强度的增强,局灶型AIP是否为病灶与胰腺实质同步增强、同步减退。

依据AIP的典型超声表现及超声造影同步增强同步减退的表现,同时结合血清IgG4升高、自身抗体阳性、伴其他器官相应病变及激素治疗效果良好等有助于AIP的诊断,但有时仍与胰腺癌鉴别困难,必要时需行超声引导或超声内镜引导下穿刺活检术。

(六)鉴别诊断

弥散型AIP通过弥散性"腊肠样"肿大、回声弥散性减低等表现,与胰腺癌鉴别较容易。局灶型AIP与胰腺癌鉴别较困难,胰腺癌多为蟹足样浸润生长、胰管突然截断、狭窄远端明显扩张、远端胰腺可以萎缩、肝转移灶、转移性淋巴结等。有文献报道局灶型AIP假肿物内的高回声斑点具有特异性,有助于鉴别AIP与胰腺癌,高回声斑点可能是诸多被压缩的小胰管形成。超声造影也有助于鉴别AIP与胰腺癌。AIP的实验室检查(血清IgG4升高、自身抗体阳性)、其他器官相应病变及激素治疗效果良好均对鉴别二者有重要帮助。

(王　钦)

第八节　肾脏疾病

一、肾脏超声解剖

肾脏位于脊柱两旁的腹膜后间隙内,双肾上端向内前倾斜,其长轴呈"八"字形。仰卧位时,上、下端多数在第12胸椎与第3腰椎之间,右肾低于左肾1～2 cm。正常肾脏随呼吸上下移动的幅度为2～3 cm。右肾前面紧邻肝脏,前下部为结肠右曲,内侧为十二指肠降部。左肾前上方为胃底后壁、胰尾和脾门;中部为结肠左曲。双侧肾上端为肾上腺,后面的上部为肋膈隐窝,中下部紧贴腰肌。肾脏由外向内被肾筋膜、脂肪囊、纤维囊包绕。

肾脏的外形似蚕豆,其长径为9～12 cm,宽径4～5 cm,厚3～4 cm。左肾略大于右肾,但是在成人长径相差不应大于2 cm。肾的内侧缘有一个垂直并向前内侧开放的裂,称为肾门,其内由肾血管、肾盂、淋巴管和神经通过共同组成肾蒂。肾门向内是一个较大的腔,称为肾窦。肾脏的内部结构如图17-15。实质部分分为皮质和髓质。皮质在外层,厚0.5～0.7 cm,部分伸入到髓质的乳头之间,称为肾柱;髓质在深层,形成15～20个圆锥形结构,称为肾锥体;锥体顶端突入肾窦,称为肾乳头。肾小盏边缘包绕肾乳头基部,收集来自乳头孔的尿液。2～3个肾小盏汇合成一个肾大盏,再由肾大盏集合成漏斗状肾盂,出肾门向后下移行为输尿管。

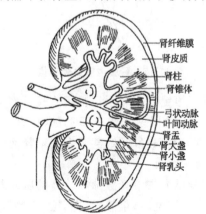

肾纤维膜
肾皮质
肾柱
肾锥体
弓状动脉
叶间动脉
肾盂
肾大盏
肾小盏
肾乳头

图17-15　肾脏的内部结构

肾动脉起始于约第1腰椎水平的腹主动脉,位于肾静脉的后方。右肾动脉走行于下腔静脉、胰腺头部、右肾静脉之后;左肾动脉向左下行经左肾静脉与胰腺体、尾部之后。双侧肾动脉均在抵达肾门附近处分为前、后两主支经肾门进入肾窦。前支较粗,再分为4～5支段动脉进入前部的肾实质;后支较细,进入后部肾实质。(图17-16)根据其分布的区域,将肾实质分为上段、上前段、下前段、下段和后段,除后段由后支供血外,其余各段均由前支供血。段动脉进一步分为叶间动脉→弓状动脉→小叶间动脉。(图17-17)在弓状动脉之前,肾动脉分支间几乎没有吻合支。

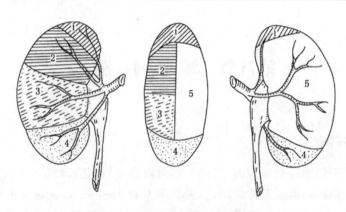

1.上段;2.上前段;3.下前段;4.下段;5.后段
图 17-16 肾段与肾动脉分布

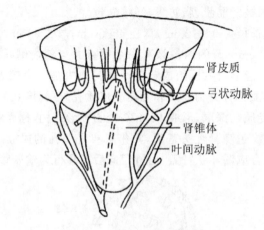

肾皮质

弓状动脉

肾锥体

叶间动脉

图 17-17 肾脏内部血管结构

肾动脉进入肾门前的分支并不恒定。也有不经肾门直接入肾实质者,称副肾动脉或迷走肾动脉,其发生率为 20%～30%。副肾动脉多起源于肾动脉,也有起源于其他动脉(如腹主动脉、肾上腺上动脉等)。有时还可见到一侧双肾动脉,甚至多支副肾动脉。肾下极的副肾血管经过输尿管的前方,可压迫输尿管引起肾积水。

肾静脉位于动脉前方。左肾静脉向右沿脾静脉和胰体的后方向右穿过肠系膜上动脉根部与腹主动脉之间汇入下腔静脉,来自左睾丸/卵巢静脉、左肾上腺静脉和左膈下静脉的血流也汇入左肾静脉。右静脉于同名肾动脉后方向左行,汇入下腔静脉。右卵巢/睾丸静脉直接汇入下腔静脉。

肾脏血供异常丰富。肾脏重量仅占人体重量的 0.5%,而血流量占心排血量的20%～25%。以单位体积计算,肾脏是全身血流量最大的器官。其中又以皮质血流最多,占全肾血流量的90%～95%,达4 000～5 000 mL/(min·kg)。髓质血流量相对皮质较少,占5%～10%,外髓质约1 200 mL/(min·kg),内髓质约250 mL/(min·kg)。血液不仅在肾实质的分布不均,流过肾实质的速度相差也很大,流过皮质仅需 2～3 秒,而流过髓质乳头几乎需 60 秒之久。造成分布不均的主要原因是髓质内小动脉细长,且有平滑肌及交感神经支配,血流阻力大,黏滞度也高。了解肾脏的血流特点,对分析肾脏血流灌注有重要帮助。

肾脏的淋巴管自肾门起始与肾静脉伴行,引流至腰淋巴结。

二、超声检查方法

(一)常规超声检查

检查肾脏一般用 3~5 MHz 探头,检查小儿与婴幼儿,采用 5~8 MHz。患者以空腹为好。在需要了解输尿管和膀胱状态时,应充盈膀胱。

患者取仰卧位,必要时取俯卧位、侧卧位或站立位,经侧腰部扫查是最常用的方法,嘱患者深吸气后屏气,以肝脏为声窗检查右肾,以脾脏为声窗检查左肾。

1.冠状断面扫查

患者仰卧位、右前或左前斜侧卧位。探头置于腋后线,纵向扫查,使声束指向内上方。可以获得肾脏最大冠状断面声像图,常在此断面测量肾脏的最大长径。

2.横断面扫查

在冠状扫查的位置,旋转探头90°,可获得肾脏的横断面声像图。经肾门的横断面可做肾前后径、宽径和集合系统前后径的测量。

3.矢状断面扫查

患者取侧卧位或仰卧位,探头置于侧腹部肋弓下方,显示肾脏声像图后,调整探头方位,使探头与肾脏长轴平行,由内向外检查,可获得肾的一系列纵断切面。

4.斜断面扫查

患者处于任何体位,均可对肾脏作斜断扫查。其中,患者取仰卧位经后侧肋间以肝脏或脾脏作声窗扫查肾上段,经肋缘下在深吸气末扫查肾下段,取俯卧位经脊肋角扫查肾上极都是很常用的重要扫查方法。

检查肾脏,需要取不同体位从多径路多断面进行。检查时还需对探头适当加压,以最大限度地排除肠气干扰并缩短探头与肾脏之间的距离。

(二)超声造影

1.仪器和造影剂

肾脏超声造影对仪器和造影剂的要求与肝脏相同。不同的造影剂,稀释方法和要求各异,要严格按照制造商的说明进行操作。

超声造影剂几乎都是在短时间(20~30 分钟)内就经肾排出,目前未见超声造影对肾功能有影响的报道,故超声造影可以用于增强 CT 或增强 MRI 禁忌证的患者,特别是肾功能损害或尿道梗阻的患者。

2.肾脏超声造影方法

肾脏超声造影患者无须特殊准备。检查体位要求能够清楚显示需要观测的病变。

每例肾脏的超声造影检查必须包括常规超声(包括灰阶超声和彩色多普勒超声)的初步扫查。常规评估之后,进行超声造影。

(1)造影剂的选择和剂量:目前允许用于临床的造影剂种类很少,国内仅有声诺维一种。由于肾脏体积小而血流量大,所以造影剂的使用量要减少,通常大约使用肝脏造影剂量的一半即可以很好显示肾脏的血流灌注特征。剂量过大反而会严重影响病变细节的显示,如肿瘤假包膜、小肿瘤内部的囊性变等。

(2)注射方法:①团注法,也称弹丸式注射法,是将造影剂快速注入血管内的方法。静脉穿刺针尾部连接一个三通管,三通管一侧连接盛有 5 mL 生理盐水的注射器,另一侧连接盛有造影剂的注射器。在造影条件下,显示清楚要观察的部位或病变后,将造影剂一次快速推注入血管内,紧接着快速尾随注入生理盐水 5 mL。这种方法快速简便。②持续滴注法,将稀释好的造影剂经静脉均匀缓慢地滴注入或用输液泵匀速注入血管内。注意在滴注过程中要不断振动造影剂悬液,以免微泡沉淀。

(3)成像方法:采用何种成像方法,以使用的造影剂和观察内容而定。通常使用低 MI 实时灰阶造影成像,必要时辅以低 MI 条件下的 CDFI 或功率多普勒成像。①实时灰阶造影成像:持续发射低 MI 超声获得微泡的谐波成像,在早期皮质期、髓质期及晚期皮髓质期连续观察肾脏肿瘤的造影强化特点。②触发间隔成像:注射造影剂后,嘱患者屏住呼吸,仪器自动按预先的设置间歇发射或 ECG 同步触发 4～6 个高 MI 超声脉冲以击破微气泡,清除已经进入感兴趣区内的微泡,而后又自动进入低 MI 设置,获取感兴趣区再灌注的信息。

三、正常肾脏声像图

(一)常规超声表现

肾脏冠状断面呈外凸内凹的"蚕豆"形。(图 17-18)

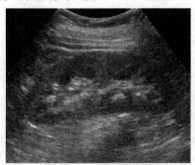

图 17-18　正常肾脏

在儿童及大多数成年人,超声可以分辨出皮质和髓质。正常肾皮质由肾实质外层向内延伸到椎体之间,回声均匀,等于或低于肝脏或脾脏回声。髓质的回声低于皮质,呈顶端指向肾窦的圆锥三角形弱回声区,似果核状围绕肾窦放射状排列。扫查肾脏时由于"各向异性伪像"、脾脏或肾周脂肪的影响,上下段的实质回声可能不一致,有时被误认为回声异常。改变探头方向和位置多断面扫查容易鉴别。

肾窦为被实质包绕的椭圆形高回声结构,也称集合系统回声。宽度占肾横断面宽度的 1/2～2/3。其边界不规则,借此可以粗略判定上、中、下组肾盏的位置。肾窦内部常可见到细小的无回声结构,它可能是增宽的静脉回声,也可能为存有尿液的肾窦回声,CDFI 容易将两者鉴别。当膀胱高度充盈时,肾窦轻度扩张,但是一般不超过 1.5 cm,排尿后变窄。

肾皮质被光滑而连续的高回声线包绕,通常被看作肾纤维囊回声。在纤维囊回声之外,又有一层较厚的高回声带,此为肾脂肪囊回声。其厚度因人而异,肥胖者可达 2～3 cm,而消瘦者可能不显示。患者呼吸时,肾脂肪囊回声带与肾脏一起运动,而与肝脏、脾脏做相对运动,称为"滑动症"。

CDFI 容易显示肾内外血管,甚至肾皮质的血供也清晰可见。肾动脉可被从起始部追踪到肾门,为搏动性细管状结构,内径 0.4～0.6 cm,阻力指数在 0.6～0.8,随年龄增大而增高。动脉进入高回声的肾窦,叶间动脉垂直于肾皮质,而弓形动脉平行于肾皮质。超声造影可以清晰显示肾皮质微小动脉的血流灌注。纵向扫查时,常可显示位于下腔静脉后方呈环状的右肾动脉。有时可见副肾动脉。

双侧肾静脉伴行于肾动脉前外侧,呈条带状无回声区,上下径略大于前后径,CDFI 显示持续性低速血流。右肾静脉较短,内径 0.8～1.1 cm,容易显示其全段。于胰头钩突下方汇入下腔静脉。左肾静脉较长,而且内径较右肾静脉略粗,特别是邻近腹主动脉左侧的一段,内径可达1.0～1.2 cm,但是在肠系膜上动脉和腹主动脉间其前后径显著小于上下径,以致此处血流速度明显增快。

新生儿肾脏声像图与儿童和成人不同,皮质和髓质的差别很明显。皮质回声更高,而髓质相对较大,回声更低。由于肾窦内脂肪较少,所以肾窦回声较低,甚至与实质回声分界模糊。通常这种回声特征在4～6 个月后逐渐消失。此外,部分新生儿可能有暂时性髓质回声增强,声像图酷似肾髓质海绵肾。其原因和病理意义尚不清楚,一般 1～2 个月内消失。由于胎儿小叶的痕迹,肾表面明显不光滑,呈分叶状。这些征象随年龄增长而日趋不明显,2 岁后逐渐接近成人,3～4 岁消失,但是也有少数不消失者,致使肾脏表面有明显切迹,实质呈分叶状。

(二)超声造影

经前臂静脉注射造影微泡 9～12 秒后肾皮质快速增强,呈均匀高回声,而肾髓质无明显增强。整个肾脏表现为高回声皮质内放射状镶嵌的弱回声髓质。集合区为弱回声内穿行的段动脉回声。由于造影剂的高衰减特征和声束入射角度影响,可能使声束深方肾实质增强程度减弱或不均匀。其后,肾髓质自周边向中央逐渐增强(从 20 秒到 40 秒),于 40～50 秒后,皮质和髓质增强相同,整个肾实质呈较均匀的高回声(从 40 秒到 120 秒)。造影剂流出相的表现为肾髓质增强减弱,然后出现肾皮质的缓慢减弱。约 3 分钟,实质内造影剂接近全部消退。这一增强过程是因为肾髓质的肾小球血流灌注低于肾皮质。因此,微泡注射后,我们可以获得肾脏皮、髓质分界清晰的早期皮质增强期、髓质增强期、肾脏皮和髓质都均匀增强的晚期,皮髓质消退期。(图 17-19)

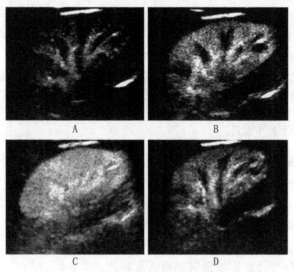

图 17-19　正常肾脏造影表现

A.早期皮质增强期;B.皮质增强期;C.髓质增强期;D.消退期

(三)肾脏的超声测量方法与正常值

1.长径

在肾脏最大冠状断面(通过肾门的最长和最宽断面),从上极的上缘至下极的下缘。

2.宽径

从肾门内上缘至肾轮廓的外侧缘,注意与肾长径相垂直。

3.肾脏厚度

在经肾门部横断面,从前缘至后缘。

4.实质厚度

冠状断面的中部,从肾窦的外缘至肾实质的外缘。

5.肾盂前后径

在短轴断面测量肾盂的前后径。膀胱排空后小于 1 cm。

6.肾窦宽径

从肾窦高回声的内侧缘到外侧缘。肾门部横断面似"马蹄"形。此断面应显示肾门结构,并使显示的前后径(厚度)和宽径最小。测量肾脏厚度应从前缘至后缘。

正常人肾脏超声测量的参考值如下。①男性成人:肾长径平均(10.7 ±1.2)cm;宽径(5.5±0.9)cm;厚径(4.4±0.9)cm;实质厚 1.1～1.8 cm。②女性成人:肾长径平均(10.3±1.3)cm;宽径(5.3±1.0)cm;厚径(4.1 ±0.8)cm;实质厚 1.1～1.6 cm。左肾略大于右肾,但是长径相差小于1.5 cm。③小儿:肾脏长径随年龄增长而变化,其正常值为出生时 4.0～5.0 cm;1 岁为 5.5～6.5 cm;5 岁为7.5～8.5 cm;10 岁为 8.5～10.0 cm。

肾脏体积可以用公式 $V=1/2(长×宽×厚)$ 估测。出生时约 20 cm^3;1 岁约 30 cm^3;18 岁约 155 cm^3。

由于经长轴和短轴测量都可出现误差,所以各个方向的测量值均不很准确。肾脏长径、宽径容易低估,而厚度容易高估。

正常肾血管阻力较小,肾动脉主干、叶间动脉和弓形动脉均可见较高的舒张期血流。正常成人肾动脉多普勒测值如下。①主肾动脉血流峰值:50～150 cm/s。②舒张末期血流速度:<50 cm/s。③加速度:>300 cm/s。④加速时间:<80 毫秒。⑤主肾动脉血流峰值/主动脉血流峰值<3。⑥肾内动脉阻力指数:<0.7(与年龄有关)。

四、肾脏正常变异的声像图

肾脏先天性变异在泌尿系统疾病中占有较大比例。部分可能酷似肿瘤,有人称其为"假肿瘤"。熟悉其声像图表现对鉴别诊断有重要帮助。

(一)肥大肾柱

突入肾窦的等回声结构,与正常肾皮质无分界,回声与实质回声一致,与肾窦分界清晰,大小一般不超过 3 cm。彩色多普勒和能量多普勒显示其血供与正常肾组织一致,无横向或方向小动脉穿入。超声造影该结构与肾皮质增强时相与强度相同。

(二)驼峰肾

单驼峰征是肾脏常见的一种变异,与肥大肾柱相反,声像图表现为左肾外侧缘实质的局限性向外隆起,回声与肾实质相同,(图 17-20)血流灌注特征与毗邻的肾实质相似,与肾脏的肿块容易鉴别。

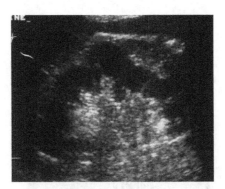

图 17-20　驼峰肾

(三)结合部实质缺损

结合部实质缺损也称永存性肾胚胎分叶、肾叶融合线。常位于肾实质的上前段,表现为线状或三角形高回声结构。(图 17-21)结合部实质缺损是由胚胎时期肾小叶连接处的肾窦延伸所致,它们同病理性损害的鉴别要点是位置特殊,并且通过一个被称为肾内隔膜的高回声线同中央部的肾窦相延续。

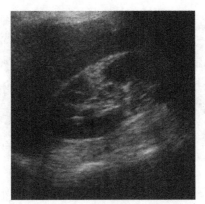

图 17-21　肾结合部实质缺损

(四)分叶肾和肾叶畸形

胎儿期肾实质呈分叶状,在 4～5 岁前消失。若到成人仍保留肾分叶痕迹,称分叶肾。分叶肾是一种常见变异,易被误认为是慢性感染所致的肾脏瘢痕形成。二者的鉴别点在于前者肾脏表面的切迹不会像肾瘢痕那样覆盖到髓质锥体上面,而是仅仅覆盖在肾锥体之间,其下方的髓质和皮质是正常的。

肾叶畸形常见于肾旋转不良时肾叶的融合异常。当肾叶过分突向外周时,肾表面局部隆起,形成一个假瘤样结节。(图 17-22)声像图显示肾窦回声区内与肾实质无分界且回声一致的团块,CDFI 显示团块两侧有叶间动脉,皮髓质间有弓状动脉。

分叶肾和肾叶畸形一般无临床表现,偶尔有血尿者,极易误认为肾肿瘤。超声造影可以显示与肾实质同步一致的灌注,以明确诊断。

(五)肾窦脂肪沉积

肾窦由纤维结缔组织、脂肪、淋巴管和血管组成,正常声像图显示为椭圆形高回声结构。肾窦大量脂肪沉积可使肾窦回声增强,范围增大。常见于老年人。

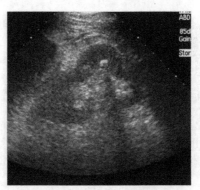

图 17-22　成人分叶肾伴肾叶畸形

左肾表面结合部实质缺损伴肾叶畸形,畸形肾叶内有结石,酷似肿瘤

(六)肾外肾盂和分支肾盂

通常情况下,肾盂是位于肾窦内的三角形结构。肾外肾盂往往部分或者全部超出肾脏的边界,声像图上显示肾脏中部囊性区域。(图 17-23)当患者由仰卧位转为俯卧位时,扩大的肾外肾盂往往能够缩小。

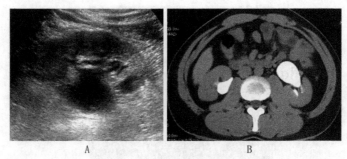

图 17-23　肾外肾盂

A.声像图显示左肾门部无回声区,肾盏扩张;B.同侧 CT 显示肾盂位于肾外,明显扩张

五、常见疾病

(一)肾弥漫性病变

1.病理与临床

肾弥漫性病变是指各种原因造成的肾脏炎性、非肿瘤性病变,主要是肾实质的损害。急性期病变包括急性肾小球肾炎、过敏性紫癜、药物或毒物引起的中毒性肾炎等,主要的病理变化为肾实质充血、肿胀、炎症细胞的浸润,肾脏常有不同程度的增大。慢性期病变包括慢性肾小球肾炎、慢性肾盂肾炎、高血压肾病、狼疮肾、糖尿病肾病等,疾病早期病理变化多样,但后期病理变化比较一致,均为肾毛细血管腔逐渐狭窄、闭塞,引起肾小球缺血、萎缩、硬化,肾小管、肾单位也随之萎缩,间质纤维化,肾实质明显变薄,肾脏小而硬。临床可表现为蛋白尿、血尿、水肿、高血压等,后期可发展为肾功能不全以致肾衰竭。

2.声像图表现

病变早期声像图无明显变化;当肾脏有充血、水肿时,双肾肿大,肾实质(锥体更明显)回声减低,低于脾脏回声,肾实质增厚;当结缔组织增生明显时,肾实质回声增强,双肾可稍大或缩小,也可在正常范围内;当病变以萎缩、纤维化为主时,双肾缩小,肾实质回声增强、变薄,皮髓质分界不清,结构紊乱。(图 17-24)

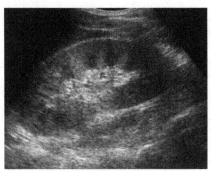

图 17-24 肾弥漫性病变
图示病变肾脏,肾实质回声增强

3.鉴别诊断

本病需与先天性肾发育不良鉴别,前者多双侧发病,肾结构有改变;而后者常单侧发病,以肾缩小为主,肾结构正常。

(二)肾囊肿

1.病理与临床

肾囊肿分为皮质囊肿、肾盂旁囊肿、肾盂源性囊肿、肾髓质囊肿等。各种肾脏囊性病变的发病机制有所不同,可发生于皮质、髓质或皮髓质连接处。本病多无临床症状,囊肿较大时,侧腰部胀痛,可引起压迫症状;囊肿合并感染时,除局部胀痛外,尚有发热等感染症状;肾盂旁囊肿引起肾脏梗阻时还可引起肾积水,影响肾功能,也可继发肾性高血压,有时可引起血尿。

2.声像图表现

孤立性肾囊肿多数发生在单侧,呈圆形或椭圆形,位于肾皮质,较大者常向肾表面隆起、凸出,内部为无回声,壁薄、光滑,后方回声增强;多发性肾囊肿肾内可见多个呈圆形或椭圆形无回声,亦来自肾皮质,声像图表现与孤立性肾囊肿相同,较大者常向肾表面隆起。(图 17-25)

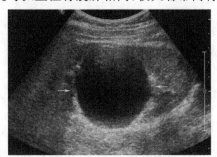

图 17-25 孤立性肾囊肿
箭头所示为肾囊肿,内部为无回声,壁薄、光滑,后方回声增强

3.鉴别诊断

本病应与多囊肾鉴别。前者肾脏多为局限性增大,可单侧或双侧发生,囊肿之间能够显示正常肾实质回声;而后者肾脏为普遍性增大,累及双侧,囊肿间无正常肾实质结构回声,且常合并多囊肝。

(三)多囊肾

1.病理与临床

多囊肾是一种常见的先天性遗传性疾病,可分为成人型和婴儿型。该病发展缓慢,病情较轻者无明显症状,病情较重者主要临床表现有腰腹部胀痛、恶心、呕吐、间歇性血尿和季肋部触及肿块等,晚期随肾功能减退可出现尿毒症症状。

2.声像图表现

(1)肾轮廓增大,形态失常。

(2)肾实质内显示无数大小不等的无回声,呈弥漫性分布,互不相通。

(3)未能显示正常的肾实质。

(4)肾动脉血流阻力指数明显增高。(图17-26)

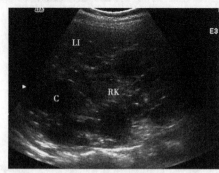

图17-26　多囊肾

肾脏增大,实质内间无数大小不等的无回声,呈弥漫性分布,互不相通(LI:肝脏;C:囊肿;RK:右肾)

3.鉴别诊断

参见"肾囊肿"。

(四)孤立肾

1.病理与临床

孤立肾为单侧肾缺如,是肾脏先天性发育异常。患者往往无明显不适。

2.声像图表现

(1)单侧肾脏明显较正常均值大,但形态和结构未见明显异常。

(2)对侧正常肾脏位置、腹部、盆腔均未能发现肾脏结构。

3.鉴别诊断

本病诊断需慎重,须排除肾异位、游走肾、肾萎缩或肾发育不全。

(五)马蹄肾

1.病理与临床

马蹄肾又称蹄铁形肾,本病有90%为肾脏下极相连,形状像马蹄而得名。本病由胚胎早期两侧肾胚基在两脐动脉之间融合在一起而导致,融合部分称为峡部,由肾实质或结缔组织构成。其肾盂因受肾融合的限制,不能正常旋转,输尿管越过融合部前面下行,由于引流不畅,易出现积水、感染和结石,也易并发膀胱输尿管反流。患者可无任何症状,在体检中偶然被发现。或可出现肾盂积水、尿路感染或结石,因脐周痛、胃肠不适和下腹部肿块而就诊。

2.声像图表现

超声显示肾脏增大增长,形态失常,向内下走行,双肾下极横跨腹主动脉和下腔静脉前方而

连成一体。肾皮髓质分界清,结构清。CDFI:肾内血流分布未见明显异常。(图17-27)

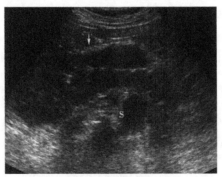

图 17-27　马蹄肾

箭头所示为双肾下极融合后横跨脊柱处(S:脊柱)

3.鉴别诊断

本病属先天性异常中比较常见的一种,声像图比较典型,容易诊断。马蹄肾需与腹膜后纤维化或腹膜后肿物相鉴别。马蹄肾虽亦位于腹膜后,但仔细观察其内可见肾窦回声,不包裹血管。而后两者内部无肾窦回声,腹膜后纤维化常包裹血管而生长,不难鉴别。

(六)肾积水

1.病理与临床

肾积水发生于尿路梗阻后,多由上尿路梗阻性疾病所致,常见原因为先天性肾盂输尿管连接部狭窄、输尿管结石等;长期的下尿路梗阻性疾病也可导致肾积水,如前列腺增生、神经源性膀胱功能障碍等。主要临床表现为肾区胀痛,腹部可触及囊性肿块。不同的梗阻病因,可产生相应的临床表现与体征。

2.声像图表现

(1)肾窦回声分离,其间出现无回声,且无回声相互连通。

(2)如合并输尿管积水,则无回声与输尿管相连通。

(3)轻度肾积水,肾实质及肾外形无明显改变。中度以上肾积水,肾脏明显增大。重度肾积水,肾实质受压变薄。(图17-28)

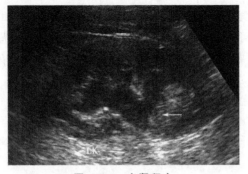

图 17-28　左肾积水

箭头所示为扩张的肾盂肾盏(LK:左肾)

3.鉴别诊断

(1)与正常肾盂的鉴别。大量饮水、膀胱充盈及有关药物可引起肾盂、肾盏的生理性分离,但生理性分离一般不超过 1.5 cm,且解除有关影响因素后可恢复正常。

(2)严重的肾积水需与多发性肾囊肿或多囊肾鉴别。前者无回声相互连通,而后两者无回声相互不连通。

(七)血管平滑肌脂肪瘤

1.病理与临床

肾血管平滑肌脂肪瘤多见于女性,以单侧肾发病为主,双侧肾发病多伴有结节性硬化。肿瘤无包膜,呈圆形或类圆形。多无临床症状,较大的肿瘤常有内部出血,当肿瘤出血时,患者会突发急性腹痛、腰部肿块、血尿和低热,严重时会发生休克。

2.声像图表现

(1)可分两种类型。一种为边界清晰的圆形高回声,内部回声不均,后方回声无明显衰减。另一种呈洋葱切面样图像,由高、低回声相间的杂乱回声构成,边缘不规则,呈毛刺样改变。

(2)肿瘤较小时,肾外形无明显改变。较大的肿瘤常使肾脏变形,肾窦偏移(图 17-29)。

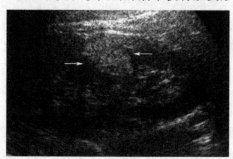

图 17-29　肾血管平滑肌脂肪瘤

3.鉴别诊断

本病主要应与肾癌相鉴别。血管平滑肌脂肪瘤一般较肾细胞癌回声更强,周边呈毛刺样改变,且内部回声可以不均匀,一般无出血、坏死等囊性区域,血供不丰富;而肾癌边界常清晰,内部常有出血、坏死等囊性区域,血供较为丰富。

(八)肾细胞癌

1.病理与临床

肾细胞癌简称肾癌,好发年龄为中老年,男性多于女性,多为透明细胞癌,起源于肾小管上皮细胞,可发生于肾实质的任何部位,但以上、下极为多见,少数侵及全肾;左、右肾发病机会均等,双侧病变占1‰~2‰。早期肾癌可无明显临床症状和体征,血尿为肾癌的主要临床表现,多数为无痛性血尿。生长在肾周边部或向外发展的癌肿,出现血尿时间较晚,往往不易及时发现。晚期肾癌有发热、消瘦等恶病质症状。

2.声像图表现

(1)肾内出现占位性病灶,呈圆形或椭圆形,边界清晰,但晚期肾癌向周围浸润时,边界常不清晰。

(2)肿瘤内部回声多变,较小的肾癌以低回声或高回声为主,中等大小的肾癌多呈低回声,较大的肿瘤以混合性回声、等回声或低回声为主。(图 17-30)

(3)依据生长方向和发生部位不同,肾癌可压迫肾窦或侵犯肾窦或肾包膜。

(4)肾癌晚期,可侵犯或随血行转移至肾静脉和下腔静脉,表现为静脉内径增宽,内有低回声。

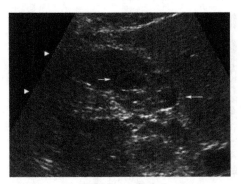

图 17-30 肾癌

箭头所示为肾癌,内部回声不均,呈椭圆形,边界清晰

3.鉴别诊断

超声作为一种常规的影像学探查手段,能较好地发现小的肾占位,再结合增强 CT 等检测手段,能够较早地发现和诊断那些无症状的小肾癌。在探查中,应注意以下情况。

(1)与肥大的肾柱鉴别:由于等回声型肾癌与正常肾实质回声相近,当肿瘤边界不清时,可被误诊为肥大的肾柱。一般来说,肥大的肾柱与肾皮质回声相同,且与肾皮质相延续,CDFI 显示内部可见正常血管穿行。

(2)与血管平滑肌脂肪瘤的鉴别。

(3)与单纯肾囊肿的鉴别:文献报道非典型肾囊肿(壁不规则或增厚、囊内有回声、有钙化、后方回声增强效应减弱等)中有 42% 为肿瘤,所以对于不典型肾囊性肿块,仔细观察其内部回声特点及囊壁情况有助于做出正确判断。

(九)肾盂癌

1.病理与临床

肾盂癌是发生在肾盂或肾盏上皮的一种肿瘤,约占所有肾肿瘤的 10%,主要为肾移行细胞癌,左、右肾发病率无明显差异,双侧同时发生者,占 2%～4%。本病多发生于 40 岁以后的中老年,男性多于女性,单发或多发,也可与输尿管、膀胱等多部位并发。有 70%～90% 的患者临床表现为无痛性、间歇性、肉眼全程血尿,少数患者因肿瘤阻塞肾盂输尿管交界处后可引起腰部不适、隐痛及胀痛,偶可因凝血块或肿瘤脱落物引起肾绞痛,因肿瘤长大或梗阻引起积水出现腰部包块者少见,尚有少部分患者有尿路刺激症状。晚期患者出现贫血及恶病质。

2.声像图表现

典型超声表现为肾窦内的实性低回声区,部分肾窦强回声中断或扩张,或直接看到分离的输尿管、肾盂内有不规则实性肿物存在。CDFI:血流不丰富。(图 17-31)

3.鉴别诊断

肾盂癌小于 1 cm 或呈浸润性生长的扁平状肿瘤时,超声探查难以发现,当超声探查阴性时,并不能排除肾盂癌,还应做其他进一步探查。超声诊断肾盂癌,敏感性较差,但是患者有血尿时,超声探查具有辅助诊断的作用。肾盂癌需与肾盂腔内血凝块鉴别,后者为扩张的无回声暗区内形成不规则低回声光团,与肾盂肿瘤十分相似,但在患者体位变动时可有移位,而肾盂癌不会因为患者体位变动而发生位置变化。

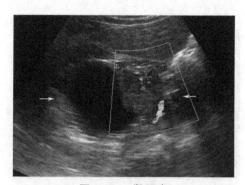

图 17-31　肾盂癌

箭头所示为肾盂癌,CDFI 周边和内部见血流信号。肾盂癌旁可见呈无回声的扩张肾盂

(十)肾结石

1.病理与临床

肾结石是泌尿外科的常见疾病,是由于患者代谢障碍、饮水过少等,尿液中的矿物质结晶沉积在肾盂、肾盏内。根据结石成分的不同,肾结石可分草酸钙结石、磷酸钙结石、尿酸(尿酸盐)结石、磷酸铵镁结石、胱氨酸结石及嘌呤结石六类。大多数结石可混合两种或两种以上的成分。腰痛和血尿是肾结石的主要症状,且常在活动后发作或加重。腰痛多为钝痛或绞痛,并沿患侧输尿管向下放射。合并感染时,血尿和脓尿可同时发生。

2.声像图表现

肾结石的典型声像图为强回声团,其后方伴声影,结石周围有尿液形成的无回声带。但其声像图表现也因结石的大小、成分、形态和部位而有一些变化。有的结石后方声影可能较弱或无明显声影,有的结石可随体位改变而移动。如结石引起梗阻,可出现肾盂或肾盏扩张。(图 17-32)

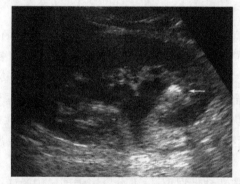

图 17-32　肾结石

箭头所示为肾窦区扩张的下盏内的结石,呈团状强回声,后方有声影

3.鉴别诊断

肾结石的声像图表现较为复杂,应与肾窦灶性纤维化、肾内钙化灶鉴别。后两者病变不是位于肾盂或肾盏内,不随体位改变移动,其周围无尿液形成的无回声带。

（王　钦）

第九节　卵巢疾病

卵巢疾病主要包括卵巢瘤样病变和卵巢肿瘤。

卵巢瘤样病变又称卵巢非赘生性囊肿,包括卵巢生理性囊肿、黄素化囊肿、多囊卵巢综合征和卵巢子宫内膜异位症。

卵巢肿瘤种类繁多,根据其来源可分为上皮性肿瘤、性索间质肿瘤、生殖细胞肿瘤和转移性肿瘤。其中主要良性肿瘤包括卵巢浆液性/黏液性囊腺瘤、卵巢成熟性畸胎瘤、卵巢泡膜细胞瘤-纤维瘤。主要恶性肿瘤包括卵巢浆液性/黏液性囊腺癌、卵巢子宫内膜样癌、卵巢透明细胞癌、卵巢颗粒细胞瘤、卵巢未成熟畸胎瘤、卵巢无性细胞瘤、内胚窦瘤和卵巢转移癌。

各类卵巢肿瘤均可并发肿瘤蒂扭转,出现妇科急腹症。

一、卵巢生理性囊肿(滤泡囊肿、黄体囊肿)

(一)病理与临床

本病常见于生育年龄段妇女,通常无症状,少数病例可出现一侧下腹部隐痛。多数生理性囊肿可在1~3个月内自行消失,无须特殊治疗。滤泡囊肿是最常见的卵巢单纯性囊肿,为卵泡发育至成熟卵泡大小时不破裂,且其内液体继续积聚所致,囊内液体清亮透明,直径一般小于5 cm,偶可达7~8 cm,甚至10 cm。一般无症状,多在4~6周内逐渐消失。正常排卵后形成的黄体直径一般为1.5 cm左右。当黄体腔内积聚较多液体或卵泡壁破裂引起出血量较多而潴留于黄体腔内,形成直径达2.5 cm以上的囊肿时,称为黄体囊肿,也有称黄体血肿、出血性黄体囊肿等。黄体囊肿的直径可达到4 cm左右,一般不超过5 cm,偶可达10 cm。较大的黄体囊肿破裂时可出现腹痛、腹膜刺激征等急腹症症状,是妇科较常见的急腹症之一。

(二)声像图表现

1.滤泡囊肿

于一侧卵巢内见无回声区,壁薄而光滑,后方回声增强,一侧或周边可见少许卵巢回声。(图 17-33)

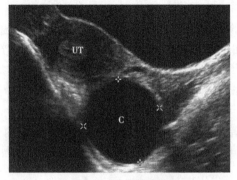

图 17-33　卵巢滤泡囊肿
纵切面显示子宫(UT)左后方无回声(C),壁薄而光滑、透声好

2.黄体囊肿

黄体囊肿的超声表现在不同病例中变化较大,与囊内出血量的多少、残余卵泡液的多少及机化血块的大小和形成时间长短等相关。早期,急性出血可表现为强回声,可能被误认为实性肿物;此后囊内血液机化形成不规则中低或中高回声;后期血块溶解时可以见到低回声网状结构。囊肿壁塌陷时则形成类圆形实性中等或中高回声。CDFI表现为囊肿周边有环绕血流,频谱呈低阻型。而囊内包括机化的血块等则均不显示血流信号。(图17-34)

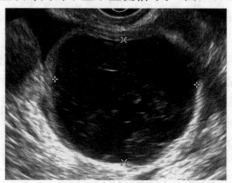

图17-34　卵巢黄体囊肿
卵巢内见混合回声,类圆形,内见网状中等回声

(三)鉴别诊断

黄体囊肿的超声表现多样,应与卵巢肿瘤相鉴别。囊壁上有血块附着时,可能被误认为是卵巢囊性肿瘤壁上的乳头;囊内较多急性出血或囊肿壁塌陷时可能被误认为是卵巢实性肿瘤或卵巢子宫内膜异位囊肿。鉴别要点:①滤泡囊肿和黄体囊肿为单侧、单发囊肿,多于1~3个月自行消失;而巧克力囊肿可多发、双侧,不会自行消失。随诊复查,可帮助两者的鉴别。②黄体囊肿周边有环绕血流信号,走行规则,频谱呈低阻型,内部未见血流信号,而卵巢实性肿瘤的实性成分内可见血流信号,必要时进行微泡超声造影剂的超声造影检查,有助于明确诊断。

黄体囊肿破裂需与宫外孕破裂相鉴别,前者常发生在月经周期的后半段,表现为一侧卵巢增大、结构模糊,卵巢内见不规则囊性包块。后者多有停经史,超声表现为一侧附件区包块,多位于卵巢与子宫之间,形态不规则,双侧卵巢均可见。

二、黄素化囊肿

(一)病理与临床

见于促排卵治疗时出现的卵巢过度刺激综合征(外源性HCG过高)患者和滋养细胞疾病(内源性HCG过高)患者。临床症状表现为恶心、呕吐等,严重者可伴有胸腔积液、腹水,出现胸闷、腹胀症状。卵巢过度刺激综合征患者停促排卵药物后囊肿缩小、症状逐渐消失;滋养细胞肿瘤患者化疗后HCG水平下降、囊肿也随之缩小。

(二)声像图表现

卵巢过度刺激综合征患者双侧卵巢呈对称性或不对称性增大,内见多个卵泡回声,体积较正常卵泡大;另子宫直肠陷凹可见少量至中等量的积液。滋养细胞肿瘤的黄素化囊肿可出现在单侧,囊肿数目通常并不多。

(三)鉴别诊断

此类疾病的诊断主要依靠病史和声像图特点,多数情况下容易诊断。当因黄素化囊肿而增大的卵巢发生扭转时,患者可出现一侧下腹部剧痛等急腹症症状,此时需与其他妇科急诊相鉴别,如卵巢黄体囊肿破裂、宫外孕破裂、卵巢畸胎瘤扭转等。根据其声像图特点并结合病史,可资鉴别。

三、多囊卵巢综合征

(一)病理与临床

多囊卵巢综合征(polycystic ovarian syndrome,PCOS)由于女性内分泌功能紊乱导致生殖功能障碍、糖代谢异常,体内雄激素增多,卵泡不能发育成熟,无排卵。临床表现为月经稀发或闭经、不孕,多毛、肥胖、胰岛素抵抗等。本病常见于青春期女性,关于其发病机制至今尚不十分清楚。大体病理上,60%～70%的多囊卵巢综合征患者表现为双侧卵巢对称性增大,少数病例卵巢无增大或仅单侧增大;切面显示卵巢白膜明显增厚,白膜下排列多个卵泡,数个至数十个不等,直径 0.2～0.6 cm。

(二)声像图表现

典型病例中,子宫略小于正常水平;双侧卵巢增大,长径大于 4 cm,卵泡数目增多,最大切面卵泡数≥10 个,沿卵巢周边分布(图 17-35);卵泡直径较小,平均在 5 mm 左右,无优势卵泡;卵巢髓质部分增多、回声增强。不典型病例中,卵巢体积可在正常范围内,或仅一侧卵巢体积增大,卵泡数目、大小和分布特点同上,超声发现卵巢的卵泡数目增多时,应提示卵巢的卵泡数目增多或卵巢多囊样改变,请临床注意除外多囊卵巢综合征。

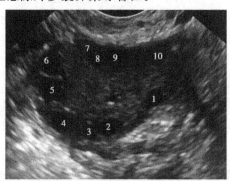

图 17-35　多囊卵巢综合征
卵巢内可见多个小卵泡,沿卵巢周边分布(数字标示 1～10 为卵泡)

(三)鉴别诊断

根据其临床表现、实验室激素水平检测结果,结合超声声像图特点,不难对本病做出判断。但仍应注意与其他因素引起的卵巢多囊性改变相鉴别,如慢性盆腔炎时卵巢的多囊性改变等。

四、卵巢子宫内膜异位症

(一)病理与临床

卵巢子宫内膜异位症是指具有生长功能的子宫内膜组织异位到卵巢上,与子宫腔内膜一样发生周期性的增殖、分泌和出血所致的囊肿,临床上本病又称"巧克力囊肿",简称巧囊。巧克力囊肿是子宫内膜异位症最常见的类型之一。卵巢子宫内膜异位症的发生学说包括子宫内膜种植、体腔上皮化生、转移等,其中以种植学说得到最为广泛认同,认为子宫内膜及间质组织细胞随月经血通过输卵管逆流进入盆腔,种植到卵巢和盆腔腹膜上,经过反复增生、出血形成囊肿,囊内液通常呈暗褐色、黏稠。由于子宫内膜异位症导致盆腔粘连,卵巢可固定于盆壁或子宫后方。临床表现主要有继发性、渐进性加重的痛经和不孕,部分患者痛经于月经来潮前即出现,来潮后2~3天即缓解;部分患者还有月经失调的表现。约有25%的患者可无任何症状。卵巢内异症囊肿破裂或合并急性感染时亦可引起急腹症。

(二)声像图表现

子宫内膜异位症的声像图表现多样,典型的子宫内膜异位囊肿特点包括以下几点。

(1)囊肿内充满均匀的点状低回声。

(2)有时囊内可见不规则中等回声或网状回声,为出血机化表现。(图17-36)

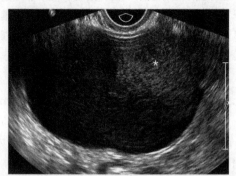

图17-36　卵巢子宫内膜异位症

病变内见均匀点状低回声,一侧可见不规则中等回声(＊)

(3)囊肿壁较厚。有时一侧卵巢内出现多个囊肿,聚集而形成一个较大的多房性囊肿,之间有厚的分隔。

(4)1/3~1/2的病例呈双侧性发生,囊肿出现于双侧卵巢。

(5)含有巧克力囊肿的卵巢与周围组织粘连,可固定于子宫的后方。

(6)CDFI:囊肿壁上可探及少许血流信号。

(三)鉴别诊断

卵巢子宫内膜异位症虽有较特异的超声声像图特点,多数病例诊断并不困难。但少数不典型病例的卵巢内异症囊肿内血液完全机化,可出现实性不规则的中等或中高回声,或出现厚薄不均的网状分隔,应注意与卵巢肿瘤、卵巢黄体囊肿等相鉴别。CDFI肿物内部是否探及血流信号是鉴别诊断的关键,巧克力囊肿内不论是否存在实性回声均不出现血流信号;鉴别困难时,可行静脉超声造影检查明确肿物内血供情况,对鉴别诊断帮助很大。经腹超声检查时,应注意调高仪器2D增益,使用仪器的谐波功能或观察囊内有无密集的点状低回声,以与卵巢的滤泡囊肿相鉴别。

五、卵巢冠囊肿

(一)病理与临床

卵巢冠囊肿并不直接来自卵巢,而是来源于卵巢系膜里的中肾管。以生育年龄妇女多见,通常囊肿直径在3~5 cm,但也可像卵巢囊腺瘤一样大。少数情况下,囊肿合并囊内出血;极少数情况下,囊内有分隔。囊肿体积较小时患者通常无明显不适症状,当囊肿长大到一定程度时,患者可出现腹部隆起、腹胀或一侧下腹隐痛的症状；当其合并囊肿蒂扭转时，则出现急性腹痛等症状。

（二）声像图特点

卵巢冠囊肿表现为一侧附件区的囊性肿物，壁薄、透声好，最主要的特点是同侧卵巢形态完整，位于其旁。（图 17-37）

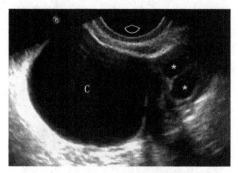

图 17-37　卵巢冠囊肿

卵巢的一侧可见薄壁无回声（C），类圆形，内部无分隔，

透声好，其旁可见卵巢回声（＊：卵巢内的卵泡）

（三）鉴别诊断

本病应与卵巢生理性囊肿和卵巢内异症囊肿等相鉴别，能够观察到卵巢的完整结构位于其旁是鉴别的关键。

六、卵巢囊腺瘤

（一）病理与临床

卵巢囊腺瘤是最常见的卵巢良性肿瘤之一，分为浆液性囊腺瘤和黏液性囊腺瘤。浆液性肿瘤大体病理上为囊性肿物，大多单侧发生，直径 1～20 cm，单房或多房；囊内壁及外壁均光滑，多数囊内含清亮的浆液，少数也可能含较黏稠液；囊内壁有乳头者为乳头状囊腺瘤。黏液性囊腺瘤大体病理上为囊性肿物，多呈圆形、体积巨大；表面光滑，切面常为多房性，囊壁薄而光滑，有时因房过密而呈实性。囊腔内充满胶冻样黏稠液，但少数囊内为浆液性液；较少出现乳头。卵巢囊腺瘤早期体积小，多无症状。中等大的肿瘤常引起腹胀不适。巨大的肿瘤占据盆、腹腔出现压迫症状，腹部隆起，可触及肿块。合并感染时出现腹水、发热、腹痛等症状。黏液性囊腺瘤可发生破裂，种植于腹膜上形成腹膜黏液瘤病，肿瘤体积巨大，压迫但不侵犯实质脏器。

（二）声像图表现

浆液性和黏液性囊腺瘤超声特点有所不同。

（1）浆液性囊腺瘤：中等大小，外形呈规则的类圆形，表面光滑，内部呈单房或多房囊性，分隔薄而规则，囊内透声好。浆液性乳头囊腺瘤囊内见单个或多个内生性和/或外生性乳头，乳头形态较为规则（图 17-38）；CDFI 乳头内可见血流信号。少数病例发生于卵巢冠，仍可见部分正常卵巢组织的回声。

（2）黏液性囊腺瘤：常为单侧发生，常呈多房性囊肿，体积通常较大，直径可达 15～30 cm；分隔较多而厚（图 17-39），内部可见散在的点状回声，为黏液性肿瘤的特征性表现；本病较少出现乳头。

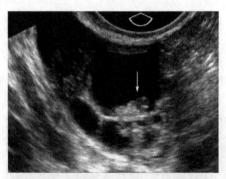

图 17-38　卵巢浆液性乳头状囊腺瘤

卵巢内见无回声,内含网状分隔,隔上可见多个乳头样中高回声(箭头所指为乳头)

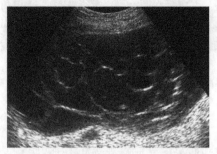

图 17-39　卵巢黏液性乳头状囊腺瘤

附件区见多房性无回声,大小约 20 cm×18 cm×9 cm,内
含较密集的网状分隔,内部可见散在的点状回声

(3)腹膜黏液瘤病表现为腹腔内见多个病灶,回声表现与单发病变相似,分隔更多、囊腔更小。

(4)交界性囊腺瘤的表现与上述相似,但乳头可能更多、更大,CDFI 可能显示乳头上较丰富血流信号。

(三)鉴别诊断

注意与卵巢生理性囊肿、卵巢子宫内膜异位症、输卵管积水及炎性包块等疾病相鉴别。

七、卵巢囊腺癌

(一)病理与临床

卵巢囊腺癌是卵巢原发的上皮性恶性肿瘤,包括浆液性囊腺癌和黏液性囊腺癌,其中浆液性囊腺癌是最常见的卵巢恶性肿瘤。浆液性囊腺癌肿瘤平均直径 10～15 cm,切面为囊实性,以形成囊腔和乳头为特征,有多数糟脆的乳头和实性结节,囊内容为浆液性或混浊血性液;黏液性囊腺癌切面呈多房性,囊腔多而密集,囊内壁可见乳头及实性区,囊液为黏稠黏液或血性液,但有约1/4 囊内为浆液性液。组织学可分为高、中、低分化三级。卵巢囊腺癌患者早期多无明显症状,出现症状时往往已届晚期,迅速出现腹胀、腹痛、腹部肿块及腹水,预后较差。目前筛查卵巢肿瘤的主要方法是盆腔超声和肿瘤标志物 CA125 的检测,两者联合应用,可提高诊断准确性。

(二)声像图特点

(1)肿物通常体积巨大,外形不规则。

（2）可双侧发生，双侧等大或一侧大而另一侧小。

（3）肿物表现为混合回声，常为一个巨大的肿物内部可见低回声及无回声与分隔。当肿物以低回声为主时，低回声内部明显不均匀、不规则。（图 17-40）以囊性成分为主时，肿瘤内可见多个厚薄不均、不规则的分隔，并可见乳头样中等或中高回声，数目多、体积大、形态不规则，乳头内有圆形无回声区域。囊内有时可见充满细密光点。黏液性囊腺癌超声表现与浆液性囊腺癌相似，不同的是黏液性囊腺癌的无回声区内常见充满密集或稀疏点状回声，为黏液的回声。

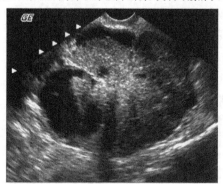

图 17-40　卵巢浆液性乳头状囊腺癌
附件区可见巨大混合回声，形态不规则，内部以不规则中等回声为主，间以不规则无回声区

（4）CDFI：分隔、乳头及肿瘤内低回声区可见较丰富条状血流信号，频谱呈低阻型（RI＜0.5）。

（5）常合并腹水。

（三）鉴别诊断

超声检查通常难以在术前确定卵巢恶性病变的病理类型，主要的鉴别诊断包括良性病变与恶性病变的鉴别、卵巢肿瘤与炎性包块的鉴别。鉴别要点如下。

（1）二维形态：①有实性成分的单房或多房囊肿，乳头数目较多、不规则时要考虑到恶性病变。②以实性为主的囊实性病变，或回声不均匀的实性肿瘤则大多为恶性。恶性肿瘤较大时形态不规则、边界欠清、内部回声明显不均，可见厚薄不均的分隔，多合并腹水。③良性肿瘤多表现为囊性或以囊性为主的混合性包块，如单房囊肿、无实性成分或乳头，或多房囊肿，有分隔，但无实性成分或乳头，且分隔薄而均匀时，一般为良性；有乳头但数目少且规则，也多为良性。④盆腔炎性包块的二维及 CDFI 特征与卵巢恶性肿瘤有不少相似之处，是超声鉴别诊断的难点。通过仔细观察输卵管炎症的腊肠样回声，以及是否有正常的卵巢回声结构是鉴别诊断的关键，若在附件区域或病灶内见到正常卵巢结构，则首先考虑为炎性病变。当然，盆腔炎症明显累及卵巢（如输卵管-卵巢脓肿）时，单凭超声表现是很难确定的，必须密切结合临床病史、症状及体征进行综合判断。

（2）CDFI 对卵巢肿瘤良恶性鉴别的帮助也是肯定的。恶性肿瘤由于其大量新生血管及动静脉瘘形成、血管管壁缺乏平滑肌，CDFI 可见丰富血流信号，动脉血流多呈低阻型，多数学者认为 RI＜0.4 可作为诊断恶性卵巢肿瘤的 RI 阈值。

因卵巢肿瘤组织学的种类繁多，除典型的畸胎瘤、浆液性囊性瘤和黏液性囊腺瘤外，超声检查通常无法判断其组织学类型。根据卵巢肿物二维声像图上的形态学特点，可以对一部分肿瘤的性质做出良恶性鉴别。但是非赘生性囊肿合并出血、不典型的卵巢子宫内膜异位症囊肿及盆腔炎性疾病时声像图变异很大，给良恶性肿瘤的鉴别诊断带来困难。

八、卵巢子宫内膜样癌

(一)病理与临床

卵巢子宫内膜样癌为卵巢上皮来源恶性肿瘤,大体病理上,肿物为囊实性或大部分为实性,直径为10~20 cm,囊内可有乳头状突起,部分肿瘤为双侧性,镜下组织结构与子宫内膜癌极相似。临床表现包括盆腔包块、腹胀、腹痛、不规则阴道出血、腹水等。本病可能为子宫内膜异位囊肿恶变,也可与子宫内膜癌并发,因此当发现囊实性类似囊腺癌的肿块时,若有内膜异位症病史,或同时发现子宫内膜癌,应注意卵巢子宫内膜样癌的可能性。

(二)声像图特点

本病声像图特点类似卵巢乳头状囊腺癌,呈以中等回声为主的混合回声,或无回声内见多个乳头状中等回声或形态不规则的中等回声。(图 17-41)

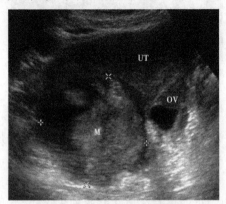

图 17-41　卵巢子宫内膜样癌

附件区可见混合回声包块,部分边界不清、形态欠规则,内见
不规则中高回声(M:肿物;UT:子宫;OV:另一侧的卵巢)

(三)鉴别诊断

见卵巢囊腺癌。

九、卵巢颗粒细胞瘤

(一)病理与临床

卵巢颗粒细胞瘤为低度恶性卵巢肿瘤,是性索间质肿瘤的主要类型之一;75%以上的肿瘤分泌雌激素。自然病程较长,有易复发的特点。大体病理上,肿瘤大小不等,圆形、卵圆形或分叶状,表面光滑;切面实性或囊实性,可有灶性出血或坏死;少数颗粒细胞瘤以囊性为主,内充满淡黄色液体,大体病理上似囊腺瘤。颗粒细胞瘤可分为成人型及幼年型,成人型约占 95%,而幼年型约占 5%。幼年型患者可出现性早熟症状。成人患者好发年龄为 40~50 岁妇女及绝经后妇女,主要临床症状包括月经紊乱、月经过多、经期延长或闭经,绝经后阴道不规则出血;高水平雌激素的长期刺激使子宫内膜增生,或出现息肉甚至癌变,还会出现子宫肌瘤等。其他临床症状包括盆腔包块、腹胀、腹痛等。

(二)声像图特点

(1)颗粒细胞瘤可以为实性、囊实性或囊性,因而声像图表现呈多样性。小者以实性不均质低回声为主,后方无明显声衰减。大者可因出血、坏死、囊性变而呈囊实性或囊性,可有多个分隔而呈多房囊实型,有时表现为实性包块中见蜂窝状无回声区;囊性为主包块可表现为多房性甚或大的单房性囊肿。

(2)CDFI:由于颗粒细胞瘤产生雌激素,使瘤体内部血管扩张明显,多数肿瘤实性部分和分隔上可检出较丰富血流信号。

(3)子宫:肿瘤产生的雌激素可导致子宫内膜增生、息肉甚至内膜癌表现。

(三)鉴别诊断

实性卵巢颗粒细胞瘤需与浆膜下子宫肌瘤鉴别;多房囊实性者需与其他卵巢肿瘤如浆液性囊腺癌、黏液性囊腺瘤/癌等相鉴别;囊肿型颗粒细胞瘤内含清亮液体回声且壁薄,需与囊腺瘤甚或卵巢单纯性囊肿鉴别。鉴别困难时,需密切结合临床资料综合判断。

十、卵泡膜细胞瘤-纤维瘤

(一)病理与临床

卵泡膜细胞瘤和卵巢纤维瘤均为性索间质肿瘤,为良性肿瘤。前者可与颗粒细胞瘤合并存在,分泌雌激素,出现子宫内膜增生、月经不规律或绝经后出血等相关症状。后者不分泌激素,但有时并发腹水或胸腔积液,此时称 Meigs 综合征。卵泡膜细胞瘤与卵巢纤维瘤常混合存在,故有泡膜纤维瘤之称。病理检查前者由短梭形细胞构成,细胞质富含脂质,类似卵巢卵泡膜内层细胞;后者瘤细胞呈梭形、编织状排列,内含大量胶原纤维。卵泡膜细胞瘤好发于绝经前后,约65%发生在绝经后;卵巢纤维瘤也多发于中老年妇女。卵泡膜细胞瘤的临床症状包括月经紊乱、绝经后阴道出血等雌激素分泌引起的症状及腹部包块等。卵巢纤维瘤的主要临床症状包括腹痛、腹部包块及由于肿瘤压迫引起的泌尿系统症状等。卵巢纤维瘤多为中等大小、光滑活动、质实而沉,很容易扭转而发生急性腹痛。也有相当的病例并没有临床症状,于体检及其他手术时发现,或因急性扭转始来就诊。

(二)声像图表现

两者均为单侧实性肿物,肿物类圆形、边界清晰,内部回声均匀或不均匀。泡膜细胞瘤表现为中高或中低水平回声区,透声性尚好,后方回声可轻度增强。(图 17-42)CDFI:内可见散在血流信号。少数病例呈囊实性表现。卵巢纤维瘤特点为圆形或椭圆形低回声区(回声水平多较子宫肌瘤更低),边界轮廓清晰,常伴后方衰减,此时后方边界不清。(图 17-43)有时难与带蒂的子宫浆膜下肌瘤或阔韧带肌瘤鉴别。

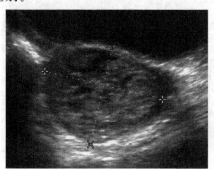

图 17-42　卵泡膜细胞瘤

病变呈混合回声,类圆形、边界清晰,内见中等回声及少许无回声

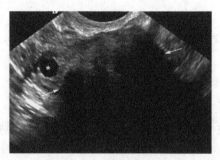

图 17-43　卵巢纤维瘤

病变呈低回声(箭头),后方回声衰减,其旁可见卵巢回声(＊:卵泡)

(三)鉴别诊断

应与浆膜下子宫肌瘤、卵巢囊肿等相鉴别。多数情况下,可以发现浆膜下肌瘤与子宫相连的蒂,鉴别较易;不能观察到蒂时,若见双侧完整、正常的卵巢结构,则有助判断为浆膜下子宫肌瘤,若同侧的卵巢未显示或不完整,则卵巢纤维瘤可能性大。少数质地致密的纤维瘤,声像图上回声极低,尤其经腹扫查时可表现为类似无回声样的包块,可能误诊为卵巢囊肿,经阴道超声仔细观察囊肿后方回声增强的特征及病灶内有否血流信号可帮助明确诊断。

十一、成熟性畸胎瘤(皮样囊肿)

(一)病理与临床

成熟性畸胎瘤即良性畸胎瘤,肿瘤以外胚层来源的皮肤附件成分构成的囊性畸胎瘤为多,故又称皮样囊肿,是最常见的卵巢良性肿瘤之一。大体病理上,肿瘤最小的仅 1 cm,最大可达30 cm或充满腹腔,双侧性占 8%~24%;肿瘤为圆形或卵圆形,包膜完整光滑;切面单房或多房。囊内含黄色皮脂样物和毛发等。囊壁内常有一个或数个乳头或头结节。头结节常为脂肪、骨、软骨,有时可见到一个或数个完好的牙齿。成熟性畸胎瘤可发生在任何年龄,但 80%~90% 为生育年龄妇女。通常无临床症状,多在盆腔检查或影像检查时发现,肿瘤大者可及腹部包块,并发症有扭转、破裂和继发感染。由于肿瘤成分多样、密度不一,易发生蒂扭转,扭转和破裂均可导致急腹症发生。

(二)声像图表现

由于本病组织成分多样,其声像图表现也多种多样,诊断主要依靠以下特征性表现。(图 17-44)

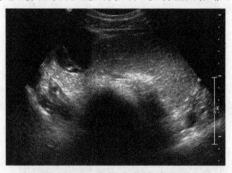

图 17-44　卵巢成熟性畸胎瘤

腹盆腔巨大混合回声,内部可见点状回声、线状回声、无回声及强回声光团后伴声影

(1)为类圆形混合回声,边界较清晰,外形规则。

(2)内部可见散在点状、短线样强回声(落雪征),为毛发的回声。

(3)内有多发强回声光团后伴声影,其组织学类型为毛发和油脂,有时几乎充满整个囊腔,易被误认为肠道气体造成漏诊。

(4)脂-液分层征,高回声油脂密度小而浮在上层、含有毛发和上皮碎屑的液性成分密度大而沉于底层。两者之间出现分界线,此界线于患者发生体位变化时(平卧、站立和俯卧等)随之变化。

(5)囊壁上可见强回声,后方声影明显,此为壁立结节征,其成分为骨骼或牙齿。

(6)杂乱结构征:肿瘤内因同时含有多种不同成分而同时出现落雪征、强光团和脂液分层征象。

(三)鉴别诊断

成熟性畸胎瘤的声像图表现较典型,鉴别较易。但仍需与巧克力囊肿、黄体囊肿、肠管等相鉴别。畸胎瘤内密集点状回声的回声水平常高于巧克力囊肿,且常见有后方声影的团状强回声;黄体囊肿囊内回声水平较畸胎瘤低。特别需要注意的是与肠管及肠道胀气相鉴别,应仔细观察肠管蠕动,必要时嘱患者排便后复查。此外,还应注意有无畸胎瘤恶变及畸胎瘤复发。

十二、未成熟畸胎瘤和成熟性畸胎瘤恶变

(一)病理与临床

少见的卵巢恶性肿瘤,好发于儿童和青年女性。成熟性畸胎瘤恶变发生率为1‰~2‰,主要发生于年龄较大妇女。可出现血 AFP 升高。大体病理上,大多数肿瘤为单侧性巨大肿物,瘤体包含三个胚层来源的组织。未成熟畸胎瘤中除三胚层来的成熟组织外还有未成熟组织,最常见的成分是神经上皮。肿瘤多数呈囊实性,实性部分质软,肿瘤可自行破裂或在手术中撕裂。可见毛发、骨、软骨、黑色脉络膜及脑组织等,但牙齿少见。未成熟畸胎瘤多见于年轻患者,平均年龄为 17~19 岁。常见症状为腹部包块、腹痛等;因腹腔种植率高,60% 有腹水。血清 AFP 可升高。

(二)声像图表现

肿瘤结构杂乱,以囊实性表现为主,声像图与其他卵巢癌无特征性差异。(图 17-45)有时可见伴声影的团状强回声。

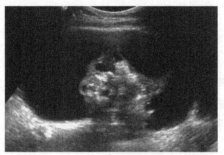

图 17-45　未成熟畸胎瘤

盆腹腔巨大混合回声,边界尚清、外形欠规则,内可见不规则中高回声、分隔及无回声

(三)鉴别诊断

本病超声表现与其他原发卵巢癌相似,鉴别依靠病理。

十三、卵巢转移癌

(一)病理与临床

卵巢转移癌的原发部位主要是胃和结肠,其次还有乳腺、肺、泌尿道、淋巴瘤、生殖器官(子宫、阴道、宫颈、对侧卵巢等)。通常发生在生育年龄妇女,60%～80%为双侧发生。库肯勃瘤(Krukenburg's Tumor)特指内部含有"印戒"细胞的卵巢转移性腺癌,原发于胃肠道,肿瘤呈双侧性、中等大小,多保持卵巢原状或呈肾形。一般与周围组织无粘连,切面实性、胶质样、多伴腹水。镜下见典型的印戒细胞,能产生黏液;周围是结缔组织或黏液瘤性间质。本病预后差。

(二)声像图表现

双侧卵巢增大,但多保持原有形状,有时外缘不规则呈结节状,有清晰轮廓。为以实性成分为主的实性包块,或间以囊性成分的囊实性包块,(图 17-46)内部呈中高等或低回声,后方回声可衰减;CDFI 显示瘤内血流丰富。常伴腹水。

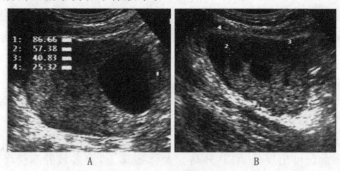

图 17-46　卵巢库肯勃瘤
右侧(A)及左侧(B)附件区混合回声,边界尚清,均呈类圆形、以中等回声为主

(三)鉴别诊断

卵巢原发肿瘤和继发肿瘤的鉴别相当重要,因为两者的临床治疗方式和预后有很大差别。本病的主要特点是双侧、以实性为主、具有一定的活动度的附件区肿物。如患者有消化道、乳腺等部位的恶性肿瘤病史或有不适症状,应考虑到转移性卵巢癌的可能。

十四、卵巢肿瘤蒂扭转

(一)病理与临床

卵巢肿瘤蒂扭转是常见的妇科急腹症,单侧常见。卵巢畸胎瘤、卵巢冠囊肿及卵巢过度刺激综合征等是造成扭转的常见病因,卵巢体积增大导致其蒂部相对变细而使卵巢易发生扭转;正常卵巢发生扭转少见。蒂由输卵管、卵巢固有韧带和骨盆漏斗韧带组成。急性扭转发生后,静脉、淋巴回流受阻,瘤内有出血,瘤体急剧增大,可导致卵巢发生坏死。慢性扭转症状不明显,间歇性或不完全扭转时,卵巢明显水肿。急性扭转的典型症状是突然发生一侧下腹剧痛,常伴恶心呕吐甚至休克,妇科检查可触及张力较大的肿块,压痛以瘤蒂处最为剧烈,卵巢蒂扭转一经确诊应立即手术。

(二)声像图表现

卵巢蒂扭转的声像图表现取决于扭转发生的时间、扭转的程度(完全性扭转、不完全性扭转)、伴发的肿瘤或卵巢内出血的情况,所以在扭转的早期声像图无特征性表现,往往给早期诊断

带来困难。典型的病例声像图特征包括以下几点。（图 17-47）

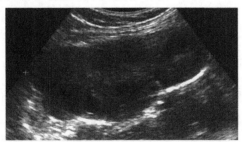

图 17-47　卵巢刺激综合征合并卵巢蒂扭转

患者曾行 IVF-EP，后行减胎术。患侧卵巢增大（卡尺之间），边界尚清，

形态不规则，内部多个低-无回声，边界模糊；卵巢实质回声普遍减低

（1）扭转的卵巢多位于子宫的上方、靠近中线的部位。

（2）扭转的卵巢体积弥漫性增大，并包含一个或多个出血性坏死导致的低回声或中等回声区。

（3）在蒂部有时可以见到低回声的缠绕的血管结构，由多普勒检查可以沿卵巢韧带和漏斗韧带显示卵巢血供，如果检测到高阻动脉或动静脉血流缺失，可以帮助超声做出特异性诊断。

（4）非特异性表现：附件区无回声、混合回声，壁厚，内部有出血，盆腔积液。

（三）鉴别诊断

本病多出现于妇科急诊患者，临床症状对于诊断非常有帮助。超声医师往往由于卵巢的肿瘤性疾病容易为超声所观察到，而忽略本病的存在导致漏诊。因此，应提高对本病的认识。

（王　钦）

参考文献

[1] 田海燕,何茜,龙治刚.医学影像与超声诊断[M].长春:吉林科学技术出版社,2019.

[2] 于广会,肖成明.医学影像诊断学[M].北京:中国医药科技出版社,2020.

[3] 郑继慧,王丹,王嵩.临床常见疾病影像学诊断[M].北京:中国纺织出版社,2021.

[4] 李奔辉.医学影像技术与诊断治疗应用[M].昆明:云南科技出版社,2019.

[5] 谢强.临床医学影像学[M].昆明:云南科技出版社,2020.

[6] 陈宝定,李嘉,邓学东.超声新技术临床应用[M].北京:科学技术文献出版社,2021.

[7] 姬慧娟.实用临床影像技术[M].天津:天津科学技术出版社,2020.

[8] 曹阳.医学影像检查技术[M].北京:中国医药科技出版社,2020.

[9] 贾晋卫.临床医学影像诊断与应用[M].哈尔滨:黑龙江科学技术出版社,2021.

[10] 汪云.现代影像诊断学精粹[M].上海:上海交通大学出版社,2020.

[11] 卞磊.临床医学影像学[M].北京:中国大百科全书出版社,2020.

[12] 孙媛媛.医学影像诊断与新技术应用[M].长春:吉林科学技术出版社,2019.

[13] 张专昌.影像检查技术与临床诊断[M].天津:天津科学技术出版社,2020.

[14] 徐永平,蓝思荣,石映平,等.实用医学影像诊断学[M].开封:河南大学出版社,2021.

[15] 张志强.临床常见疾病影像诊断[M].北京/西安:世界图书出版公司,2020.

[16] 蔡东梅.新编医学影像诊断学[M].长春:吉林科学技术出版社,2019.

[17] 陈仲平.医学影像技术临床应用[M].北京:科学技术文献出版社,2020.

[18] 郭广春.现代临床医学影像诊断[M].开封:河南大学出版社,2021.

[19] 刘德华.临床影像诊断与介入应用[M].哈尔滨:黑龙江科学技术出版社,2020.

[20] 王有才.医学影像检查技术与临床应用[M].长春:吉林科学技术出版社,2019.

[21] 张丽萍.临床影像医学新进展[M].天津:天津科学技术出版社,2020.

[22] 李永玲.实用超声诊断新进展[M].哈尔滨:黑龙江科学技术出版社,2020.

[23] 任悠悠.医学影像学诊断精要[M].南昌:江西科学技术出版社,2020.

[24] 何正平.实用医学影像诊疗指南[M].长春:吉林科学技术出版社,2019.

[25] 翟宁.影像学基础与诊断要点[M].北京:科学技术文献出版社,2020.

[26] 高建平.现代常见疾病超声诊断技术[M].长春:吉林科学技术出版社,2020.

[27] 谢晴.实用医学影像应用学[M].天津:天津科学技术出版社,2020.

[28] 吴成爱.现代影像诊断技术与临床应用[M].南昌:江西科学技术出版社,2019.

［29］王伟.实用医学影像诊断［M］.北京：科学技术文献出版社，2020.

［30］宋晓燕,郑迎春,郑海平.超声检查与放射影像医学［M］.天津：天津科学技术出版社，2018.

［31］赵丽娜.新编医学影像基础与诊断［M］.昆明：云南科技出版社，2020.

［32］郑娜.实用医学影像基础［M］.北京：科学技术文献出版社，2019.

［33］李斯琴.临床医学超声影像诊断要点［M］.北京：科学技术文献出版社，2018.

［34］凌寿佳.医学影像技术与诊断［M］.北京：科学技术文献出版社，2020.

［35］王谷子.超声诊断医学［M］.天津：天津科学技术出版社，2019.

［36］龙冰清,熊曾,刘进康.以磨玻璃影为主要表现的肺部感染性病变影像学鉴别诊断［J］.中国感染控制杂志，2020，19（3）：214-222.

［37］唐春花,张莉莉.脑血管疾病的神经影像诊断和进展［J］.重庆医科大学学报，2021，46（7）：809-812.

［38］信亚周,张云轩.螺旋 CT 低剂量扫描在肺部疾病诊断中的应用进展［J］.中国辐射卫生，2019，28（1）：109-112.

［39］文洁,康文焱,刘周,等.磁共振动态增强成像联合扩散加权成像对乳腺良恶性疾病鉴别诊断价值［J］.磁共振成像，2020，11（4）：304-307.

［40］朱梦颖,陈萍,常才,等.影像学技术在子宫内膜癌诊断中的应用［J］.实用妇产科杂志，2020，36（6）：408-412.